Ich widme diese Arbeit in tiefer Verbundenheit
und Dankbarkeit sowie großer Verehrung
dem Johann-Ludwig-Hohenstein-Forscher,
Herrn Dr. med. Roland Busch in Rostock.

Hans Serner

Hans Serner

Das Kehrbergische Wunderkind

Dokumentation einer Tragödie

Verlag Traugott Bautz

Bibliografische Information Der Deutschen Nationalbibliothek
Die Deutsche Nationalbibliothek verzeichnet diese Publikation in der Deutschen Nationalbibliografie; detaillierte bibliografische Daten sind im Internet über http://dnb.d-nb.de abrufbar.

Umschlag:
Tamara Trölsch unter Verwendung des Fotos
„Der Kehrberger Wunderknabendarsteller
Lars Ole Lakatsch, Kehrberg 2010“
von Hans Serner

1. Auflage 2013
2., erweiterte Auflage 2014
Verlag Traugott Bautz GmbH
99734 Nordhausen
ISBN 978-3-88309-853-1

Inhalt

Vorwort

Wenn die Dummheit nicht dem Fortschritt, dem Talent, der Hoffnung oder der Verbesserung zum Verwechseln ähnlich sähe, würde niemand dumm sein wollen.

Robert Musil, Über die Dummheit

Heute hatte ich ein sehr aufschlußreiches Gespräch. Meine Gesprächspartnerin kannte ich nicht. Sie hatte sich am Telefon gemeldet. Und bat mich darum, daß ich ihr einen Termin anböte, dafür, daß jemand den Wasserzähler in unserem Haus auswechseln könne. Weil dies fällig wäre. Ich fragte, neugierig, nur nach dem Warum. „Weil es ein Eichgesetz gibt, welches die Fälligkeit alle 6 Jahre vorschreibt." „Ja, warum?" „Das weiß ich doch nicht! Interessiert mich auch nicht! Es existiert, also richte ich mich danach!" „Wie bitte? Nur, weil irgendein Gesetz das vorschreibt? Kann man das nicht abschaffen?" „Das dürfen Sie gar nicht!" „Ist doch kein Naturgesetz." „Ich werde mich hüten! Ich bin hier angestellt. Und wenn mein Chef etwas von mir verlangt, dann tue ich das! Weil ich meinen Job nicht verlieren will. Die Zähler könnten nach 6 Jahren ungenau werden, und damit wir immer korrekte Werte erhalten, schreibt das Gesetz eben vor, sie sicherheitshalber gegen neue auszutauschen." Ich unterbrach sie: „Danke! Sie haben mir eben den Grund genannt, den ich erfahren wollte! Damit habe ich meine Antwort. Suchen wir einen Termin!" „Mit Ihnen suche ich überhaupt nichts! Sie sind doch gar nicht befugt, einen Termin zu vereinbaren!" „Was? Wieso?" „Sie sind doch gar nicht Herr Serner!" „Doch, doch!" Plötzlich war es ihr nicht mehr egal, wer ich war. Sie hatte nämlich tatsächlich Werner verstanden. „Doch, ich bin's! Aber – um nochmal darauf zurückzukommen – Ihre unkritische Haltung halte ich für bedenklich! Das sollten wir mittlerweile alle aus der Geschichte gelernt haben, daß man auf keinen Fall immer alles mitmachen sollte! Durch diese Haltung wurden Vernichtungslager möglich! Weil jeder immer bloß seine Arbeit gemacht hat." „Kommen Sie mir doch jetzt bitte nicht mit solchen alten Geschichten!" „Die wären heute genauso möglich. Es braucht dazu nicht mal eine andere Situation. Es braucht nur irgendwer auf diese Idee zu kommen, und dann würde Sie diese Haltung zum Verbrecher machen." „Wenn mein Chef mir was sagt, dann mache ich das, wenn ich nicht auf der Straße sitzen möchte. Und das ist überhaupt meine Privatsache!" „Sowie andere darunter leiden könnten, nicht. Dann haben Sie eine Verantwortung." „Ich will mich jetzt nicht mit Ihnen streiten! Könnten wir bitte zur Terminabsprache kommen?" Ein Streit darum, ob ich mich mit ihr streiten wolle oder nicht, war mir zu blöd. Also ging ich auf ihr Anliegen ein. Und bekam noch einen kostenlosen Hinweis dazu: „Der Zähler muß aber bequem zu erreichen sein!" Mit einem Nachdruck, als hätte ich ihn da eingebaut, wo er ist. Oder ich sie um das Auswechseln gebeten. Typisch Radfahrer! Nach oben buckeln, nach unten treten. Ich hatte diese, in ihrer Skurrilität bedrohliche Haltung noch nie so ausgebreitet bekommen. Und setzte mich dankbar an dieses Buch.

Hans Serner, 10. Juli 2010, Lindenberg

Die Wiederkehr

Das eigensinnige Kind

Als es nun ins Grab versenkt und Erde über es hingedeckt war, so kam auf einmal sein Aermchen wieder hervor und reichte in die Höhe, und wenn sie es hineinlegten und frische Erde darüber thaten, so half das nicht, und das Aermchen kam immer wieder heraus.

Brüder Grimm, Das eigensinnige Kind

Es ist recht eigensinnig, das Kind. Es will nicht sterben. Es fragt: „Warum?"
Der pensionierte Pfarrer Heinz Nitschke aus Bad Wilsnack erzählt während seines Vortrages über Johann Ludwig Hohenstein im Jahre 2005 im Seniorenclub jener Prignitzer Stadt:
„Zu meinem Pfarrsprengel Lindenberg, wo ich 35 Jahre Pfarrer war, gehörte, als Filiale, die Gemeinde Kehrberg. Aber das allein hätte mich wahrscheinlich – wahrscheinlich – nicht zu einer intensiven Beschäftigung mit dem besagten Knaben gedrängt.
Der Anlaß war ein Brief des Bürgermeisters von Berlin-Zehlendorf. Und zwar im Jahre 1992.
Er bat mich, während einer Festwoche anläßlich des 750-jährigen Bestehens des Bezirkes Zehlendorf in der alten Pfarrkirche ... Dorfkirche ... einen Vortrag zu halten, der zum Inhalt den Wunderknaben zu Kehrberg habe.
In dieser Woche wurde nämlich durch Enthüllung einer Gedenkplatte ein honoriger Bürger des Bezirkes Zehlendorf geehrt, der seine Dissertation, hört, der seine Dissertation über diesen Jungen geschrieben hat.
Dieser Mann lebte ebenfalls im 18. Jahrhundert. Sein Name wird Ihnen wahrscheinlich gar nichts sagen. Es war der damals lebende Oberkonsistorialrat Johann Peter Süßmilch.
Seiner Dissertation hatte er die Überschrift gegeben ‚Unpartheyische Gedancken Über Das so genante Wunder-Kind, In dem Dorffe Kehrberg nahe bey Kyritz, In einem Gespräch Seinen Landes-Leuten mitgetheilet'.
Und das hat er getan als Gegengewicht – als Gegengewicht – zu der damals herrschenden Ansicht. Nämlich zu der Ansicht, die darin bestand, daß der Junge doch als ein Mensch gesehen werden muß, der in göttlicher Vollmacht, der in göttlicher Vollmacht menschlich unbegreifliche Taten vollbrachte (um nicht Wunder zu sagen), die als Zeichen auf die anbrechende Gottesherrschaft weisen sollten.
Mein Interesse war geweckt. [...]
Liebend gern hätte ich mich natürlich mit der Dissertation von Herrn Süßmilch befaßt, aber die mir damals zur Verfügung stehende Zeit, die reichte einfach nicht aus, um in den Besitz dieses Gedankenwerkes zu gelangen.
Stattdessen stieß ich in meinen Bemühungen auf eine medizinische Zeitschrift aus dem Jahre Neunzehnhundertundfünfundachtzig.
In dieser Zeitschrift war für mich von großem Interesse eine Abhandlung von einem gewissen

Herrn Dr. Busch, Kinderarzt im Medizinischen Zentrum Rostock.
Diese Abhandlung, persönliche Gespräche mit ihm und Aussagen einer älteren Bürgerin aus Kehrberg – nämlich einer Frau Maria Schröder (sie ist jetzt leider schon tot) – waren für mich hilfreich und sehr sehr wichtig.“[1]
„So kam auf einmal sein Aermchen wieder hervor.“[2]
Wir lebten gerade ein gutes halbes Jahr in der Prignitz, als meine Frau, Claudia Neubarth, in der Presse Pfarrer Nitschkes Vortrag über den Wunderknaben zu Kehrberg angekündigt fand.
Kehrberg kannten wir. Den Knaben nicht.
Also fuhren wir hin.
Und wurden auch gepackt.
Pfarrer Nitschke schickte mir – auf meine Frage nach weiterführender Literatur zu dem Thema hin – ein paar Tage später freundlicherweise eine Kopie der erwähnten Abhandlung aus der Nr. 41 (dem Heft 4 des Jahrganges 1986) der Zeitschrift *„Klinische Medizin“*, die Kopie des Manuskriptes für den *„Nachricht/ Von dem ... erstaunens=würdigen/ Kehrbergischen/ Wunder=Kinde/“* betitelten Vortrag, den Dr. Roland Busch auf der XIII. Tagung der Gesellschaft für Geschichte der Medizin in der DDR Ende August 1984 in Schwerin gehalten hatte, sowie die Kopie eines zeitgenössischen Einblattdruckes. Die letzte Kopie leider ohne Quellenangabe.
Mir hatte es sofort der Tanz angetan, der um das Kind aufgeführt wurde. Jemand war angeblich plötzlich nicht mehr wie alle, paßte plötzlich in keine Lade mehr, es war ein Mondkalb auf die Erde gefallen, und los ging der Reigen. Jeder tanzte auf seine Art, in seiner Rolle. Und am Ende war das Mondkalb tot[3]. Die Geschichte stellte sich mir dar als Komödie, wie sie nur das Leben schreibt: Eine Dummheit gibt einer anderen die Klinke in die Hand und diese der nächsten und immer so weiter, bis einem am Ende das Lachen steckenbleibt. Wie bei Tengis Abuladses *„Baum der Wünsche“*. Ein Traumstoff. Ich war begeistert, und hatte sofort ein paar Szenen im Kopf.
Und nur kurze Zeit später fragte Frau Irina-Lucia Wilhelm vom Förderverein der Kirche Kehrberg auch noch telefonisch bei uns an, ob wir nicht Lust hätten, für eine alljährliche Aufführung bei ihnen eine wahre Geschichte zu inszenieren. Die Johann Ludwig Hohensteins. Da hatte meine Frau die Idee, den Leidensweg des Kehrbergischen Kindes dafür mit Kehrberger Darstellern auf historischem Boden nachzuspielen.
Also machte ich mich auf seine Spur.
Von Frau Wilhelm erhielt ich unter Anderem die Kopien zweier Seiten aus der Kehrberger Kirchenchronik, die einen Bericht des von 1734–1770 im Pfarrsprengel Lindenberg tätigen Pfarrers König über das damalige Geschehen enthalten. Dem Bericht vorangestellt wird dessen Entdeckung. Wenn man das Ärmchen des Kindes auch zurück ins Grab gelegt und frische Erde darüber getan hatte, so half das nicht.
„Auf der Suche nach historischen Nachrichten für ihre Orte stießen die Ortschronistinnen Anneliese Albrecht, [...] Kleinert und [...] Scharnicke auf ein Kirchenbuch des Kirchspiels Lindenberg, das heute im Domstiftsarchiv zu Brandenburg (Havel) verwahrt wird. Der Lindenberger Pfarrer Johannes Albert König (geb. 1700) hatte seinerzeit am Schluß des Buches eine Art Chronik zusammengestellt. Die Notizen beziehen sich hauptsächlich auf Wetter und Ernte, Krieg und Frieden. Aus dem Rahmen dieser Nachrichten fällt jedoch ein Ereignis, das der Pfarrer, wohl einige Jahre später, unter dem Jahr 1734 notiert:“[4]
Es ist ein wirklich eigensinniges Kind.

Beim Abarbeiten der Literaturliste Dr. Buschs – und zwar der am Ende erwähnter Abhandlung, mit der ich begann, weil sie, im Unterschied zu der seines Vortrages mit ihren 46 Positionen, nur 10 aufweist – kam ich dann irgendwann an den Punkt, an dem ich gerne mit ihm persönlich gesprochen hätte.

Ich griff zum Telefon, und was folgte, war wie andauerndes Weihnachten.

Der Kinderarzt Dr. Busch war im Rahmen seiner Recherchen zur Geschichte der Mukoviszidose über jenes Ärmchen gestolpert gewesen.

Im Zusammenhang mit dieser Krankheit gibt es nämlich einen alten Aberglauben. Es heißt, an einer salzig schmeckenden Stirn ließe sich ein an Mukoviszidose erkranktes Kind erkennen. Und daß man es durch deren Belecken heilen könne.

Den Glauben an eine universelle Heilkraft des Speichels spricht man bereits Jesus zu. In Markus 7 und 8.[5]

Bei seinen Nachforschungen stieß Dr. Busch auch auf einen Aufsatz über den kursächsischen Leck-Martin. Dessen Titel komplett lautet: *„Müßiger Reise=Stunden Gute Gedancken, von dem Chur=Sächsischen Leck=Martin, Auf Anleitung des Berlinischen Wunder=Kindes, An den Wohl=Edlen und Hoch=Erfahrnen Herrn Brunschwig, Vornehmen Chirurgum der Stadt Breßlau, Seinem werthesten Freunde.“* Verfaßt von Dr. Johann Daniel Geyer im Jahre 1735 in Dresden.

Und nun dürfen Sie dreimal raten, wer dieses Berlinische Wunderkind ist! - Doch!

Also verbindet der kleine Prignitzer Dorfjunge wieder die unterschiedlichsten Menschen, führt er sie genauso wie damals, als er noch lebte, zusammen.

Der erwähnte, für ihn zuständige Pfarrer König berichtet dazu : *„Ich enthielt mich damahls* (1734 – H.S.) *noch zu Kuhstorff, und erfuhr die Sache erst, da sie schon in den plötzl. Schwang gerathen war, wobey mich viele consulirten, denen ich die Sache als Einbildung, Thorheit u Aberglauben recommendirte. Konte aber, weil fama malum quo non velocius, imo peius ullam, die Sache nicht hemmen, sondern muste den Ausgang in einiger Ungewißheit abwarten.“*[4]

Ein anderer Zeitgenosse, der Schriftsteller Otto Bernhard Verdion (1719–1800), erzählt uns folgende Geschichte, bevor er auf das Kind zu sprechen kommt.

„[...] Hier beschloß der Hortensie Bruder seine Erzehlung, und wir kamen hierauf auf verschiedene andere Materien zu sprechen, besonders wurde eine seltzsame Historie von einem Wunder=Kinde erzehlet, welches in Kehrberg, 14 Meilen von Berlin, anzutreffen wäre, das wunderwürdige Curen nur durch blosses anrühren verrichtete. Ohngeachtet ich nun solches anfänglich vor eine Fabel hielt, so versicherte mich jedoch ein jederman, daß sich solches in der That also verhielte. Hiervon nun die gründliche Wahrheit zu erforschen, entschloß ich mich kurtz, selbst dahin zu reisen, und mich wegen der Gewiß= oder Ungewißheit zu erkundigen. Ich ließ dieses kaum verlauten, so erbothen sich die beyden Brüder der Hortensie mir Gesellschafft auf dieser Reise zu leisten. Ich nahm solche gantz gerne an, und es wurden solche Anstalten getroffen, daß wir gleich den andern Tag darauf dahin ritten.

Wir brachten auf der Hinreise keine völlige zwey Tage zu, denn den andern Tag nachmittags gelangeten wir schon zu Kehrberg an. Wir stiegen in einem Wirthshause ab, und erkundigten uns wo das Wunder=Kind anzutreffen wäre, und ob es würcklich solche Wunder=Curen verrichtet? Es wurde uns davon auch sehr vieles erzehlet; ich werde dahero meinen Lesern keinen unangenehmen Gefallen erweisen, wenn ich so wohl meine eigene als auch anderer ihre Relationes beybringe.“[6]

Warum also sollte dieses Kind vergessen werden?

[1] *Aus dem Mitschnitt des Vortrages „Der Wunderknabe zu Kehrberg" von Pfarrer Heinz Nitschke, gehalten im Jahre 2005 im Seniorenclub Bad Wilsnacks.*
Das mit der Dissertation ist eine von einigen kleinen Ungenauigkeiten. In dem Punkt wurde ihm von seinem Auftraggeber wohl eine falsche Information gegeben. Aber es weckt Interesse.
Über die Urheberschaft der anonym erschienenen Schrift schreibt der Johann-Peter-Süßmilch-Forscher Prof. Dr. sc. Jürgen Wilke aus Berlin an Dr. Roland Busch in Rostock in einem Brief vom 9.4.1987: „Diese, von einem Theologen abgefaßte Schrift, der Streit geht m. E. um Reinbeck, Süßmilch oder Samuel Lieberkühn, Sohn des Goldschmieds und der in den Akten zitierten Witwe Lieberkühn, sowie der Bruder J.N. Lieberkühns (...) Meine Hypothese geht in die Richtung daß S. Lieberkühn oder vielleicht auch Roloff die Vorarbeit geleistet haben und Reinbeck letztendlich das Pamphlet schrieb."
Eine Kopie dieses Briefs erhielt ich von Prof. Dr. Wilke. Mehr weiß man nicht.

[2] *Kinder= und Hausmärchen gesammelt durch die Brüder Grimm. Jubiläumsausgabe mit Illustrationen von P. Grot Johann und R. Leinweber. Stuttgart und Leipzig Deutsche Verlags=Anstalt.*

[3] *Nach meiner Erfahrung wird eine Abweichung von der Norm nur sehr schwer hingenommen. Es wird sich in der Regel vielmehr irgendwie dazu verhalten. Da sie allein mit ihrer Existenz die Ordnung angreift und das Selbstverständnis in Frage stellt.*

[4] *1734: Ein „Wunderkind" in Kehrberg (Kr. Prignitz) – Ausschnitt aus der Kirchenchronik Kehrbergs. Der Pfarrer wird in derselben Chronik Johannes Albert König und Johann Albrecht König geschrieben.*

[5] *Dr. Busch weist darauf hin in: Roland Busch, Geschichtliches über die Mukoviszidose, Hannover 1995.*

[6] *Otto Bernhard Verdion (1719-1800), „Wunderbare Begebenheit welche sich mit einem Göttingischen Studenten auf dem alten Schloße Plesse vor einigen Jahren zugetragen hat; Indem Er bey einem entstandenen schweren Donner=Wetter in die Tiefen der Erde geführet, sich mit derselben Einwohnern von verschiedenen Dingen unterredet, daselbst gegessen und getruncken, auch endlich wieder glücklich, reichlich beschenckt, auf die Ober=Welt gebracht worden, von ihm selbst beschrieben und nebst einem Theil seiner übrigen merckwürdigen Lebens=Geschichte von dessen guten Freunde zum Druck befördert." 1748, Bd. 2, S.341ff. Staatsbibliothek Berlin Unter den Linden Preußischer Kulturbesitz, Yv 4181 R Marburg, Sonderbstand.*

Unpartheyische Gedancken

Uber

Das so genante

Wunder-Kind,

In dem Dorffe Kehrberg nahe
bey Kyritz,

In einem Gespräch

Seinen

Landes-Leuten

mitgetheilet.

BERLIN,

Zufinden bey Johann Andreas Rüdigern, Buchhänd-
ler unter dem Berlinischen Rathhause.

Titel der J.P. Süßmilch zugesprochenen Schrift. Erschienen 1734.
(Staatsbibliothek zu Berlin/ Preußischer Kulturbesitz, Abt. Histor. Drucke, B. Diez 4° 2581 Nr. 40.)

Die Geschichte

Es ist eindeutig eine Sage.
Denn es wird von Wunderheilungen berichtet.

Eine Wittstocker Gymnasial-Lehrerin

Es war einmal ein Schmiedsehepaar. Dem wurden nacheinander sieben Söhne geboren. Ohne eine Tochter zwischendurch.
Der Pfarrer, der das siebente Kind taufte, sagte den Eltern, daß solch ein Septenarius Heilkräfte besäße und ein berühmter Doktor werden könne. Die Eltern lachten darüber.
Doch 3 Jahre später kamen täglich mehrere Hundert Kranke in ihr Dorf, um sich von dem Jungen heilen zu lassen.
Und Erzählungen von unglaublichen Heilungen machten die Runde.
Einen ganzen Sommer lang war das kleine, tief im Lande verborgen liegende Dorf Kehrberg in aller Munde. Bis weit über die Landesgrenzen hinweg.
Es gab allerdings auch beunruhigende Berichte über die Praxis des 3-jährigen Wunderheilers, woraufhin das Königlich-Preußische Generaldirektorium sich der Angelegenheit annahm.
Noch vor Ende des Sommers wurde der kleine Wunderheiler samt seinen Eltern nach Berlin gebracht und inhaftiert. Zeugen wurden befragt. Verhör folgte auf Verhör.
Und wenn die Mutter auch schon bald wieder nach Kehrberg zu ihren anderen Kindern heimkehren konnte, und etwas später auch der Vater folgte, so war ihrem Siebenten eine Rückkehr nicht vergönnt, sondern wurde er zur Erziehung ins Große Friedrichshospital in Berlin gegeben.
Dort aber, heißt es, wäre er bald gestorben.
Das ist alles belegt.

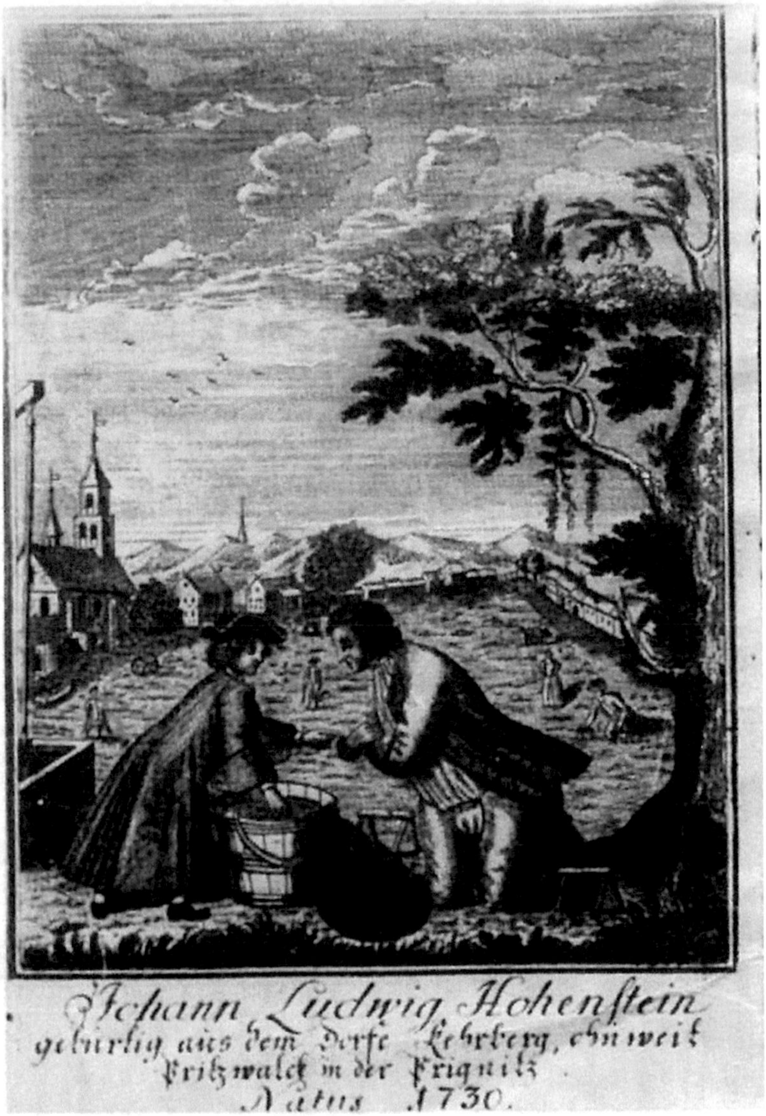

Frontispiz einer Ausgabe der „*Umständlichen und wahrhafften Nachricht*“ des A. Spies aus dem Jahre 1734, die außer dem Wunderknaben noch seinen berühmtesten Patienten zeigt, den sogenannten Salzburger. Zu erkennen an den „Bänkchen“. Geburtsort und -jahr stimmen nicht. *(BLHA Rep. 16 E Kl. Erwerbungen Nr. 1022)*

Im Spiegelland

> *Was die Bücher der Geschichte enthalten und überliefern, das ist Leben im Spiegel bewußten Wollens; also weder Element des Ansich-Lebendigen noch auch wahr im zeitlosen Sinne, [...] Keineswegs aber wird durch Geschichte ein verborgener Sinn, ein Kausalzusammenhang, eine Entwicklung in der Zeit per se offenbar; sondern Geschichte ist Geschichtsschreibung, das heißt die Stiftung dieses Sinnes, die Setzung dieses Kausalzusammenhangs, die Erfindung dieser Entwicklung. Sie vorfindet nicht den Sinn der Welt; sie gibt ihn.*
>
> *Theodor Lessing,*
> *Geschichte als Sinngebung des Sinnlosen*

Das Auftreten Johann Ludwig Hohensteins, des Kehrbergischen Wunderkindes, erinnert an das eines Kometen.
Im ersten Moment noch wird die ganze Welt geblendet, aber im zweiten schon verglimmt er als ein nurmehr lokales Ereignis.
Der Eintritt in die Atmosphäre läßt sich vielleicht auf Pfingsten 1734 datieren. Da wurde es voll in Kehrberg, sagen die Eltern des Kindes.
Die Nachrichten von dem Kind und seinen angeblichen Wunder-Kräften müssen sich rasend schnell ausgebreitet haben. Wie Wasserringe auf einem stillen See. Schnell und weit. Wie das ging, ist und bleibt ein Rätsel. Denn allein alle erhaltenen Zeitungsmeldungen sind erst aus der Zeit, in der alles schon wieder vorbei war.
Von Prof. Dr. sc. Jürgen Wilke aus Berlin erhielt ich z.B. folgende Abschrift eines Artikels aus der *„Staats= und Gelehrte(n) Zeitung des Hamburgischen unpartheyischen Correspondenten“*, Hamburg, Jahrgang 14, Nr. 146, vom 11. September 1734, Seite 4:
„Berlin. Es ist allhier seit einiger Zeit viel Redens von einem Kinde in Kehrberg, einem nahe bei Kyritz gelegenen Dorfe, gewesen.
Man nennet es das Wunderkind, weil es durch Anhauchen, Bestreichen und dergleichen Dinge ganz unheilbare Schäden heilen, und alle Krankheiten in weniger Zeit heben soll. Es wird erzehlet, daß es eines Schmiedes siebender Sohn, in ununterbrochener Folge, und nur 3. Jahr und etwas darüber alt sey.
Ein Ungenannter hat dahero nicht undienlich gehalten, in einer Schrift von 3 ½ Bogen in Qvarto über dieses sogenannte Wunderkind seine unpartheyischen Gedanken in einem Gespräch seinen Landsleuten mitzutheilen. Man findet in demselben nicht nur die Hauptumstände, worauf es in der Sache ankömmt, angeführet, sondern auch aus denenselben die gründe gezogen, warum es nicht als ein Wunder anzusehen, und in wie weit es gar vor verdächtig zu halten, und ein Betrug dabey

zu vermuthen.
Es sind auch pa. 19. und 20. die Ursachen zu finden, welche ein gewisser vornehmer Geistlicher allhie öffentlich entdecket, warum an der Wahrheit, daß hierbei ein Wunder vorhanden, zu zweiffeln sey. Sonst sind bey Gelegenheit einige Histörchen von falschen Wundern eingestreuet.“
Zehn Tage später erteilt Friedrich Wilhelm I. König von Preußen eigenhändig die Ordre, den Knaben ins Große Friedrichshospital einzuweisen. Danach wird es still um ihn. Wann er aus der Hausvoigtei hinübergebracht wurde, das wird schon in keiner Zeitung mehr berichtet. Und für die Zeit seines Todes fand ich die Nachrichten, die damals vielleicht gerade das Tagesgespräch gewesen waren, im Geheimen Staatsarchiv Preußischer Kulturbesitz Berlin-Dahlem. In den *„Wöchentlichen Berlinischen Frag- und Anzeigungs-Nachrichten“*. In *„Numero 6. vom 6. Febr. Anno 1736“* wird gemeldet:
„Es hat sich ein gelber Mops=Hund, mit groß schwartz hangenden Maul, Ihro Maj. der Königin zugehörig, vom Königl. Schloß den 19. Jan. a.c. Nachmittags verlohren.
Wem selbiger zugekommen, oder Nachricht von ihm zu geben weiß, der wolle es gegen Erhaltung eines Recompenses dem Königl. Address-Comptoir anzeigen; wobey zugleich die Hähler sich für Schaden zu hüten gewarnet werden.“
Der Königin Mops, zu sehen auf einem ihrer Portraits, war nicht der einzige – weder der erste noch der letzte – der während dieser Tage verschwand. Weitere hochgestellte Persönlichkeiten beklagen in anderen Nummern dieses Blattes den Verlust auch ihres Modehündchens. Folgende Anzeige nennt einen Namen, der uns noch wiederbegegnen wird. Den des Herrn von Happe. In der Nr. XVII vom Montag, den 23.4.36, lesen wir:
„Den 12. April c. ist ein Mops, so eine Hündin ist, aus Sr. Excell. des Hrn. von Happen gewesenen Weinberg, welcher ietzo dem Hrn. Graffen von Barfuß gehörig, weggekommen, er ist nicht allzu groß, gelbhaffter Couleur, hat einen kleinen Kopff und ein schwartzes Maul; wer denselbigen finden oder haben möchte, soll ihn in des Hrn. Graffen von Barfuß Hause am Molcken=Marckt abgeben, und einen guten Recompens bekommen.“
Johann Ludwig Hohenstein ist vielleicht nur kurz vor oder nach dem ersten Datum nicht weit entfernt in der Stralauer Straße gestorben. Aber der Tod des Kehrbergischen Wunderkindes wurde weder in dieser noch in einer anderen Zeitung mehr erwähnt. Sie haben sich nur sehr kurz für ihn interessiert. Andersherum betrachtet, ist es dann allerdings um so bemerkenswerter, daß überhaupt Zeitungsmeldungen von ihm auf uns überkommen sind.
Er muß demnach sehr hell gestrahlt haben, unser Komet.
Glücklicherweise ist seine Geschichte, und die seiner Familie, die sich nach dem Tod des Schmiedes Johann Hohenstein in anderen aufgelöst zu haben scheint, nicht verloren gegangen.
Obwohl die Welt so schnell vergißt.
Umsomehr den, der sich nicht eingebrannt hat. Der Regen bei Kalkriese im Jahre 9 spülte offensichtlich mehr aus, da Johann Ludwig Hohenstein, im Unterschied zu diesem, aus Geschichtswerken, Lexika, Dissertationen und Zeitschriften wieder verschwunden, ja, nicht einmal als Lokalgeschichte mehr Allgemeingut ist.
Allerdings wurde ja auch Erde auf ihn geworfen.
Z.B. stoßen wir ab dem 21. September 1734 auf eine ebenso plötzliche wie unerweichliche Härte König Friedrich Wilhelms I. gegenüber dem Kind.
Alle Diskussionen wurden schlagartig beendet, Gnadengesuche ignoriert, Bittsteller barsch zum

Verstummen gebracht.
Und schon einige Tage vorher, am 17. August 1734, schlug der Geheime Rat und Bürgermeister Berlins, der General-Fiskal Gustav Friedrich Gerbett, dem König bereits eine Zensur aller Nachrichten von dem Wunderkinde vor.
Der König war gerade auswärts unterwegs. Zwei Tage später langte er am Ober-Rhein [1], bei seinen Truppen, die er dem Prinzen Eugen von Savoyen zum Krieg um die polnische Thronfolge gestellt hatte, an. Der *„Königl. Preußische Vice-Präsident in dem Königl.Ober=Finantz- Kriegs= und Domainen-Directorio, Freiherr Frantz Moritz von Viebahn“* [2], empfing am 18. August das Schreiben, in welchem Rat Gerbett dem Direktorium zu bedenken riet, *„[...] ob etwa dem noch häufigen Reisen nach Kehrberg, wohin heute noch der Weinschenke Meyl und der bey ihm wohnender Wachs-Bleicher gefahren, Einhalt zu thun sey.“* [3]
Und fort fuhr: *„[...] da der Buchdrucker Grynaus die hiervon herumlaufende Nachricht oder Brief gedrucket, welchen Er von einen unbekandten Menschen bekommen haben will, auch wegen unterbliebenen Censur sich entschuldiget, daß er nicht gewußt bey wem solche zusuchen sey, so solte ich ohnmaßgeblich dafür halten, daß dieserwegen und damit nicht, wie bisher eine so ungeheure Menge unnützer, alberner und anstößiger Pieren gedruckt werde, die Königl. Societaet der Wissenschafften sich mit Censur der alhier in Druck kommenden und aufzulegenden Sachen wohl chargiren laßen würde, alß wozu auch fast Niemand beßern Gelegenheit haben dürffe, Und müste ohnmaßgeblich dasjenige, was anders werts in Lande, wo keine Universitaeten seyn, die hierauf Acht haben, gedruckt wird, gleichfals der Societaet zur Censur eingehändiget werden, zu welchem Ende die Beylage renoviret werden könnte.“* [3]
Ich habe zwar keinen Erlaß für eine solche Nachrichten-Zensur finden können, jedoch wurde darauf, daß diese oder jene Meldungen unerwünscht wären, vielleicht auch ohne solchen hingewiesen.
Die nachfolgende Einleitung seines Briefes erklärt die Worte, die Rat Gerbett wählt, wenn er von den Drucksachen spricht, die (auch erst nach Pfingsten!) kursierten, und macht seinen Vorschlag verständlich:
„[...] Von andern praetendirten Krancken, ist des Butter-Händlers Behmens Frau welche Schaden an Augen gehabt, nach ihrer Wiederkunfft von Kehrberg nun mehro gar blind, und hat sich alhier in die Cur begeben.“ [3]
Nur, damit nicht der Eindruck entsteht, daß die Nachricht aus der Kurmark den preußischen König eventuell bei einer Landpartie gestört, beim Inspizieren der Truppen oder mitten in einer Stabsbesprechung unterbrochen oder, liest man die *„Wiener Zeitung“*, ihm zu Ehren veranstaltete Jagden oder gemeinsame Essen mit seinen Offizieren verdorben, sei an dieser Stelle erwähnt, daß Friedrich Wilhelm I. z.B. am 29. Juli 1734 ein *„Patent zur Sicherheit der Neu=Anbauenden auf der Friedrichs= und Dorotheen= Stadt, wegen der ihnen geschenkten Stellen, Bau=Materialien und Geld=Portionen“* und am 3. August ein *„Erneuertes Patent, daß die aus fremden Landen nach Berlin ziehenden Manufacturiers, Fabricanten, und Handwercker die hierin benannten Beneficia und Freyheiten geniessen sollen“* verabschiedete, sowie sich um die Abfassung *„Von denen General-Privilegiis und Gülde=Briefen, derer in der Chur= und Marck=Brandenburg dis= und jenseit der Oder und Elbe, und sonderlich in Berlin befindlichen Zünffte und Handwercker“* kümmerte - am 10. Juli z.B. *„Derer Stuccateur oder Gipser“*, am 11. Juli *„Derer Kleinbinder“* und am 11. August *„Derer Pfeffer=Küchler“*. Wie wir dem *„Corpus Constitutionum Marchiaca-*

rum" entnehmen können. Der preußische König arbeitete unermüdlich an seinem Land.
In der *„Urschrift der Wittstocker Stadtgeschichte"* muß Dr. Wilhelm Polthier *(GStA PK, HA VI, Nachlässe, W. Polthier, Nr. B 46 I)* anerkennen:
„Dem Handwerk und Innungswesen brachte die staatliche Neuordnung von 1734–35 Befreiung von überlebten Formen und Fesseln."
Die genaue Gliederung der Tage des Königs kann der Interessierte bei David Faßmann nachlesen.
Das langsame Versickern und Vertrocknen des Informationsflusses zu Ludwig wird nach seiner Zeit vor allem auf ein natürlich nachlassendes Interesse an ihm zurückzuführen sein. Aber auch auf gezieltes Bemühen.
Am 17.8.1734 teilte Gustav Friedrich Gerbett Freiherrn Franz Moritz von Viebahn mit, daß er *„das gantze Geheimnus heraus gesagt"*[3] bekommen hätte.
Froh, in geforderter Bälde eine Antwort auf die ihm gestellte Frage, was es mit dem ganzen Treiben auf sich gehabt hätte, geben zu können.
Nachdem ihm jemand anderer etwas berichtet, was er von den Eltern des Kindes nicht erzählt bekommen hatte.
Wenn dieses aber, wozu wir noch kommen werden, wirklich ein Geheimnis war, dann hatten die Hohensteins zwei. Soviel sei schon einmal verraten.
Die allererste Frage aber ist doch, was an Ludwig die Leute überhaupt erst einmal dazu bringen konnte, ob von der Insel Usedom oder Erfurt, von Lüneburg oder Pommern, sich in Hundertschaften nach Kehrberg aufzumachen? War es wirklich nur das Gerücht wunderbarer Heiltätigkeit?
Wir leben im 21. Jahrhundert, und der *„Preußenspiegel"*, Ausgabe Rathenow, berichtet in seiner Sonntags-Ausgabe vom 17.8.2008:
„Havelland (ann). In der Küche von Familie Meier (Name geändert) spukt es nachts hin und wieder. ‚Die Geister laufen durchs Zimmer und treten gegen die Schränke. Aber ich weiß, dass sie mir gut gesonnen sind und habe keine Angst vor ihnen', berichtet Familienvater Stefan Meier. Der Havelländer kennt sich aus mit den guten und bösen Mächten des Übersinnlichen. Denn als er zwölf war hat er von einer alten Frau in seinem Heimatdorf eine seltene Gabe übernommen. ‚Ich hatte damals Warzen an den Händen', erinnert sich der Teenager. ‚Ärzte schnitten sie heraus, doch sie kamen ständig wieder. Erst nachdem mich die Frau besprochen hatte, waren sie für immer verschwunden.'
Die Neugier des Teenagers war geweckt und er bat die Alte, ihm das Jahrhunderte alte Handwerk zu erklären. ‚Sie muß wohl gespürt haben, dass ich dafür geeignet bin und brachte mir ein paar hebräische Sprüche bei', berichtet er.
Meier wurde zwar nicht von heute auf morgen zum Wunderheiler, spürte aber, wie sich seine Kräfte zusehends entwickelten. Bald konnte er selbst Hand an- und (im wahrsten Sinne des Wortes) auflegen. Denn Meier versucht nicht nur mit uralten jüdischen Sprüchen Krankheiten zu heilen und Schmerzen zu lindern, sondern benutzt auch seine Hände, um eine ‚positive Heilenergie auf den Klienten zu übertragen, Krankmachendes zu beseitigen und Energie-Blockaden aufzulösen'.
Eine Kundin berichtet: ‚Er hat mir die Hand auf die Stirn aufgelegt und plötzlich wurde mir ganz warm. Es baute sich eine Spannung auf und ich hatte das Gefühl, dass ich jeden Moment einen elektrischen Schlag bekommen würde. Danach war ich total aufgekratzt und fühlte mich wie neu geboren.'

Stefan Meier hat sich mittlerweile einen Namen gemacht, der auch weit über die Grenzen des Landes Brandenburg hinaus bekannt ist. ‚Meine Kunden kommen aus ganz Deutschland. Manche Ärzte empfehlen ihren Patienten sogar, sich an mich zu wenden, wenn die medizinische Hilfe nicht ausreicht', erklärt der Böter. Von seinen Fähigkeiten kann er in vielerlei Hinsicht Gebrauch machen. Gürtelrose, Amalganverätzung, Migräne, Warzen, Neurodermitis, Tinnitus, Arthrose und Rheuma sind nur einige der Beschwerden, die Meier mit Handauflegen und Besprechen behandelt. Seine Hilfe bietet er auch Schülern mit Lernschwäche und bei Problemen mit psychischer Ursache wie Bettnässen, Essstörung und Sucht an. Selbst Katzen, die Blut spuckten und von der Schweinepest befallene Borstentiere hat er bereits geheilt. Karten- und Handlesen gehören ebenfalls zu seinem Berufsalltag.
‚Ich kann viel, aber doch nicht alles. Blinden ihr Augenlicht wieder zu geben, steht zum Beispiel nicht in meiner Macht', sagt Meier.
Sein Wissen und seine Fähigkeiten kann er jedoch nicht nur zum Vorteil der Menschen anwenden. Denn wenn es von seinen Kunden gewünscht wird, schafft er ihnen mithilfe einer Voodoo-Puppe ihre Feinde vom Hals. ‚Das heißt nicht, dass sie plötzlich tot umfallen. Ich sorge lediglich dafür, dass sie meinen Klienten nicht mehr über den Weg laufen, weil sie beispielsweise wegen einer Grippe vorläufig außer Gefecht gesetzt sind', so der Besprecher.
Ganz umsonst ist die Spezialbehandlung beim Böter nicht, doch Geld darf er nicht persönlich annehmen, geschweige denn in Gegenwart seiner Kunden über den Preis sprechen. ‚Den finanziellen Teil wickelt meine Frau ab, weil die Heilmethoden sonst ihre Wirkung verlieren würden', sagt er. Wie vielen Menschen er im Laufe der Jahre schon geholfen hat, weiß er nicht - nur, dass auch er sich bald auf die Suche nach einem Nachfolger machen muss. ‚Bevor ich niemanden gefunden habe, der geeignet ist, meine Aufgabe zu übernehmen, kann ich nicht von der Welt gehen und werde eines langen und qualvollen Todes sterben', ist sich Stefan Meier sicher.
Wer auf gesundem Wege abnehmen, sich heilen oder die Karten legen lassen möchte, kann sich unter ..." usw.
Gar nicht lange danach, am 30. November 2011, schreibt der „*PRIGNITZ express*":
„*‚Wie Schamanen mit Menschen arbeiten', so heißt der Vortrag, den die Schamanin und weise Frau, Kim Barkmann, am 30. November im Hotel Germania in Wittenberge halten wird. Kim Barkmann, besser bekannt als ‚De Wise Fru' gilt als die bekannteste Besprecherin Norddeutschlands. Sie wird mit einfachen Beispielen darstellen, auf welche Weise Schamanen Lebensberatung gestalten und Menschen stärken. Schamanen besitzen viele Tricks und Methoden, die oftmals erstaunliche Ergebnisse erzielen. Wie bewältigen wir persönliche Krisen? Was verbirgt sich in Wahrheit hinter Mobbing am Arbeitsplatz? Wie können Ängste geheilt werden? Der Vortrag beginnt um 18 Uhr. Der Eintritt ist frei. Um Anmeldungen wird gebeten unter der Rufnummer [...]*" usw.
Und am 25. Juli 2012 steht unter „*Verschiedenes*" im „*PRIGNITZ express'*":
„*Bespreche Krankheiten, Tel. [...]*" u.s.w.
Diese Anzeige springt einem, farblich unterlegt, direkt in die Augen.
Doch die Vögelchen pfeifen noch längst nicht alles.
Als ich in einem Geschäft in Pritzwalk mit einer Verkäuferin über die Praktiken des Wunderknaben ins Gespräch komme, erklärt sie mir, daß in ihrer Familie z.B. das Böten eine lange Tradition hätte und von Generation zu Generation weitergegeben werde.

Und nur Tage vorher hatte ein Nachbar in meinem Beisein seine Mutter gefragt: „Bist Du früher nicht auch öfter gegangen, Dich besprechen zu lassen?“ „Den Sonnenbrand“, hatte sie geantwortet, uns die Böterin genannt und hintangehängt: „Man muß natürlich daran glauben.“

Der gesamte Umfang derartiger Angebote läßt sich nur erahnen.

Aber man ist nicht hinterwäldlerisch hier. Am 12.03.2014 informierte mich eine Email: *„Für AIDS, Hepatitis A, B und C, Malaria, Herpes, Tuberkolose, die meisten Krebsformen und viele weitere ernste Erkrankungen gibt es nun eine Lösung. [...] Eine seit Jahrzehnten für die Desinfektion von Trinkwasser eingesetzte Chemikalie erweist sich als vielleicht stärkstes Antibiotikum für den Menschen. Was zur Hoffnung Millionen Kranker werden könnte, wird von offizieller Seite jedoch bewußt totgeschwiegen. [...] Es geht um eine Entdeckung, die ich ‚Miracle Mineral Supplement‘ oder kurz ‚MMS‘ genannt habe. [...] Tausende Menschen haben das MMS jetzt schon gekauft und nehmen es – mit hervorragenden Resultaten. Alle möglichen Krankheiten sind so bereits geheilt worden [...] Jetzt einfach hier bestellen [...]“* Absender ist nicht Wilhelm Buschs Dr. Kräutle aus *„Liebestreu und Grausamkeit“*, sondern ein Jim Humble aus dem *„United Kingdom“*.

Nur neu ist das nicht.

In den *„Wöchentlichen Frag- und Anzeigungs-Nachrichten“*, *„Numero 3“* vom 16.01.1736, aus dem Bestand des Geheimen Staatsarchivs in Berlin, inserierte auch schon jemand *„ein gewisses Pulver, welches, so bald man es in die Nase schnaubet, wenn auch einer die grösten Zahn-Schmertzen hätte, daß er in 3 biß 4 Nächten kein Auge zugehabt, den Augenblick alle Schmertzen wegnimmt, wie dieses der bißherige Gebrauch des Pulvers überall erwiesen hat, die Dosis á 2 gr. ist beim Kön. Address-Comptoir frisch zu haben.“*

Am Anfang steht der Gewinn.

Und, wenn das die gegenwärtige Situation ist, warum sollte es im 18. Jahrhundert weniger Heiler gegeben haben?

Auf dem Land wird die ärztliche Versorgung wohl schon immer nicht in Reihe gesteckt, sondern in weitem Schwung ausgestreut. Meine Erfahrung ist:

Solange man noch arbeiten kann, ist man gesund. Beeinträchtigungen werden ignoriert, hingenommen oder selbst behandelt. Hilfe erfragt man in der Familie oder bei Nachbarn. Ein Arzt wird zuletzt aufgesucht.

Man nimmt alles. Wer heilt, hat recht.

Bei einem Pfarrer aus dem ostwestfälischen Leinengewerbegebiet klingt es für das 18. Jahrhundert nicht anders:

„Geräth nun dem Kötter das Flachs, bleibt er mit Kranckheiten verschont, und sind seine Kinder 5 bis 6 Jahr alt, daß sie ihm spinnen helfen können; so kann er leben und selbst etwas erübrigen; stirbt ihm aber seine Kuh, sein größter Reichthum, oder ist sein Weib zu fruchtbar, und liegt eins der Seinigen einige Zeit kranck; so ist er ruinirt, und kan sich schwerlich wieder erhohlen.“[4]

Auf die medizinische Versorgung und das Patientenverhalten im 18. Jahrhundert werde ich noch ausführlich zu sprechen kommen.

Stellen Sie sich vorerst bitte nur einmal den Fall vor, daß die Schulmedizin Ihnen gegen unerträgliche Schmerzen nicht helfen könnte! Man findet nichts Unnormales, und kann nichts machen. Doch die Schmerzen sind da. Sie können schon monatelang nicht sitzen, nicht liegen, nicht stehen, nicht gehen, nicht schlafen, und haben Angst vor jeder Nacht, da die Sie unendlich

lange mit Ihren Schmerzen alleine läßt. Und Sie halten das nicht mehr aus. Sie sind dieses Lebens müde.
Würden Sie da nun eher nichts mehr oder nicht vielmehr alles versuchen, wenn sich plötzlich eine Chance böte, es loszuwerden?
So regelt das Angebot das Angebot.
Ludwigs Heiltätigkeit wird es demnach also kaum gewesen sein, was ihn derart berühmt gemacht hat.
Der Titel?
Ihm, einem kleinen Jungen, der noch kaum gewußt haben wird, was er tat, ist der Titel „Wunderkind“ angehängt worden.
Wie dem Lübeckischen Wunderkind Christian Heinrich Heinecken (1721–1725), das durch erstaunliche Gedächtnisleistungen auffiel. Wie Jean Philippe Baratier (1721–1740), zu dem wir noch kommen werden. Oder Johann Gotthilf Kirsten (1790–1792), dessen *„Beobachtungsgabe“* und *„Fähigkeit zum logischen Denken“* ihm bereits mit 8 Monaten eine Ehrenimmatrikulation an der Universität Leipzig bescherten.[5]
Die titelvergebende Jury wird dabei vielleicht Parallelen gezogen haben zwischen den frühen geistigen Leistungen aller und deren aller frühen Tod. Aber erstens haben Ludwigs Patienten die geistige Arbeit wohl vor allem selbst geleistet, und wer, zweitens, eine Verbindung zwischen den Toden sieht, ignoriert, meines Erachtens, Fakten. Erinnert an den Mathematiker und Satiriker Abraham Gotthelf Kästner (1719–1800), der reimte:
„Frühzeitig wußt' ein Kind soviel als mancher Greis.
Frühzeitig lag das Wunder auf der Bahre.
Sein Bruder sah den mörderischen Fleiß,
ward Sekretär und lebte achtzig Jahre.“[5]
Und steht auch nicht allein. In ihrer Begabung und deren Ausleben wird immer wieder die Ursache für den vorzeitigen Tod von Wunderkindern gesehen. Als wenn geistige Betätigung gefährlich wäre.
Dabei starb C.H. Heinecken an Zöliakie, J.P. Baratier an Schwindsucht und J.G. Kirsten an den Pocken.[5]
Auch über J.L. Hohenstein kursierte:
„Das Kind soll sich prophezeyet haben, daß es in seinem fünften Jahre sterben werde.“[6]
Das berichtet der Student, der am 27. August 1734 nach Kehrberg gekommen war, in seiner *„Relation“*[6] für den bereits genannten, 1748 erschienenen Roman von Otto Bernhard Verdion.
Wir werden uns mit Ludwigs Ende noch gesondert beschäftigen. Jetzt nur soviel:
Er stirbt später.
Ich habe, nach Abbruch meines Grafikstudiums, einige Jahre lang als Hilfsarbeiter in verschiedenen Berufen gejobbt. In dieser Zeit bin ich wiederholt von Kollegen auf jemanden aufmerksam gemacht worden, der angeblich früher nicht nur „ganz normal“, sondern sogar ein „Doktorscher“ b.z.w. „Ingenieur“ gewesen, irgendwann aber übergeschnappt wäre. Und als Erklärung dafür fiel immer wieder der Begriff „überstudiert“.
Die überdurchschnittlichen körperlichen Kräfte, die bei geistig Behinderten vorkommen können dagegen, wurden mir gegenüber nie mit derartigem Schwachsinn bedacht, in dem Sinne, daß sie gefährlich wären. Körperliche Kraft wird immer positiv besetzt. Auch das russische Märchen vom

Recken Swjatogor erzählt keine andere Geschichte. Ihn mag die Erde nur deshalb nicht mehr tragen, da er mit seinen Kräften, die er nicht vernünftig einzusetzen weiß, für sie eine Bedrohung darstellt.
Das wirft in mir die Frage auf, ob es vielleicht eine tiefer sitzende Furcht vor der Erkenntnis gäbe, und ich schlage vor, daraufhin die Genesis noch einmal zu betrachten.
Gleichwie – das Kehrbergische Wunderkind Johann Ludwig Hohenstein gehört eher in eine andere Reihe gestellt. Zum Berliner Wunderbalg Lowiesken Braune (Marie Luise Braun, geb. 1836), zum Kursächsischen Leck-Martin, schriftlich 1735 erwähnt, dem Blüthenschen Wunderkind Hans Jürgen Ulrich, geb. 1797 oder 1793 *(nach R. Barleben, „Mein Prignitz- und Heimatland", 1928)*, und zu dem Wunderdoktor in Preddöhl Paul Cornelius Buss (1892–1951).[5] Das sind, wie Ludwig, Wunderheiler. Und 5, die etwas, das über ihre Heiltätigkeit hinausgeht, aus all den anderen, die zeitgleich mit ihnen wirkten, herausgehoben haben muß.
Ihn betrachtend, würde ich dafürhalten, daß es bei Johann Ludwig Hohenstein womöglich die Jugend gewesen sein könnte.
Daß es diese war, die einen aufhorchen ließ. Und läßt. Und daß sein früher Tod einen schon immer berührte. Und vielleicht auch so manchen in Scham wieder verstummen ließ.
Außerdem ist es eine ebenso unglaubliche wie seltsame Geschichte.

Die Auseinandersetzungen um das Kehrbergische Kind werden mit großer Leidenschaft geführt. Die sich sogar in den Schreiben des Landesherrn finden läßt.
Wobei in der gleichzeitigen (komplett in Französisch gehaltenen und mir freundlicherweise von Herrn Mast, Gymnasial-Lehrer in Pritzwalk, übersetzten) Korrespondenz zwischen Sophie Dorothea Königin von Preußen und ihrem Gatten nicht ein Wort mehr über ihn gewechselt wird.
Was allerdings überhaupt kein Widerspruch für mich ist. Nichts erscheint allein auf eine einzige Art und Weise. Alles tritt immer auch mindestens mit seinem Gegenteil zusammen auf.
Als Friedhofsarbeiter konnte ich das öfter beobachten.
Wenn z.B. die Trauergemeinde eben noch Rotzblasen und Dreierschnecken heult, und zwar so herzergreifend, daß es selbst den abgehärtetsten Friedhofsarbeitern unter die Haut geht, und sie sich im nächsten Moment mit den Regenschirmkrücken das Prügeln kriegt um die Briefmarkensammlung des teuren Verstorbenen, dann gehört das zusammen.
Ist das eins.
Wiederum nämlich hat es sich König Friedrich Wilhelm I. ja auch nicht nehmen lassen, sich bis zuletzt persönlich um diesen Fall zu kümmern.
Selbst, als er, laut *„Wienerischem Diarium"* Nr. 75 vom 18. September 1734, am 28. August in Moyland schwer erkrankte und bis in den Januar 1735 hinein mit dem Tode rang. Und, obwohl er am 26. Oktober 1734 sogar offiziell verordnete, daß der Kronprinz an seiner Statt Justiz- und *„Sachen, so in dem Collegio der Würcklich Geheimten Räthe resolviret werden"*[7], unterschreiben solle – ausgenommen nur *„Patente, und Bestallungen, Vocationes, Geld- und Gnadensachen, wie auch Blut-Urtheile"*[7] – ließ er den Fall nicht aus der Hand.
Daran, daß er das nur deshalb getan haben könnte, weil der Fall unterdessen vielleicht aus einer Polizei- nur noch zu einer Geld- und Gnadensache geworden, habe ich Zweifel. Wir werden darauf noch zu sprechen kommen.
Ein großes Problem bei der Auswertung der Dokumente bereiten die einander ausschließenden

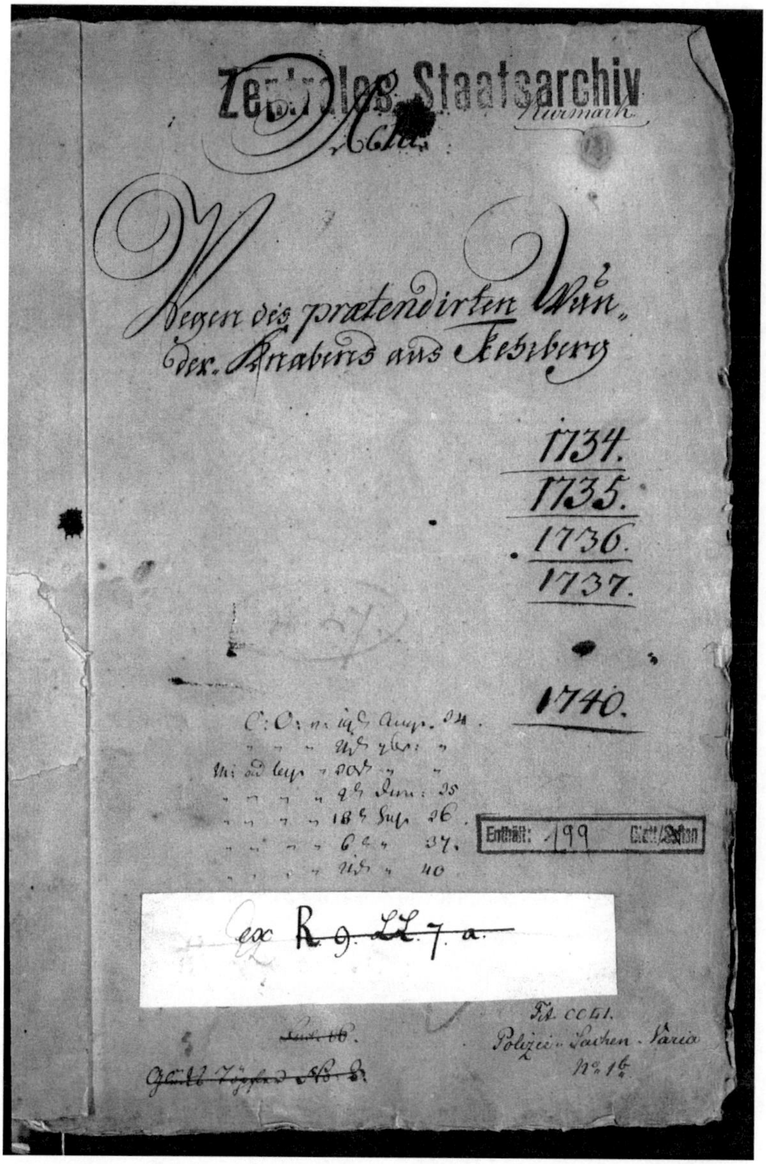

Umschlag der Polizeiakte[3] des Prignitzer Schmiedssohnes. Es ist an den Jahreszahlen zwar nicht unbedingt ersichtlich, aber er hat nicht nur einen, sondern sogar gleich zwei Könige beschäftigt.

Widersprüche in den Zeugen-Aussagen, Lügen, Gerüchte, Erfindungen.
Es kommt immer wieder vor, daß wir genau das, was dem, das wir eigentlich zu wissen glaubten, widerspricht, von ein- und denselben erfahren, wie das, was wir zu wissen meinten.
Einige der Biographen des Wunderknaben, wie schwindelig geworden durch die reißenden Wasser, griffen sich einfach willkürlich einen der darin treibenden Stämme, hielten sich an ihm fest und manövrierten sich so durch Strudel und Steine hindurch.
„Gerade das beunruhigt mich", läßt Friedrich Dürrenmatt Tiresias in *„Das Sterben der Pythia"* brummen, *„es gibt keine nebensächlichen Geschichten. Alles hängt zusammen. Rüttelt man irgendwo, rüttelt man am Ganzen."* Nichts wird grundlos erzählt.
Doch wie können wir erfahren, was die Wahrheit sein könnte?
Ich schlage vor, nicht danach zu fragen, warum, sondern, wie etwas gesagt wird. Oder geschieht. Das könnte uns helfen.
Als die Dame Justitia Ludwig an die Hand nimmt, ist dieser 3 Jahre, ein halbes und einen Monat alt.
Eine Tatsache, die, wie sein wahrscheinlich früher Tod, in der Literatur zu ihm sehr gern erwähnt wird, um anschließend mit gerecktem Finger vor den Verlockungen von Betrügerei und krummen Geschäften sowie den Netzen des Aberglaubens zu warnen.
Das gibt mir einige Themen vor.
Und wenn Dr. Busch noch in seinem, bereits genannten, Artikel von Ludwigs Gegenspieler das offizielle Bild[8] präsentiert, wenn er schreibt, *„der selbstherrliche, ‚in anmaßender Art persönlich Recht sprechende' Friedrich Wilhelm I. (1688–1740) hatte am 19.8. einen persönlich unterschriebenen Befehl an das Generaldirektorium erlassen"*, so ist er doch auch zugleich der erste, der dem Knaben nicht irgendeine Meinung vom preußischen König für diesen gegenüberstellt, sondern der gewissenhaft des einen Schicksal neben das des anderen setzt.
Sie sehen beide in nachfolgend abgebildeter *„Zeittafel zum Kehrbergischen Wunderkind Johann Ludwig Hohenstein"*[9] nebeneinander. Ich werde daran anknüpfen.
Und Sie werden sehen, daß wir es hier möglicherweise nicht nur mit einer Tragödie allein zu tun haben, sondern daß in dieser Geschichte wahrscheinlich zwei Tragödien aufeinander prallen. Was für die eine von den beiden zur Katastrophe wird.
Und für Pfarrer König erledigt sich dadurch scheinbar eine recht unangenehme Sache erfreulich schnell und schön abschreckend:
„Endlich wurde die Sache durch e. Königl. Commission untersucht; der Knabe wurde nach Berlin gefordert und ist daselbst in der so genandten Charitet anno postero gestorben. Den Eltern wurde das dabey gehobne Geld per Fiscalem abgenommen u also dem Krahm e. Ende gemacht."[10]
Details interessieren ihn hiernach scheinbar nicht sehr. Und das Kind interessiert ihn offensichtlich gar nicht.
Was zwar paradox ist, uns aber noch öfter begegnen wird.
Daß alle Welt nur von diesem Kind spricht, sich alle nach dem Kinde reißen, jedoch nur der geringste Teil es wirklich selbst im Auge hat.
Das Kind mit seinen Bedürfnissen und Wünschen. Fähigkeiten, Schwächen, Unarten, Anlagen. Eigenschaften, die es auszeichnen. Seinen Träumen, Ängsten, Vorlieben. Der Persönlichkeit, die es von Anfang an hat. Seinem Liebreiz.
Das Kind scheint die wenigsten zu interessieren.

War das vielleicht sein Schicksal?
Ich werde nicht nur das Kind allein, sondern möchte alle damals an dem Fall Beteiligten wieder zum Leben zu erwecken versuchen. Um verstehen zu können, was damals passiert ist.

Zeittafel Dr. Buschs (Ohne Quellenverzeichnis)[9]

Zeittafel zum Kehrbergischen Wunderkind Johann Ludwig Hohenstein

1731

Ende Dezember 1731: Beginn der Auswanderung der Salzburger Exulanten (3)

1732

März 1732: erst Exulanten ziehen über Nürnberg ... Gera ... nach Halle (3)

30.4.1732: Erste Exulanten in Berlin (4)

12.5.1732: "... erster Trupp der Salzburger" aus Berlin nach Ostpreußen abgegangen (2)

10.9.1732: "Den 10.sept. 900 Saltzburger gekommen, welche mit den vorigen die Zahl von 17865 ausmachen, so nach Preussen emigriret." (4)

29.9.1732: In Pritzwalk 250 Exulanten von Inspektor Gerloff und dem Pfarrer Buchholz (Vater des Autors) begrüßt (3)

Sommer 1732: 7000 Emigranten kommen im Sommer 1732 nach Preußen(3)

1733

x 15.7.1733: "Den 15. Julii das Cronprintz Reg. heraus marchiret."(4)

1734

Februar: Erste Nachrichten aus Kehrberg (8)

x 11.5.: "Den 11. Mai sein Schwerin, Crohnpr., Pr. Karl u. Pr. Heinrich hereinmarchiret." (4)

x 21.5.: "Den 21. Mai Crohnprintz Revie." (4)

x 28.5.: "Den 28. Mai Schwerin, Kleist u. Crohnprintz vor der steinernen Brücke campiret." (4)

x 30.5.: "Den 30. Mai Crohnprintz Wache gegeben." (4)

4.6.: Abreise des Botschafters des kaiserlichen Hofes in Wien in Brandenburg-Preußen, Graf Friedrich Heinrich von Seckendorf (5.7.1673 Königsberg/Franken-23.11.1763 Gut Meuselwitz bei Altenburg), von Berlin am 4.6.1734 (7)

8.7.: Friedrich Wilhelm I. (=FW) ab 8.7.1734 in Dessau
Es folgt ein Monat bei der Armee von Prinz Eugen. Dann in westlichen Provinzen. Wesel. Middagte. Sehr stark an "Wassersucht" erkrankt und nur mühsam zum Schloß Moyland bei Kalkar transportiert. Darauf in Westfalen. (1)

14.7.: Krieges=Rath Lütckens berichtet aus Neubrandenburg (10)

18.7.: Meldung von Dr. Spies nach Berlin (6, 8)

2.8.: Obercollegium Medicum weist Cramer an (6, 8)

10.8.: Oberdirectorium befiehlt Cramer (6, 8, 10)

11.8.: Befehl an Gerbett, den Salzburger Franz Anton Baumgarten zu untersuchen (10)

x = Es handelt sich hier um Namen von Regimentern. Der Soldat Hoyer vom Kronprinzenregiment war einer der ersten Patienten von J.L.Hohenstein.

Zeittafel II.

<u>noch 1734:</u>

17.8.: Untersuchung in Kehrberg (6,8,10)

24.8.: Verordnung der Buchzensur (10)

25.8. Befehl des Königs, Kind und Vater in der Hausvogtei zu arretieren (10)

Weisungen von Viebahns an Churmärkische Kriegs- und Domänenkammer, Berliner Hof- und Criminalgericht, Berliner Bürgermeister Geheimrat Gerbett (auch mit Mutter) (10)

28.8.: Spies schreibt den Letzten Abschnitt seines Buches, das er Propst Reinbeck, Berlin widmet (8)

Abtransport der Hohensteins von Kehrberg nach Wittstock (10)

29.8.: Hohensteins im Rathaus zu Wittstock (10)

30.8.: Spies schreibt zum Buch die Ergänzung "Aufrichtige Nachricht (8)

Bericht des Dr. Spies vom 28.8. nach Berlin (10)

Transport der Hohensteins von Wittstock nach Fehrbellin (10)

Brief von Platen und Cramer nebst Untersuchungsprotokoll vom 17.8. an den König (10)

31.8.: Abtransport der Hohensteins von Fehrbellin (10)

1.9.: Kriminalgericht übernimmt die Hohensteins in der Hausvogtei (10

2.9.: Kriminalgericht berichtet dem König von der Einlieferung von Kind, Vater, Mutter, saugender Schwester im Säuglingsalter und der Magd Maria Nihlbasseh in die Hausvogtei (10)

Vernehmung von Kind, Vater und Mutter (10)

3.9.: 2. Vernehmung von Vater und Mutter (10)

12.9.: Das finanzielle Vermögen der Hohensteins wird ungezählt und unversiegelt nach Schrepkow gebracht (10)

14.9.: FW trifft sehr krank und schwach in Potsdam ein (1)

21.9.: FW in Potsdam:"Ich bin bereit, die Welt zu quittieren..."(1)

Anweisung: Kind ins Waisenhaus, Vater nach Spandau, Mutter ins Spinnhaus (Zuchthaus) (10)

24.9.: FW in Potsdam:"..., daß Ich zum Tode bereit bin." (1)

20.9.: Propst Reinbeck erstmals erwähnt (10)

30.9.: Kind ins Waysenhaus oder Charité (10)

14.10.: Bitte des Vaters an den König, "alle vier wieder zu dimittiren." (10)

16.10.: FW in Potsdam:"... mit mir gehets immer schlegter" (1)

25.10.: Witwe Lieberkühn will das Kind übernehmen und christlich erziehen lassen (10)

Akte: Vater trägt die derzeitige Situation vor, befindet sich offenbar noch nicht in Spandau (10)

30.10.: Anfrage des Gerichts: Entlassung des Vaters möglich? (10)

8.12.: Anordnung von Viehahns: Kind ins Friedrichshospital (10)

1.12.: Mutter bereits vor einigen Wochen nach Hause entlassen. Durch ihre Erkankung habe sich die wirtschaftliche Notlage verstärkt. (10)

Zeittafel III.

noch 1734:

13.12.: Schriftliche Bitte der Mutter (10)

24.12.: Kind im Fridrichshospital (10)

1735

19.1.1735: FW in Potsdam: "Indessen gehet es mit Mir Gottlob gut, Dochnbin Ich noch nicht vollkommen besser." (1)

21.1.1735: FW trifft erstmals (offenbar seit 14.9.1734 Potsdam nicht verlassen) wieder in Berlin ein (1,5)

29.1.1735: "Der veränderliche Zustand des Königs continuiret noch, und obwohl Se. Majestät sich dabey öfters stärcker machen als Sie in der That sind, so werden Sie doch dabey auch mehrmahlen genöthiget, sich in der Cammer zu halten, sind auch bereits es alhir müde und sprechen davon, daß Sie binnen kurtzen entweder nach Wusterhausen oder nach Potsdam gehen wolten..." (5)

FW schreibt Brief in Berlin (1)

5.2.1735: "S.K.M. befinden sich in Dero Beßerungszustande jetzo so wohl, daß dieselbe in dieser Woche auch bey einigen Generals, als dem General-Feldmarschall von Netzmer und dem General auch Etats-Minister von Grumbkow zum Eßen gewesen (5)

6.2.
11.2. FW korrespondiert in Berlin (1)
19.2.

22.2.
25.2. FW korrespondiert in Potsdam (1)

23.2.
5.3.
6.3. FW korrespondiert in Berlin (1)
13.3.

14.3.1735: FW empfängt das Wunderkind Joh. Friedr. Baratier (1721–1740) erstmals (11)

18.3.
21.3. FW korrespondiert in Berlin (1)
25.3.

18.3.1735: FW in Berlin: "mit meine krefte gehets noch guht und ettwas beßer aber sehr Langsam alle 14. dage finde beßer ich wünsche kontinuacion" (1)

6.4.1735: Vater bittet schriftlich aus Parchim (10)

6.4.
11.4.
22.4. FW korrespondiert in Potsdam (1)
30.4.

1736

24.1.: Akte: Vater seit ca. 1 Jahr in Parchim (10)

31.1. FW korrespondiert in Berlin ( )

noch 1736:

8.2.
16.2.
19.2. FW korrespondiert in Potsdam (1)
21.2.
23.2.

25.2.: Akte: Vater wieder in Kehrberg (10)

3.3.
6.3.
14.3. FW korrespondiert in Potsdam (1)
4.4.

29.5.: Akte: Nachlaß, Erbschaft des Kindes (10)
FW korrespondiert in Berlin (1)

2.6.: Akte beinhaltet erstmals Tod des Kindes im Friedrichshospital (10)

26.6.
21.8. FW korrespondiert in Potsdam (1)

(Für 5.7 Reise nach Preußen geplant. 12.-24.6. Reise ins Magdeburgische. 5.8. Rückkehr aus Preußen.) (1)

1739:

23.(?) 12.1739: Beerdigung von Dr. Spies in Wittstock (Pers. Mitt. von Superintendent Kurt Zellmer, Wittstock)

1740:

26.6.
27.6. Friedrich II. (F) "wegen Verrenckung am Fuße nicht herein gekommen" (aus Charlottenburg?) (9)

1.7. F reist nach Ruppin und Rheinsberg (9)

3.7. F in Mirow (9)

4.7.: Armendirektorium richtet Gesuch wegen der Hohensteins an F (10)

5.7. "kamen S.M. um 11 Uhr Vormittags herein." (9)

7.7. "Nachmittags nach 12 Uhr langten S. M. hier an, und traten gegen 1 Uhr Dero Reise nach Preußen an." Zunächst nach Lebus (9)

8.7. F beim Schwerinschen Regiment bei Frankfurt/Oder. Fortsetzung der Reise nach Wollup, Stargard (9)

9.7. F reist nach Köslin. Nach Übernachtung Fortsetzung in Richtung Schlage und Wuzkow (9)

16.7. Königsberg (9)
21.7. F reist aus Königsberg ab (9)
von Happe schlägt F Auszahlung des Geldes vor (10)

24.7. F "um halb 4 Uhr Nachmittags... wiederum hier" (9)

26.7. F bei der Wachtparade (9)

28.7. F "nach Potsdam abgegangen" (9)

31.7. Huldigungspredigt von Jablonsky im Dom. F "Nachmittags um 4 Uhr nach Charlottenburg" (9)

1.8. "12 Uhr trafen S.M. ... abermahl hier ein." Erste Übernachtung von F in Berlin seit der Inthronisation (9)

2.8. F noch in Berlin (9)

Zeittafel V.

noch 1740:

3.8. F auf Jagd. Übernachtung in Charlottenburg (9)
Auszahlung einer Teilsummer an die Hohensteins angeordnet (10)

4.8. F "4 Uhr nach Ruppin abgereiset" (9)

Brief des F vom 9.8.: noch in Ruppin und Rheinsberg (9)

14.8. Audienz für den "Kayserlichen Gesandten" in Potsdam (9)

15.8. Reiseaufbruch nach Bayreuth. Übernachtung Eilenburg (9)

Brief des F vom 23.8.: Weiterreise nach Leipzig (9)

17.8. F "des Abends in Bayreuth angelanget" (9)

19.8. Fortsetzung der Reise (9)

27.8. F in Wesel eingetroffen (9)

[1] *Wienerisches Diarium, Anno 1734, Num. 72, 8. Septembris, www.anno.onb.ac.at.*

[2] *Angaben aus: Johann Heinrich Zedlers Grosses vollständiges Universallexicon aller Wissenschafften und Künste, Bd. 48, Halle/Leipzig 1746, www.zedler-lexikon.de.*

[3] *Geheimes Staats-Archiv Preußischer Kulturbesitz Berlin-Dahlem, II. HA Generaldirektorium, Abt. 14 Kurmark, Tit. CCCLI, Varia, Nr. 1b: Acta betr. den sogenannten Wunderknaben aus Kehrberg, 1734-1740.*
Die von Rat Gerbett für's Schreiben vom 17.8. aus der Zeit von Friedrich I. herausgesuchte Vorlage läßt ihn wie auf der Suche nach Orientierung, einem Halt, auf mich wirken. Nachdem er Hilflosigkeit gespürt:
„Cop.
Nachdem Sn. Königl. Majestaet in Preußen, Unser allergnädigster Herr dero Societaet der Wißenschafften die Censur derer einzuführenden oder zum Druck kommenden so Politischen und die Zeit Geschichte enthaltenden, alß Gelahrten zu Literatur und Scientien gehöriger Schrifften allergnädigst aufgetragen; alß befehlen Sn. Königl. Majestaet allen und jeden hiesigen Buch-Führern hiermit allergnädigst und ernstlich, keine neue und vorhin nicht bekandte Schrifften, so die vorlaufende Welt Händel betreffen, zum Verkauff nicht zu stellen, bevor sie durch vorerwehnte Censur gegangen und von besagter Societaet der Wißenschafften approbiret worden; Wie denn auch die Buch-Drucker keine dergleichen so wenig alß andere gelahrte Schrifften und was von kleinen Sachen, außer denen Theologischen, worüber vorhin bereits behörig verordnet ist, Ihnen in die Hände kommen möchten, bey Vermeidung unausbleiblicher harter Bestrafung, ohne dergleichen Censur anzunehmen haben. Signatum Oranienburg d. 24. Aug. 1708."
Rat Gerbett hat Brief vom 17.8.34 und Beilage eigenhändig und auffällig sauber geschrieben. Eine Anrede fehlt. Da er offensichtlich nur eine Zuarbeit für einen Bericht des Generaldirektoriums an den König war. Unter Umständen könnte dieser wie andererseits jeder von seiner Hand eilig hingekrakelte Brief an den König auch auf eine unterschiedliche Vertrautheit seinerseits mit den jeweiligen Adressaten hinweisen, auch, wenn er für gewöhnlich Schreiben an den König schreiben ließ.

[4] *Besitzende Bauern und eigentumslose Kötter. Ein örtlicher Pfarrer beschreibt die Beziehungen von Männern und Frauen, Erwachsenen und Kindern im ostwestfälischen Leinengewerbegebiet. (1786) Aus: Moritz Schwager, Über den Ravensberger Bauer. In: Westphälisches Magazin zur Geschichte, Historie und Statistik. Hrsg: P.F. Weddigen. Bd. 2, 1786, H. 5. Gefunden in: Kinderstuben, Hrsg: Jürgen Schlumbohm, München 1983. Die Jahreszahl 1786 ist zwar problematisch für unsere Fragestellung, doch beschreibt der Autor seine Kindheit. Und wir werden sehen, daß sich noch einiges länger hielt.*

[5] *Bei der Beschreibung der anderen Wunderkinder nutzte ich folgende Quellen: Die Wikipedia, Johannes Oehme, Das Kind im 18. Jahrhundert, Beiträge zur Sozialgeschichte des Kindes, in Documenta Paediatrica, Hrsg. Theodor Hellbrügge, Lübeck 1988, sowie in dieser Arbeit zu ihnen noch angeführte Dokumente.*

[6] *Der merckwürdigen Geschichte des Göttingischen Studenten Mons. V. [...] Zweyter Theil. Nebst andern Besonders Begebenheiten von ihm selbst beschrieben und von Dessen guten Freunde dem Druck übergeben. Mit Kupffern. Zweyte Auflage. 1749. Staatsbibliothek Berlin Unter den Linden Preußischer Kulturbesitz, Yv 4181 R Marburg, Sonderbstand.*

[7] *GStA PK, Verordnung des Geheimen Stats-Rats an die Geheime Kanzlei betr. die Unterschriften des Kronprinzen Friedrichs an Stelle des Königs Friedrich Wilhelms I. v. Preussen während der Krankheit des letzteren. BPH Rep. 46 E 10, Politica, Kg. Friedrich Wilhelm I., 1734.*

[8] *Heinz Kathe, Der „Soldatenkönig" Friedrich Wilhelm I. (1688-1740), König in Preußen – Eine Biographie. 2. durchges. u. verb. Aufl. Akademie-Verlag, Berlin 1978.*

[9] *Brandenburgisches Landes-Haupt-Archiv Potsdam, Rep. 16 E, Kl. Erwerbungen, Archiv Dr. Roland Busch, Rostock. Dr. Busch gab nach Beendigung der Arbeit an dem Fall die Dokumente seiner vielfältigen Bemühungen und alle Ergebnisse seiner umfangreichen Recherchen nach Potsdam. Beziehungsweise das von ihm davon duplizierte oder einbehaltene Material. Um Nachfolgern wie mir Arbeit zu ersparen. Die eigentliche Sammlung war nach Woltersdorf bei Berlin gegangen, an den Schriftsteller und Szenaristen Manfred Wolter. Dr. Busch hatte in seinem Auftrag für ein Spielfilm-Drehbuch über Johann Ludwig Hohenstein recherchiert, mit einem Honorar-Vertrag von der DEFA. Und lieferte ihm mit seiner Zeittafel eigentlich auch schon die ganze Geschichte. Herrn Wolters Drehbuch wurde jedoch abgelehnt. Der Regisseur Rainer Simon, der im Gespräch gewesen war, begann seinen Humboldt-Film ohne daß etwas von dem Stoff zu ihm durchgerieselt wäre. Nach seinem frühen Tod hinterließ Herr Wolter seiner Witwe „ein Haus voller Papier", wie sie mir am Telefon sagte. Da sie sich „verkleinern mußte", ließ sie einen Container kommen. So sind Schätze im Abfall gelandet.*

[10] *Ein „Wunderkind" in Kehrberg (Kr. Prignitz), Kirchenchronik Kehrberg. Nach der Angabe „anno postero" des Pfarrers König wäre Ludwig keine 5 Jahre mehr alt geworden, sondern müßte er, da es im Winter geschehen sein soll, wie wir noch erfahren werden, Ende Dezember 1735 gestorben sein.*

Die Dokumente

Erscheint dem Aug' und quält den Sinn:
Wie Schatten kommt und fahrt dahin.

William Shakespeare, Macbeth

Am 21. Juli 1734 wandte sich die *„Churmärkische Krieges- und Domainen-Kammer"* mit folgendem Schreiben aus Berlin an Friedrich Wilhelm I., den König von Preußen:
„Eurer Königlichen Majestät berichten wir hiermit allerunterthänigst, wie der Krieges-Rath Lütckens unterm 19tn hujus aus Oranienburg meldet, daß auch von dortiger Stadt aus, ein paar bürger Frauens zu dem prätendirten Wunder-Kinde nach Kehrberg einen ohnweit Kyritz in der Prignitz belegenen dem von Winterfeld zuständigen Dorfe wallfahrten gewesen, die eine mit ihrem hinkenden Kinde, die andere wegen verlohrene Gehörs, auf die beßerung des gelähmten Kindes werde noch gehoffet, die andere Frau aber wolle am 18tn hujus den Stunden-Schlag der Stadt-Uhr vernommen haben, die Sie seith Fünft-halb Jahren, nicht habe hoeren können, und glaube Sie daß vor andern bey Ihr des Knabens operation guten Effect haben werde, weil Er damahls eben von besonderer lustigen humeur gewesen; dann nachdem Er Ihr in die Ohren gepustet, und mit dem Finger darin gerührt, so habe Er Ihr aus Kurtzweil ein paar Ohrfeigen gegeben, damit die Cur desto beßer anschlagen mögte.
Zur Varität hätten diese beyde Frauens von den Waßer, worinn der Knabe quästionis die Haende gewaschen eine Bouteille voll mitgebracht welches etliche Frauens leute zu Oranienburg aus Phantasie zur praecaution ausgetrunken.
Nunmehro stehe ein dortiger blinder Mann reisefertig, sich nach Kehrberg leiten zulaßen; und würde die Zeit bald lehren, ob Er bey seiner Rückkunft den Zeiger an der Stadt-Uhr werde sehen können, so wie vorbemeldete Frau ihn habe schlagen gehöret.
Dieses ist das erste so uns dieser Sache halber bis dato schriftlich zugekommen, und hat weder das Prignitz. Creys Directorium, noch der Krieges-Rath Cramer davon das geringste berichtet."
Dieses Schreiben ist das oberste der in der bereits erwähnten Polizeiakte Johann Ludwig Hohensteins liegenden Dokumente. Jedoch, ob wir mit seiner Betrachtung auch den Beginn des behördlichen Mahlgangs gesehen haben, ist die Frage. Es liest sich eher wie eine schleunig abgelieferte Antwort auf ein Schreiben aus Berlin hin, ergangen an die Kammer nach möglicherweise sogar mehreren Berichten über das Treiben in Kehrberg. Nein, irgendetwas scheint noch auf diese 2 Blätter draufzugehören.
Lassen Sie das Eine oder Andere mündlich weitergegeben worden sein – spätestens ab dem 8. Juli 1734 ging's nur noch schriftlich.
An dem Tag, einem Donnerstag, reiste der König nämlich nach Wesel zur Rheinarmee ab.[1]
Es könnte also irgendwo vielleicht noch etwas zu finden sein.
Noch etwas außer dem am 18. Juli 1734 von dem Prignitzer Kreisphysicus Dr. Adamus Spies in Wittstock begonnenen Schriftwechsel mit dem Königl. Preußischen Ober-Collegio Medico, abgedruckt zu finden in seinem Bericht.
Dennoch halten wir mit jenem Schreiben das bisher frühstdatierte Dokument mit seriösen Beschreibungen des Kindes nach Beginn seiner Heiltätigkeit in der Hand.

Das älteste der erhaltenen schriftlichen Zeugnisse von den Vorgängen in Kehrberg ist betrachtetes Dokument jedoch nicht.
Denn die Behörde ist schließlich erst auf das Kind aufmerksam geworden, als es bereits berühmt war. Sie hat es nicht berühmt gemacht.
Etwas anderes – wie das Folgende – kursierte vorher:
„*Copia eines Brieffes an einen guten Freund, Wegen des sogenandten Wunder=Kindes, Welches in dem Dorffe Kehrberg ohnweit Pritzwalck in der Prignitz, Ohngefehr vier Jahr alt, Dessen Vater ein Schmidt in demselben Dorffe, auch der siebende Sohn an der Zahl seyn soll.*
Wie ich Meinem hochgeehrten Herren weiter melden werde.
Im Jahr Christi 1734, im Monat Junii.[2]

Mein Herr.
SIe haben mir vor etlichen Jahren einen gedruckten Bogen zugesandt, darinn gemeldet ward, von einem Kinde, welches in seiner zarten Jugend von 7. Jahren nicht nur perfect Lesen und Schreiben sondern auch noch andre viele Künste und Wissenschafften gehabt, daß man sich hat verwundern müßen, indem mancher Mensch von 20. biß 30. Jahren nicht so weit gelangen kann.
Weil aber diese Lateinische Worte dabey stunden; Quod cito fit, cito perit.
Was bald wird, vergehet auch wieder bald; Indem auch würcklich solches Kind noch eine kurtze Zeit gelebet hat.
Was aber unser Kind betrifft, davon jetzo die Rede ist, in der Chur Marck Brandenburg geboren, so ist solches eben nicht klug nach heutiger Welt=Art, sondern sehr stille, douse, einfältig und dergleichen, ich habe es zwar nicht gesehen, aber von glaubhafftigen Leuten gehöret wie es zugegangen, nemlich:
Der Ursprung, daß man hat gesehen, daß dieses Kind eine gesegnete Krafft zu heilen hat ist dieser, nemlich es hatte dieses Kindes arme Mutter einen Schaden an der Brust mit Reissen, Stechen, Geschwulst, welches sie bald nicht mehr hat können ausstehen und sehr beweglich lamentirete, dieses ihr Kind solches hörete betrübte sich, und sagte, Liebe Mutter sey sie zufrieden, es wird bald besser werden, und strich den Schaden mit den Händen und hauchte ihr an, da vermerckte die Mutter bald Aenderung und Besserung, des andern Morgens, und endlich ward es völlig gut, nachdem ihr Kind solches noch etliche Mahl gestrichen.
Dieses wurde bald ruchtbar im Dorffe, daß gleich wieder ein anderer Patient da war, welche von dem Kinde eben auf vorige Art gebessert wurde.
Nun ist der Zulauff so groß daß ich selber mehr als 100 Wagen hin und hergehen gesehen mit presthafften Leuten, und können die Leute nicht alle da logiret werden, sondern müssen auf ihren Wagen schlafen, es sollen zwar nicht alle genesen, aber doch viele, nachdem der Schade ist.
Der Edelmann, dem dis Dorff gehöret, hat auch vielen Zuspruch vom umliegenden Adel, so daß er selber eine kleine Reise vorgenommen, um davon enthoben zu seyn.
Das gemelte Kind, nimmt kein Geld, wann sie ihm gantze Hände voll hinlegen, vor seine Bemühung, ausser etwan einen blancken Groschen, um einen Kuchen davor zu kauffen; Wegen des vielen Zuspruchs ist das arme einfältige Kind manchmal selber etwas ungedultig, so daß ihm sein Vater oder Mutter einige gute Worte geben muß, daß es der Leute schmertzhafften Glieder soll streichen.
Ein gewisser vornehmer Mann, nachdem er Besserung vermercket, hat 100. Thlr. hingegeben, mit dem Zusatz, daß er dieselben nicht wieder zurück nehmen wolte, so habens die Eltern endlich ge-

nommen, und 50 thlr an die Kirche davon abgegeben; wie ich auch gehöret habe, so sollen die Eltern dieses sonderbahren Kindes, schon bestolen worden seyn.
Was nun meine Meinung davon anlanget, so glaube ich es gar wohl, daß etwas dergleichen geschehen kan; dann GOttes Güte und Liebe ist sehr groß, insonderheit wann der wahre und rechtschaffene Glaube der Menschen mit dazu kommet, wie ich dann solches selber in dergl. Fällen an mir befunden.
Ich werde mit nechstem mehrere Umstände melden, u. verharre N N.
St. Lucas am 17, vers 11. Sonnet.
JEsu, der umher gegangen, Und den Menschen wohlgethan; Und zu Salem angefangen, bis zur Heiden Grentz hinan. Deine Wunder, deine Lehr, Gehen durch das Land umher: Laß uns dieses wohl verstehen, Und dir stets entgegengehen.
JEsu, soll durch Creutz und Leiden, Dein Reich zu uns kommen her, Gieb, daß ichs annehm mit Freuden, Nicht als käm es ohngefähr, Weil du selbst durch Pein und Leid, Giengest zu der Herrlichkeit, Ey so gieb, daß auch dein Creutze, Dir zu folgen mich anreitze.
Gib, daß ich stets deinen Willen, der es mit mir gütlich meint, möge williglich erfüllen, ob er gleich was herbe scheint: wenn du HErr mich machst gesund, Hilff, daß ich mit Hertz und Mund Danck und Ehre dir erweise, und dich, weil ich lebe, preise."
Man sieht den Briefeschreiber am Fenster, auf eine der Landstraßen blickend, die zu dem Kinde führen.
Sein Haus scheint – ein Eindruck – weiter als nur einen Spaziergang von Kehrberg entfernt zu stehen. Man wartet die ganze Zeit darauf, zu lesen, daß auch er dort gewesen wäre. Oder es noch vor habe, dort hinzufahren.
Aber vergebens.
Und uns bleibt nur zu spekulieren, warum.
Der Verfasser des Briefes scheint zunächst einmal jemand, der des Lesens und Schreibens nicht nur kundig, sondern sich auch leidenschaftlich gern schriftlich auszutauschen scheint über das, was ihn oder andere bewegt. Mit einer Vorliebe für das Ungewöhnliche.
Aber wer schreibt sich mit seinem Herrn? (Wenn die Anrede nicht nur eine Höflichkeitsfloskel ist.) Der Dorfpfarrer?
Da immer wieder Pastoren das Feld der Heimatforschung beackern – neben ihrer Hirtentätigkeit – spräche das allein für einen Landgeistlichen als Verfasser. Daraus würde sich auch die Zurückhaltung des Briefeschreibers vor einem Besuch in Kehrberg ergeben. Denn es könnte für einen Kirchenmann durchaus besser gewesen sein, dort nicht gesehen zu werden. Egal, was er von dem Ganzen hielte.
Anonym wie er, konnte man seine Haltung dazu viel ungefährdeter durch die Drucklegung eines solchen Schreibens publik machen. Wer immer sie in diesem Fall veranlaßt hatte.
Außerdem hat der Mann für seine Begeisterung sofort ein passendes geistliches Lied parat.
Sind wir in unserer Betrachtung des Schreibens also nicht einem Autor aufgesessen, der hier für seine Berichte nur die literarische Form eines Briefes benutzte, gab es noch weitere Schreiben, so könnte es in dem Fall wenigstens gewichtige Gründe dafür gegeben haben, diese nicht mehr zu veröffentlichen.
Unseren Briefeschreiber könnte aber auch anderes nicht vom Fenster fortgelassen haben. Irgendwelche Verpflichtungen, Geschäfte, Krankheit. Ebensogut könnten ihn aber auch lediglich

Gewöhnung oder Bequemlichkeit in der Stube festhalten. Es paßten noch tausend Bilder.
Seine Begeisterung klingt jugendlich. Aber auch das könnte täuschen.
Aufschlußreicher für uns, als die Beschäftigung mit ihm, ist, was ihm angeblich über das sogenannte Kehrbergische Wunderkind berichtet worden.
Kein Detail dieser Erzählungen ist unwichtig. Jedes hat einen Sinn.
Nehmen wir die Aussage, daß der Gutsherr sich dem Ganzen durch eine Reise entzogen hätte. Er hatte es nicht. Doch was hat dazu geführt, daß genau das verbreitet bzw. geglaubt wurde?
Sofort, von Anfang an, bestimmen Auswahl, Wertung, Über- und Untertreibung unsere Wiedergabe von Erlebtem. Benutzen wir Vergleiche und Bilder. Muster. Es fängt schon mit der Wortwahl an. Und zwar weniger bewußt, als man annehmen sollte.
Der damalige Kreisarzt, Dr. Adamus Spies aus Wittstock, war in Kehrberg gewesen und berichtet vom Gutsherren:
„Dieser Herr wird zwar von dem Zulauff der Leute genug incommodiret, allein es wird ihm fälschlich nachgeredet, daß derselbe dieserwegen, wie ein gedruckter Zettel lautet, eine kleine Reise vorgenommen um davon enthoben zu seyn, zumahlen auch zu der Zeit, wenn dieselben wichtiger Affairen halber verreiset, dennoch die guten Freunde so währender Zeit ansprechen, freywillig bewirtet werden.“[3] Die *„Copia“* scheint also auch ihm zugeflogen. Und im Folgenden nennt er den Grund dafür, weswegen dieses Gerücht verbreitet worden sein könnte: *„Bey dieser Gelegenheit haben wir vorhin bereits erwehnet, auf alle Begebenheiten genau acht gegeben, ich regardirte die miserable Persohnen so wol, als die davon gefällten Urtheile, und approbirte mit grossem Plaisir das Raisonnement, welches selbst der dortige Prediger Herr König mit plausiblen Argumentis anführete. Ich erkundigte mich ebenfals bey denen Anwesenden des Adelichen Hofes, was sie selbst, ingleichen der Herr von Winterfeldt, als dortige Obrigkeit davon statuirten, da sie doch in loco ohnfehlbar einige remarquable Begebenheiten hätten observiren können; Allein ich bekam die vernünfftige Antwort; die Herrschaft so wol, als wir alle, glauben so viel davon: Mundus vult decipi, die Welt will betrogen seyn.“*[3]
Der Gutsherr winkte verständnislos ab. So, wie der Pfarrer.
Allerdings, so einfach wird aus einem Abwinken noch kein Abreisen. Etwas Entscheidendes brauchte es noch dazu. Das haben wir in dem Moment gefunden, da wir – ebenfalls bei Dr. Spies – lesen:
„Es ist bißher als etwas remarquables der Welt mit vielen Umständen mündlich und schrifftlich als das allerneueste referiret worden, welcher gestalt sich zu Kehrberg in der Prignitz ein Wunder=Kind hervor gethan welches gleich unserm Heylande seinen Aposteln und deren Jüngern Erstaunens=würdige Miracula an Krancken und Miserablen Persohnen praestiren könte; wie man denn von einigen Orthen die sichere Nachricht erhalten hat, daß einige Leuthe sich heraus gelassen haben, dieses Kind thäte Wunder wie Christus.“[3]
Und offensichtlich noch mehr Vergleiche zogen.
In Matthäus 1:18 und 1:19 der Luther-Übertragung von 1545 (unter: *www.12koerbe.de*) wird berichtet:
„Dje geburt Christi war aber also gethan. Als Maria seine Mutter dem Joseph vertrawet war/ ehe er sie heim holet/ erfand sichs/ das sie schwanger war von dem heiligen Geist. Joseph aber jr Man war from/ vnd wolt sie nicht rügen/ Gedacht aber sie heimlich zu verlassen.“
Wir finden die gleiche Flucht-Geschichte noch im *Protevangelium des Jacobus* 13.1. bis 14.1.

Etwas mehr ausgemalt:
„Als sie aber im sechsten Monat war, siehe, da kam Josef von seinen Bauarbeiten, betrat das Haus und fand sie schwanger. Und er schlug sein Angesicht, warf sich nieder auf den Sack; er weinte bitter und sprach: ‚Mit welchem Gesicht soll ich Gott, den Herrn, anblicken? Was soll ich beten ihretwegen? Denn als Jungfrau habe ich sie aus dem Tempel Gottes, des Herrn, empfangen, und ich habe sie nicht behütet. Wer hat mich hintergangen? Wer hat diese Übeltat in meinem Haus verübt? Wer hat mir die Jungfrau geraubt und sie befleckt? Sollte sich an mir die Geschichte Adams wiederholt haben? Wie nämlich Adam in der stunde seines Lobgebets (abwesend) war, die Schlange kam, Eva allein fand, sie täuschte und befleckte, so ist es auch mir widerfahren!‘
Und Josef stand auf von dem Sack, rief sie und sprach zu ihr: ‚Du von Gott Umsorgte, warum hast du das getan? Hast du den Herrn, deinen Gott, vergessen? Warum hast du deine Seele erniedrigt, da du doch im Allerheiligsten aufgezogen worden bist und Nahrung aus der Hand eines Engels empfangen durftest?‘
Sie aber weinte bitter und sprach: ‚Rein bin ich, und einen Mann erkenne ich nicht.‘ Josef sagte zu ihr: ‚Woher also ist das in deinem Leib?‘ Sie aber sagte: ‚So wahr der Herr, mein Gott, lebt: Ich weiß nicht, woher das in mir ist.‘
Josef fürchtete sich sehr und entfernte sich von ihr. Er überlegte, was er mit ihr tun solle. Und Josef sprach: ‚Wenn ich ihre Sünde verberge, so werde ich als einer erfunden, der gegen das Gesetz des Herrn streitet. Wenn ich sie bloßstelle vor den Söhnen Israels, muß ich fürchten, daß das, was in ihr ist, von Engeln stammen könnte und ich als einer erfunden werde, der unschuldiges Blut dem Todesurteil ausliefert. Was also soll ich mit ihr tun? Ich will sie heimlich von mir entlassen.‘
Doch die Nacht überraschte ihn.“[4]
In beiden Erzählungen gibt es, meiner Ansicht nach, Parallelen zu der Geschichte, die über Herrn Joachim Dietloff von Winterfeld erzählt wurde.
Josef ist der pater familiae, und der Erb- und Gerichtsherr auf Kehrberg wurde ganz sicher gemessen am *„Muster Gottseliger Alten“*, wie dessen Vater, der auch noch gleichen Namens, in der ihm gewidtmeten *„Christlichen Leichen=Predigt [...] von Joachim Heinrich Bülch“*[5] genannt wurde, und vielleicht im übertragenen Sinn als Vater gesehen, der sein Kind nicht erkannte, sich aber auch keines Vergehens an ihm schuldig machen wollte.
Es wäre auch denkbar, daß er den Einen oder Anderen an die ungläubigen Gläubigen aus den Evangelien des Neuen Testaments erinnert hätte. Die sich irritiert und befremdet zurückzogen von Jesus. Die die Verunsicherung scheuten.
Das erklärte nun aber nicht nur obige Geschichte, sondern hieße auch, daß es sich bei ihr ebenfalls um eine Legende handeln würde.
Ich sah Legenden bisher immer als verklärte Erinnerung an, durch Zeit und mündliche Überlieferung in Geschichten und Bilder übersetzte Geschichte, Weltsicht und Erfahrung. Den Schatz eines jeden Volkes, überall auf der Welt auf diese Art bewahrt.
Doch die über Ludwig offenbaren sich uns hier als nicht mehr und nicht weniger denn zeitgenössische Berichte, verbreitet, noch bevor ihr Held berühmt geworden, und mit einer konkreten Absicht erzählt.
In der *„Merckwürdigen Geschichte des Göttingischen Studenten Mons. V.“*[6] folgen noch mehr solcher Geschichten, die dies alles unterstreichen. Hier nur drei

„Exempel von Leuten, denen es nicht geholfen

1) Ein adlich Fräulein hat Sommer-Flecken im Gesicht, und vermeinet durch dieses Kind derselben loß zu werden. Da aber das Kind dieselbe fragt: Was sie wolle? und sie ihm solches zu erkennen giebt, antwortet es: Dir helfe ich nicht, denn du bist doch schon hoffärtig genug.
2) Eine andere Person, welche auch zu dem Kinde gewollt, aber nicht gleich zu ihm kommen kan, weil es mit andern Personen beschäfftiget ist, wird deswegen unwillig, und fängt an zu fluchen. Da nun das Kind nachhero diese Person siehet, stößt es dieselbe von sich, und will nichts mit ihr zu schaffen haben, also muß sie hülfflos fortgehen.
3) Ein Bauer, welcher vom Schlage gerühret, und die eine Hand nicht brauchen kan, kommt auch zu dem kinde, und wird curirt. Da er nun wieder nach Hause kommt, und seine Nachbarn gutes und böses davon reden, spricht er: Ich weiß selbst nicht, wem ich es zuschreiben soll, ob mir GOtt oder der Teuffel geholffen! darauf wird ihm von Stund an, die Hand wieder krumm, wie sie zuvor gewesen."[6]

Dies sind Pflänzchen, eindeutig in der Absicht, den Verdacht abergläubischen Treibens vom Hohensteinschen Hofe fernzuhalten, ausgesteckt. Ein veredeltes Exemplar des ersten wurde auch Dr. Spies zugetragen. Das wissen wir, da er es gewissenhaft in sein Herbarium eingetragen. Daß er erfuhr:
„[...] es wäre ein gewisses schönes Frauenzimmer ebenfals bewogen worden, das wenige so noch an ihrer Schönheit auszusetzen, indem sie im Gesichte einige Sommersprossen wahrgenommen, durch ein bewehrtes Mittel ihr benehmen zulassen; Sie hatte sich also ungesäumt bey diesem Wunder=Arzt eingefunden, und sich anhauchen lassen; allein o unglückliche Stunde! das arme Mädgen, da sie vermeinet hatte, noch schöner zu werden, wird sie durch das anhauchen auf einmahl ihres Gesichtes beraubet, hat auch nicht Hoffnung zeit Lebens das Licht ihres Antlitzes wieder zuerblicken [...]"[3]
Die Geschichte von dem Mann, der 100 Taler geben wollte, lesen wir auch bei Monsieur Verdion. Im Zitat des Berichtes eines leider ungenannten Berliner Studenten, welcher am 27. August 1734 nach Kehrberg gekommen war. Nachdem die Hohensteins und ihre Patienten bereits wiederholt verhört worden waren. Er selbst wird dann die Verhaftung am folgenden Tag mit Sicherheit miterlebt haben. Unter diesem Eindruck sowie dem der Situation im Dorf die Tage unmittelbar danach muß er den vorliegenden Bericht abgefaßt haben:
„Dieses Kind heisset alle Menschen du; die Alten: Du mein Vätergen oder mein Müttergen; die andern auch Adeliche oder Fräulein: Du mein Töchtergen, mein Söhngen etc. Das Kind soll sich prophezeyet haben, daß es in seinem fünften Jahre sterben werde. Es könte gantz unvergleichlich beten, und beschämte dadurch viele Alten. Es betete sehr nachdrücklich und beweglich. Viele Chirurgi und Medici haben ihm nachstellen lassen, ihm eines anzuhängen; Allein des Kindes freundlich= und liebliches Wesen mache die Abgeschickten gantz erstaunend. Es mercke auch gleich, wer etwas böses wider selbiges im Sinn habe. [...]
Ein Baron, der von der Gicht befreyet worden, schicket des Kindes Eltern 100 Reichsthaler, allein sie schicken es wieder zurück. Sodann remittirt er es wieder, läst 50 Rthl. unter die Armen austheilen, und das übrige dem Kinde aufheben, solchergestalt war es angenommen worden."[6]
Klingt, unter jenem Himmel, solch ein Rufer nicht wie ausgesandt?

Und wer hätte nicht auch sofort die Eltern des Kindes in Verdacht – oder ihre Familien – , Leute wie ihn bezahlt zu haben?
Seine Eltern werden denn auch verdächtigt, auf diese Weise für Ihr Geschäft geworben zu haben. Doch wie Generalfiskal Gerbett in seinem in der Polizeiakte enthaltenen Schreiben vom 2. September 1734 an König Friedrich Wilhelm I. feststellt:
„Dieses aber hat auf die Eltern nicht gebracht werden können, daß Sie den Ruff von ihrem Kinde vorsetzlich aus gebreitet, und daß Sie durch dergleichen Mittel Geld zu schneiden gesucht hätten."
Das war nicht nötig.
Hören wir Dr. Spies, den Kreisarzt! Der überhaupt nicht gelassen bleiben kann.
„So bald nun die Cur absolviret, die Patienen sich mit der edlen Medicin versehen, auch sich dabey versuchet hatten wie es ihnen gefiele unter freyen Himmel zu schlafen, und den kleinen Tausend=Künstler oder viel mehr dessen Eltern befriediget, sahen sie sich nach ihren Compagnion um, welchem der Kopf auf gleiche Art gewaschen, und reiseten ihre Strasse. Um nun nicht ausgelachet zu werden, beschreiben sie die Sache auf ihrer Retour weit glorieuser, als sie es meritiret, und verhielten sich eben wie jener, der courieus gewesen ein an der Krippen verkehrtes Pferd zu sehen; […]"[3]
Unser Student aber wurde Zeuge eines Wunders, sah mit eigenen Augen jemanden genesen:
„Ein Knabe von B. so gantz krumm geworden, durch das böse Wesen und Reissen in allen Gliedern, ist geheilet, daß er wieder am Stock gehen kan, gleichwie dieser Student selbst gesehen, als er sich etliche Tage daselbst aufgehalten."[6] Nachdem Ludwig bereits aus Kehrberg fortgeschafft worden war. Das wird seine Wirkung auf den Studenten gehabt haben. So daß er nur um so bereitwilliger auch etwas geglaubt haben wird, was er selbst überhaupt nicht vorgefunden hat.
Dieses macht die eigenartige Mischung seines Berichtes aus.
Ein Kirchenbeamter, Inspektor Carl Gerloff aus Pritzwalk, gibt an, daß die ersten Nachrichten von dem Kehrbergischen Kinde bereits etwa ein halbes Jahr vor dem August 1734 zu ihm durchgedrungen wären.[3] Also kam, wenngleich er sich noch nicht gleich genötigt sah, zu reagieren, mit dem Beginn des Ganzen auch schon sein Ende.

Nachdem ich auf die Legenden gestoßen war, hielt ich Ausschau nach Moritaten über die Kehrberger Ereignisse.
Aber nur das bereits erwähnte Flugblatt mit der Abbildung des berühmtesten Patienten des Wunderknabens enthält jenes Mannes Geschichte in Versen. Sie finden es als Nächstes abgebildet. Sollte die Szene rechts oben seine Gefängniszelle darstellen wollen, ihn nicht daheim und krank, sondern mit Fußfessel und einer Bibel in Haft zeigen, wird dieses Flugblatt nach dem 16. August 1734 in Umlauf gebracht worden sein.
Ich fand zwar ein Lied zum 1755-er Erdbeben in Lissabon, auch eines auf den Mord an einem 14-jähri-gen Bauernmädchen im Jahre 1766 – aber keines über Ludwig. Wenn es eines gab, dann wurde es nicht überliefert.

Verflochten in das Schicksal des kleinen Dorfschmiedssohnes sind mehrere Persönlichkeiten von Rang und Namen.
Die erste, der wir uns nun nähern wollen, ist der Verfasser des Berichtes, welcher neben den Dokumenten der Polizeiakte die wichtigste Quelle für uns darstellt. Die einzige Quelle ihres Wissens

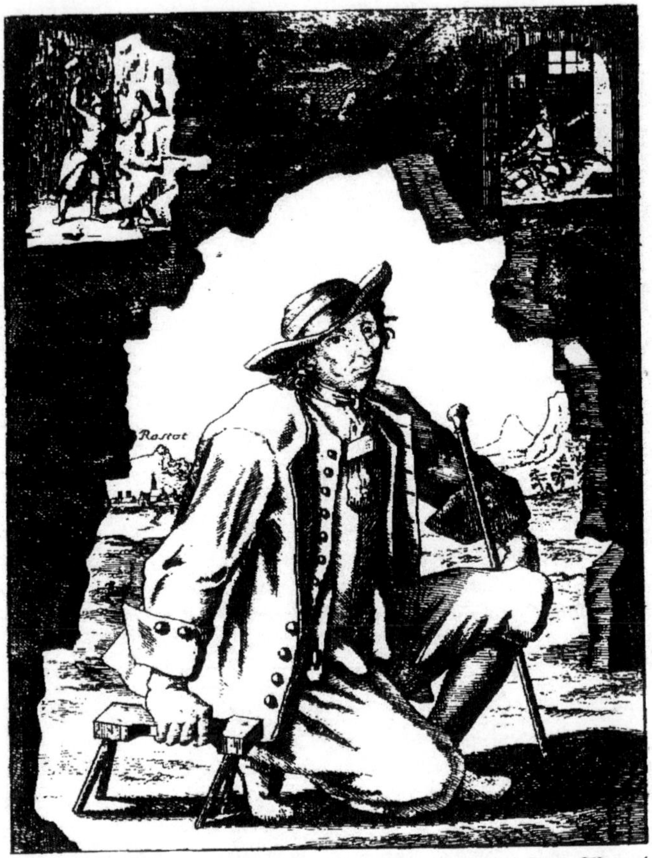

Franz Antoni Baumgarten, Bergknapp aus dem Rastatter
Gericht, gebürtig seines Alters 32 Jahr A° 1732
Mich schuf deß höchsten Hand mit schöne graden Glieder
Doch als ich Eisen-Erz in tiefen Felsen sucht
Wurd ich durch Schweffel-Dunst gelähmt geschlage nieder
Doch bliebe unverletzt in mir die Glaubens-Frucht
Umb Luthers reine Lehr must ich die Fessel tragen
Doch machte Gott davon mich frey in sieben Tagen.

Leider erhielt ich keinerlei Information zu der Herkunft des Flugblattes. Es zeigt den sogenannten Salzburger im Jahre 1732. Erwähnte angebliche Heilung und dargestellte Haft fielen ins Jahr 1734.

vom Kehrbergischen Wunderkind für einige der noch folgenden Autoren.
Ich rede vom Kreisarzt.
Jener wurde geboren entweder im Jahre 1696, im Jahre 1697 oder im Jahre 1698 als Sohn von Frau Anna Niederfahs und Herrn Adam Spies in Ruppin (Alt Ruppin) oder Neu Ruppin und getauft auf den Namen Adamus.[7]
Am 10.12.1700 bekam er ein Schwesterchen, Anna Maria Spies, und am 3.6.1702 wurde er noch der Bruder einer Dorothea.
Dr. Busch findet bei seinen Recherchen zu dem Kreisphysikus im Jahre 1986 im Archiv der Martin-Luther-Universität Halle-Wittenberg die Notiz, daß Adamus Spies am 6.7.1717 ein Studium der Medizin an der Universität Halle aufnahm, das er ab dem 18. 5. 1718 an der Universität Jena fortsetzte, wie Dr. Busch der Matrikel der Universität Jena, Bd. II, Weimar 1977 entnehmen konnte, und daß er mit dem 31.5.1720 an die Universität Leiden in den Niederlanden wechselte. Angeblich 23-jährig.
Dieses Wissen zu seiner Person könnten wir nun genau so hinnehmen, und uns seiner Arbeit zuwenden, jedoch möchte ich wissen, was ihn (in diese Biographie) trieb, um zu verstehen, was er schrieb.
Gehen wir einmal davon aus, daß er Medizin studieren wollte. Die Adressen haben Namen und Ruf.
Aber warum versuchte es Adamus Spies an der Hallenser Universität?
Lockte ihn, als einen Geist, der sich in seinem Christ-Sein vom Elternhaus zu emanzipieren suchte, ihr Ruf an die Saale?
Das könnte eine Rolle gespielt haben – denn es heißt, daß er dort neben der Medizin und den Naturwissenschaften auch die Theologie mit roten Ohren gehört hätte.
Oder war es der Wunsch seiner Eltern, die wahrscheinlich sein Studium finanzierten, daß er nach Halle ginge.
Konnte er dort bei Verwandten, oder Bekannten, unterkommen?
Fakt ist, daß jeder Wechsel bei ihm ein Wechsel zu fachlich weiterführender Forschung und Ausbildung war. Zu welchem Ziel er auch noch nach Gotha, an ein kirchliches Krankenhaus in Paris und nach England gegangen sein wird.
Und selbst, wenn er zeitlebens seinen Eltern nur etwas beweisen wollte – allein die Aufgaben, die er, zurückgekehrt in die Ostprignitz-Ruppiner Heimat, dort auf sich nehmen wird, machen ihm schon mehr als einmal Ehre. Denn was an dem jungen Mann auffällt, ist, daß er sich dem, wofür er sich einmal entschieden hat, offenbar ganz und gar hingibt. Daß er das, was er tut, richtig macht.

Was aber reizte den jungen Burschen, ausgerechnet in Halle Medizin zu studieren? Gab es keine bessere Universität?
Noch zum Ende des 18. Jahrhunderts schrieben sich z.B. an der Universität Göttingen mehr Mediziner ein als dort.
Wenn jene auch vielleicht zu weit weg gewesen sein mag - ganze 3 Zimmer im Halleschen Wagehaus waren das, was die Universitätsbibliothek genannt werden wollte. Doch mit der Marienbibliothek in Halle zusammen bestenfalls ein Grundstock für eine war.
Der Fakultätseigene hortus medicus wurde verpachtet, damit von dem Pachtzins zumindest einige der benötigten Pflanzen angeschafft werden konnten.

Und ein theatrum anatomicum ließ erst der Professor Georg David Coschwitz im Jahre 1718 auf eigene Kosten im ehemaligen fürstlichen Komödienhaus erbauen. Bis zu dem Zeitpunkt mußte man sich, um anatomische Sektionen durchführen zu können, in geeigneten öffentlichen Gebäuden der Stadt einmieten.

Immerhin ließ Professor Johann Junker, seit 1716 Arzt des Halleschen bzw. Franckeschen Waisenhauses, seine Patienten von seinen Studenten – natürlich unter seiner Aufsicht – behandeln, verfügte das Waisenhaus über eine weitgerühmte Apotheke, hielt der Professor und Hofrat Christian Wolff, der berühmte Philosoph, Jurist und Mathematiker, der Mitglied mehrerer Akademien der Wissenschaften war, auch botanische Vorlesungen, und brachte in ihnen weit und breit als Erster und Einziger ein Mikroskop zum Einsatz, und hatte schließlich die medizinische Fakultät mit Friedrich Hoffmann für die praktische Heilkunde mit Anatomie und Chemie und Georg Ernst Stahl für die Theorie, also Physiologie, Pathologie, Materia Medica und Botanik, zwei namhafte Professoren angestellt, die alle beide auch zu den königlichen Leibärzten gehörten. Es heißt zwar, daß sie in einem fachlichen Streit gelegen hätten, doch bei aller Verschiedenheit ihres Ansatzes müssen sie einander doch geachtet haben. Denn Friedrich Hoffmann hatte Georg Ernst Stahl an die Fakultät nach Halle geholt, den Studienfreund der Jenaer Zeit, und während der schweren Erkrankung des Königs 1734/45 rangen beide gemeinsam um sein Leben. Außerdem wird zumindest Friedrich Hoffmann nachgesagt, daß er sich am Krankenbette auch dadurch auszeichnete, daß er nicht um jeden Preis seiner Theorie folgte, sondern sich lieber von seiner Intuition leiten ließ.

Die grundlegenden Mängel erstaunen allerdings, wenn man liest, daß *„Halle von Anfang an als „Staatsanstalt“ konzipiert gewesen“*[8] sei und *„unter Friedrich Wilhelm I. [...] mit großem Nachdruck zur Landesuniversität ausgebaut“*[8] wurde, und, daß der König *„die Medizin in seinem Lande anzuheben suchte.“*[9]

Jochen Klepper beschreibt Letzteres in seinem bis ins Detail belegten Roman *„Der Vater“, Stuttgart 1937*, sehr eindringlich als dessen eigenstes Anliegen:

„Prinzessin Wilhelmine hatte einen Blutsturz.
Die Ärzte wollten ihr zur Ader lassen, dem Blut einen anderen Abfluß zu geben. Der König raste. Das war gegen allen natürlichen Verstand! Er wollte Ärzte, Ärzte haben und keine Kurpfuscher!
[...]
Der König eilte die Treppen hinab. Er stürzte selbst in die Apotheke des Schlosses und scheuchte den Apotheker und seine Gehilfen auf, denen es gerade gelungen war, ein Tränklein zu mischen, welchem ein hehres Epos der Antike Zauberkraft zuschrieb.
Der König fegte die Retorten und Phiolen mit dem kindischen Gebräu vom zierlichen Gestell. Er [...] warf eine Reihe duftig ziselierter Fläschlein vom Eckschrein und fluchte über Unordnung und Dunkelheit. ...
Während der König [...] dahinstürmte, erstand vor seinem inneren Auge schon das Neue:“

Wie konnte da Halle, mit allen nötigen Privilegien ausgestattet, so dastehen?

Die Antwort liegt in der anderen, der zweiten Tragödie, die in dieser Arbeit betrachtet wird.

„Der König wollte, wo es auf tüchtige Lehrer ankam, den Unterricht nicht auf das Nöthige eingeschränkt wissen“[10], richtete der Universität sogar zusätzliche Fakultäten ein und bestallte selbst Professoren, die er aus eigener Kasse bezahlte.

Doch warum wurde dann so viel nicht getan?

„An Klagen fehlte es freylich nicht. Aber jeder klagte nur für sich; niemand brachte die allgemeine Sache auf eine kurze und überzeugende Art, die den gründlich denkenden Monarchen zum Vortheil der Universität hätte stimmen können, zur Sprache. Die Aeusserungen der bescheidensten Ansprüche mussten daher dem Könige als Ausbrüche einer eigennützigen Ungenügsamkeit erscheinen. [...] Der Propst Reinbeck, der der Universität und ihren Lehrern wohlwollte, schrieb unter dem 15ten Nov. 1740 an seinen damals zu Halle studirenden Sohn: ,Ich habe in die Wege zu leiten gesucht, dass der König einmahl anfangen möchte, sich der Universität mit Nachdruck anzunehmen. Er weiss in der That sehr wenig von dem, was sie dort drücket. Bey dem hochseeligen König ging es so, dass wenn derselbe sich nach dem Zustande der Universität Halle erkundigte, selbst Professores, davon ich Ohrenzeuge bin, nicht mit der Sprache heraus wollten, sondern lauter Gutes sagten.'"[10]

Was also ließ Adamus Spies sich in Halle einschreiben? Es mag tausend Gründe dafür geben, wieso er nicht z.B. nach Königsberg oder Frankfurt/ Oder gegangen – ich bitte, nur einmal zu erwägen, ob nicht vielleicht der neue, lebendige, pietistische Geist, der in Halle eingezogen, ausschlaggebend dafür gewesen sein könnte. Denn von Halle her klangen die Namen Wolff, Thomasius und Francke wie Glocken.
Und er tritt gerade aus dem Elternhaus.
Alte Idole verblassen im Tageslicht. Über neuen Irrtümern erstrahlen neue Idole. Oder endet für verkannte Ideale ihr Schattendasein.
An dieser Hochschule lebte der Geist auf, scherte das Denken in Lehre, Forschung und Praxis aus eingefahrenen Bahnen aus, Grenzen waren keine Trennungen, sondern Berührungspunkte, wo die Gespinste theoretischer Grübelei Blick und Zugriff auf den Alltag versperrten, wurde der Besen in die Hand genommen.
Dem Dr. juris, Philosophie- und Mathematik-Professor Christian Thomasius wurde, nicht zu Unrecht, eine *„kecke Abkehr von der herkömmlichen Denk- und Lehrweise"*[11] nachgesagt – auch in theologischen Fragen! – er liest, damit man ihn nicht mißverstehe, auf Deutsch, statt, wie es üblich, in Latein, verlangt eigenes Denken anstelle von geistigem Wiederkäuen und überschüttet den Vater der Scholastik mit Spott. Vorschriften läßt er sich grundsätzlich keine machen. Auch nicht in der wissenschaftlichen Arbeit.
Zu August Hermann Francke, Pädagoge, ursprünglich Professor der hebräischen und der griechischen Sprache an der philosophischen Fakultät, mittlerweile ordentlicher Professor der theologischen Fakultät, wäre, in aller Kürze, Folgendes zu zitieren, vielleicht schon ausreichend:
„Weil Franke und seine Freunde auf ein thätiges Christenthum drangen; so beschuldigte man sie einer affektirten Frömmigkeit, nannte sie spottweise Pietisten oder Frömmler, und machte ihnen den Vorwurf, als ob sie alle Gelehrsamkeit verachteten."[11]
August Hermann Francke sind die Gründung eines Waisenhauses, Gründungen von Schulen für Arme bzw. Reiche und die einer Mädchenschule zu verdanken, in denen er, nicht nur aus personeller Not heraus, seine Studenten der Theologie als Lehrer einsetzte. Ihn muß A. Spies gehört haben. Das Waisenhaus erhielt zudem eine eigene Buchhandlung und eine Apotheke. Letztere wurde auch benutzt *„zur Förderung des medizinischen Studiums"*[11].
An dieser Universität wurde Friedrich Hoffmanns oberste Regel, daß ein Medikus ein Christ sein solle, mit Leben erfüllt. Und formte, oder stärkte, also sicherlich das Selbstverständnis von Adamus

Spies.
Leider sah sich Professor Francke, da der neue Geist auch neue Formen suchte, bald mit gefährlichen Verdächtigungen konfrontiert, *„da viele Unordnungen, deren einige schwärmerische Jünglinge unter Frankens [...] Schülern, und mehrere von [...]* (seinen) *kirchlichen Zuhörern sich schuldig gemacht hatten, und mehrere nicht zu billigende Aeusserungen derselben [...]* (ihm) *unbilliger Weise zur Last gelegt wurden. Denn jene schwärmerischen Jünglinge hatten gottesdienstliche Privatversammlungen angestellt und von dem öffentlichen Gottesdienste überhaupt, und von dem Lutherischen insbesondere auf eine anstößige Art herabwürdigend geurtheilt."* [10]
Was August Hermann Francke tatsächlich Dummes allerdings in seinem Ringen passiert ist, war, daß er sich auch zur *„Unterstützung der Heidenbekehrung in den Dänischen Kolonien"* [11] verstiegen hatte. Als Prof. Wolff verleumdet wird, kann er dafür aber sehr schön beweisen, daß Denksysteme – da Systeme immer in sich abgeschlossen – völlig ungeeignet sind, die Welt zu erklären. [24]
Wodurch nun Christian Wolff so anziehend auf die jungen Herren Studenten gewirkt haben könnte, das mag genauso der Umstand, daß einem, der den Wolff gehört, die Türen sich von selbst öffneten, gewesen sein, wie der, daß er zu den exponierten Personen gehörte, denen es in den Sternen geschrieben steht, daß sie irgendwann einmal ganz groß in Ungnade fallen würden, wie er, völlig gelassen, in seinen Selbstbetrachtungen resümiert.
Denn es haben seine Eltern ihm *„von der ersten Kindheit an grosse Liebe zur Gerechtigkeit und einen Hass gegen die Ungerechtigkeit, auch einen Eifer für die Religion und Gottesfurcht beigebracht."* [12] Er sei *„immer von der Art gewesen, daß [...]* (er sich) *[...] zwar das praejudicium autoritatis nicht blenden lassen und deswegen etwas zu behaupten angenommen, weil es berühmte Männer gesagt, jedoch niemahlen gleich als einen Irrthum verworfen, was [...]* (ihm) *[...] entweder seltsam oder [...]* (seinen) *[...] Meinungen zuwieder vorkommen, sondern vielmehr jederzeit geglaubet, [...]* (er) *[...] verstehe anderer Meinungen noch nicht recht, bis [...]* (er) *[...] alles genau untersuchet"* [12] .
Professor Wolff hält seine „Vorlesungen" frei sprechend und auf Deutsch, publiziert auch in dieser Sprache, und wird für die Klarheit und Verständlichkeit seines Vortrages mehr als einmal gerühmt. Seine Themen bewegen dazu aktuell einen großen Hörerkreis.
Man wagt kaum zu glauben, daß dies alles regierungskonform gewesen sein soll. Doch König Friedrich Wilhelm I. führte einen Kampf gegen Moder und Mief. Und Professor Wolff war eben gerade der Rektor der Universität. Wie ich der Wikipedia entnehmen konnte.
Kampf und Streit der Ideen wurden in dem Begriff Aufklärung zusammengefaßt.
Wenn jene auch nie die gesamte Gesellschaft ergriffen haben wird, so blieb diese von ihr jedoch keineswegs verschont.
Es ist nur leider eine Konstante der menschlichen Geschichte, daß von allen ihren Möglichkeiten letztendlich immer nur eine einzige wirklich wird – die schlechtstmögliche. Wie wir auch im Fall des Kehrbergischen Wunderkindes sehen werden. Die Frage ist nur, warum.

Könnte es bei Adamus Spies die Lust am Widersprechen, Verneinen und Zerstören gewesen sein, die ihn umtrieb? Würde man ihn in einer Prozeßakte der Universität entdecken? Denn es *„fanden schon die vier zuerst tätigen Professoren, Breithaupt, Thomas, Franke, Simon, sich veranlaßt, am 26. November 1692 die Studierenden zum Fleiß und zur Zucht zu mahnen und vor nächtlichen*

Ausschreitungen zu warnen.“[11]
Aber deswegen hätte er nicht nach Halle gehen müssen.
So kommen wir nicht weiter.
Ein kürzeres Studium spricht nicht mehr für intensives Studieren als ein längeres.
Nach zwei Semestern allerdings verstörte er einen befreundeten Kommilitonen. Und zwar mit seinem Wechsel an die Universität Jena.
Mit der medizinischen Fakultät der Universität Jena verbanden sich nach Auskunft auf www.uniklinikum-jena.de Schlagwörter wie praxisnahe Ausbildung, naturwissenschaftliche Forschung, einer der ältesten Medizinischen Gärten Mitteleuropas und regelmäßige Sektionen in einem großen Anatomischen Theater, sowie die Namen des Gerichtsmediziners Hermann Friedrich Teichmeyer und des Pharmazeuten Georg Wolfgang Wedel. Die Krönung aber war, daß seit 1629 in Jena auch Chirurgie gelesen wurde.
Bei dem Angebot hätten beiden Studenten die Ohren klingeln müssen, doch der Freund war wohl nicht nur nicht bereit, den Wechsel mitzuvollziehen, sondern wähnte den Freund nach dessen Abschied sogar verloren. Das klingt nach einem Streit.
Aber worüber? Warum nahmen sie das Jenaische Angebot nicht beide mit offenen Armen an? Was trennte die Freunde?
Die vermutliche Antwort liest sich wie eine dunkle europäische Märchenphantasie.
„Erst zu Beginn des 11. Jahrhunderts gelingt es Europa, teilweise dank morgenländischer Einflüsse, aus seinem intellektuellen Stillstand auszubrechen und das Wissen der Antike neu zu entdecken. […] Wir begegnen im 12. Jahrhundert einer intensiven Aktivität auf intellektuellem Gebiet, die zum Aufblühen der Universitäten und zum goldenen Zeitalter der Scholastik […] führt. Von diesem Jahrhundert an erlahmt das intellektuelle Leben wieder. […] Die Tatsache, daß die Universität von der Kirche gegründet und damit ihren Dogmen unterworfen ist, ist für die Medizin, als auch für die Naturwissenschaften, ‚Physica‘ genannt, von enormer Bedeutung. Wir wollen, um ein Beispiel zu geben, hier nur anführen, daß es noch bis zum Ende des 18. Jahrhunderts eine der Thesen in einer Doktorarbeit in Medizin sein wird, den Aristotelischen Syllogismus zu reproduzieren.
Das bedeutet, daß die Ausdrucksweise wichtiger ist als der Gedanke selbst. Das für das Mittelalter typische Beharren an Strukturen hat zur Folge, daß die wissenschaftliche Entwicklung eine Verzögerung erfährt, die sich im Laufe der Jahrhunderte vor allem innerhalb der französischen Medizin zeigen wird. Seit Beginn des 12. Jahrhunderts trennen sich Lehre und Praxis der Chirurgie von der Medizin. Die Medizin […] erhält im Jahre 1163 durch die Kirche in Tours ein Verbot der Durchführung von ‚blutigen Operationen‘. […] Auf diese Weise von der Universität ausgeschlossen, ohne weitere Kenntnisse lateinischer und griechischer Schriften, wird die Chirurgie von den Medizinern schnell ins Abseits gedrängt. Die chirurgische Praxis wird unwissenden Barbieren überlassen, die nur als Handwerker betrachtet werden.“[13]
„Wer in Unsern Städten und Landen in der Chirurgie zu practiciren willens ist, sich zuerst bei Unsern Ober-Collegio Medico gehörig anmelden, und zugleich anzeigen müsse, zu was vor einem Amte der Chirurgorum er sich halten wolle, und wann er beygebracht, wie er in solchem Amte seinen richtigen Lehrbrief, und andere Attestate, daß er wenigstens Sieben Jahr serviret, auch während der Zeit als Feldscheer unter denen Truppen gedienet, vorgewiesen, und ferner von dem Phisico ordinario und denen Aeltesten des Amts, ihren Privilegiis gemäß, tentiret worden; So sol-

len alle diejenigen, so sich in Unsern Landen niederlassen, auf dem Königlichen Theatro Anatomico ihren Cursum Operationum machen, und darüber ein Attestatum beybringen, und ferner vom Ober-Collegio-Medico mit Zuziehung der Assessorum aus hiesigen Amte derer Chirurgorum, ordentlich examiniret und dem Befinden nach approbiret und beeydet werden [...] Welchemnach auch denen von Unserm Ober-Collegio-Medico approbirten Medicinae Doctoribus das innere Curiren alleine verbleibet; Dahingegen Sie sich aller äußerlichen Chirurgischen Curen, wie auch des Dispensirens derer Medicamentorum Officinalium gänzlich enthalten, und damit denen Apothekern keinen Abbruch thun müssen."[14]

Ich sehe keine andere Erklärung für die Trennung der beiden Freunde, als die, daß der eine auch für die Chirurgie entflammt wurde.

Als sie erneut zusammenkamen, brannten sie aber wohl inzwischen beide. Adamus Spies wird allerdings kaum je mit dem Gedanken gespielt haben, gänzlich zur Chirurgie überzuwechseln. Das Interesse an ihr sollten wir vielleicht nur seinem Forscherdrang zuschreiben.

Ich kann mir daher andererseits aber auch nicht vorstellen, daß dann, in seiner Praxis, ausgerechnet er mit seinem Wissen und Können hinterm Berg gehalten haben sollte.

Doch das ist Spekulation.

In Gotha trafen die Freunde wieder aufeinander. In der Herzoglichen Bibliothek, der Orangerie, der naturwissenschaftlichen Sammlung der Friedensteinschen Kunstkammer oder in dem von der bedauernswerten Elisabeth von Thüringen gegründeten Maria-Magdalena-Hospital? Vielleicht überall.

Es heißt, daß sich bereits im 17. Jahrhundert *„die universale Überlegenheit der englischen Klinik abzuzeichnen"*[13] begann – da sollten wir den Studenten Spies in England vielleicht suchen.

„Der Besuch der niederländischen Universitäten"[15] wurde von Professor Friedrich Hoffmann nachdrücklich empfohlen, denn *„nicht nur spezialisierte Operateure, sondern auch die Ärzte, deren Ausbildung alle Abteilungen der Heilkunde umfaßte, sowie anatomisch interessierte Forscher übten dort die Chirurgie aus."*[13] Wenn ich mich nicht irre, dürfen wir uns Adamus Spies hier zumindest auch in letztgenannter Gruppe vorstellen. Daß es in Holland aber die Universität Leiden sein mußte, erscheint nach allem fast schon logisch: *„Hier haben sich [...] die Leute, die Bücher und die Ideen aus verschiedenen Ländern in einem geistigen Austausch zusammengefunden, wie er anderswo in diesem Zeitalter nicht verwirklicht war."*[15]

War A. Spies nicht bewußt an die Uni Halle gegangen, so hat sie ihn dann aber eindeutig geformt.

Am 13.10.1721 promovierte Adamus Spies in Leiden.

Seine Dissertation *„Dissertatio medica inauguralis de transmutatione alimentorum in substantiam corporia humani naturalem et praeter naturalem, A diem 13. Octobris, 1721"* ist in der Bibliothek der Universität Leiden einsehbar. Sie enthält die Laudatio eines Freundes, dessen *„Dissertatio medico-chirurgica inauguralis sistens casum de vulnere fronti inflicto, Med. Diss., Leiden 1722"* dort ebenfalls noch vorhanden – Johannes Andreas Conradi.

Dr. Busch ließ mir jene Laudatio freundlicherweise zukommen. Mein herzlicher Dank geht auch an

Dr. Anton van der Lem und Dr. Geert Prins in den Niederlanden. Die Übersetzung fertigte die Gymnasial-Lehrerin Frau A. Carstens aus Pritzwalk freundlicherweise für mich an.

„Den überaus edlen Kandidaten
grüßt herzlich
Johannes Andreas Conradi
Osteroda-Hannoveranus.

Fünf Jahre ist es her, als ich, liebster Freund, zum ersten Mal die Gelegenheit hatte, deinen Geist des Prüfens und dein Vertrauen zum Erkennen zu erfahren.
Wir haben nämlich ungefähr zur selben Zeit, in jener Friderizianischen[16]*, uns der Medizin zugewandt. Täglich war es uns zuteil, von derselben Speise des Geistes und des Körpers zu genießen. Wie teuer war diese von mir*
sehr genossene Freundschaft! Umso trauriger war mir dein Weggang von dieser Akademie. Als diese Akademie nunmehr, nachdem an der Universität Halle die Fundamente bei der Theologie gelegt waren, welche in Jena blühte, vor den anderen deinem Sinn passend schien, um die Grundlagen der Medizin weiter zu festigen.
Es war mir nicht möglich, diese Teilhaberschaft weiter zu gebrauchen.
Aber ein wenig später lachte uns beide das Glück wieder an, so daß ich, als ich ausgezogen war, um mir einige Städte in Obersachsen anzuschauen, dich von neuem in Gotha traf und ein neues Zeugnis unserer Gewohnheit geben konnte.
Als ich aber glaubte, daß ich von dir schon völlig verlassen worden war, siehe, wir hofften schon nicht mehr, da kamst du mir in dem Nosocomium von Paris entgegen, und erneuertest jenes frühere Bündnis der Freundschaft: Ich hatte damals wiederum einen Verbündeten meiner Arbeit, ich könnte auch sagen einen Freund: dich.
Du hast ferner die Schwierigkeiten der unternommenen Reise nach England durch deine Leutseligkeit aufgehoben.
Weil ich immer von dir so oft und so viel mit Taten unterstützt worden bin und weil ich erkenne, daß in dir ein unerschrockener Geist wohnt, kann ich nicht umhin, das öffentlich zu loben, und zu solcher Menschlichkeit möchte ich mich sehr verbunden bekennen. Ich brauche deine Kraft nicht so sehr wie die eines Freundes, sondern vielmehr die eines Bruders.
Die vorliegende Dissertation, die du im März kenntnisreich geschrieben hast, gilt uns ein Beispiel für deine tiefe Gelehrsamkeit. Daher werden sich die Eltern darüber freuen, die Kranken erbitten deshalb sofortige Hilfe und das Vaterland die Medizin, weil es damit geschmückt werden will.
Der Beste und Größte hat gemacht, daß, nachdem die Reise so überaus glücklich verlaufen war, du deine geliebten Eltern gesund und wohlbehalten begrüßen kannst.
Unter diesem feierlichen Glanz gratuliere ich dir, beseelt von der baldigen Ehre deiner Arbeit, und daß du ferner solche mir beweist, woran ich auch in Zukunft nicht zweifle, ich bitte dich um größte Mühe.
Ich aber vertraue mich und meine Studien dir an.
Leb wohl.
Ich schrieb es in Leiden, am 10. Oktober 1721 A.O.R.“

Im Jahre 1725 begegnet uns Dr. med. Adamus Spies wieder als erster Wittstocker Stadtphysicus.
„Ein im Jahre 1697 zusammengestelltes Register über die Kopfsteuer [...] gewährt uns um die Jahrhundertwende zum erstenmal näheren Einblick in die Bevölkerungsverhältnisse der Stadt. [...] die Gesamtzahl der Einwohner [...] wird etwas über 2000 betragen haben. [...]
In Pritzwalk z.B. lebte schon um 1580 ein Doctor medicinae. In Wittstock soll um 1608 Albert Bulichius (später Dr. med. und Stadtphysicus in Neuruppin) neben seinem Kantoramt praktiziert haben. Wenn der um 1635 in Wittstock nachweisbare Dr. med. Joachim Vintschovius [...] hier wirklich eine ärztliche Praxis ausgeübt hat, so hat er jedenfalls lange Zeit keinen Nachfolger gehabt. Im Einwohnerverzeichnis von 1697 erscheint [...] noch ein Feldscher der hiesigen Garnisontruppe, der vielleicht gleichfalls ‚Privatpraxis' gehabt hat. 1715 sind 2 Bader und 3 Barbiere am Ort genannt."[18] Apotheken gab es zwei – eine von Dr. med. Christoph Joachim Georgi und eine von dem Materialisten Jacob Christ betriebene.
Traditionell lag die Versorgung der Kranken allerdings in den Händen von sogenannten Beginen – jenerzeit noch in einem von ursprünglich vier Hospitälern.
„Wie man sich [...] in schwierigeren Krankheitsfällen zu helfen suchte,"[18] dafür führt Dr. Polthier folgende Beispiele an:
„Einen ‚wahnwitzigen Mann' ließ der Rat an Ketten legen und später ins Blockhaus bringen, wo er 36 Wochen verbrachte, bis er auf Befehl des Kurfürsten befreit und seinen Angehörigen in Pflege gegeben wurde (1668).
Eine Frau hatte ‚ex suffocatione uteri in vehementer raptus acta oftmals einen heßlichen Lerm in der Stadt erregt', was man ‚bisher mit Geduld und christlichem Beileid ertragen' hatte. ‚Nun aber', wie es weiter heißt, ‚ das malum dergestalt bei ihr wächst, keiner vor ihr ungeschmähet und ungelästert bleibt', ihr Ehemann aber erklärt, ‚er könne ex amore et reverentia conjugali nicht übers Herz bringen, etwas dawider zu tun', wurde auf eine Vorstellung des Rates höheren Ortes entschieden, daß ‚sie in ihrem Hause in einem absonderlich Gemach wohl verwahrt' werden solle, bis sich ihr Zustand gebessert habe (1687)."[18]
Ist es ein Wunder, wenn die Scharlatanerie unter diesen Bedingungen blühte, und fahrende Jahrmarktsheiler immer ihre Patienten hatten?
Doktor Spies war gleichzeitig, nach Dr. med. Samuel Joachim Bertram aus Perleberg [19], noch der nächste Prignitzer Kreisphysicus, Königlich-Preußischer Garnisons-Medicus und, wohl, da er als Amtsarzt sich eh´ bereits um das öffentliche Wohl kümmerte, 1726 oder 1727 zum *„Consul (Proconsul) honor. und Camerarius"*[18] ernannt worden.
Also einem der beiden Bürgermeister.
Ihm oblag als Kreisarzt die Aufsicht über die Ärzte, Chiruren, Hebammen sowie Veterinäre in der Stadt, dem Landkreis und der Garnison, über die Apotheken, Spitäler, Lazarette, sämtliche Armen-einrichtungen, die Siechen- und Waisenhäuser sowie Schulen, er hatte Statistiken zu führen und Vorschläge zur Hebung der allgemeinen Gesundheit sowie zur Abwehr der Pest zu geben.
Neben seiner Praxis.
Er könnte eine Uniform getragen haben und das Haus am Markt zugewiesen bekommen sowie als Garnisons-Medicus auch einen militärischen Rang.
Das Collegium medicum als vorgesetzte Behörde.
In seinem Ehrenamt als nebensitzender Bürgermeister oder Assessor und Kämmerer hatte er auf jeden Fall dafür zu sorgen, daß *„die Bürgermeister nicht allein alle Einnahmen zu berechnen*

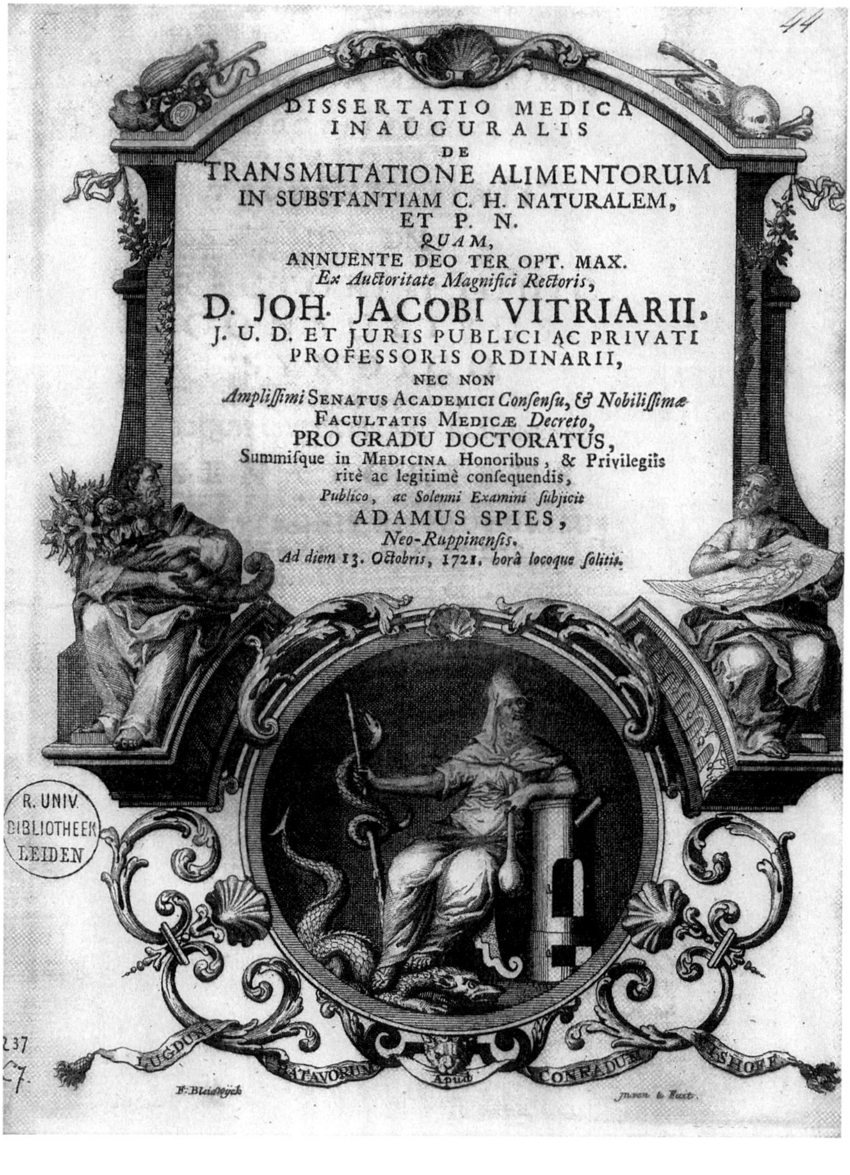

DISSERTATIO MEDICA
INAUGURALIS
DE
TRANSMUTATIONE ALIMENTORUM
IN SUBSTANTIAM C. H. NATURALEM,
ET P. N.
QUAM,
ANNUENTE DEO TER OPT. MAX.
Ex Auctoritate Magnifici Rectoris,
D. JOH. JACOBI VITRIARII,
J. U. D. ET JURIS PUBLICI AC PRIVATI
PROFESSORIS ORDINARII,
NEC NON
Amplissimi SENATUS ACADEMICI *Consensu, & Nobilissimæ*
FACULTATIS MEDICÆ *Decreto,*
PRO GRADU DOCTORATUS,
Summisque in MEDICINA Honoribus, & Privilegiis
ritè ac legitimè consequendis,
Publico, ac Solenni Examini subjicit
ADAMUS SPIES,
Neo-Ruppinensis.
Ad diem 13. Octobris, 1721. horâ locoque solitis.

LUGDU BATAVORU Apud CONRADUM SHOFF

Titelblatt der Dissertation des Adamus Spies.
Es wurde mir freundlicherweise zusammen mit der Laudatio Johannes Andreas Conradi gesandt. ***(Bestand: Univ. Bibliotheek Leiden)***

haben." [18]
Diese Aufgaben habe ich eingangs gemeint.

Im „*Wittstockischen Kirchen-Buch, darinne verzeichnet die, so ehelich vertrauet; getauffet, und gestorben sind; Angefangen, Anno 1716.*", zu finden im Evangelischen Zentral-Archiv Berlin, Bethaniendamm, lesen wir unter der Überschrift:

„*Anno 1723 Seind Ehelich vertrauet*

Am 8 Januar H Adam spies Doctori Medecin Mit Jfr. Eva Elisabeth Hindenborgen Seind in Hause vertrauet."

Als des Kramers Kaspar Hindenburgs (oder auch Hindenbergs) Erbe gehörte Dr. Spies das Haus Kettenstraße 37 in Wittstock aber wahrscheinlich schon ab 1722. Das finden wir in dem „*Wittstocker Häuserbuch" von Wilhelm Polthier und Werner Vogel, gedruckt 1998 in Köln*", notiert.
Und ich fand noch eine Notiz bei Dr. Polthier, die bedeuten könnte, daß Doktor Spies – zu allem anderen dazu – auch noch das Geschäft des Schwiegervaters weitergeführt hätte. Wenn wir sie richtig lesen.
Wittstock war eine Tuchmacherstadt, geht man von den Kirchenbüchern aus, und Dr. Polthier schreibt:
„*Aus einer uns erhaltenen ‚Spezifikation der Jahrmarktstände' mit einem Plan des Marktes vom Jahre 1726 ist zu ersehen, wo die einzelnen Gewerbe ihre Plätze hatten. Hiernach standen [...] B. ‚gegenüber dem Rathause' an der Laube die „großen Seidenkramer (1. Riese aus Pritzwalk, 2. Rose aus Ruppin, 3. Hille aus Wittstock, 4. Buckberg (?) aus Ruppin, 5. Dolle, 6. Spies aus Ruppin [...]*". [18]
Der Eintrag könnte aber auch so zu verstehen sein, daß sich zu den Markttagen Vater und Sohn wiedergesehen. Und daß der Junge Adam seine spätere Frau vielleicht zu solchen Tagen kennengelernt.
Von 1724 bis 1744 ist Dr. Spieß als Besitzer des Hauses Am Markt 12 verzeichnet. Bis 1751 gehörte es danach nachweislich seinem Schwiegersohn.
In die Wittstocker Tauf- und Sterberegister fand ich eingetragen, daß dem Ehepaar Spies im Jahr 1726 zwei Töchter geboren wurden und 1727 und 1729 jeweils ein Sohn, wobei Dr. Spies erst 1729 Bürgermeister genannt wird. Der erstere Sohn kam also scheinbar vor seiner Ernennung zur Welt. 1730 kam wieder eine Tochter dazu. 1736 zwei Söhne. 1737 und 1738 jeweils eine Tochter. Aber es steht dort auch verzeichnet, daß ihnen 1724 und 1725 bereits zwei Kinder gestorben seien. Und 1732 noch ein Sohn. Sie werden also doch schon ziemlich bald nach der Hochzeit die ersten Kinder bekommen haben. Wie allgemein zu beobachten.
Im Jahre 1732 starb in der Familie Spies auch eine geborene Hindenberg. Wenn das seine Frau war, muß er wieder geheiratet haben.
Folgender Eintrag vermeldet schließlich den frühen Tod des Doktors: „*Anno 1739 Dezember 28 – Hr. Adam Spies. Doctor et Bmstr Ge. -*" und im Register steht, daß Dr. Spies eine Witwe mit 5 Töchtern und 4 Söhnen hinterließ. Keine Angabe der Todesursache.

1764 starb eine Spies, geborene Reinicke. Wenn diese nicht die Frau eines Sohnes gewesen ist, dann war sie vielleicht die zweite Gattin.
Der Wittstocker Superintendent Kurt Zellmer teilte Herrn Dr. Busch mit, daß Dr. Spies mit *„großem Geläut“* begraben worden wäre.
Ich erhielt aus der Wittstocker Superintendentur dazu den Hinweis, daß demnach kein Druck der Leichenpredigt in Auftrag gegeben worden sein dürfte. Da man sich gewöhnlich aus finanziellen Gründen entweder für das eine oder das andere entschieden hätte.
Dem Häuserbuch ist noch zu entnehmen, daß Sophie Katharina Mahlendorf, 1749 verheiratet mit dem Tuchmacher und Musquetier Ludwig Bernhard Mahlendorf und wahrscheinlich eine geborene Spieß, mit ihrem Mann erst Am Markt 12 – wie Dr. Spies – b.z.w. im Hinterhaus, Am Kirchplatz 11, und später in der Petersilienstraße 11, damals Hirtenstraße, wohnte.
Das Haus Kirchplatz 11 gehörte Dr. Spies nachweisbar erst ab 1744, dann aber bis 1751 dem vermutlichen Schwiegersohn. Der Vorbesitzer Samuel Kotelmann ist Wilhelm Polthier jedoch nur für das Jahr 1724 belegt. Dr. Spies könnte es also auch in diesem Jahr erworben haben.

Am 18. Juli 1734 ist Dr. Spies zum ersten Mal nach Kehrberg gefahren.
Spät.
Wenn man bedenkt, daß die Nachrichten von dem Kehrbergischen Wunderkind sich bereits mit der Geschichte von der ersten Heilung im Jahre 1732 an Kreis um Kreis ausgebreitet haben werden. Und vielleicht ab Pfingsten 1734 pro Tag hunderte Personen das Schmieds-Anwesen belagert haben .
Was ließ ihn nicht früher hinfahren?
Gründe gäbe es mehrere dafür.
Bei Manfred Stürzbecher lesen wir:
„Es hat [...] den Anschein, daß eine wirksame Bekämpfung des Pfuscherunwesens nicht stattgefunden hat. Zwei Gründe müssen wir als Hauptursache anführen. Die eine war formaler Natur, das Ober-Collegium medicum besaß keine Exekutive und war daher nicht in der Lage, seine Anordungen wirkungsvoll in der Praxis durchzusetzen. Außerdem fällt aber auch ins Gewicht, daß die Behörde nicht in der Lage war, der Gesamtbevölkerung eine Heilbehandlung durch approbierte Heilpersonen weder zahlenmäßig noch wirtschaftlich zu sichern. Daher konnte man das Pfuschertum, welches ein Bedürfnis auf dem Gebiet der Heilbehandlung befriedigte, mit Erfolg nicht ausrotten.“[20]
Ob er also von jenem wußte oder nicht, das wird nicht die Frage gewesen sein.
Seine Aufgabe, darauf zu achten, daß ein Kranker Heilung fand, wird er notgedrungen vielleicht eher darin gesehen haben, das Angebot zu kontrollieren und zu steuern, statt gegen jeden Pfuscher vorzugehen.
Und Ludwig war zum einen nicht der erste und nicht der einzige Heiler, und zum anderen nur ein Kind. Das wird er nicht ernstgenommen haben.
Irgendwann jedoch wird der Doktor in seiner Wittstocker Praxis durch irgendetwas aufgeschreckt worden sein.
Er schreibt am 18. Juli: *„Es hat sich in dem vom Hochpreißl. Ober=Collegio Medico-Regio mir anvertrauten Prignitzischen Creyse, ohnweit Pritzwalck auf einen Dorff zu Kehrberg, denen Abergläubigen zugefallen, ein so genandtes Wunder=Kind von viertehalb Jahr, Nahmens Johann*

Ludewig Hohnstein, einen Schmiede daselbst zugehörig, hervor gethan, welches, weil es der siebende Sohn, per attactum alle äusserl. und innerliche auch sonst incurable Schaden zu curiren weit und breit beschrieben worden, weshalb ich meiner Schuldigkeit gemäß vor nöthig erachtet, dahin zureisen, solche eine geraume Zeit her betriebene Abgötterey nebst allen abergläubigen Umständen zu untersuchen und E. Hochpreiß. Ober=Collegio Medico davon gebührend zu referiren. "[3].

In Kehrberg trifft Doktor Spies dann tatsächlich auch auf eine Bekannte, die er „*selbst kurtz vorher in der Cur gehabt*"[3]:
Die, nach seiner Angabe, fast erste „*Patientin, Nahmens Maria Dorothea Nielbocks eines Bürgers=Tochter aus Wittstock [...], welche da sie wenige Wochen vorher vom Schlage dergestalt gerührt worden, daß sie Sprachlos, und ohne alle Bewegung danieder gelegen [...] und nach applicirter Cur insonderheit so gleich nach dem Aderlaß, ihre Sprache wieder bekommen, [...] allein ohne Krücken [...]* (nicht hätte) *gehen können; so bald sie sich aber hieher begeben, und sich von dem Knaben streichen lassen, so hätte sie des andern Tages Besserung verspühret [...]* (und) *um völlig restituiret zu werden, hieselbst bey dem Schmidt in Dienste begeben.* "[3] Sie wird wahrscheinlich um Pfingsten in Kehrberg erschienen sein.
Auf die Bezeichnung als fast erste Patientin komme ich noch zurück.
Nach der am 3. Juni 1708 getauften Anna ist Maria Dorothea die zweite Tochter des Arbeitsmannes Baltzar Nielbocks oder Niebocks, getauft am 2. Juli 1710. Am 28. März 1712 kamen noch Christina Maria und am 29. Januar 1715 Anna Catharina zu der Familie dazu – laut dem „*Wittstockischen Kirchen=Buch, darinne verzeichnet die, so ehelich vertrauet, getauffet, und gestorben sind; Angefangen, Anno 1716.*"
Über ihre Mutter vermeldet das „*Wittstocker Sterbe- und Trauregister von 1630–1802*" im Jahr 1704 die Vermählung von Arbeitsmann Nilbock und einer Jemaschen. In das „*Wittstocker Sterberegister von 1716–1765*" wurde 1737 Nielbock, Balzers Ableben eingetragen. In beiden Registern finden sich auch noch weitere Nielbocks und Nielboks aufgezählt, die vermuten lassen, daß die drei Schwestern auch noch Brüder hatten.
Dr. Spies schreibt in seinem Bericht empört „*von diesem Mädgen, wie erwehnet, wurde bey uns mit vieler Contestation versichert, durch GOttes Gnade und des Knabens Anrühren wäre sie zu ihrer vorigen Gesundheit gelanget, hätte die Krücken auch mit frohen Muth (zu nochmehrerer Verleitung) annageln lassen; indessen wurde bey solcher Erzehlung, ob gleich sehr kaltsinnig dennoch mit wenigen hinzugesetzt, daß es sich bereits zur Besserung mit derselben angelassen/ ehe sie zu Kehrberg angelanget, und möchte die Bewegung ein vieles zur Besserung contribuiret haben; dieses Raisonnement ließ sich hören, weshalb ich solches den hiesigen Herrn Commiss. loci denuncirte welcher so gleich die Gefährten so mit der Magd en Compagnie dahin gereiset, vorfordern ließ, so eben dieses confirmiren; ja es sey wahr, daß die Magd sich bereits vorher etwas besser befunden, zu geschweigen, daß es laut nieder geschriebenen Protokolli erlogen, als wäre sie sprachlose hingereiset, allermassen ich dieselbe in der Cur gehabt, und sie nach instituirter Venesection und applicirter Medicin durch GOttes Gnade ihre Sprache nicht allein wiederbekommen, sondern auch kurtz darauf in so weit genesen, daß, da sie sonst weder Hand noch Fuß rühren können, sie dennoch capable gewesen an einem Stock hin und her zu wancken, welches dieselbe auch endlich selbst zu gestehen müssen. [...] Dieses Mädgen haben die Eltern um*

andere dadurch zu blenden in Dienste genommen, und wie mir von einem dabey wohnenden Prediger versichert worden, so sollen die Eltern so gar einige arme Leute bestochen haben, hin und wieder auszubreiten, welcher Gestalt sie von dem Streichen des Kindes gesund geworden."[3]
Trotz des Gehabes eines, der jemanden bei einer Lüge ertappt, bringt der Doktor allerdings fast gar nichts anderes vor als sie angegeben – verständlich, daß sie gleich mit nach Berlin geholt wurde, denkt man angesichts dessen, daß sie dann mit den Hohensteins zusammen verhaftet worden ist. Doch sie ist mit keinem Wort aus Berlin jemals angefordert worden. Und bereits mit dem Schreiben des Landrates Alexander von Platen und des Kriegs- und Steuerrates Cramer vom „*17ten Aug: 1734*"[21] Licht in das Dunkel gebracht und sie von allen Vorwürfen freigesprochen worden:
„*welche aussaget, daß sie vom Schlage gerühret, und bey 5. Wochen an der halben Seite gelähmet gewesen. Sie habe währender Zeit sehr vieles gebrauchet, welches auch soviel effectuiret, daß sie die Sprache wiederbekommen, allein gehen hätte sie weiter nicht können, als wenn sie wäre geführet worden. [...] Auf vieles Zureden meiner des Krieges Rathes Cramer die rechte Wahrheit zu sagen, gestehet sie, daß sie schon gute Beßerung auf der Hinreyse nach Kehrberg verspühret, womit es dann nach und nach continuiret hätte, und wüste sie also nicht: ob sie durch Überstreichung des Kindes genesen, oder die vorhin gebrauchte Medicin ihre Gesundheit hergestellet.*"[21]
Und Johann Hohenstein wird am „*3 Septbr. 1734*"[21] in Berlin auch noch einmal für sie sprechen, indem er aussagt, „*sie sey an einer Seite 5 Wochen lang lahm gewesen, welche Lähmung von Schlag=Fluß hergekommen*"[21]. Als man ihn zu der Mitgebrachten befragt. „*Wie sie gesagt, so hätte sie zuvor viel Medecin gebraucht, es habe ihr aber nichts geholfen und hätten die Doctores zu ihr gesagt, sie könten ihr nicht helfen, wenn sie auch all ihr Vermögen geben wolte*"[21]. Berichtet er.
Wenn Dr. Spies also schreibt, daß sie „*nach instituirter Venesection und applicirter Medicin durch GOttes Gnade ihre Sprache*"[3] wiedergefunden, so wird das keine Floskel gewesen sein, sondern ehrliche Dankbarkeit.
Alte Bräuche, Angewohnheiten, Denkweisen und Methoden lassen sich wohl nicht so schnell überwinden.
Was aus Maria Dorothea Nilbocken wurde, weiß ich nicht.
Die Frage, „*was seiner Magd gefehlet*"[21], scheint also nur einer Überprüfung der gemachten Angaben wegen gestellt zu werden. Sie selbst wird in Berlin scheinbar gar nicht verhört. Zumindest fand ich keine Belege dafür. So ist sie die erste, die gleich wieder im Dunkel der Geschichte verschwindet. Kaum, daß sie herausgetreten. Und 1734 oder 1735 wieder entlassen worden. 1784 stirbt eine unverehelichte Nielbock in Wittstock. Ob dies Maria Dorothea war? Nicht zwingend.

Das erste Schreiben des Doktors schließt:
„*Ob nun zwar dergleichen abergläubiges Wesen so starck nicht continuiren möchte, so besorge dennoch, daß denen Armen und Einfältigen noch manches stück Geld dadurch abgelocket werden könte, zumahlen die starcke impression und das abergläubische Vertrauen bey manchen dergestalt operiret, daß er so gleich nach dem überstreichen etwas Linderung verspühret, oder es ihm wenigstens einbildet. Es hat Herr Krieges=Rath Cramer, als Commissarius Loci die Sache ebenfalls untersuchet, und ist meiner Meinung conform. zugeschweigen aller der Gegend befindlichen Predigern, welche wieder solche Abgötterey hefftig eyffern; ich erwarte also von Ei. Hoch=Preußl. Ober=Collegio Medico Regio so bald es möglich nachdrücklich Ordre solche*

unverantwortliche Mißbräuche zu steuren, damit dergleichen Wallfahrten eingestellet werden müsten, es möchte aber hiezu die asistence obgenandten Herrn Commissarii L. Cramern so wohl, als der dortigen Obrigkeit dem Herrn v. Winterfeld Hoch=Wohlgebohrl. wohl requiriret werden, womit ich in Erwartung baldiger Deferirung ersterbe

Edel Hoch= Wohl Hoch= und Wohl=Edelgebl.
Meiner Hoch=zu Ehrenden Herren
Dienstverbundenster
Diener.
Spies

Wittstock den 18. Julii 1734."[3]

Auf die „*Relation*"[3] des Creyß-Physici an das „*Königl. Preußische Ober=Collegium Medicum*"[3] hin ergingen von dort am 2. August1734 eines an den Kriegs- und Steuerrat Cramer und aus dem „*Hoch-Preuß. Ober-Directorio*"[3] am 10. August 1734 noch eine königliche Ordre an selbigen sowie die Prignitzer Landräte.
Nachdem die Kurmärkische Kriegs- und Domänen-Kammer in Berlin am 21. Juli König Friedrich Wilhelm I. von dem Bericht aus Oranienburg informiert hatte.
Und – wahrscheinlich – „*Secr. Georg Ludwig Holzmann*", der, laut „*Neuem Preussischen Adels-Lexicon oder Genealogischen und diplomatischen Nachrichten [...] bearbeitet von einem Vereine von Gelehrten und Freunden der vaterländischen Geschichte unter dem Vorstande des Freiherrn L. v. Zedlitz-Neukirch", Band 2, gedruckt zu Leipzig im Jahre 1836*, mit seinen Brüdern, zwei Offizieren, am 11. 4. 1741 von König Friedrich II. in den Adelsstand erhoben wurde, sich mit dem Königlich Preußischen wirklichen geheimen Staats- und Kriegsminister, Protector der Königlichen Sozietät der Wissenschaften und Direktor des Ober-Collegii Medici[22] Adam Otto von Viereck, der auch dirigierender Minister beim Generaldirektorium sowie, laut „*Carl Eduard Gepperts zweitem Band der „Chronik der Stadt Berlin von Entstehung der Stadt an bis heute", erschienen in Berlin 1840*", seit 1727 dessen Vizepräsident war, und dem Chef und Direktor des Französischen Ober-Gerichts wie auch Armen-Wesens und Vizepräsidenten des Generaldirektoriums[22], Freiherrn Moritz von Viebahn, am 8. August darüber auf einem Papier ausgetauscht.
Dabei war die Kunde von dem Kind allem Anschein nach inzwischen nicht nur bis Oranienburg durchgedrungen, sondern allen Depeschen nach Berlin längst vorausgeeilt. Ja, offenbar sah man sich dort bereits ohne sie schon dazu veranlaßt zu reagieren.
In der St. Petri-Kirche war angeblich an diesem Tag, einem Sonntag, Ludwig Thema der Predigt Propst Johann Gustav Reinbecks gewesen. Und wahrscheinlich gerade deshalb könnte genau diese leider nicht in die Sammlungen seiner Predigten aufgenommen worden sein. Secretarius Holzmann aber saß wohl in der Kirche.
„*Weiln Heute morgen derH. Reinbeck wegen des wunderkindes [...] nachdenklich geprediget, und ich der meinung auch bin das es nicht allein wird heilen auch viel aberglauben mit unterlauff,*"[21] schlägt er vor, die örtlichen Amtsräte zu ordern, „*gruntliche Information vonderSache zu nehmen und hieruber zuberichten, auchwan sie es guhtfinden, und abusus mit unterlauffen, dem Wercke [...] einhalt zuthun,*"[21] da er glaube, daß die Sache „*schon mehr als zu viel Lerm gemachet und*

lauter Betruegerey und Aberglaubenzum Fundament Hat.“[21]
Er schreibt als Einziger nicht nur Fremdwörter und seinen Namen, sondern alles mit lateinischen Buchstaben.
Noch am selben Tag setzen die Exzellenzen von Viereck und von Viebahn in fast strichdünnen Zeilen darunter, sie seien „*gleicher Meinung und ist zu verwundern daß die Obrig Keit des Ohrtes Commissarius loci et Camera noch nicht davon berichtet. Pastor loci et Consistorium hätte gleichfals wohl etwas darzu thun sollen.*“[21]
Angesichts dessen, was Ludwig zu der Zeit bereits ausgelöst hatte, ist es wohl verständlich, daß sie das Schweigen der lokalen Behörden und Obrigkeiten zu irritieren scheint.
Zumal am 2. Juli der König von Preußen Friedrich Wilhelm I. schon eine „*Verordnung an die Chur=Märckische Krieges= und Domainen= Cammer, sämtliche Commissarios locorum und Magisträte zu instruiren über die publicirte heilsame Kayserl. Verordnung wegen Abstellung derer Handwercks=Mißbräuche mit allem Ernst und Nachdruck zu halten, damit solcher gehörig nachgelebet werde*“[17] verabschiedet hatte.
Der Geheime Etats- und Kriegsrat, Vizepräsident und dirigierende Minister beim General-, Ober-, Finanz-, Kriegs- und Domänendirektorium Franz Wilhelm von Happe setzt über die Stellungnahmen am 10. August nur kurz und knapp die Notiz, daß, auf diese hin, sofort etwas abgehen würde: „*Fiat exped. Hiernach. Cito.*“[21]
Infolge der in die Prignitz abgesandten Schreiben erschien am 17. August 1734 in Kehrberg der Kreisphysicus, nunmehr begleitend die Herren Kriegs- und Steuerrat Cramer und Landrat Alexander von Platen, ein zweites Mal.
Inspektor Carl Gerloff aus Pritzwalk hatte sich von sich aus am 15. August ebenfalls dorthin begeben. Und gleich noch nach Wusterhausen zu einer vorgeblich geheilten Patientin. Gemeinsam mit Pfarrer König.
Sein Bericht trägt den 30. August 1734 als Datum.
Der Steuerrat Cramer diktierte am 30. August in Wittstock ebenfalls einen Bericht an den König. Dieser wurde auch vom Landrat von Platen unterzeichnet. Ihm beigelegt finden wir eine Abschrift ihres Besuchs-Protokolls. Datiert mit dem 17. August. Als Anhang A. Anhang B aber ist ein vierseitiges Schreiben des Kreisarztes, verfaßt am 28. August 1734. Beginnend mit Blatt 25 der Polizeiakte.
Dr. Spies schreibt eigenhändig.
An den König. Als den Präsidenten des Generaldirektoriums.
Das Schreiben soll dem Auge schmeicheln. Mit der Feder werden die Linien der Buchstaben schwungvoll übers Papier gezogen. Als würde man Muster malen. Großbuchstaben werden riesig. Versucht man jedoch, das Geschriebene zu lesen, entdeckt man seine Erregung. Dr. Spies schmiert. Wie getrieben. Ohne Absatz. Und macht sogar Fehler.
Der Wortlaut ist:

„*Allerdurchlauchtigster, Großmächtigster*
König
Allergnädigster Herr

Demnach auf Ew: Königl Mayt allgdst Special-Befehl von 10.tn Aug. c. ich der angestellten Unter-

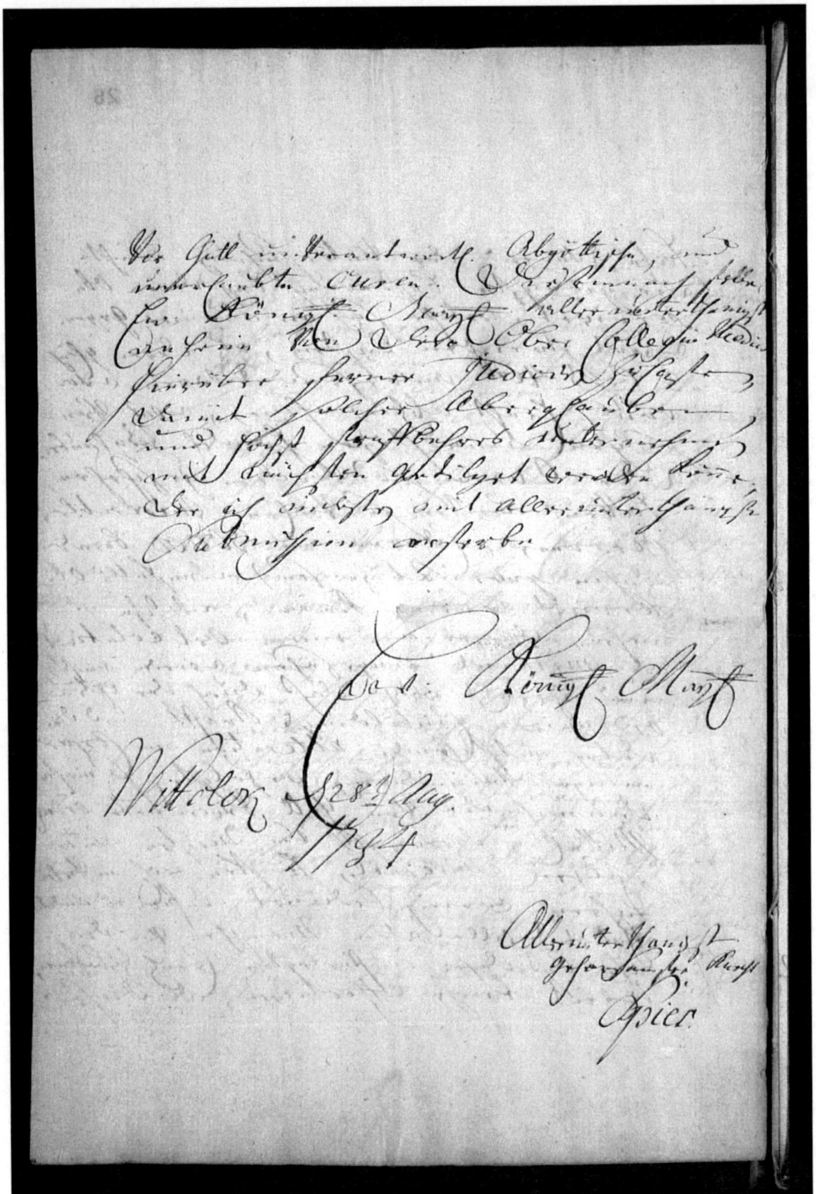

Schriftbild der letzten Seite des kreisärztlichen Gutachtens.[21]

suchung zu Kehrberg mit beygewohnet, das Streichen des Knaben mit angesehen, und mich nach allen Umständen dießer vorgebenden Wunder-curen erkundiget, so habe nachstehendes Gutachten von solcher Begebenheit wol bedächtig abgefaßet, und hirmit allerunterthn einsenden wollen; was allß dem Kinde und deßen vermeinte curen anbetrifft, so halte es für eine veritable Abgötterey wen man statuiren wollte, daß eben der Knabe, aus Ursachen weil er ein Septenarius war andern von Gott eben dort erschaffenen Menschen eine besondere Heilungs-Kraft voraus haben müße, welches Vorrecht auch alle rechtschaffene Naturkündiger biß dato als eine von denen Einfältigen ihnen formirte abergläubige chimere halten; zumahlen nicht die geringste raison sowenig aus der Vernunft als der Heiligen Schrift anzuzeigen, worin dergleichen Verheißung ohnfehlbahr auffgezeignet worden wäre, und eben deswegen halte ich es für eine höchst schädlige Superstition, dadurch Gottes-Ehre verkleinert, und deßen Allmacht durch das Vertraun zu unerordentliche Mittel versuchet wird; Immittelst habe wärend der Untersuchung nicht die geringste Beßerung bey denen observiert, welche sich in meiner Gegen wart streichen laßen, ob deren gleich 3 biß 4 ca anwesend waren, woraus leicht abzunehmen, was von solchen unnöhtigen Handel zu glauben. Die curen so vordem geschehen, hätten unter so vielen miserablen personen, (deren an 30000 bereits dahin gereißt gewesen) ebenfalls observirt werden können, welche nunmehro, da es an einem Ort eclatiret, als Miracel angesehen werden müßen, und gesagt auch daß durch der extraordinairen Einbildungs Kraft und der dabey entstehenden alteration im Cörper einige Veränderung erfolgte, so müßen dennoch die von Gott verordnete ordentl. Mittel, deren sich die meisten unter solchen Miserablen hauffen wol in vielen Jahren wenig bedienet, dafüre es andern Gottes Wille den Menschen von dem ihm biß daher aufferlegten Creuz zu befreyen, weit mehr effectuiren, als diese vor Gott unverantwortl. Abgöttische, und unerlaubte Curen.
Dessemnach stelle Ew: Königl. Mayt allerunterthänigst anheim von dero Ober Collegio Medico hierüber ferner Indicien zulaßen, damit solcher Aberglauben, und höchst straffbahres Unternehmen, mit nächsten getilget
werden könne; des ich indeßen mit allerunterthänigste Submission ersterbe.

Ew: Königl Mayt

allerunterthänigst
gehorsamster Knecht
Spies.

Wittstok d 28tn Aug
1734“[21]

Die Sorge, die des Doktors Hand allem Anschein nach bei diesem Brief, wie auch beim Abfassen seines Berichtes, den wir nun endlich betrachten wollen, führen wird, ist kein Gespenst.
Am 11. August wird der Geheime Rat und General-Fiskal Gerbett in Berlin ins Boot geholt. *„Es hat hierauff der Gerbet vorläuffig angezeiget, daß er die Fiscäle in dortiger Gegend wo das Kind ist, instruirt, sich nach allen Umbständen genau zu informiren, auch einen Medicum dahin ab ‚und zu‘ gehen zu laßen,“*[21] Dies tat er auf jeden Fall vor dem 15. August. Am 2. September zeigt er an, daß er auf seine *„an den Fiscal Schmidt in Pritzwalck seit vier Wochen nach und nach abgelaßene*

verschiedene Berichte und ordres, auch communicirte Protocolla, wegen des sogenannten Wunder Kindes zu Kehrberg nicht die geringste Antwortt und Nachricht" erhalten habe. Und schließt: *„Als bitte Ew. Excellence gehorsamst, um den benöthigten Nachdruck, daß der Fiscalis schmidt so fort einschicken, und sich wegen der Verzögerung justificiren müße."* Seiner Bitte wird umgehend entsprochen. Am 3. September. Am 7. September erhält er *„die von dem Fiscal Schmidt in Pritzwalck bereits am 13. Augusti erfolgte Untersuchung wegen der Kehrbergischen Sache"*. Zugleich mit einer Erklärung für die Versäumnisse, die auf den 31. August datiert ist, überreicht der Beklagte *„gehorsahmst einige, theils Von [...]* (ihm) *[...], theils von dem Magistrat allhier zu Pritzwalck aufgenommene Protocolla"* mit der Bitte, *„diese Kleine Verzögerung, wegen meiner Abwesenheit, hochgeneigt zu excusiren"*. Er schreibt: *„Allhier ist noch nichts Verdächtiges heraus zubringen, undt daher möchte unvorgreiflich diensahm seyn, daß; weil fast Von allen Städten undt Dörfern, durchs gantze Landt, Leute nach Kerberg gewesen seyn sollen, generaliter allen Magisträten undt Gerichts-Obrigkeiten anbefohlen würde, diejenigen Leute, welche, zu Kerberg gesundt geworden zuseyn, angeben, jeden seines Ortes, genau zuexaminiren. Für die Officiales Fisci in denen Creysen würde solches wohl eine beschwehrliche undt mühsahme Arbeit seyn. Zumahl, wenn es allen, so wie mir, an freyer Vorspann undt Diaeten-Geldern, auch an Besoldung fehlet; denn ich habe, dieser Sache wegen, schon jetzo aus meinem Beutel ein Paar Thaler wieder Verreiset."* Und versichert: *„Ich hätte mich sofort, bey Einlauff Ewr: HochWohlgeb: ersten [...] Schreibens , nach Kerberge Verfüget, wenn ich nur zu Hause gewesen"*. Das Anschreiben scheint der General-Fiskal gleich weiterzugeben. Mit seinem nach Erhalt umgehend gemachten Vorschlag: *„Weil der Schmidt sich mit unnöthiger Abwesenheit, auch Mangel an Vorspann und Diäten [...] schlecht entschuldiget so übrlgte Ew. Excell. Unterthänig, ob ihm eine nachdrückliche Weisung zugeben, er auch sich legitimiren müste, wo er einen halben Monath lang gewesen sey."* Der Befehl dazu erging am 10. September an den Fiscal Schmidt. General-Fiskal Gerbett hielt sich an die Weisung, *„sollte der General-Fiscal bey denen Collegiis und Befehlshabern, oder auch bey seinen Subalternen Fiscälen einige Nachläßigkeit in Observirung Unserer Edicte, Verordnungen und Befehle, und daß sie ihr Amt dabey negligireten oder connivireten, wahrnehmen, hat er solches Uns immediate anzuzeigen [...]"*[17] aus dem *„Edict daß der General-Fiscal und dessen Subalternen darauf acht haben sollen, ob die Edicta und mandata gehalten werden, vom 22. Decembr. 1716"*[17].
Sämtliche Schriftstücke sind Inhalt einer mir 2010 dargebotenen Akte, zu finden unter der Signatur *„GStA PK, 1. HA Geheimer Rat, Rep. 49 fiscalia, E Nr. 8 – Strafsachen, Einziehung von Strafgeldern, Umwandlung von Strafen, 1734-1735"*. Sie wurde entdeckt von Dr. Frank Althoff aus dem Geheimen Staatsarchiv. Und ist als weiteres zeitgenössisches Zeugnis von den damaligen Ereignissen in Kehrberg für uns ein Schatz.
Die Angst davor, irgendwelche Erwartungen eventuell nicht zu erfüllen – sie spiegelt sich auch in den ausholenden Erklärungen des Inspektors für sein spätes Einschreiten in dessen Gutachten wider – ist jedoch mitnichten das Einzige, das wir beim Doktor mitlesen sollten, wenn er die Farben mischt zu seinem Bilde. Und auf Angriff als Verteidigung zu setzen scheint, wenn er in seinem Bericht die Hohensteins als Betrüger und deren Patienten als sich in *„Aberglauben und eingerissenen Wahnwitz"*[3] drehend malt.
Sowie Pfingsten 1734, ab da dann nur *„immer etliche dagewesen"*[21], wie der Schmied Hohenstein am 2. September zu Protokoll gibt, darin als den Beginn des Ganzen bezeichnet – denn so steht

er selbst sofort da als ein verantwortungsvoller, umsichtiger Beamter.
Die allerdings nie mehr wiederholte Aussage, daß er glaube, daß *„dergleichen abergläubiges Wesen so starck nicht continuiren möchte“*[3], könnte aus eben dem Grunde gemacht worden sein. Aber auch einfach nur seine Hoffnung zum Ausdruck bringen.
Doch da ist noch mehr. Sein Ton verrät: Ludwig ist ein Ärgernis.
Wittstock war zwar *„eine feine und sehr nahrhafte Stadt“*[18], aber wenn die Kranken abwandern, ist das sicher nicht lustig. Wenn wir ihm auch gern zugestehen wollen, was er sich ausbittet, nämlich, *„alle Vorurtheile fahren zu lassen, indem ja nicht zu glauben, daß [...]* (er) *[...] aus Mißgunst oder [...]* (seines) *[...] Interesse halber wieder solche unerlaubte Curen protestiren wolte.“*[3]
Aber wenn Kranke, denen ein Besuch in Kehrberg nichts gebracht, sich nicht etwa, von Ludwig geheilt, lieber wieder anderweitig nach Hilfe umsehen, sondern erneut in Kehrberg vorsprechen wollen, ist das verheerend. Wie es vielleicht überhaupt unglaublich für ihn, daß man sich an ein Kind wendet. Der Doktor findet es gar nicht sympathisch. Das Kind, das die Jahre des Lernens und der Suche, der Irrtümer und Erfolge, die er hinter sich hatte, das sein Leben einfach wegblies. Oder strich.
Schillers Talbot, vor Castillon ausblutend, rollt die Augen und wendet den Blick vom Schlachtfeld ab: *„Mit der Dummheit kämpfen Götter selbst vergebens. [...] So erhalte bereits Nachricht von einer zahlreichen Armee Hohensteinscher Trouppen, worunter auch viele, so in Schafs-Kleidern einher gehen, welche unter Anführung der Pestilentialischen Superstition, gantz eigensinnig und rasend geworden [...] Wären wir als Tapfre durch andre Tapfere besiegt, wir könnten uns trösten mit dem allgemeinen Schicksal, das immer wechselnd seine Kugel dreht – doch solchem groben Gaukelspiel erliegen! [...] Noch mehr ist die Einbildung derjenigen zu bewundern, so hinten und forne gantz ungestalt verwachsen sind, und sich gleichwohl zur Genesung Hoffnung machen; da ich gerne wissen möchte, an welchem Ort der Puckel nach dem Streichen im Cörper logiren soll, weil die Positur der gantzen Machine eben durch solche Versetzung noch weit ungestalter und ungesunder werden müste, als dieselbe vorhin gewesen. [...] So geht der Mensch zu Ende – und die einzige Ausbeute, die wir aus dem Kampf des Lebens wegtragen, ist die Einsicht in das Nichts, und herzliche Verachtung alles dessen, was uns erhaben schien und wünschenswert. - War unser ernstes arbeitsvolles Leben keines ernsthaftern Ausgangs wert?“*[23]
Wirklich eine *„unpartheiische Nachricht“*[3] zu geben, lag nicht in seiner Macht.
Gleich eingangs wendet er sich an den *„Hochwürdigen und Hoch-Gelahrten Herrn, Herrn J. G. Reinbecken, Königl. Preußischen Consistorial-Rath, Probst und Inspectori zu Cölln an der Spree“*[3] mit den Worten: *„Ew. Hochwürden werden ohne allem Zweiffel, nach Dero Ihnen von GOtt vor vielen andern verliehenen Seelen-Kräfften eines erleuchteten Verstandes, welche so wol durch Dero überall approbirte Schrifften, als auch publiquen geistreichen Unterredungen, der gantzen Christlichen Welt dergestalt das Verständniß geöffnet, daß nunmehro viele Dubia und Streitigkeiten, ja sogar solche Dinge, welche man als Mysteria angesehen, einem jeden deutlich und begreiflich vor Augen gestellet, nicht minder zu unterscheiden wissen, was von dem anitzo überall eclatirten Spargement, dem so genanndten Kehrbergischen Wunder-Kinde zu halten sey [...] so habe mir die Freyheit genommen, solche Beschreibung Ew. Hoch-Würden hiedurch mit besonderer Hochachtung zu consecriren, und wie ich mir ohne dem Dero liebreiche Gewogenheit verspreche; so habe dagegen das feste Vertrauen, Ew. Hoch-Würden werden geruhen, das annectirte Gutachten vollkommen zu perlustriren, und demselben Dero geistreiche Gedancken*

hochgeneigt beyzufügen"[3].
Unter dem Titel *„Umständliche und wahrhaffte Nachricht Von dem So genanndten erstaunenswürdigen Kehrbergischen Wunder-Kinde [...]"*[3] publizierte Dr. Spies *„eine Erzehlung von dem so genannten Kehrbergischen Wunder-Kinde, dessen Geburt, Alter, Temperament und schicksaale, [...] die Umstände, welcher gestalt die Curen angestellet, und die dazu nöthige Medicin praepariret und appliciret wird, [...]"*[3] den *„Inhalt der Allergnädigsten Königl. Verordnung und dieserhalb geschehenen Untersuchung [...]"*[3] und ein *„Gutachten solcher Curen und was von solchem Wunder-Kinde zu halten sey."*[3] Seine Arbeit schließt mit dem Bericht des Inspektors Gerloff im Anhang, welcher auf den *„30ten Augusti 1734"*[3] datiert ist.
Der König wollte nur ein Gutachten haben.
Warum unterzog sich Dr. Spies noch dieser Mühe?
Den gedruckten Zetteln, die vom Kehrbergischen Wunderkinde kursierten, seriöse entgegenzusetzen. Durch die Veröffentlichung und Verbreitung der Ergebnisse vor allem seiner, amtsärztlichen, Untersuchungen sowie auch der von ihm angestellten theologischen Betrachtung.
Fand er, daß das, was er gesehen und dazu zu sagen hatte, nicht zwischen Aktendeckeln verschwinden sollte? Was immer auch mit den Hohensteins geschähe. Und noch befohlen würde.
Wollte er aufklären? Warum?
Es scheint ihm wichtig genug gewesen zu sein, um offensichtlich noch Gleichgesinnte zu suchen. Einige Gründe, die ihn veranlaßt haben könnten, gerade den Angesprochenen um Unterstützung zu bitten, führt Dr. Spies in seiner Zueignung an. Dr. Anton Friedrich Büsching, Rektor des Berlinischen Gymnasiums zum Grauen Kloster und verheiratet mit einer Enkelin Propst Reinbecks, schildert diesen nicht anders, wenn er schreibt: *„Deutliche Stimme, grosse persönliche Würde, philosophischer Kopf, gründliche Gelehrsamkeit, vortreffliche Gabe alles in helles Licht zu setzen, sanfte Gemüthsart, Kenntniß des Evangeliums, Ueberzeugung von dem unendlich grossen Werth desselben, die aus eigner Untersuchung und Erfahrung seiner bessernden und beruhigenden Kraft entstund, starkes Verlangen, die gänzliche Ergebenheit an Gott, und Verehrung des Heilandes der Welt, den Menschen bestens anzupreisen, und ein dem Evangelium würdiger Wandel, erhoben ihn schon über viele andere Prediger."*[24] Geboren am 25. Januar 1683 als Sohn von Prediger Andreas Reinbeck und dessen Gattin Sophia Henke, der Tochter eines Postmeisters, in Celle, sieht einen vom Frontispiz der *„Fortgesetzten Sammlung auserlesener Predigten welche gröstentheils auf Sr. Königlichen Majestät von Preußen allergnädigsten Befehl nach und nach eintzeln heraus gegeben worden von Johann Gustav Reinbeck, Knigl. Preußis. Consistorial-Rath, Probst und Inspector. Berlin, zu finden bey Ambrosius Haude, 1740. SBB PK, 50 MA 28908"* ein Gelehrter an mit rundem Gesicht und offenen Augen, von, am Bäffchen zu erkennender, Pfarramtstracht und einer Puderperücke eingefaßt.
Doch könnte es auch persönliche Berührungspunkte gegeben haben.
Johann Gustav Reinbeck studierte ebenso wie Adamus Spies in Halle. Zwar bereits in den Jahren 1700 bis 1709, doch das können wir ruhig vernachlässigen. Dr. Büsching schreibt, *„unter Reinbecks Mitgehülfen* (im *1702 von dem Professor Johann Hermann Franke gestifteten Collegii orientalis theologici) waren Christian Benedict Michaelis, nachmaliger berühmter Doctor und Professor der Theologie zu Halle, und Abraham Rall. Der erste, mit welchem er einige Jahre in Liebe und Vergnügen auf einer Stube wohnete, blieb lebenslang sein vertrautester Freund"*[24].
Durch ihn könnte Adamus Spies zumindest von ihm gehört haben. Auf ihn oder seine

Publikationen hingewiesen worden sein. Wenn nicht sogar mit ihm bekannt gemacht worden sein. Die Wahl des Buchdruckers könnte sogar als ein Indiz für einen geistigen Austausch gesehen werden. Wenngleich ich dafür sonst keine Bestätigung gefunden habe.
Der Berliner Buchdrucker und Verleger Ambrosius Haude, geboren laut der „*Wikipedia*" am 4. April 1690, war nicht nur mit dem Propst befreundet, sondern würde ab 1736 zugleich mit ihm Mitglied der von dem 1676 in Pommern geborenen Ernst Christoph Graf von Manteuffel gestifteten „*Societas Alethophilorum*" mit ihrem Ruf „*Wage es, vernünftig zu sein!*" werden. Seinem Verlag könnte das Manuskript von Propst Reinbeck angetragen worden sein. Oder dem Doktor der Verlag.
Das Spiessche Werk ist die Einschätzung dessen, was in Kehrberg getrieben wurde, durch einen Naturwissenschaftler mit theologischer Basis. Womit sich Dr. Spies dem von ihm verehrten Adressaten empfohlen haben könnte.
Möglicherweise war aber auch bloß das Gerücht von erwähnter Reinbeckscher Predigt nach Wittstock gedrungen. Und empfahl A. Haude Dr. Spies die Widmung.
Die „*Nachricht*" aber empfiehlt sich immer, heranzuziehen und aufzuschlagen, wenn man sich über das Kehrbergische Wunderkind informieren möchte.

Es sei, wie es sei, es ist wie immer – was A. Spies gemacht hat, hat er, scheints, richtig gemacht.

Das Gutachten beginnt er mit der Feststellung, daß die erwähnten „*Hohensteinschen Trouppen [...] sich nicht abstreiten lassen wollen, daß es als eine gantz offenbare Abgötterey, oder als eine der grössesten Missethaten und Greuel vor GOtt anzusehen sey.*"[3] Und es fährt fort: „*Ja, ich sehe schon zum voraus, welcher unsinnigen und grundlosen Remonstrationen sie sich bedienen wollen, diese meine Meynung anzufallen, und die aus der Heil. Schrifft so wol, als aus dem Licht der Natur grundfeste Raison baufällig zu machen.*
Diesemnach will ich ihnen lieber das Wort führen, und da ihnen die Zeit zu lange dauren mögte, solche herrliche Einwendungen vom Hertzen loß zu werden, so will ich ihnen zu meiner eigenen, jedoch zu ertragenden Last, das Wort führen.
Wundere dich nicht, mein Freund, werden sie einhellig, die Wahrheit von dem Streichen zu defendiren sprechen, daß GOtt durch seltsame und wunderbahre Begebenheiten seine Allmacht noch heutiges Tages auf eine unbegreifliche Art und Weise, ins besondere zur Wohlfarth des Menschlichen Geschlechts, beweiset.
Betrachte doch, was sind nicht von unserm Heylande selbst, dessen Aposteln und deren Jüngern für Wunder geschehen in Heilung derer Krancken."[3]
An dieser Stelle merkt der Autor an, „*zu Zeiten Alten Testaments sind eben auch Wunder geschehen, dergleichen Miracula waren: als Loths Weib zur Saltz-Seule worden; Als GOtt feurige Schlangen unter die Israeliten gesandt; als sich der Jordan von einander getheilet, damit die Israeliten hindurch gehen konten; Als die Sonne auf Josua wort stille stehen muste. Von unserm Heyland selbst, seinen Aposteln und den Jüngern wurden offenbahre Miracula zur Besiegelung der wahren Lehre in heilung der Krancken und aufferweckung der Todten bewiesen, daß aber heutiges Tages dergleichen Miracula geschehen sollen solches streitet wieder die heilige Schrifft.*"[3]
Der Pfarrer, der mich die Geschichten der Bibel zu lesen lehrte, drückte dasselbe etwas anders aus. Er sagte, es wären, anders als heute, früher gern Märchen erzählt worden, um Wissen oder eine

Botschaft zu übermitteln. Jedes Volk besäße solch eine Sammlung, in welcher die Wurzeln ihrer Kultur steckten. So haben wir verstanden, daß ein Gelähmter nicht länger gelähmt war, als ihm nur verziehen worden – weil mit seiner Lähmung nicht das Gelähmtsein im medizinischen Sinne (allein) gemeint gewesen. *(Lukas 5)*
Doch wir haben Dr. Spies unterbrochen. Er fährt fort mit den Argumenten der Gegenpartei, und ihren Fragen:
„was geschehen nicht noch eben auf solche Weise für unbegreifliche Curen, dabey unser Verstand stille stehen, und wir die Vernunfft gefangen nehmen müßen? bedencke doch, was höret man nicht von dem Wunderbahren Streichen und Anrühren der Aller-ChristlichstenKönige in Franckreich, ingleichen der Könige in Spanien, England und anderen Potentaten mehr? in deren Händen die Krafft ist kröpffigte und andere Patienten zu heylen.“ [3]
Auch hierzu gestattet sich Dr. Spies sofort eine Anmerkung, und zitiert in dieser die Aufzeichnungen eines gewissen Laurentius, der am Französischen Hofe Rat und Leib-Medikus gewesen, und berichtet, *„Sr. Königl. Majestät [...] wohnen der Messe mit bey, und um von mehrerer Göttlichen Krafft zuseyn, lassen dieselben Ihnen* (den *„kröpffigten Personen“* [3] - H.S.) *das Abendmahl reichen“* [3]. Kurz danach beschreibt er, wie *„Sr. Königl. Majestät mit der rechten Hand gantz behende nur einen Augenblick die Stirn der Krancken berühren mit denen kräfftigen Worten*
Le Roy te touche
Dieu te gverisse
Der König rühret dich an, GOtt heile dich,
Worauf einem jeden ein Viaticum oder sonsten eine Müntze zum Andencken verehret wird.“ [3]
Das Ergebnis schildert er wie folgt:
„Zu meiner Zeit, als ich mir die Mühe gab solche Ceremonien mit anzusehen, wurde mir versichert, daß unter denen welche sich damahls angefunden, viele vorhanden, welche wohl zehn oder mehrmahl sich der Cur bedienet umb des Viatici theilhafftig zu werden.“ [3]
Anmerkungsende. Und Dr. Spies fährt fort in seiner stellvertretend geführten Rede:
„Warum solte auch nicht GOtt nach seinem allerheiligsten Willen noch jetzo solche Miracula von unserm unschuldigen Kehrbergischen Kinde geschehen lassen? ist es nicht klar und offenbar, daß auch dergleichen kröpffigte Schaden und andere Gewächse bloß durch das bestreichen mit der Hand eines todten Cörpers vertrieben werden, und gleichsam mit demselben verwesen, daß, so wie der Todten-Cörper vergehet, gleicher gestalt auch der bestrichene Schaden verschwinden müße?“ [3]
Antwort:
„Bey dieser Cur kan man leicht ermessen, was die alteration bey einem furchtsamen Menschen, und die durch eine todte Hand in horrorem gebrachte Seele für Würckungen hat; denen, welche nicht den geringsten für dergleichen Anrühren haben, werden dergleichen Gewächse nimmer vergehen.“ [3]
Die, *„so in Schafs-Kleidern einher gehen“* [3]:
„wie vielmehr ist es practicable, daß das Streichen eines solchen gesunden Kindes von weit größerer Krafft seyn könne? worzu würden sonsten die Wallfarthen dienen, wodurch mancher zu seiner vorigen Gesundheit gelanget?“ [3]
„[...] Die Wallfahrten sind auf nichts anders angesehen, als daß die Pfaffen Geld bekommen [...]“ [3]

„Was werden sonsten auf eine verborgene Art per Synpathiam & Antipathiam für Mirabilia praestiret? Wilt du denn gantz und gar keine Magiam diabolicam, artificalem oder Teuffels-Banner statuiren? was sind es nicht für unbegreifliche Künste, daran nicht zu zweiffeln, wenn jemand sich fest zu machen, Feuers-Brünste zu versagen, und gantze Armeen ins Feld zu stellen sich getrauet? sind es dir böhmische Dörffer und wilt du so gar diejenige Cur, so mit denen Tarantiacis vorgenommen wird, verwerffen?
für allen Dingen erwege doch das Privilegium aller dieser und weit mehr heimlichen und unergründlichen Eigenschafften, wann es heisset; Bey GOtt ist kein Ding unmöglich, hat dieses seine Richtigkeit, so ist es auch möglich, daß GOtt dem Kinde solche Heilungs-Krafft vor andern geschencket, da ohne dem in der Heil. Schrifft sich GOtt also erkläret Aus dem Munde der jungen Kinder und Säuglingen habe ich mir eine Macht zu bereitet, wie vielmehr wird es an diesem Kinde geschehen, da er der siebende Sohn ist, dergleichen Exempel man vielfältig erlebet.
Überdem lehret es die tägliche Erfahrung, daß die meisten Leute, so von der heiligen Stäte retourniren, mit ausdrücklichen Worten versicheren; sie hoffen, daß es sich binnen 9 Tagen mit ihnen bessern würde, so viel wäre doch gewiß, daß es diesem und jenem geholffen, und wären zu Kehrberg weit mehr krancke Persohnen vorhanden, als sich jemals auf dem Pest-Hofe zu Alexandria in Egypten aufgehalten hätten.
Erwege doch bey dir selbst, wie ist nicht mancher Empiricus so glücklich in seinen Curen, daß er weit und breit denen geschicktesten Medicis vorgezogen wird, da er doch eben so viel als der Kehrbergsche Doctor in re medica prositiret; laß dich doch hierdurch persvadiren und glaube dem Oraculo, glaube doch was die Leute sagen, oder was du selbst gesehen, und gehöret."[3]
Dr. Spies kontert Einzelnes in Anmerkungen. Im Ganzen fährt er fort:
„Ob mir nun zwar die guten Freunde die Sache in allen Couleuren als eine wahrhaffte Geschichte abzumahlen vermeinen, so trage ich dennoch Bedencken, mit einem leichtsinnigen Theologo zu versetzen: Es fehlet nicht viel, du hättest mich zum Aberglauben beredet; sondern ich glaube vielmehr, daß die Allmacht GOttes zu groß, welche mich von solchem Unglauben abhält, und dessen Zorn würde mich gewaltig rühren, ja in das ewige Verderben stürtzen, wenn ich auf die sündliche Gedancken gerathen solte, das güldene Kalb wissentlich mit anzubethen, und einen Abgott zu erwehlen, auf dessen Vertrauen und Glauben ich lebendig zum Teuffel fahren könte.
Was ist also von diesem Wunder-Kind zu halten? wieweit erstrecken sich seine Wunderns-würdige Curen?
ich meines Theils halte unpartheyischer weise davor, daß der Knabe zwar ausserordentlicher weise accidentaliter verschiedene Curen, wiewol an hundert Krancken nicht jedesmal eine, wie die Erfahrung lehret, in so weit, was durch Streiche, Kratzen, Schlagen, Wasser-sauffen; und auf Seiten der Patienten vermöge der unbeschreiblichen Einbildungs-Krafft, Hoffnung, Freude, gröstes Vertrauen und eine hiedurch entstehende Alteration im Geblüt, denen Lebens-Geistern und bey andern Actionen auszurichten, natürlicher weise praestiren können, dergleichen offtermalen auch ein geringes Hauß-Mittel bewürcken muß, wozu bey manchen Zufällen die gehabte Motion einer langwierigen Reise das meiste contribuiret. (Es muß ja freylich als etwas ungewohntes manchen guten Kerl in eine plötzliche Alteration bringen, wenn er von solchem Knaben unvermuthet gekratzet, gekniffen, und ehe er es sich versiehet derbe Backen-Streiche an statt Pillen vorlieb nehmen muß.) Und was noch mehr ist, würcket die Seele bey dergleichen Fällen im Menschlichen Cörper offtermalen so seltsam und wunderbarlich, welches wahrhafftig die

Erfahrung lehret, daß das gute Vertrauen manchen Krancken gesund und eine üble Vorstellung einen gesunden Menschen gantz malade, ja wol gar melancholisch und delirirend machet. ([...] So ist also natürlich daß diese angenehme Affecten und Vorstellungen ad Tempus eine Veränderung im Leibe machen und ihnen dünckt, als fühleten sie am gantzen Cörper eine Veränderung, welches aber nach und nach, wenn der affectus wieder verschwindet, auch cessiret. Und sie denn endlich sehen; quod Phantasia eos fefellerit.)

Was sonsten von der Materia Transpirationis insensibilis, und deren gesunden Evaporation zu halten sey, ob es möglich, daß ein krancker Mensch auf solche Weise von eines gesunden Transpiration profitiren könne, und sonderlich im Bey-Schlafen, welches allerdings zu behaupten, davon soll nach diesem ein mehreres tractiret werden.

Allein daß bey dem blossen Anrühren, Streichen, Anblasen und Backen-Streichen, oder auch den schlechten Wasser-Trincken, welches mit anderer Leute Eyter verunreiniget, die insensible Transpiration des Knabens von solcher Krafft und Würckung seyn solte, dergleichen sonst incurable Patienten gesund, blind-gebohrne sehend, und gantz taub-und stumm-gebohrne hörend, oder welches von selbsten falsch, auch reden machen solte, oder denjenigen, welchem GOtt ein Creutz zu tragen auferleget, davon zu befreyen, solches streitet nicht allein wieder die Vernunfft, sondernes wird auch dadurch die heil. Schrifft, insonderheit das Neue Testament gäntzlich verworffen.“[3]

Und dies zu unterstreichen, schreibt er: „*Hievon schreibet gar vernünfftig ein grundgelehrter Theologus, welcher sich sowohl in re medica als auch der wahren Weißheit rechtschaffen umgesehen, ich meine den Herrn Lehfeldten Past. auf dem Hoch-Adel. Kloster zum heiligen Grabe, wann er in dem an mich abgelassenen Brieffe welchen er in aller Eilfertigkeit aufgesetzet, folgender gestalt seine Meinung über diesen Casum eröffnet: [...] Es mag dieser Handel, Medice oder Theologice consideriret werden, so wird er allemahl höchst verdächtig und sündlich bleiben.Was ex principiis sanae rationis & medicis dawieder könne beygebracht werden, wil ich nicht erwehnen, indem nach denenselben allezeit eine connexion inter causas & effectus sich finden muß, welche hie keiner mit raisonniren finden und herausbringen wird. Ginge etwan die Sache allein auf äusserl. Protuberantien und Beulen, so möchten die Herrn Medici einiger massen noch natürliche Ursachen vorgeben können oder mit der Except, quod in naturalibus multa sint occulta, die Sache lauffen lassen, davon allerley Meinungen pro & contra in der gelehrten Diss. Des berühmten Morhofs Medicus Princeps beliebig können nachgesehen werden.*

Nun sich aber die Kraft auf alle und jede und zwar auch solche Kranckheiten, die der bewehrtesten Medicorum Geständniß nach incurable sind, erstrecken soll, so wird sie billig einem jeden vernünfftigen so gleich verdächtig; Maaßen mit keiner Vernunft zu erreichen, wie e. g. Etwas aus einem menschl. Cörper ausgehen könne, daß von solcher Subtilität und force daß es durch die verstopften Röhren der Nerven penetriren und durchdringen könne, daß sie davon so gleich wieder geöfnet, und alles in vorige circulation gebracht würde; indem ja die Spirituosesten dinge naturaliter solches nicht oder doch höchst selten prestiren wollen u. f. wolte einer theologice dagegen auf miracula weisen, und die Sachen unter die göttl. Wunder rechnen, so ist demselben auch leichte zu begegnen. Zwar ist es GOtt ein leichtes einem menschl. Leibe solche ausserordentliche Krafft beyzulegen [...] allein wie der grosse GOtt das erste nirgends verheißen, so ist auch in der gantzen Historie kein rechtschaffener Beweiß beyzubringen, daß GOtt ausser den belegten Personen solches zu einer Zeit gethan. Was in der papistischen Kirche von alten und neuen Miraculn in diesem Stück vorgegeben wird, ist heut zu Tag unter den Gelehrten so klärlich aufgedecket, daß es jedem vernünftig gleich als Fabeln und Betriegereyen in die augen fallen muß. GOtt hat sonderlich 3 periodos gehabt in welchen er zur Bestärckung und Versigelung seines mit denen Menschen gemachten Gnaden-Bundes Wunderwercke durch Menschen thun lassen, [...] Nachdem nun aber dieser Gnaden-bund in Christo völlig ausgeführet, [...] braucht es keiner neuen Wunder. [...] Ich sage auch frey, daß es wieder die Weißheit GOttes streiten würde, wenn er in dieser letzten Zeit, diejenige Wunder, an welchen nach Innhalt der Propheten alleine der Verheißene Meßias hat sollen erkannt und der Welt characterisiret werden, noch ferner wolte gemein machen, und noch andern mehr beylegen. [...] Da nun aber unser Jesus in seiner Erniedrigung [...] aus Steinen kein Brodt seinen Hunger zu stillen, machen wolte, da ers doch leicht thun können. Uns also damit zu lehren, daß wir in Noth und Elend, von GOtt keine andere als ordentliche Hülffe suchen und begehren sollen. Alles nun was der Mensch ausserordentlich und unnatürlich zu seiner Hülffe und Genesung suchet und einnimmet, ist nach der Schrifft eine Abgötterey und wird GOtt damit versuchet. Und erhält der Satan, [...] daß Menschen müssen den ordentlichen Weg GOttes und die zur Hülffe von Ihm geschaffene und gesegnete Mittel verachten und andere suchen, die GOtt verboten hat; Und darinn offenbahret sich Unglaube, Ungehorsam und viele Sünden. [...] Der Mensch, wenn ihm GOtt in seinem Elend durch ordentlichen Gebrauch natürlicher Mittel nicht helffen will, thut wohl daß er seine Last in Gedult träget [...]“ [3]

Um diese Zeilen hatte der Doktor womöglich gar nicht gebeten. In den Archiven des Klosterstifts zum Heiligen Grabe ließ sich kein Briefwechsel zwischen ihm und dem Pfarrer finden. Es scheint, als habe ein Gleichgesinnter von dem Projekt des Kreisphysici erfahren. Angesichts der beschriebenen Hysterie, und auch der bemerkbaren Eile, mit welcher sie niedergeschrieben wurden, wirken die Zeilen wie eine Solidarisierung. Ein Schulterschluß von zwei Außenseitern.

„Joachim Lehfeld gebürtig aus Perleberg wo er 1695 geboren, hat in Jena und Halle 1716 u. 1717 studiret [...] J. Lehfeld sammelte 1732 in Gotte für die bekannten evangelischen Salzburger an der Zahl 1008, welche über Pritzwalk nach Stettin gingen, [...] eine Collecte, deren Betrag 130 Reichstaler 18 Groschen er an den Inspector Gerloff in Pritzwalk abgeleistet hat.“ [25] *„1724 Pfarrer in Quitzow b. Perleberg, kam Lehfeld 1730 nach Heiligengrabe, wo er 41 Jahre lang amtierte. Er starb im 77. Lebensjahre am 20. Oktober 1771 und wurde am 24. in der Techower Kirche „quer vor dem Eingange“ beigesetzt. „Sein Portrait ist auf sein Verlangen in der Kirche rechts neben dem Altar aufgehängt worden“(KBH). Das Bild ist nicht mehr vorhanden.“* [26]

Derjenige, der aufmerksam den Argumenten dieser beiden Gegner der Kehrberger Praxis gefolgt ist, wird etwas Bemerkenswertes festgestellt haben. Es geht keinem um das Doktorchen. Die Kuren scheinen nicht das Problem.

Gehen wir weiter im Text! Dr. Spies schließt:

„Endlich getraue mich die Möglichkeit, daß einige Curen, und zwar rechte Wunder-Curen von ohngefehr geschehen, zu erweisen, aus nachstehenden Umständen.

Posito, es wäre zu einer Zeit der lahme Saltzburger, wo es keine Verstellung gewesen, zu einer andern Zeit ein lahmes Mädgen, oder auch ein blindes Kind etwas besser geworden, ein vom Schlag gerührtes Dienst-Mädgen zur völligen Gesundheit gelanget; so wäre es ja kein Wunder, daß unter so vielen tausenden dergleichen Genesungen zu eben der Zeit auch an ihrem Ort und Auffenthalt hätten arriviren können, zu dem die starcke Impression das meiste cooperiret. Ich vermeine auch darinn nicht zu fehlen, wenn ich statuire, daß ohne einer solchen starcken

Assemblee unter so viel 1000 miserablen Persohnen wol ein und anderer zu solcher Zeit auch so gar ohne natürliche Mittel durch Gottes Gnade von seinem malo liberiret werden könne.
Und dieses ist eben die Ursache, warum so viel 1000 Leute verblendet worden dahin zu reisen, wenn sie von einem eintzigen Exempel einer entstandenen Besserung Nachricht erlanget haben.
Es wird dannenhero zu wünschen seyn, daß solchem Unheil und überhand nehmenden Mißbrauch durch hinlängliche Mittel Einhalt geschehen mögte, damit der Uberlauff so vieler Colonisten, welche aber von Betteln profession machen, und bey denen hiesigen Einwohnern um eine mitleidige Contribution anhalten, wodurch denen Unsrigen Armen tort geschiehet, doch endlich zum Ende gelange."[3]
Es scheint wirklich eine unglaubliche Bewegung nach Kehrberg gegeben zu haben!
Und dem konnte Dr. Spies offensichtlich nicht untätig zuschauen.
In den mit abgedruckten Berichten von Kriegs- und Landrat sowie dem des Inspektors wird man keinerlei eigene Stellungnahme dieser zu dem von ihnen in Erfahrung Gebrachten und Vorgefundenen finden. Kriegs- und Landrat verstecken sich hinter dem Amtsarzt, indem sie dessen Gutachten vorstrecken, der Inspektor[27] scheint wirklich zu glauben, mit einer weiteren Beschreibung des Treibens in Kehrberg seine Pflicht getan zu haben.
Unter diesen Umständen könnte Dr. Spies allerdings vielleicht doch beim Heiligengraber Pastor um Unterstützung nachgefragt haben.
Daß er am Ende dem König die Wahl der Mittel überläßt, das Problem zu lösen, dürfte als reine Formalität anzusehen sein, da er ihm die Operations-Instrumente bereits gezeigt hatte.
Wobei es ihm – um es noch einmal zu sagen – offensichtlich nicht so sehr um die Kuren ging. Vielmehr um deren Ruf.
Damit sollten wir seine Schrift als einen Balanceakt annehmen, ebenso überzeugt wie sich in die Situation dreinschickend gewagt zwischen der medizinischen Versorgung auf dem Land, die wohl offensichtlich schon immer etwas mehr zu wünschen übrig gelassen hat, und der unmißverständlichen Forderung im *„Allgemeinen und neugeschärften Medicinal-Edict [...] Vom 27ten Septembr. 1725."*[17], daß sich danach zu richten sei, *„Wie Wir auch allen Studiosis Medicinae, allen Predigern so wohl in Städten, als auf dem Lande, allen Chymisten, Laboranten, Destillateurs, Stöhrern von allerhand Professionen, Juden, Schäfern, Doctoribus Bullatis, alten Weibern und Seegensprechern, so unzuläßige, zauberische und abergläubische Mittel gebrauchen, alles innerliche und äusserliche Curiren, Urin besehen und Rath geben, auch Verfertigung und Verkauffung einiger Artzeneyen, bey nachläßiger harter Bestraffung hiermit gäntzlich untersagen."*[17]

Leider war diesem engagierten jungen Mann nicht viel Lebenszeit gegeben.

Jenes Exemplar der *„Umständlichen Nachrichten"*[3], welches ich in der Berliner Staatsbibliothek einsehen konnte, trägt den Exlibris-Stempel der Berliner Goldschmieds-Familie Lieberkühn, deren Sproß Samuel die im Folgenden betrachtete Arbeit angestoßen haben könnte. Und, wiewohl die Zeitungsmeldung von dem Erscheinen dieses nächsten zeitgenössischen Dokumentes erst am 11. September 1734 erschien, gibt es auch Zeugnis von der Zeit davor.
Die *„Unpartheyische Gedancken Über Das so genante Wunder-Kind, In dem Dorffe Kehrberg nahe bey Kyritz, In einem Gespräch Seinen Landes-Leuten mitgetheilet. BERLIN, Zufinden bey*

Johann Andreas Rüdigern, Buchhändler unter dem Berlinischen Rathhause."[28] machte sich ihr anonymer Verfasser offenbar noch vor dem Erscheinen der „*Nachrichten*"[3]. Gleich zu Beginn beschreibt er die Situation in Berlin noch lange vor dem Eintreffen der Hohensteins dort. Schildert er Unglaubliches. Und damit wohl das, was ihn zu dieser Schrift veranlaßt haben wird. Das Werk beginnt damit, daß ein Theologe einem Philosophen die Tür öffnet mit den Worten: „*Sie sind mir nicht nur allezeit angenehm, sondern anjetzo besonders willkommen. Denn weil ich eben einer Sache nachgedacht, die aller Leute, so wohl gelehrter, als ungelehrter Aufmercksamkeit erwecket, und die anjetzo in allen Gesellschaften die Materie ihrer Unterredungen ist.*"[28]
Er meint „*Das berüchtigte und so genannte Wunder-Kind*"[28]!
Und zählt auf, was er über dieses Kind gehört hat.
„*Mir ist erzählet, es sey dieses Kind eines Schmiedes Sohn von 3. Jahren und was drüber, in dem Dorfe Kehrberg nahe bey Kyritz 13. Meilen von hier, so der siebende an der Zahl in ununterbrochener Folge. Selbiger soll durch bestreichen, anhauchen und dergleichen einfache und geringe Dinge gantz unheilbare Schaden in weniger Zeit heilen und gäntzlich heben.*"[28]
Abgesehen davon, daß wir in diesem Absatz Hinweise sowohl darauf erhalten, daß Ludwig zum Zeitpunkt des Verfassens dieser Schrift noch in Kehrberg gewesen ist, als auch dafür, daß der Verfasser der „*Gedancken*"[28] das Spies-Buch nicht gekannt haben kann – nach A. Spies betrug das Alter Johann Ludwig Hohensteins im Jahre 1734 vier Jahre – nennt er uns auch noch einen weiteren Grund für Ludwigs Popularität. Die seinem geringen Alter zugeschriebene Kunstlosigkeit seiner Kuren, die ihn mit Sicherheit von älteren Bötern unterschied, die war in den Augen seiner Patienten offensichtlich nicht nur kein Manko, sondern, neben seiner Jugend, wohl gerade Garant für den Erfolg seiner Behandlung!
Womit uns die Begrüßung gleichzeitig auch aufgezählt haben dürfte, was den Propst Johann Gustav Reinbeck zu seiner Predigt vom 8. August 1734 veranlaßt haben wird.
Und dann finden wir in vorliegender Schrift das, was bereits verloren schien – in einer Kurzfassung nichts weniger als eben diese Predigt!
Welcher Umstand eben dafür spricht, daß J.G. Reinbeck der Autor der „*Unpartheyischen Gedancken*"[28] ist. Daß er, aus gegebenem Anlaß, mit diesen, seine Predigt, die mit Sicherheit das Philosophische und Kontroverse der Schrift bereits gehabt, um die konkreten Bezüge, naturwissenschaftliche Betrachtungen sowie noch weitere Beispiele ergänzt, in einer vereinfachten Fassung, die theologisch dafür wohl weniger weit ausholte und in Dialogform gehalten war, drucken ließ. Daß er als Verfasser anonym blieb, und seinen Namen nur indirekt wirken ließ, war womöglich der Kunstgriff, die nötige Freiheit zu diesen „*Gedancken*"[28] zu erhalten.
Er beginnt damit, jene Punkte aus all dem Gehörten aufzuzählen, auf die er seine Darlegung aufbauen möchte.
„*1) Daß es nicht allen, sondern nur einigen helfen soll, und daß es zwar vielen helfen wolle, sich auch freundlich zu ihnen thue, sie bestreiche, aber ohne die geringste Würckung.*
2) Daß diese Würckungen sich nicht so gleich, sondern nach einigen Stunden erst zeigen sollen.
3) Daß es zwar einigen helfen, aber sie nicht zur vollkommenen Gesundheit bringen solle. Denn es soll hier einem, der seine Augen zur Arbeit gar nicht brauchen können, so weit geholfen haben, daß er zwar besser, als vorhin sehen könne, den völligen Gebrauch aber seiner Augen durch diese vorgegebene Wunder-Cur nicht wieder bekommen habe.
4) Daß es sich dreyer allgemeiner Methoden bedienet, nemlich a) des Anhauchens, oder Anbla-

sens, b) des Bestreichens mit der Hand, und denn daß es c) seine Hände im Wasser wäschet, wodurch selbigem eine gesund machende Kraft mitgetheilet werden soll, dergestalt, daß wer davon trinckt, völlig genese. Daß also das Anstreichen und Berühren die äusserliche Schaden, als Beulen, Gicht, Lähmung, Blindheit und dergleichen; das Blasen in den Mund die Kranckheiten der Lunge; und endlich das Trincken des Wassers die innerliche Schaden, wozu es mit der Hand nicht kommen kan, heilen soll.

5) Das wunderlichste aber ist, daß die Mutter dieses Kindes die Erfinderin dieser Methoden ist, als welche nach ihrem Gutbefinden befiehlet, welcher es sich in jedem vorkommenden Falle bedienen soll.

Es werden zwar noch hundert andere Umstände hiebey erzählet, die ich aber wegen ihrer Ungewißheit und Widerspruchs nicht einmal berühren mag, weil mich dünckt, daß diebemerckten uns den Weg sattsam bahnen, ein gegründetes Urtheil davon zu fällen."[28]

Auch ihm geht es weder um das Kind, noch darum, daß eine Behörde eingriffe, auch ihm geht es um Aufklärung. Unabhängig von Dr. Spies.

„Vor einem Jahre ohngefehr gab der berüchtigte Land-Streicher der Baron Sieberg die Materie zu Unterredungen, der aber allhier, als auf der hohen Schule mit seinen Betrügereyen bald offenbahr, und daher Stadt und Land zu räumen befehliget wurde, indem seine Goldmacherey und Heilung der bisher für unheilbar gehaltenen Kranckheiten ihm nicht wollte von statten gehen. Es wäre aber auch kein Wunder, wenn es ihm damit nicht hätte gelingen wollen, man sahe ihm gar zu sehr auf die Finger, welches oft die besten Meister nicht leiden können. Vor einigen Wochen gieng hier in aller Munde die Historie von dem Mann in Ruppin herum, den der Teufel sollte geholet haben, die sich aber bald wieder legte. Vielleicht hatte es damit die Bewandtniß, wie mit jenem Drachen, den eine Bauer-Frau in dem Giebel ihres Nachbarn sitzen sehen, und desselben Frau darüber zur Hexe gemacht. Als nun über dem Geschrey eine Gerichtliche Untersuchung geschahe, fand sich, daß der Drache des Nachbarn gelbe lederne Hosen gewesen, die seine Frau ausgewaschen, und da zum trucknen aufgehängt; die feurige Augen aber waren die grosse meßingene Knöpfe an denenselben, und war also der Betrug einer verwirrten Einbildung bey einer alten Frau der Grund davon."[28]

Waren es die *„Gedancken"*[28], die den Doktor sich an Probst Reinbeck wenden ließen?

O.B. Verdion ergänzt diese Stimmungsbilder aus Berlin. Mit einer Beschreibung der Stadt zu der Zeit, da das Wunderkind mit seinen Eltern im Untersuchungsgefängnis einsaß. Und ein gut Teil der anfänglichen Begeisterung in Empörung umgeschlagen sein dürfte.

„Dieses Kind ist jetzo im September auf einem Post-Wagen samt den Eltern unter einer Soldaten-Wache nach B. In Verwahrung gebracht worden, alda es in einem grossen Hause, worinnen viele Gefangen sitzen, mit den Eltern in honetten Arrest ist, und doppelte Wachen hat, die niemanden zu denselben läst, sonst aber werden sie wohl unterhalten. Das Kind soll besonders schön vom Angesicht, und auf Heyducken Art gekleidet seyn. Der reformirte Clerus mach entsetzlich dargegen toben, denn dergleichen Facta mit ihrem alten credo nicht wohl harmoniren mögen. Auch soll der Pöbel dadurch dergestalt aufgebracht seyn, daß er sich nicht scheuet, öffentlich zu sagen: Man solte das Kind mit den Eltern verbrennen etc. Ja, man will so gar die arme Mutter für eine Hexe deswegen halten. Der lutherische Clerus aber bezeiget sich hierbey moderater, und will vorerst das dieserwegen bevorstehende genaue examen abwarten."[6]

Der Rat Gerbett berichtet am 4. September 1734 jedoch auch von einer großen Menge Unbeirrbarer, die die Hausvoigtei belagerten, wenn er an von Happe schreibt:

„Weil aber so sehr viele Leuthe von dießen curen eingenommen sein so Stellen Ew. K. M. Wir allerunterthänigst anheim Ob nicht zu völliger überzeugung der allhie sich ansthellenden fremden kranken einige rechte gebrechliche Leuthe dem Kind sollen vorgestelt [...]" [21]
Der Rest ist leider kaum mehr zu lesen, seine Absicht ergibt sich aber aus dem Schreiben der Herren von Viebahn und von Happe vom 15. September 1734 *„ad Regem"*[21], der am 14. September zurück nach Potsdam und in die Hände seiner Ärzte gebracht worden war, in welchem es heißt:
„da sich nun noch sehr viele Leüte aus denen benachbahrten Ohrten hier ein gefunden, und von diesen Curen eingenommen sind; So stellen E. M. Wir alltgst anheimb ob etwa zu volliger Uberzeugung dieser Sache einige recht verläßig gebrechliche Leüte aus der Charité dem Kinde vorgestellet werden sollen, umb solchergestalt den Ungrund dieser Curen ofenbahr zu machen." [21]
Zurück zu den *„Gedancken"*[28]! Ihr Verfasser schlüpft in die Rolle eines unvoreingenommenen Beobachters. Und setzt, statt auf seinen Namen, auf die Betonung seiner Kompetenz.
„P. [...] Es ist mir auch gesagt, daß ein gewisser grundgelehrter und vornehmer Geistlicher hier in Berlin, letzthin des Wunder-Kindes soll erwehnet und aus einigen Ursachen an der Wahrheit desselben gezweifelt haben, bey Gelegenheit der vielen Tausenden so mit wenigen Brodten und Fischen von Christo sind gesättiget worden. Haben sie nicht gehöret, wohin seine Meinung abgezielet, und welcher Gründe er sich bedienet?
T. Ja ich kan Ihnen mit einer Nachricht dienen. Seine drey Gründe, warum er diesem vorgegebenen Wunder keinen Glauben beymessen konte, waren diese:
1.) Man lieset von allen in Alten und Neuen Testament, die Wunder verrichtet, sowohl Propheten und Aposteln als auch zu weilen von Christo selbst, daß sie vorher GOtt angeruffen und darauf in Nahmen GOttes zur Ausübung des Wunders geschritten. Dieses befinde sich aber bey diesem Kinde nicht.
P. Daß ich mit Ihrer Erlaubniß, Ihre Rede unterbreche. Man hat erzehlet, das wenn das Kind eine Menge Leute angerühret, bestrichen oder angehauchet, es selbige sodenn mit diesen Worten von sich lasse: nun geht hin in Gottes Nahmen. Ich bin aber fast der Meinung, daß dieser Umstand kein wesentliches Kennzeichen eines Wunders abgebe, und daß sich daher aus dessen Abwesenheit auf die Wahrheit eines Wunders nicht wohl sicher schliessen lasse.
T. Der 2te Grund war: alle Wunder sind von erwachsenen Leuten und nicht von Kindern verrichtet worden. Christus selbst hat vor den Antritt seines Lehr-Amts keine verrichtet. Und ob schon ein untergeschobenes Buch vorhanden, darinn die Kindheit Christi beschrieben und mit vielen Wundern angefüllet ist: so verdienet doch solches keinen weitern Glauben als die andern in den ersten Zeiten theils von den Lehrern selbst aus guter, theils von ihren Feinden aus böser Absicht untergeschobene Bücher. Es ist hierbey gar sehr zu besorgen, daß es mit den Wundern zu einem Kinderspiel gedeyen möchte.
Der 3te Grund war dieser: mit dem Wundern war allezeit das Lehr-Ammt verknüpfet, so daß die Wunderthäter Propheten oder Lehrer zugleich gewesen. GOtt ließ Wunder geschehn um die Leute aus dem Irrthum und dem Unglauben heraus zu ziehen, solte dieser Zweck erhalten werden, so muste ihnen ja der Ungrund ihrer Lehre und die wahre Lehre die sie annehmen solten, erkläret werden; darum musten beyde Stücke mit einander verknüpfet seyn. Bey denen Prophezeyungen waren die Wunder gleichsam Siegel, die Wahrheit und Gewißheit derselben zu bekräftigen.
P. Ich muß gestehen, daß diese Gründe, so aus der Zusammenhaltung und dem Zweck der

aufgezeichneten Wunder, genommen, so beschaffen sind, daß ich sie fast als allgemeine Regeln solte gelten lassen. [...] Es fällt mir aber ein, daß sich Gott aus dem Munde der jungen Kinder und Säuglinge eine Macht zubereitet, und daß die Kinder durch Antrieb des Heiligen Geistes, das Hosianna schrien. Es möchten auch einige hiebey die Gedancken haben, ob sich GOtt eben an ein Werckzeug binden dürffe, durch welches er seine Allmacht offenbahre und ob nicht auch GOtt aus geheimen Absichten Wunder thun könne, ohne daß dabey gelehret werde, indem er ja die daraus fliessende Lehren deren Betrachtung überlassen kan, so sie sehen. [...]

T. Es hat auch dieser gelehrte Theologus, wo ich nicht irre, keinen gewissen, wohl aber eben einem höchst wahrscheinlichen Schluß daraus gezogen, wieder die Wahrheit der vorgegebenen Wunder. [...]

P. [...] Es läßt sich aber doch noch nicht mit völliger Gewißheit daraus schliessen, indem noch kein Wiederspruch zwischen diesen vorgegeben und denen Wundern der Heiligen Schrift gezeiget ist. Liesse sich der darthun, so wären sie unmöglich und schlechterdings unwahr, es möchte selbige auch vor wahr annehmen wer da wolte. Hat er aber nicht mehrere Gründe angeführet?

T. Nein, so viel mir wissend ist. Doch glaube ich, daß man aus dem andern Theil seiner Rede auch einen Grund und ein untrüglich Kennzeichen machen könne. Er zeigte den Zweck der Wunder, welcher die Verherrligung Göttlicher Majestät, nicht aber die Bereicherung der Wunderthäter ist. [...] Diesen angeführten vier Gründen will ich noch einen beyfügen. Wir lesen, so viel ich mich entsinne, von keinem der Christi und seiner Apostel Wunder-Curen verlanget, der abschlägige Antwort bekommen habe, er möchte auch noch so ein grosser Sünder gewesen seyn. [...] Und wurden alle gesund. [...]

P. [...] Aber den letzten Grund, den ich auch fast vor den wichtigsten halte, haben Sie noch ausgelassen.

T. Vielleicht ist selbiger in der 4ten Anmerckung, so ich gleich zuerst gegeben, enthalten, nemlich, daß zwar einigen solle geholffen werden aber nicht recht.

P. Ja der ists. [...] GOttes Macht aber ist eine Panacee und hinreichend wieder alles Übel [...] Wer nun durch GOttes Macht wircket und Wunder thut, der muß das Übel völlig heben und mit Stumpf und Stiel ausrotten. [...]

T. Der Beweiß hat seine völlige Richtigkeit. Doch weil dem Grund, worauf er beruhet, von vielen noch wiedersprochen wird, indem sie Proben einer gäntzlichen Hülffe wissen wollen: so darf man den Schluß noch nicht annehmen. [...]

P. [...] so wollen wir noch so lange Gedult haben, bis die Zeit uns eine völlige Gewißheit geben wird.“[28]

Was ein nicht näher bezeichneter „*Freund*“[6] O.B. Verdions „*auf einer berühmten Universität*“[6] von dieser Predigt hält, haben Sie gelesen, in dem des Letzteren Roman entnommenen Stimmungsbild, das einem Schreiben dieses Freundes entnommen worden. Derselbe argumentiert in einem gleich danach im selben Werk abgedruckten Brief vom „*6. October 1734*“[6] noch direkt gegen die „*Gedancken*“.[28]

„*Nun ist meines wenigen Erachtens nichts ungeschickters zur Betrügerey als das curiren, weil niemand sagen wird, daß er curirt worden sey, wenn es nicht wahr ist. Über dieses sind viele Leute ausser Landes, die nicht nöthig haben, sich vor dieser Inquisition zu fürchten, welche freymüthig bekennen, daß ihnen von dem Kinde zu ihrer vorigen Gesundheit geholffen worden sey. [...] Das*

Factum ist klar und offenbar. Wunder und Zeichen sind am Tage und unläugbar, indem sie vor den Augen der Menschen geschehen. Wäre dieses nicht von GOtt, so könte es das Kind nicht thun. Aber wir bedürfen im Neuen Testament keiner Wunder und Zeichen mehr, sprechen sie. Ja, es ist wahr, es sprechen es auch alle wahre Gläubigen. Wenn wir deren aber gleich nicht bedürfen, so ist das gemeinet von solchen, die den Glauben bestätigen sollen. Wer will es aber GOtt wehren, wenn er denen Armen und Elenden, denen die Menschen entweder nicht helffen können, ob sie gleich alle ihre Kunst, Gelehrsamkeit, Saniora Principia, nebst ihren besten Artzeneyen in der Menge anwenden, oder aber um des verfluchten Eigennutzes willen, ohne excessiven Lohn nicht helffen wollen. Ich sage, wer will es GOtt wehren, wenn er solchen armen Verlassenen in ihrem Jammer eine Hülffe erzeigen will? Er will durch seine erbarmende Liebe manche dadurch zur Buße locken, welches diejenigen, denen so wunderbare Hülffe geschehen, wohl mercken mögen. Er will die Menschen von der Abgötterey zum Vertrauen auf ihn reitzen, daß man ihn doch erkennen soll: Es heile uns weder Kraut noch Pflaster, sondern sein Wort, seine geheime und verborgene Kraft, welche alles heilet, und daß man es nicht den Menschen, noch ihrer Hände Arbeit so abgöttischer Weise zuschreiben soll. Welches diejenigen wohl bedencken mögten, die so sehr darwider rasen und toben, aus Furcht, es entgehe ihnen ihr Gewinn und Genuß. Apost. Gesch. 19, 25-27. O! wolten sie GOtt die Ehre geben, und ihn in seinen Liebes-Wercken nicht tadeln, noch vielweniger schmähen, welches gar ein schweres ist, sondern mit preisen und loben, sie solten gewiß seine Erbarmung, seine gnädige Hülffe und seinen Segen auch an sich und ihren Thun erfahren, daß er würde mit ihnen seyn, und sie nicht verlassen, noch versäumen.

Und wer weiß, ob nicht dieses Wunder mit unter die Zeichen seiner herannahenden Zukunfft mit allem Recht zu rechnen sey? daß man sagen darf: Siehe! dein König kommt zu dir! ein Gerechter und ein Helffer; weil er anfängt, wie er zwar von Zeit zu Zeit immer gethan hat, auf eine eclantere Art hin und wieder wohl zu thun, und gesund zu machen, die vom Teuffel überwältiger sind durch mancherley Seuchen und Plagen, und das frey und umsonst, ja durch Geringe, Ungelehrte, Unmündige und Säuglinge.

Ob wir zwar keiner Wunder und Zeichen bedürffen oder nöthig haben, so ist doch der Schluß falsch, daß GOtt keine mehr thun könne noch wolle, und daß sie folglich vom Teuffel seyn müssen, das wäre gar massiv geschlossen. Wer hat denn GOtt dem Herrn seine Hand verkürzt? Wer wills ihm denn wehren, zu thun, was er immer gethan hat? Ist den Christus dergestalt gen Himmel gefahren, daß er seinen Geist und Krafft mit von der Erden weggenommen, daß es nun alles gleich der Teuffel seyn soll, wo sich eine Krafft oder geistliches Wesen im Reich der Gnaden, und in der Natur äussert, das über den Horizont der Vernunfft und ihrer Glaubens-Artickul gehet? Solte denn der Teuffel nun so gut und gütig seyn worden, daß er die armen Menschen von ihren Plagen und Kranckheiten heilen solte, denen er lieber, wo es bey ihm stünde, noch mehr Unglück anthäte? Solte er Macht haben, so ein einfältiges, frommes, freundliches, andächtiges und unschuldiges Kind zu einem Werckzeug seiner verfluchten Absichten zu mißbrauchen, die Menschen unter guten Schein zu betrügen und zu verführen? Und was solte für eine Verführung hinter diesem unschuldigen Kinde und seinen Wunder-Curen stecken können? Solten sie dadurch vom Glauben an GOtt und von der Liebe des HErrn Jesu können abgeführet werden? Ja, wenn es grosse, mächtige, oder kluge, selbstweise, gelehrte, hochfahrende, eigennützige Leute wären, die da wolten Wunder thun; da möchten wir kecklich alle Menschen treulich warnen, vorsichtig zu seyn: Wenn sie kommen werden mit fantastischen Zeichen und wundern, dadurch weder GOttes Ehre

noch der Menschen bestes befördert werden kan, Sondern nur die Menschen zu schrecken, besondere Dinge vorzugeben, und sich einen Anhang zu machen, und der gleichen. Da mag ein jeder auf seiner Hut stehen, der den Glauben an GOtt und ein gut Gewissen bewahren will. Doch genug hiervon."[6]
So viel Autoren, die ihren Namen nicht nennen wollen, soviel Gründe mag es für sie geben. Dieser Brief ging womöglich gar nicht an Herrn Otto Bernhard Verdion persönlich, er könnte auch einer Publikation entnommen worden sein. Von wem er stammt, ist leider nicht zu ermitteln.
10 Seiten weiter ergänzt Herr Verdion die Betrachtung noch:
„*[...] wenn man die Mittel erwegte, welcher sich das Kind bediente, damit so vielerley Gebrechen zu curiren, und so viele Menschen alle von verschiedener Natur hierdurch gesund zu machen, wären solche keineswegs von solcher Art, dergleichen Würckung vor sich thun zu können, wofern nicht eine höhere Krafft darzu käme, mithin könnte man sie mit allem Recht vor übernatürlich halten, wobey der Finger GOttes augenscheinlich mitwürckte.*"[6]
Der Glaube fließt als breites Wasser, die Religion scheint vergleichbar einem irdenen Krug – Identifikation geschieht durch Abgrenzung – und die Kirche stellt sich dar als eine Institution, die sich genauso inszeniert, wie jede andere es tut.
An den beiden vorliegenden Aufsätzen sieht man deutlich, welch unterschiedliche Blüten der Glaube, nachdem er Religion und Kirche aus sich hervorgebracht hat, tragen kann. Und wie verzweigt allein eine Religion sein.
Denn welche von den beiden hier vertretenen Auffassungen sollte man nun christlich nennen?
Als ich noch als Friedhofsarbeiter arbeitete, beichtete mir vor einer Doppel-Trauerfeier der Pfarrer, der zu ihr tröstende Worte zu einer großen Familientragödie hätte finden sollen, daß er damit überfordert wäre, und sagte: „Bloß gut, daß wir uns immer noch hinter der Liturgie verstecken können!"
Beim Lesen der „*Unpartheyischen Gedancken*"[28] fiel mir dieses Gespräch wieder ein.
Doch deren Verfasser wird wohl die Vergöttlichung des Kindes, die ihm allenthalben entgegengeschlagen sein muß, bis auf die Feder gereizt haben. Im Angesicht des Elends der Kranken. Daß er sich äußern mußte.

Jenes Predigt floß also nachweislich in die Überlegungen des Generaldirektoriums ein.

Ob Johann Peter Süßmilch auch ab 1716 Schüler des Berliner Gymnasiums zum Grauen Kloster und ab 1727 Student der Theologie und orientalischen Sprachen in Halle und Jena gewesen, 1734 in Berlin lebte als Hofmeister im Hause des Generals Christoph Wilhelm von Kalckstein, im Jahre 1737 Charlotte Dorothea Lieberkühn heiratete, die Schwester seines Jugendfreundes Nathanael, und 1742 auch noch die Probststelle Johann Gustav Reinbecks übernahm *(Quelle: Prof. Dr. sc. J. Wilke, Berlin, und http://encyclopedia.stochastikon.com)* – wenn Prof. Dr. Jürgen Wilke ihn als Verfasser der „*Gedancken*"[28] ausschließt, dann sollten wir das hinnehmen.
Die einzige mir bekannte Handschrift von den „*Unpartheyischen Gedancken*"[28] findet sich im Nachlaß des Staatsarchivrats im Geheimen Staatsarchiv in Berlin Prof. Dr. Johannes Schultze (1881–1976), der im nämlichen Archiv in Berlin-Dahlem aufbewahrt wird.
Seine Lebensdaten lassen ihn als Autor jedoch schon von vorneherein ausscheiden. Zudem sieht die Niederschrift eher nach einer Abschrift, denn wie ein Manuskript aus. Die Buchstaben wurden

regelrecht gemalt. Daß diese Kopie unter Drucksachen und dem Titel *„Ein Wunderkind im Dorfe Kehrberg 1734"* eingestellt wurde, könnte darauf hinweisen, daß an ihrer Stelle einmal ein Buch gestanden haben könnte.

Die Nürnberger Ärzte Christoph Jacob Trew (1695–1769), auch Anatom und Botaniker, Johann Christoph Götze (1688–1733), Johann Christoph Homann (1703–1730), Christoph Wilhelm Preisler (1702–1734) und der Altdorfer Medizinprofessor Johann Heinrich Schulze (1687–1744) ließen von 1731 bis 1745 das erste medizinisch-naturkundliche Wochenblatt der Welt erscheinen – das *„Commercium litterarium ad rei medicae et scientiae naturalis incrementum"*: *„Handelsblatt zur Vermehrung des Wissens in der Medizin und der Naturwissenschaft"*.
Ab 1734 oblag allein C.J. Trew die redaktionelle und verlegerische Betreuung der Zeitschrift. Ihre Themen resultierten aus der fachlichen Korrespondenz der Herausgeber. Erhalten sind über 19 000 Briefe. Diese, in Latein verfaßte, Wochenschrift bot europaweit eine willkommene Möglichkeit zur Wissenskommunikation.[29]
Am 20. Oktober 1734 erschien die 42. Wochenausgabe. Sie und die 47. Ausgabe vom 23. November 1734 befassen sich mit Johann Ludwig Hohenstein.
Die folgende Übersetzung des Artikels der Nr. 42 hat Herr Dozent Dr. med. habil. Emil Ehler (8.2.1917–30.1.1993), Oberarzt am Anatomischen Institut der Universität Rostock für Dr. med. Roland Busch angefertigt.
„Was über jenes Kehrberger Wunderkind überliefert wurde, ist so bekannt geworden, daß ein Mann mit bedeutendem Namen in der Literatur, Berolino, in einem Brief vom 31. Juli des laufenden Jahres, an D.D. Fritschius, einen Weinhändler gerichtet, alles so vollständig niederschrieb, als wäre es schon bestätigt. Da er uns dies liebenswürdigerweise mitteilte, wollen wir dies hier bekanntgeben:
‚Etwas des Vermerkens sehr Wertes hat sich zugetragen in einem Dorfe bei Wittstock im Grenzgebiet des Herzogtums Schwerin, etwa 7 bis 8 Grenzsteine von Berlin entfernt. Hier ist nämlich ein etwa 4-jähriger Knabe, als einziger Knabe nach 6 Mädchen schließlich geboren; er ist mit einer derartigen Wunderkraft ausgestattet, daß er alle Kranken irgendwelcher Krankheiten, sogar Blinde, Lahme, Stumme, Taube usw. durch bloßes Reiben mit der Hand gesund machte. Der Vater des Kindes ist faber ferrarius, der sich mit ernster Not auseinandersetzt; trotzdem aber lehnt dieses Wunderkind es ab, Geld anzunehmen und wirft es weg. Mehrere schlimm betroffene kamen mit diesem Berolino zusammen und alle kehrten geheilt zurück und bezeugen ausreichend die Wahrheit der Geschichte durch ihr eigenes Beispiel.'
Genau entgegengesetzt zu diesem Schreiben ist der Brief des D.D. Spiesius aus Wittstock, vom 12. August des laufenden Jahres, an D.D. Trew gerichtet; darin gibt er bekannt, daß er bereit sei, dieses Beispiel des oben genannten Falls öffentlich darzulegen aus dem Stegreif, beschränkt auf wenige Seiten; diese Schrift bietet er den Verlegern an zum Druck und zwar unter dem folgenden Titel, der die Vorstellung des Verfassers verdeutlicht: Umständliche und wahrhaffte Nachricht von dem erstaunenswerten Kehrbergischen Wunderkinde, usw. - das heißt: Vollständige und getreue Geschichte von dem verdächtigen sogenannten Kehrberger Wunderkind; diese birgt nicht allein eine wahre Untersuchung aller vorgefallenen Umstände; sie zeigt vielmehr auch, welche Ergebnisse hauptsächlich die Phantasie und das Reiben, an sich betrachtet, hervorbringen können, mit allen entsprechenden damit verbundenen Bedingungen, veranlaßt im Auftrag des Königs, und

COMMERCII LITTERARII AD REI MEDICAE ET SCIENTIAE NATVRALIS INCREMENTVM INSTITVTI

Hebdomas quadrageſima ſeptima.

Norimbergae a. d. XXIV. NOVEMBRIS clɔ Iɔcc XXXIV.

I.

PRodiit in lucem ſchediaſma illud D. D. SPIESII, in quo *de infante miraculoſo Kehrbergenſi* ipſum expoſiturum eſſe, titulum ſchediaſmatis ſimul exhibentes, nuper nunciauimus (*a*). Proſtat illud *Berolini* apud *Ambroſium Haude.* 8. 4¼. *plag.* quatuorque abſoluitur partibus. *Prima* harum ſic dicti miraculoſi infantis Kehrbergenſis *natiuitatem, aetatem, temperamentum* et *fata* narrat. Pars *ſecunda methodum medendi* deſcribit, qua ſcilicet ratione cura inſtituatur, atque medicina neceſſaria praeparetur applicetur que. *Tertia* de clementiſſimo Regis mandato, et hinc facta *inquiſitione* exponit. *Quarta* tandem *iudicium* de curis eius modi exhibet; quidque de infante hoc miraculoſo ſtatuendum ſit, proponit. Ex his paucis ſequentia referenda putauimus. Natus eſt infans ille, cui nomen *Ioannes Ludouicus Hohenſtein*, annos tres et dimidium, et quod praecipue notandum, fratrum ſuorum eſt ſeptimus. Factum eſt enim, vt, quemadmodum vulgus de tali puero mira multa fabulatur, et de hoc ipſo, natiuitatis iam die, conuiuae patri praeſagirent, fore vt aliquando magnus euaderet chirurgus, ſi ipſum in arte hac inſtrui curaret. Quum deinde mater pueri vulnerata ab eo tangeretur, indeque ſanatam ſe eſſe crederet, mox alii accurrere aegroti, ſanitatem ex eius attactu ſperantes, qui quum et ſe a malis, quibus conflictabantur, liberatos eſſe clamarent; tantus mox aegrotorum, diuitum aeque ac pauperum, ad puerum hunc confluebat numerus, vt centenarium ſaepius ſuperaret. Modus autem, quo puer

Aaa hic

(*a*) vid. *Hebd. XLII.* Ann. curr. *p.* 33?.

Titel der Commercii litterarii vom 24. November 1734[30]

nach den darauf erfolgten Berichten. Tatsächlich erfaßt dieser auch den in dieser Angelegenheit verübten Aberglauben, fremden Kult, Betrug und irrtümlich gebildete Fabeln weitgehend. Verfasser ist A. Spies, Doktor der Medizin, des Vorsitzes und der Provincia Prignicensis königlicher Arzt.“[30]

Über den sogenannten Berolino und den Verfasser des sicher nur auszugsweise abgedruckten Briefes, einen Weinhändler Fritsch, habe ich nichts weiter herausbekommen können. Sein Brief scheint auch nicht erhalten, da solch ein Verfasser im *„Katalog der Briefsammlung des Nürnberger Arztes Christoph Jacob Trews in der Universitätsbibliothek Erlangen“* nicht genannt wird. Jener Berolino schildert, wie sich ihm als neugierigem Berliner (?) das Geschehen darstellt, und, was ihm berichtet worden ist.

Daß Ludwig der erste Sohn nach sechs Töchtern gewesen sein und aus diesem Grund seine Gabe haben soll, wird vielleicht bloß falsch verstanden oder in Erinnerung behalten worden sein, aber da es sich hierbei auch um eine Variante des zugrundeliegenden Aberglaubens handelt, könnte uns das zusätzlich kundtun, woran jener glaubte.

Dieter Harmening schreibt im *„Wörterbuch des Aberglaubens“, Stuttgart 2005*: *„7 ist die Zahl der Fülle; denn sie ist unteilbar. Sie bedeutet die Gesamtheit, die Vollkommenheit (Augustinus, Epistola 55; Sermo 83).“*

„Es hieß, daß unter sieben hintereinander geborenen Mädchen eins ein Werwolf wird“, zitieren Hanns Bächtold-Stäubli und Eduard Hoffmann-Krayer im *„Handwörterbuch des deutschen Aberglaubens“, Berlin 1987* die *„Mythologie“* der Grimms. Und schreiben weiterhin, daß *„besonders Knaben“* Glück brächten. *„Sie sind auch die willkommensten (Neujahrs-) Gratulanten. Erstlingsobst läßt man gern von Kindern (lieber von Knaben als von Mädchen) pflücken, damit der Baum im nächsten Jahr reicher trägt. [...] der letzte von sieben hintereinander geborenen Knaben (kann) Überbeine ‚vertun‘, oder das siebente Kind ist überhaupt ein Wunderkind.“*

All das zusammengenommen, wird Ludwig zu einem Erlöser.

Da Doktor Spies in obigem Katalog ebensowenig zu finden ist, wie der Verfasser des eingangs zitierten Briefes, zählt auch sein Brief an Christoph Jacob Trew wohl nicht zu den erhaltengebliebenen. Was wir in C.J. Trew´s Artikel zu lesen bekommen, scheint das einzig Überkommene, bewahrt durch seine Besprechung.

Dr. A. Spies schreibt an Dr. Trew Tage nur nach seinem ersten Besuch in Kehrberg, nach Erhalt der Königlichen Ordre.

Damit bestätigt er den hinterlassenen Eindruck, daß es ihm wohl nicht ausgereicht habe, nur das Gutachten abzugeben. Es faßte offensichtlich nicht die Summe seiner Eindrücke. Seiner Erlebnisse. Und Anschauungen.

Es hätte mich interessiert, den Brief zu lesen. Seine Antwort auf die kreisenden Behauptungen. Sein Paroli. Vielleicht die Urfassung seines Buches, in der zwar noch fehlte, was noch nicht drin sein konnte, die aber schon umfangreicher gewesen sein könnte, als das an den König abgesandte Schreiben.

Es überrascht nicht, daß es für ihn offenbar nicht so leicht war, einen Verleger zu finden, wie es das hingegen scheinbar für Berolinos war.

Selbst in dieser Zeitschrift wird sein Pamphlet nicht abgedruckt.

So wuchs das Buch in seine endgültige Form.

Am 24. November 1734 endlich vermeldet das Blatt die Drucklegung.

In diesem Zusammenhang sollten wir uns den Satz: *„Was über jenes Kehrberger Wunderkind überliefert wurde, ist so bekannt geworden“*[30] einmal auf der Zunge zergehen lassen, und die Tatsache, daß Ludwig das Titelblatt bekommen hat, bewußt machen – die Zeitschrift kommt aus Nürnberg! Und wer weiß, wo der erste Brief aufgegeben wurde!
Hier die Übersetzung des anderen Artikels, freundlicherweise angefertigt von Frau A. Carstens, Gymnasial-Lehrerin aus Pritzwalk:
„Es kam an die Öffentlichkeit jenes Blatt von D.D. Spiesius, in welchem er ankündigt, er werde über den Wunderknaben von Kehrberg berichten. Er erzählt die Geburt, das Heranwachsen, den Charakter und das Schicksal. Er beschreibt die Heilmethode und die medizinischen Notwendigkeiten.
Nach dem Auftrag des überaus milden Königs ist eine Untersuchung gemacht worden und hier veröffentlicht. Ein Gerichtsurteil hat die Untersuchungen bestätigt:
Jenes Kind, das den Namen Johannes Ludwig Hohenstein hat, ist vor 3,5 Jahren geboren worden und, was zu bemerken ist, es ist das 7. von seinen Brüdern. Tatsache ist, dass beim Volk viel Wunderbares über solchen Knaben erzählt wird.
Schon am Tag der Geburt sagte man der Mutter und dem Vater über ihn voraus, dass irgendwann ein großer Heiler aus ihm hervorgehen werde und er sich selbst in dieser Kunst unterweise.
Als darauf die verwundete Mutter des Knaben von diesem berührt wurde, glaubte sie, dass sie fortan geheilt sei. Bald kamen andere Kranke herbei und hofften durch dessen Berührung auf Heilung. Sie sagten, dass sie von den Übeln, die sie plagten, befreit worden wären.
Es kam bald eine so große Zahl von Kranken, Reiche und Arme, zu dem Knaben, dass 100 öfter überschritten wurde.
Die Art aber, welche der Knabe bei der Heilung gebrauchte, ist folgende: den Tauben, den Stummen, den Blinden blies er seinen Geist ein. Danach rieb er jene Stellen mit der Hand ab. Die Glieder der Gelähmten und Verwundeten behandelte er nur mit Berührung. Die, die von einer inneren Krankheit heimgesucht wurden, tranken Wasser, mit welchem der Knabe seine Hände gewaschen hatte, oder, indem die Hand nur die Bewegung gemacht hatte. Blinde wuschen die Augen mit demselben Wasser, welches mit vielen Wagen an andere Orte gebracht wurde.
Wenn man aber die Meinung des Spiesius nach der Wirkung dieser Behandlung erfragt, findet man, dass sie mit der Vernunft der Kranken nichts, aber mit der Ausstrahlung des Knaben viel zu tun hat. Aus der so großen Zahl der Kranken kann man keinen finden, der wirklich wieder hergestellt ist. Und wenn man einen findet, dann wird es einer sein, den Furcht, Freude, Hoffnung oder ein anderes Gefühl eher geheilt hat als die Hand des Knaben.
Er selbst oder seine Eltern können mit gutem Recht die Wirkung loben; aus den Armen wurden nämlich Reiche. Sie zwingen den Knaben öfter, Kranke zu berühren, so dass er selbst schon gelernt hat, viele Münzen zu fordern.“
Dr. Trew mag das Buch gelesen haben. Er liest sich aber, als hätte er nur aufgeschrieben, was ihm haften geblieben war. Ohne einen gehobenen Wert auf Genauigkeit zu legen. Und als wäre ihm sein Interesse am Kehrbergischen Wunderkind plötzlich genommen worden.
Doch Ludwig sollte ihn noch einmal überraschen. Auch, wenn Dr. Trew sich wahrscheinlich nur bestätigt gesehen haben mag.

Wenden wir uns jetzt dem Zeitzeugen zu, der sich vorher noch zu Wort meldet, schlagen wir die ersten Seiten der Geschichtsschreibung auf.

Vorher sei an dieser Stelle erwähnt und gewürdigt, daß beinahe jeder dieser kleineren und größeren Brocken wahren Goldes, sowohl diejenigen, die wir bereits betrachtet haben, wie auch die, die wir noch betrachten werden, in den 80-er Jahren des gerade vergangenen Jahrhunderts gefunden wurde von dem Kinderarzt Dr. med. Roland Busch aus Rostock bei seiner Suche nach Spuren vom Kehrbergischen Wunderkind.
Er hat die Goldgräber-Arbeit gehabt, geschürft, gewaschen und viele Steine zwischen den Fingern gedreht, bis er ein Nugget in ihnen gehalten, und hat heiße und kalte Adern notiert.
Betrachten wir Stück für Stück nun in Ruhe und genau!

Betrachtete der kursächsische Leibarzt Dr. med. Johann Daniel Geier (1660–1735?), der den Beinamen Daedalus[32] trug, auf seinen Reisen lieber seine Zeit als die Gegend, oder wollte er Reisenden was zu denken geben – von seiner Hand finden sich mehrere Heftchen *„Müßiger Reise-Stunden Gute Gedancken"*[33].
Im 18. *„Discours"*[33] lesen wir:
„[...] So lange dahero die Welt stehet, hat man bey dem Valerio Maximo, Bonifacio, Zeilero, Pontano &c. unzehliche viele Geschichte angeführet von denen absonderlichen Ingeniis praecocibus, welche gar zu einem Sprichwort worden, daß man geglaubt, ein allzufähiges Kind lebe nicht lange.
Ich will mich nicht aufhalten in Anführung solcher klugen Kinder, sondern nur ein und anders vorzubringen, so giebet sich an in Erlangen Johann Philipp Baratier, ein Knabe von 12. Jahren, dessen angenehme Remarques über des Rabbi Tuddele voyage sehr wichtig und wohl zu lesen seyn, deme beyzufügen Christian Heynicke, von Lübeck, vierthalb Jahr alt, von dem der Rector van Seelen meldet:
‚Ein Kind, wie dieses ist, bringt kaum in hundert Jahren
die mildeste Natur aus ihrem Schatz herfür.
O! hochgeschickter Kopff, wo sich zusammen baaren
So reiche Wörter-Pracht und Wissenschafften Zier!
Ein Knabe dreyer Jahre, von schwach und kranckem Leibe
Tritt mit des Lehrers Fleiß den sichern Wettstreit an.
Wer zweiffelt, glaube diß, was ich gesehen schreibe,
Wo nicht, so schau er selbst diß Wunder, weil er kan.'
Ehemals sagte Bembus von dem Longolio:
Te juvenem rapuere Dea fatalia nentes,
Stamina, cum scirent moriturum tempore nullo
Longoli tibi si canos seniumque dedissent.
Unsere ietzige Zeiten bringen auch etwas; und das Berlinische Wunder-Kind eines Schmidts ist ietzo in aller Leute Erzehlung, nach der alten Vettel-Fabel, daß der siebende Sohn die Gabe der Gesundmachung, nebst andern Glückseeligkeiten, erhalte, woraus dann jederzeit eine sonderbahre abergläubische Gotteslästerliche Boßheit entstanden, also, daß S. Königl. Maj. Dero hohes Einsehen hat darzwischen setzen müssen, solcher Thorheit zu steuren.
Dann die Hand-Bestätigung ist wohl bey vorhergegangenen Gebeth ein öffentlich Zeichen, und von

Christo vorgesaget worden, Act. XXVIII. Marc. XVI. Matth. IX. Marc. VI. Joh. II. aber solche haben die Apostel nicht empfangen, kan daher nicht vor ein Zeichen des Apostolats genommen werden: Thecla und Lyeba haben dadurch Priester ordinirt, welches Bonifacius I. zugestanden, Carolus M. abgeschafft.
Herr D. Piriz giebet in einer besondern Gerichtlichen Relation die völlige Nachricht, und ein Anonymus in seinem Gespräch darüber, die völlige Abfertigung.
Wann aber gleichwohl die Gabe der Gesundmachung eine freye Gnade GOttes ist, wann man auch heut zu Tage keine Apostel mehr glaubet, jedoch den Tactum Apostolicum noch kräfftig zu seyn vorgiebet, so setze ich diesen Knaben bey einem Bauer, ohnfern Dreßden, von beyläuffig zwantzig Jahren, dessen besondere Gabe die Kroepffe und Hecker durch Lecken zu vertreiben, und diese Krafft hat seinen Tauff-Nahmen zugesetzet, daß man ihn den Chur-Sächsischen Leck-Märten geheißen, indem er von der Königin Maj. einige Cammer-Favoriten zu lecken befehlicht worden. Die Methode seiner Cur war, daß er drey Freytage nach einander mit nüchterner Zunge die Kröpffe und Buckel dreymahl Creutzweiß leckete, und jeden Leck mit einem Creutz absonderte, durch das Drücken des Daumens."[33]
Die Übersetzung der Seelenschen Verse fügte ich aus Johannes Oehmes „*Das Kind im 18. Jahrhundert*"[34] ein, im Original sind sie lateinisch. Ebenso, wie die ihnen nachfolgenden.
Dr. Geier beschäftigt sich , nachdem er bis zum Ende des Zitats sein Thema genannt hat, im Folgenden gründlich und umfassend mit dem Kursächsischen Leck-Martin. Genau wie im Titel angekündigt.
Unser Wunderkind wird nur knappst erwähnt, seine Aufzählung in der Reihe genannter wie ungenannter anderer erfolgt lediglich zur Einleitung. Trotzdem geht Dr. Geier noch einmal auf das Hand-Streichen ein, und erwähnt zwei Publikationen zu dem Thema. Die erste habe ich leider nicht gefunden, bei der zweiten handelt es sich unzweifelhaft um die „*Unpartheiischen Gedancken*"[28].
Wenn in Berlin aus dem Kehrbergischen ein Berliner Wunderkind geworden, so wird das nicht von ungefähr geschehen sein. Im Erscheinungsjahr dieser Schrift, dem Jahr 1735, steckte es im Großen Friedrichshospital. Aber wir lesen, daß es „*öfters zu vornehmen Leuten hingeholt wurde, wie sich alte Personen in Berlin noch gar wohl erinnern müssen.*"[30] Dieses Geschehen hinter dem Rücken des Königs wird seinen Beinamen geändert haben.

Am 18. Mai 1735 dann liest man in des Nürnberger Dr. Trew „*Commercium literarium physicotechnicum medicum*" noch einmal etwas über das Kehrbergische Wunderkind.
„*[...] Es handelt sich um einen Brief des ehrwürdigen Reinbeck, eines Berliner Theologen, an einen Freund, der mir mitgeteilt wurde; daraus verdient vermerkt zu werden: Daß das Kehrberger Kind angeblich Wunder vollbracht hat, erschien mir gleich von Anfang an als Irrsinn.*
Nachdem dann eine Untersuchung durchgeführt worden war, ergab sich, daß unter hundert Kranken, die bei ihm zusammengelaufen waren, kaum einer war oder behauptete, daß er geheilt worden war. Ich selbst lernte manchen kennen, der mit einem Gehörschaden oder sonst einem Leiden litt, keiner hatte dort Hilfe erhalten.
Die meiste Aufmerksamkeit zog auf sich ein gewisser Mensch, der sich Salzburger nannte, der nach Art eines Hinkenden auf Stützen lief. Dieser kehrte geheilt zurück unter dem Staunen des Volkes. Doch dieser Betrug wurde aufgedeckt; denn wir haben festgestellt, daß dieser Betrüger an einer nur vorgegebenen Krankheit gelitten hat; denn es gibt etliche Zeugen, die ihn vorher auf

eigenen Beinen zuverlässig laufen gesehen hatten.
Wenn es außerdem welche Leute gibt, die durch Reiben oder Salben sich tatsächlich etwas erleichtert fühlten, dann sind das nur die, die von einer leichten Resolutio membrorum (Auflösung, Schädigung der Glieder) oder auch einem fluor Salsus oculorum (salzigen Augenausfluß) befallen waren. Diese wuschen ihre Augen mit dem Wasser, in dem der Junge seine Hände gewaschen hatte; und so ist es auch kein Wunder, daß das Salz ausgeschwemmt wurde, wie auch durch anderes Wasser ermöglicht worden wäre. Leute, deren Glieder irgendwie gelöst wurden, bei denen begannen die Nerven auf dem Weg oder nach dem Einreiben sich mehr und mehr zu lösen in der guten Hoffnung, so daß sie sich danach wohler fühlten als vorher, und sie erfreuten sich des gleichen Glücksgefühls, als wenn man sie sonst mit gleicher Zuversicht ausgefragt hätte, was denn die Glieder vermöchten, was Bewegungen und Übungen leisten."[30]
Die Übersetzung des lateinischen Artikels nahm ebenfalls Dr. Emil Ehler vor.
Es bleibt im Dunkel, ob Probst Reinbeck tatsächlich erst und nur mit diesem Brief der Bitte Dr. Spies´ entsprochen. Sein letztes Auftreten in diesem Fall war es allerdings nicht.

Pfarrer Königs Eintrag im „*Lindenberger Kirchenbuch*" zieht einen Strich unter dem Jahr 1735. Wobei interessant ist, daß Pfarrer Johann Albrecht König seinen Vermerk über Ludwig erst Jahre später unter die Einträge des Jahres 1734 einfügte. Als er einen Strich ziehen konnte? Wir können nur spekulieren. Statt dessen sei Ihnen noch der Beginn seines Eintrags präsentiert, wie er in der „*Kehrberger Kirchenchronik*" notiert worden ist:
„Anno 1734 ereignete sich in filia (Tochtergemeinde) Kerberg ein wunderl. Handel. Ein Kind von etwa 3 ½ Jahr Christian Ludwig Hohenstein des Schmidts Johann Hohensteins 7bender in unverrückter Ordnung gebohrener Sohn unterfing sich auf Betrieb seiner Eltern durchs Bestreichen allerhand Kranckheiten zu couriren. Das Gerücht breitete die Sache auf eine Erstaunenswürdige Art aus, so daß binnen 6 Wochen, die die Sache dauerte, einige 1000 allerhand Krancker u. Gebrechl. daselbst ankamen, auch von entlegenen Orten über 20 bis 30 Meilewegs, welche denn aufs Gehör von einigen etwa casu hieselbst gesund gewordner, dergleichen erwarteten."
Es erstaunt, wie fremd dem Gemeindepfarrer die Fakten sind.
Leider fand ich nur noch ein Dokument, das ihn zwar nennt, jedoch nicht wirklich einen tieferen Eindruck von ihm vermittelt.
Ein gewisser P. unterzeichnet am 9. Mai 1786 in Berlin ein Gutachten nach der Gemütszustandsuntersuchung einer gewissen Maria Helena Kluthen, verehelichte Mayern, die sich auch Magdalena nennt, *„welche ihrer eigenen Angabe nach aus Kehrberg bey Pritzwalk her und 60 Jahr alt ist"*[35], und schreibt u.a. zu ihrem *„Wahnwitz"*[35], *„nur darin äussert sich selbiger, daß sie überaus gern von geistlichen Dingen spricht, ihre Chimären, welche sie sich vom [...] und Seligmachungswerk in den Kopf gesetzt hat, bey jeder Gelegenheit gern anbringt, wobey sich noch ein besonderer Groll wider die Geistlichkeit, vorzüglich wider zwei Prediger K. (Vater und Sohn) zu L. und den dortigen Schulmeister oder Küster, welche ihr vorzeiten Beleidigungen zugefügt haben sollen, die sie noch nicht vergessen kann, merken läßt, der zugleich mit einer unauslöschlichen Begierde sich an ihnen zu rächen begleitet wird."*[35]

Bei den beiden Pfarrern handelt es sich um Johann Albrecht König, der von 1734–1770 Pfarrer des

Kirchenkreises Lindenberg war, und um seinen Sohn Joachim Heinrich König, der von 1770–1797 die Stelle innehatte. Ihm folgte Joachim Heinrich König (II.) von 1797–1831. Die zwei Erstgenannten starben in Lindenberg. Küster, und Lehrer, war in Vettin bis 1754 Christian Hahn, Ludwigs Großvater mütterlicherseits.[36]

Dr. Geier´s Veröffentlichung führt eine Reihe von Publikationen an, deren Verfasser das Kehrbergische Wunderkind nicht mehr nur für sich betrachten, sondern es in einer weiter gefaßten Arbeit nurmehr zur Illustration der behandelten Problematik heranholen. Als ein Beispiel unter anderen.
Unter dem Pseudonym Tharsander veröffentlichte der Brandenburgische Pfarrer Georg Wilhelm Wegner (1692–1765), *„Pfarrer zu Germendorff und Naßenheide“*[37], laut der Wikipedia von 1735 bis 1742 den *„Schau-Platz Vieler Ungereimten Meynungen und Erzehlungen“* in 3 Bänden bei A. Haude in Berlin und Leipzig.
Der mir vorliegende Band 1 erschien, wahrscheinlich in zweiter Auflage, in Berlin im Jahre 1736[37].
Mit dem programmatischen Untertitel:
„Worauf die unter dem Titul der MAGIAE NATURALIS So hoch gepriesene Wissenschafften und Künste, Von dem Gestirn und dessen Influentz, Von den Geistern, ihren Erscheinungen und Würckungen, Von andern natürlichen Dingen, ihren geheimen Kräfften und Eigenschafften, Ingleichen Die mancherley Arten der Wahrsagerey und viel andere fabelhaffte, abergläubische und ungegründete Dinge mehr, Vorgestellet, geprüfet und entdecket werden.
Zur Beförderung der Wahrheit Wie auch Zum Unterricht und Warnung, Sich für thörichten Einbildungen und Betrug zu hüten, eröffnet von THARSANDERN.“[37]
An dritter Stelle wird im Inhaltsverzeichnis ein Aufsatz *„Von der Fatalitaet gewisser Zahlen und Zeiten.“*[37] angekündigt. Gefolgt von einem *„Von gewissen Abergläubischen Zeiten.“*[37] als viertem. Der Leser findet jedoch zwischen beiden noch einen im Verzeichnis nicht angekündigten Anhang zum dritten Kapitel: *„Vom Kehrbergischen Wunder-Kinde.“*[37] Er beginnt:
„Von diesem Kinde, welches viel Wunder-Curen soll verrichtet haben, ist in den jetzt lauffenden 1734. Jahr allenthalben viel Redens gewesen, zumahl da von allen Enden und Orten sich unzehlich viel Leute einfunden, welche in ihrer Kranckheit bey demselben Hülffe suchten.
Das Kind hieß Johann Ludewig Hohenstein, war 3. und ein halbes Jahr alt, und dessen Vater ein Schmidt in Kehrberg, einem Dorffe nahe bey Pritzwalck, welches den Herrn von Winterfeld zugehöret.
Weil es der siebente Sohn seiner Eltern war, hat solches Gelegenheit gegeben, ihm die Krafft Kranckheiten ausser ordentlicher Weise zu heilen, beyzulegen, und dessen Eltern haben sich dieses irrigen Wahns, womit viele Leute angesteckt sind, zu ihrem nicht geringen Vortheil zu bedienen gewust. Wie sie dann dadurch viel Geld zusammen gebracht, obgleich die Patienten nur ein geringes Artzt-Lohn entrichteten.
Biß endlich dem jungen Medico das Handwerck geleget, und er in ein Waysen-Hauß gebracht ward.
Seine Curen verrichtete dieser Knabe, sonder Zweiffel auf Angeben der Eltern, durch Anrühren, streichen, und anhauchen, ja das Wasser, worin er sich gewaschen, muste eine köstliche Artzney wieder alle Gebrechen seyn: Man verkauffte es den Patienten, die sich nicht scheueten es zu

trincken.
Ich will hier nicht untersuchen, wie weit diesem Kinde seine Curen geglücket seyn, sondern nur melden, wie ich viel Personen kenne, welche sich dessen Cur bedienet, aber ohne die geringste Wirckung, indem sie so kranck und gebrechlich wieder zurück kommen, als sie hingereiset waren.
Es sind 2. Gründe vorhanden, aus welchen sich die vorgegebene Wunder-Krafft des Kindes herleiten läst.
Der 1) ist, daß er der 7te Sohn seiner Eltern, von welchem so gar gelehrte Leute glauben, daß er allerhand Kranckheiten heilen könne"[37].
Schreibt der Autor, nimmt die 7 zum zweiten Mal in dieser Arbeit in die Hand, dreht sie wie eine alte Münze hin und her und fährt in ihrer Betrachtung, die er in dem vorangegangenen Aufsatz begonnen hatte, wie folgt fort:
„2) könte man auf die Gedancken kommen, daß Gott nach seinem verborgenen Rath und Willen allemahl dem 7ten Sohn ausser ordentlicher weise die Krafft beylegte, Krancke und Gebrechliche gesund zu machen"[37].
Dazu merkt er, bevor er sich näher darauf einläßt, an:
„Dergleichen Vorgeben riechet nach dem Papstthum, worinn man sich noch die Gabe Wunder zu thun anmasset, ob es gleich damit lauter Betrug und Einbildung ist."[37]
Am Ende folgt in dem Text eine weit ausholende, naturwissenschaftliche Erklärung für die Heilerfolge Ludwigs. Mit dem Abkanzeln der, seiner Meinung nach, unmöglichen Erfolge als Betrügereien.
Da der Aufsatz, wie angegeben, bereits 1734 niedergeschrieben wurde – mit einem Auszug aus dem Spies-Buch – läßt sich der Zeitpunkt der Niederschrift ziemlich genau einkreisen. Da Friedrich Wilhelm I. König von Preußen nachweislich am 21.9.1734 die Ordre erteilte, Johann Ludwig ins Große Friedrichshospital in der Stralauer Straße zu überweisen[21] und das Erscheinen der Spiesschen Schrift offenbar erst am 24.11.1734 vermeldet werden konnte[30]. Und da ein Ludwig betreffendes Pflege-Angebot an den König, auf das ich zu gegebener Zeit zu sprechen kommen werde, am 27.10.1734 mit den Worten eingeleitet wird, es *„haben Ew. Königl. Mayt. dem Vernehmen nach allergnädigst resolviret, daß das Kind allhier verbleiben solle, also selbiges vermuthlich in das große Friedrichs-Hospital gebracht werden wird."*[21], der König den Akten nach am 8.12.1734 die Ordre zur Überstellung noch einmal wiederholt hat[21] und am 13.12.1734 die Mutter des Kindes noch für dessen wie ihres Mannes *„Dimittirung ... aus ihrn Arest auß der HaußVoygtey"*[21] bittet, also darum, daß ihnen die gleiche Gnade erwiesen würde wie ihr, und erst am 24.12.1734 das Hof- und Kriminalgericht aus der Lindenstraße meldet: *„Der Knabe ist gleichfals Ew. Königl. Majestät Intention gemäß, nach dem großen Friedrichs Hospital gebracht worden"*[21].
Die Altersangabe für Ludwig läßt darauf schließen, daß Dr. Spies für Herrn Tharsander als Zeitgenosse nicht die letzte Autorität war.
Vielleicht wurde die Einlieferung des Kindes in die Stralauer Straße ja doch in der Presse publik gemacht. Und jenes dabei vielleicht noch einmal genau beschrieben.
Wir können nur vermuten. Die erhaltenen Zeitungs- und Zeitschriftenbestände aus der damaligen Zeit sind keinesfalls vollständig zu nennen und weit verstreut. Und von den *„Wöchentlichen Berlinischen Frag- und Anzeigungs-Nachrichten" (Signatur: AB B 5056)* sind z.B. die Jahrgänge 1734 und 1736 wegen Rückübertragungsansprüchen eines Alteigentümers vor meinen Augen aus

den Zeitschriftenbeständen der ULB Halle verschwunden. Die Ausgaben für das erste Halbjahr 1736 konnte ich zwar im Geheimen Staatsarchiv Preußischer Kulturbesitz einsehen, für die des 2. Halbjahres 1736 und die des Jahres 1734 seien in Deutschland jedoch keine weiteren Besitznachweise mehr zu ermitteln, schrieb mir Frau Bettina Lampel von der Universitäts- und Landesbibliothek Sachsen-Anhalt in einer Email am 12.11.2008.

Der nächste Traktat überschüttet uns, im Unterschied zum vorherigen, selbst mit Datumsangaben. In des Weimaraner evangelischen Theologen und Hofpredigers Johann Christoph Colerus´ „*Acta Historico Ecclesiastica Oder Gesammlete Nachrichten Von den neuesten Kirchen-Geschichten.*“[38] findet sich im dritten Teil des ersten Bandes unter Punkt „*X. Nachricht von dem so genannten Wunder-Kinde zu Kehrberg hinter Wistock in Pommern.*“[38] In 5 Abschnitten.
Von J. C. Colerus (eigentlich Köhler) fand ich unter www.tripota.uni-trier.de ein Portrait, von dem einen das freundliche Meliessche Mondgesicht aus einer futteralartigen Perücke mit ovalem Ausschnitt heraus ansieht. Seines Bäffchens Fahnen spreizen sich wie zwei Beine. Er lebte von 1691–1736.
Der erwähnte Band genannten Werkes erschien 1736, die in diesem enthaltene Vorrede wurde 1734 niedergeschrieben.[39]
Der erste Abschnitt des uns interessierenden Punktes enthält den „*Auszug eines Schreibens aus Halberstadt, vom 23. Septemb. 1734 an J. C. C.*“[38] über des „*Schmiedes Söhnlein*“[38] mit dem Hinweis, „*Ein Ungenanter hat ein Bedencken von drey und ein viertels Bogen davon herausgegeben, und einiger Berlinischen Prediger Gedancken mit angehänget, welche dahin gehen sollen, es wäre daraus kein Wunder zu machen. Ich habe es nicht gelesen uc. uc.*“[38]
Der zweite Abschnitt „*wiederholet*“[38] eines gewissen Ernesti Prüfers Schreiben aus Hollstein vom 20. September 1734, welches in den „*Hamburgis. Berichten von gelehrten Sachen, 1734, Numero LXXIX*“[38] stehe, und wo dieser von ungenannten weiteren Personen sagt, „*Dieselbe haben im LXXII. Stück dero Berichte von gelehrten Sachen, eine aus Hollstein ihnen gewordene Nachricht angeführet, von einem zu Kehrberg hinter Witstock in Pommern befindlichen Knaben von viertehalb Jahren, der viele Wunder-Heilungen verrichte, durch blosses Bestreichen mit der Hand, anblasen, Hände-Abwaschen, uc.*“[38]
Das pariert Herr Prüfer:
„*Nun weiß ich zwar wohl, daß man nicht eben schuldig ist, die Eviction für solche Erzehlungen zu leisten, welche man ex relatione aliorum dem Publico communiciret, und fodere also auch jetzo von Denenselben desfals keine Gewehrleistung; es wäre aber jedoch sehr gut, daß diejenige, welche dieses Gericht de miraculis pueri Carbergensis zu erst erreget, sich vorhero de veritate factorum genauer erkundiget, und den völligen Beweiß zur Hand geschaffet, auch davon wenigstens ein Specimen beygefüget hätten, um den gegenseitigen Verdacht abzulehnen, als ob man nur ein beym Spinn-Rocken ausgesonnenes Mährgen auf die Bahn gebracht hätte.*“[38]
Und er fragt:
Denn wer will so schlechterdings glauben, daß GOtt, der allein Wunder thut, einen viertehalbjährigen Knaben solte zum Werckzeug erwehlet haben, seine Allmacht und ausserordentliche Gnade durch Wunder-Curen vor den Menschen zu verherrlichen? Da wir in heiliger Schrift lesen, daß GOtt nur in solchen Fällen wahrhaftige Wunder-Wercke durch Menschen gewircket habe, wann Er sie zur Verkündigung seines Willens ausgesandt, massen

sodann die Wunder-Zeichen selbigen an statt eines Creditivs gedienet, um sich damit, als wahrhaftig und unmittelbar von GOTT gesandte Befehlshaber, Propheten und Lehrer zu rechtfertigen; so möchte ich auch gerne unterrichtet seyn, ob es nicht wider die dem Höchsten Wesen schuldige Ehrerbietung lieffe, von selbigem zu glauben, daß Er einen Knaben von viertehalb Jahren, der noch nicht weiß, was lincks und rechts, und der also noch gantz ungeschickt ist, seinen Willen zu verkündigen, zum Gesandten gebrauchen, und selbigen, vermittelst der ertheilten Kraft, Wunder zu thun, nudae ostentationis gratia, mit literis crederitialibus gleichsam verstehen und ausrüsten, dabey aber doch diesen seinen Gesandten ausser Stande lassen solte, das wesentliche Stück seiner Gesandschaft, welches in der Verkündigung des göttlichen Willens bestehet, verrichten zu können?
Was mir auch ins besondere poßierlich in dem Berichte vorkommt, ist dieses, daß man glaube: das Kind würde nicht lange leben, denn es weder Tag noch Nacht vor preßhaften Personen Ruhe hätte; denn wofern die Krancken so ungehobelt und zudringend seyn, daß sie das arme Kind nicht wollen schlaffen lassen, warum verschließet man nicht zu gewissen Stunden, und vornemlich bey Nacht-Zeit, das Haus, worin der Knabe sich befindet?" [38]
Über E. Prüfer habe ich leider nichts in Erfahrung bringen können.
Sein Brief liest sich wie eine Leserzuschrift an die Redaktion der *„Hamburgischen Berichte"*, die auf eine andere hin abgefaßt wurde.
Interessant ist, mit welchen Fragen er dem Wahrheitsgehalt der unerhörten Meldungen auf den Grund kommen will.
Er führt auch noch ein paar ähnlich gelegene Fälle aus der Literatur und dem Hörensagen sowie deren Entlarvung vor. Bemerkenswert ist, was er zu *„dem Irländischen faiseur des Miracles, Valentin Greaterick,"* schreibt, daß *„der alle Arten von Kranckheiten durch das blosse Anrühren wolte heilen, und dessen Betrügereyen jedoch zuletzt offenbar wurden, wie davon kan nachgesehen werden Mr. de Saint Evremond dans ses oeuvres melees, Tom. II. pag. 219. Edit. Amstel. 1706. in 8 vo."* [38]
Denn am 2. September 1734 erhält König Friedrich Wilhelm I. mit einem Schreiben des General-Fiskals Gerbett von diesem zugleich einen Auszug aus *„Christian Frantz Paulini Philosophischen Feyerabend. Cap: LI."* [21], Valentin Greatrake, also den nämlichen, betreffend, worin zu lesen, *„daß das Königl: Collegium zu London ihm Greatrack von allem wiedrigen Dinge und Schwartzkünstlerey loß gesprochen"* [21].
Daran, daß eine Untersuchung der Hohensteinschen Heilungen im besten Fall darauf hinauslaufen könnte, daß *„die gute Natur wohl mit der Zeit sich selbst geholffen haben würde"* [38], besteht für Ernestus Prüfer nicht der leiseste Zweifel. *„Bey einigen möchte auch eine starcke Einbildung wohl etwas gewircket haben."* [38]
Und er sagt, er denke, *„so dürfte es wohl eben so hiemit ablauffen, als mit dem Schaumburgischen Doctor Streper"* [38], dessen Aufstieg und Fall er kurz zuvor geschildert, und dem *„dieses Handwerck, bey Straffe des Gefängnisses, und Landes-Verweisung, verboten."* [38]

Im nächsten Abschnitt zitiert Johann Christoph Colerus offensichtlich eine Rezension der *„Unpartheyischen Gedancken"* [28], nachdem er deren vollständigen Titel aufgeschrieben, wie folgt:
„Neue Umstände dieser Begebenheiten werden nicht eröfnet. Sie wird aber durch verschiedene gleichmäßige Beyspiele, oder Parallel-Exempel erläutert, und mit so bünd- und gründlicher

Theologisch-Philosophischen Einsicht, voraus in Betrachtung der Lehre von Wunder-Wercken, deren Natur, Noth- und nicht Nothwendigkeit, beurtheilet, daß man fast auf die Gedancken kommen solte, ein berühmter Preußischer Theologus sey davon der Verfasser, als dessen Vortrag auch mit gegenwärtigem zusammen stimmet. S. Hamb. Berichte von Gel. Sachen, 1734. No. 85. pag. 704.“[38]
Dem folgen als 4. Abschnitt der Titel, die Inhaltsangabe und ein Auszug aus der Vorrede zu der Spiesschen *„Nachricht“*[3], nur bedacht mit der kurzen Bemerkung:
„Diese Nachricht ist zwar etwas eifrig geschrieben; sie scheinet aber der Sache den völligen Ausschlag zu geben.“[38]
J.C.C. schließt *„V. Zuletzt hat verlauten wollen, daß auf Königlichen Befehl vielbesagtes Kind in das grosse Armen-Haus, oder Hospital zu Berlin; die Eltern aber desselben nach Spandau gebracht worden.“*[38]

Erstaunlicherweise, fließen weder Dr. Spies´ Bericht noch die anonymen *„Gedancken“*[28], sondern nur die Äußerungen des Tharsander und des J.C. Colerus in das nächste Werk ein. Obwohl dieses nichts Geringeres darstellte als das *„Grosse vollständige Universallexicon aller Wissenschafften und Künste“*[31] von Johann Heinrich Zedler. War es praktischer für ihn, Letztere zu nehmen, oder hat der Bekanntheitsgrad der Kandidaten eine Rolle gespielt – in den Bänden 37 und 59 aus den Jahren 1731–1754, gedruckt in Leipzig, wird unser Wunderkind jedenfalls jeweils einmal erwähnt. Zedler setzte ihm aber kein Denkmal. Es wurde offensichtlich in das Lexikon aufgenommen, als Aufklärung über es noch nottat.
Zunächst ist es unter dem Stichwort *„Siebender Sohn“*[31] zu finden. Nachdem in nur einem Satz Herkunft und Inhalt des mit einem siebenten Sohn verknüpften Aberglaubens kürzstmöglich aufgezählt wurden, kommt der Verfasser sofort zu unserem Helden:
„Man ist auch vor weniger Zeit in Deutschland bey nahe auf diesem irrigen Wahn gekommen, nachdem man von dem Kehrbergischen Wunder-Kinde so viel Wesen gemacht. Es hatte hiermit folgende Bewandniß. Das Kind hieß Johann Ludewig Hohenstein, war 3. und ein halbes Jahr alt, und dessen Vater ein Schmid in Kehrberg, welches ein Dorff in der Priegnitzer Marck nahe bey Pritzwald ist, und den Herrn von Winterfeld zugehöret. Weil es der siebende Sohn seiner Eltern war, gab solches Gelegenheit, ihm die Krafft Kranckheiten ausserordentliche Weise zuheilen, beyzulegen. Die Eltern wußten sich dieses irrigen Wahns, womit viele Leute angesteckt sind, zu ihrem nicht geringen Vortheil sehr wohl zubedienen, indem sie dadurch viel Geld zusammen gebracht, obgleich die Patienten nur ein weniges als ein Artzt-Lohn entrichteten. Es wurde aber dem jungen Artzt das Handwerck gelegt und er in ein Waysenhaus gebracht. Der Glaube muß wohl vermuthlich bey diesen Wunder-Curen das beste gethan, und dasjenige in Ueberfluß ersetzet haben, was den Artzney Mitteln für sich unmöglich gewesen.“[31]
Sie erkennen den Text wieder? Darüber, daß einmal ein *m* für ein *n* gesetzt wurde, und ein *r* nicht, sollten wir großzügig hinweggehen – *Pritzwald* aber wiederholt sich.
Entweder, J.H. Zedler besaß von seiner Quelle nur eine schlecht gedruckte Ausgabe, meinte, es besser zu wissen, oder sein Setzer erlaubte sich einen Spaß.
Steht dieser Eintrag auch vor dem zweiten, so liest er sich nach der Lektüre des anderen plötzlich nur noch wie dessen Zusammenfassung. Dem Stichwort *„Wunder-Kind, (Kehrbergisches) oder das sogenannte Wunder-Kind in dem Dorfe Kehrberg bey Kyritz hinter Wistock in Pommern.“*[31]

sind ganze 4 Spalten gewidmet. Der Artikel beginnt mit der Wiederholung des bereits Geschriebenen, erweitert noch um folgenden Satz:
„Seine Curen verrichtete dieser Knabe, sonder Zweiffel auf Angeben der Eltern, durch Anrühren, Streichen und Anhauchen, ja das Wasser, worein er sich gewaschen, muste eine köstliche Artzney wider alle Gebrechen seyn: Man verkauffte es den Patienten, die sich nicht scheueten es zu trincken.“[31]
Hierauf schließt sich, mit J.C. Colerus´ Literaturhinweisen und seinem Punkt V., der Rest des Originals an. Die Quellenangabe schließt den Artikel ab.

Ein Jahr später hat Ludwig überhaupt keine eigene Überschrift mehr.
Das heißt, der nun zu betrachtende, spöttische Abriß ist zwar 1737 erschienen, könnte jedoch auch schon vorher verfaßt worden sein. Hinter das Vorwort zumindest wurde 1736 der Punkt gesetzt. Sein Autor ist ein Dr. med. Johann Christian Kundmann. Er wurde geboren 1684 in Breslau und starb 1751 ebendaselbst. War 1704–1707 Student der Medizin in Frankfurt an der Oder und in Halle gewesen und anschließend ein gesuchter Arzt. Sowie Münzsammler, Mitherausgeber einer medizinisch-naturwissenschaftlichen Zeitung und Begründer eines Kunst- und Naturalienkabinetts, dessen Katalog uns mit folgender Schrift vorzuliegen scheint[40], deren Titel lautet:
„Rariora Naturae & Artis item in Re Medica, oder Seltenheiten der Natur und Kunst des Kundmannischen Naturalien Cabinets, wie auch in der Artzeney-Wissenschafft. Darinnen abgehandelt werden I. Examen Fossilium & Lapidum quorundam rariorum, Untersuchung verschiedener unterirdischer Seltenheiten und sonderbar figurirten Steine. II. Memorabilia Naturae & Artis, oder Merckwürdigkeiten der Natur und Kunst. III. Observationes in Re Medica singulares, oder Sonderbare Anmerckungen zur Artzeney-Kunst und Wissenschafft gehörig. Denen beygesetzt I. Ungewöhnliche Delicatessen und abgeschmackte Speisen in allen Theilen der Welt, wie auch einzelner Personen; 2. Historie von der erschrecklichen Menschen-Pestilentz, wie sie vom Anfang dieses Seculi, bis auf das Jahr 1750. von Orient aus, durch die Polnische, Ungarische, Teutsche, Schwedische und Dänische Reiche von Jahren zu Jahren, von Ort zu Ort, aufs heftigste gewütet, aus gedruckten, wie auch schrifftlichen Nachrichten gesammlet, und was wegen der Praeservation und Cur sonderbares angemercket worden; 3. Reflexiones über die Kranckheits- und Todten-Listen, mit Medicinischen Anmerckungen begleitet, und dem Druck, Nebst vielen Kupffern und eingedruckten Figuren, überlassen von D. Johann Christian Kundmann, Medico Vratislaviensi, der Kays. Reichs-Academ. Natur. Curios. Mitgliede. Breßlau und Leipzig, Bei Michael Hubert, 1737.“[41]
Unser Wunderkind taucht auf mitten in dem Abschnitt *„Von Curen durch Anrühren und Segnungs-Worte.“*[41], welcher mit folgenden Worten beginnt:
„Diese Curen, derer gewiß nicht wenig schon vor alten Zeiten gewesen, haben in denen neuern noch um ein vieles sich vermehret“[41]. Auf diese Beobachtung möchte ich gerne zurückkommen. Der Autor führt als Beispiele für die *„alten Zeiten“*[41] unter anderem *Plinius Hist. Natur. Lib. XXVIII Cap. XVI*[41] und *Pindarum Pythior. Od. III*[41] an. Ich zitiere die Übertragung des *„Plinius“* von Johann Daniel Denso, 1756 in Rostock und Greifswald erschienen[42], und die des *„Pindar“* von Friedrich Gedike, erschienen in Berlin und Leipzig 1779[42].
Plinius schreibt im Kapitel *„Für das Zipperlein, für die fallende Seuche, für die vom Wetter Getroffene, für die Gelbsucht, zerbrochene Knochen, die Mittel“*[42]: *„Die Magier schreiben vor,*

man solle im viertägigen Fiebern den Koth einer Katze mit dem Zehe einer Nachteule aufbinden, und daß sie nicht abfallen, durch siebenmal herumgehenden Band nicht abnehmen lassen. Wer hat dieß, man sage mirs, erfinden können? was ist auch dieß vor eine Vermischung? warum hat man den Zehe einer Nachteule vornehmlich erwählet? [...] Eben die Magier besprengen die Asche von Kuhmiste mit Kinderwasser und bestreichen damit die Zehe, und binden auf die Hände das Herz eines Hasens."[42]

Pindar singt: *„Zu dem magnesischen Kentaur trug er ihn* (Phöbus seinen Sohn Aeskulap – H.S.) *nun, daß er lernte von ihm, menschenverheerende Krankheiten heilen.*

Da eilte hin zu ihm, wer an selbsterzeuten Schwären litt; hin, wen das blinkende Schwert verwundete oder ein ferngeschleuderter Stein; hin, wen des Fiebers heiße Gluth und Winterschauer durchwülten. Sie alle löst' er von mannigfaltigen Schmerzen. Diesen hub er empor zur Genesung durch lindernde Zaubergesänge, jenen durch stärkende Tränke, andre durch Heilkraut, das er um die Glieder ihnen wand, andre durch des Wundmeßers Schnitt.

Doch die Weisheit selber läßt sich verstrikken in des Gewinnstes Schlinge. Auch ihn beredete mit lokkendem Lohne das Gold, in den Händen des Bittenden blinkend, daß er vom Tode zurükführte einen der Männer, die schon der Orkus gefeßelt. Da schleuderte Jupiters Arm auf sie hin, und entriß beider Brust den Odem des Lebens. Todbringend traf sie der flammende Blitz.

O Sterbliche, flehet von den Göttern nur das, was euch das Schiksal vergönnt. Werfet immer den Blik hin auf euch selbst, und vergeßet es nie, welcherlei Wesen wir sind. Nein, Seele, nach ewiger Lebensdauer ringe du nicht; schöpfe mit keinem lechzenden Eimer."[42]

Dr. Kundmann aber dachte:

„[...] Auch glaubet zu unseren Zeiten mit denen Spaniern niemand mehr, daß die Söhne, die in dem Char-Freytage und Oster-heiligen Abend gebohren, deßwegen grosse Krafft die Kranckheiten durch Anrühren zu vertreiben, besitzen. (vid. Gasp. de Rejes Liber quem inscripsit, Campum Elysium jucundarum Quaestionum) Vielweniger mit denen Frantzosen, da der siebende Sohn, welcher citra interruptionem gezeuget worden, dergleichen Krafft haben solte, (vid. Thom. Willisius in Anatome Cerebri Cap. XX. pap. 195. conf. Historische Remarquen An. 1699. pag. 367.) Ich meyne aber, daß wenn dieses sich also verhielte, würden die ersten auf wenig Dörffern, ich geschweige, in grossen Städten rar seyn, und mein leiblicher Bruder, der auf diese Weise von mir der siebende Sohn ist, und jetzo als Pfarrer zu Molwitz im Briegischen Fürstenthum lebet, sich längst die Finger an den Krancken abgegriffen haben.

So hatte ich schon vor 20. Jahren in einer Schrifft: Vom Verstande des Menschen vor und nach dem Falle geschrieben, so redete ich auch frey, bis im Jahre 1734. mir ein Erstaunens-würdiges Wunder-Kind zu Kehrberg einen Dorff bey Pritzwalck in der Prignitz dem Herrn von Winterfeld zugehörig, eines Schmiedes Joh. Hohensteins Sohn, mit Namen Joh. Ludwig, von vierdtehalb Jahren, so der siebende Sohn war, mir das Maul also, wie Christus den Pharisäern und Sadducäern stopffen solte: es jauchtzeten allbereit die Krancken, und liessen ihre Zunge Lob sagen, daß numehr ihnen kein Medicus von incurablen Kranckheiten mehr predigen dörffte, ja es wurden der Wunder so viel, daß man sie nur bey tausenden zehlete; und wenn dieses Kind zu den Zeiten Christi im Fleisch gelebet hätte, würde man wenig nach ihm und seines Kleides Saum, oder nach dem Schatten Petri gefragt haben: Denn man berichtete daher: Daß mehr als 30000. Menschen in wenigen Monden, und denen meisten, in denen unheilbaresten Kranckheiten wäre abgeholffen worden, und zwar wenn dieses Wunder-Kind überhaupt die Preßhaften aus Boßheit offt gekratzet, mit den Füssen gestossen und ihnen Ohrfeigen gegeben, insonderheit die Lahmen angerühret, so wären sie dadurch gehende, die Bucklichten, durch Streichen gerade, die Tauben durch Blasen in die Ohren hörend, die Stummen von dem Speichel, oder Einspeien in den Mund redend, die Blinden vom Wasser, worein es nur, die offt von Eiter besudelten Hände gewaschen oder getauchet, sehende; Ja die Patienten in allerhand innerlichen Kranckheiten, hatten keinen Eckel dieses unreine Wasser als eine Universal-Medicin häuffig einzusauffen; Deßwegen es sorgfältig in Flaschen und Fässer eingefüllet, und weit und breit, des Tages offt 20. Eymer verführet worden; Davon das Quart einen guten Groschen gekostet: Nur das eintzige mangelte, daß sie die Todten nicht herzu geführet, damit sie wiederum lebendig würden, oder weil Athem, Schweiß und Speichel so heilsam judiciret worden, warum sie nicht dessen Urin und Excrementa gesammlet, und der Krancken Heil damit befördern wollen; Zumal da schon in alten Zeiten Xenocrates und in denen Neuern die herausgekommene Dreck-Apotheke diese zu Abhelffung aller Kranckheiten recommendiret; Oder so heilig damit umgegangen wären als die Asiatischen Tartarn, mit ihres Priesters aller Priester, oder ihres ewigen Vaters (wie sie ihn nennen) des Grossen Lamma, Excrementis: Welchen Mann sie nicht allein Göttlich verehren, sondern dessen Mist vor grosses Geld verkauffen und dem Krancken als ein himmlisches Medicament eingeben, und in goldenen Büchsen als Balsam stets am Halse tragen (vid. Erasm. Francisci Ost- und West-Indischen Lust-Garten pag. 1222. it C. W. Staats-Geographie von Asia, Africa und America pag. 139.) Oder wie von Indianischen Königen dergleichen Materie als Schnupfftoback gebrauchet wird. Ja die Juden (wie der Acten-mäßige Bericht lautet) sollen diesem Kinde nachgestellet haben, um es zu ihren König auszuruffen; Und muste dieser kleine Abgott (wie die Rede gieng) mit einer doppelten Wache genau bewahret werden; Aus der Ursach, weil die Juden in specie aus Amsterdam sich bereits verlauten lassen, wie ihnen geträumet, daß der Messias zu Kehrberg solte gebohren werden (vid. Pag. 23) Es lieff aber endlich, (laut Untersuchung) dieses alles auf Aberglauben, Gewinnsucht und Betrügerey hinaus, deßwegen dieser kleine Affter-Artzt ins Kinder-Hospital zu Berlin, der Vater aber wegen dieser Erfindung ins Zuchthaus auf Lebenslang gebracht worden: Wie davon umständlich zu lesen die Nachricht, [...] Die Reflexion aber von dergleichen unmündigen Wunderthätern in eines Anonymi Schauplatz [...] Man findet in der heiligen Schrifft kein eintziges Exempel, daß GOTT einem Kinde die Gabe Wunder zu thun verliehen habe, sondern es waren allemal erwachsene Leute, die sich derselben zu einem heiligen, und von GOtt intendirten Endzweck zu gebrauchen wusten. Und es ist merckwürdig wie von unsern Heyland selbst keine Wunder, die er in seiner Kindheit gethan, aufgezeichnet zu finden. [...]"[41]

In seine Nacherzählung des Spiesschen Berichtes packt Dr. Kundmann alles, was ihn reizt – sowohl daran wie an Vergleichbarem – und macht alles in einem nieder.

Die Geschichte mit den Niederländischen Juden scheint jedoch noch eine der vorn besprochenen Legenden zu sein. Bei Dr. Spies liest sie sich original so:

„Es muß aber ein durchtriebener Vogel gewesen seyn, welcher solches Mährlein erdichtet: Es würde nemlich das Kehrbergische Kindlein mit einer gedoppelten Wache genau bewahrt, aus der Ursach, weil die Juden in specie aus Amsterdam sich bereits verlauten lassen, wie ihnen geträumet, daß der Meßias zu Kehrberg gebohren werden solte, es hätten sich auch verschiedene bey dem Dorffe sehen lassen, welchen aber der Streich solchen Meßiam zuentführen nicht gelungen."[3]

Wohl – mehr oder weniger – erfunden zu begründen, weshalb unser Schmiedssohn durchaus mit

einer sogenannten Königsgabe begabt worden sein könne.
Von dem Ende der Kehrbergischen Ambulanz allerdings kann J.C. Kundmann nicht bei Dr. Spies gelesen haben. Diese, sehr vagen, Informationen muß er anderswo her haben.
Was er am Ende dieses Abrisses anführt, kann ich allerdings nur unterstreichen.
Wenn Jesus als Erwachsener Wunder vollbracht hat, so hat er, liest man die Apokryphen, dies als Kind nicht getan, und kann als solches mit Ludwig also wirklich nicht verglichen werden, selbst, wenn der nicht einmal versucht hätte zu helfen.
Ein weiterer Unterschied zwischen beiden ist, daß von Ludwig nicht nur Legenden erzählt werden. Bei Jesus handelt es sich, so, wie er auf uns überkommen ist, um eine literarische Figur, die eine Entwicklung von der Idee im Johannes-Evangelium bis zum Menschen bei Matthäus hin durchlaufen hat.
Eusebius und Brüder, die bei Flavius Josephus, Tacitus und anderen einfach ergänzten, was ihnen fehlte, fügten nicht wirklich Lebensbeschreibungen ein.
In Jesus könnten dafür aber Ideen und Erfahrungen von Juden wie dem Essener Lehrer der Gerechtigkeit aus Qumran, Aufrufe wie die des Judas von Galiläa, Martyrien wie die des Jesus, Sohn des Ananus, und vielleicht auch die Erinnerung an den Aufmarsch des Galiläers Jesus, der mit sechshundert Bewaffneten vor Jerusalem erschien, eine dauernde Gestalt bekommen haben. Weshalb es so lebendig ist, das Buch der Schmerzen.

Ende Juli 2008 stieß ich im 1838 begonnenen *„Deutschen Wörterbuch von Jacob und Wilhelm Grimm“ (unter: www.dwb.uni-trier.de)* auf das Kehrberger Wunderkind. Unter dem Stichwort. *„schlohweiß“* steht, als Beispiel für den Gebrauch des Wortes: *„[...] dabey sieht dasselbe (das Kehrberger Wunderkind) wohl aus, hat schloszweisze haare.“* Die Quellenangabe lautet: *„plesse 2, 348“*.
Eine Freundin, die in der Berliner Staatsbibliothek arbeitet, Frau Karla Faust, fand die Quelle, die sich dahinter verbirgt. Es handelt sich um den 1748 erschienenen, bereits mehrmals erwähnten und zitierten Abschnitt zwischen den Seiten 341 und 369 im 2. Band des Romans Otto Bernhard Verdions mit dem Titel: *„Wunderbare Begebenheit, welche sich mit einem Göttingischen Studenten auf dem alten Schloße Plesse vor einigen Jahren zugetragen hat [...]“*[6].
Der Autor hat noch mehr derartige Romane geschrieben, die vielleicht auch noch mehr Auskunft über sein Leben geben, eine Biographie von ihm ist jedoch nicht erhältlich. Seine Lebensdaten werden angegeben mit 1719–1800.
Über das Schloß bzw. die Burg Plesse findet man dafür mehr. Unter www.pluspedia.org und www.sagen.at. Demnach scheint O.B. Verdion eine erst 1816 von den Grimms schriftlich herausgegebene, neben anderen um das Bergschloß kursierende Sage als Aufhänger für sein Werk genommen zu haben. Und, kurioserweise, Ludwig Bechstein, 1853 wohl eine Kurzfassung des auf Plesse spielenden Abschnitts von Verdions Roman in sein *„Deutsches Sagenbuch“* aufgenommen. Ich muß dazu aber sagen, daß ich den dreibändigen Roman nicht gelesen habe, sondern nur die das Kehrberger Wunderkind betreffenden Seiten.
Otto Bernhard Verdion war 1734 tatsächlich selbst in Kehrberg. Und reicht uns aus dem Jahr 1748 noch ein Zeugnis aus erster Hand für das Jahr 1734.
Auf seinen eigenen Eindruck folgt der *„Extract Eines Berichts so auf Befehl der Bürgermeister K. in P.* (Arnold Krusemarck aus Pritzwalk – H.S.) *wegen dieses beruffenen Wunder-Kindes im*

Dorffe Kehrberg hat abstatten müssen. d.d. den 5. Aug. 1734."[6], ein „*Extract aus einem andern Schreiben von diesem Kehrbergischen Kinde*"[6], welches das ist, aus dem die Grimms zitiert haben, und das uns die Informationen zu dem bereits abgebildeten „*Kupffer-Stich des Saltzburgers*"[6] gibt, daß der „*wohl getroffen*"[6] sei, „*in Regenspurg gedruckt worden*"[6] *und* „*die Sache* (erst noch) *zur Inquisition kommen soll*"[6], die „*Relation Eines den 27ten Aug. von B.* (wohl Berlin – H.S.) *kommenden Studenten, von dem Wunder-Kinde zu Kehrberg*"[6], was „*Von dem Wunder-Kinde* (er) *habe auf Verlangen (sagt voriger Relator) [...] mittheilen wollen*"[6], wahrscheinlich auch von demselben angebrachte „*Exempel von Leuten, denen es nicht geholfen*"[6], das „*Schreiben eines Freundes auf einer berühmten Universität*"[6], der „*Extract eines Briefes d.d. H. den 6. October 1734*"[6], der sich direkt mit den „*Unpartheyischen Gedancken*"[28] bzw. der Reinbeckschen Predigt auseinanderzusetzen scheint, und noch eine persönliche Stellungnahme zu dem Gesehenen und Gehörten. Die von ihm zitierten Zeugnisse entstammen einem Zeitraum von mindestens einem Vierteljahr, seriöse Berichte und Legenden lösen in ihnen einander unkommentiert ab. Dem „*Extract*"[6] vom Oktober 1734 folgen „*noch ein und ander Exempel [...], woraus man sehen kan, wie GOtt sich nicht an die Schul-Gelehrsamkeit im curiren der Krancken binde, ob dieselbe gleich in ihrem Theil ihr behöriges Lob behält, und ein Artzt, der seine Kunst versteht, und nach Gewissen darin zu Wercke gehet, zu ehren und zu lieben ist.*"[6]

Die Aufzählung beendet der Verfasser mit den Worten:

„*Jedoch bin ich abermals wider Vermuthen von meiner eigenen Historie abgezogen worden, theils durch das Wunder-Kind zu Kehrberg, theils auch durch andere dahin eingeschlagende Geschichte, numehro lasse diese fahren, und wende mich wiederum zu dem Verfolg meiner Lebens-Beschreibung. Nachdem ich mich also benebst der Hortensie Brüdern ohngefehr einen halben Tag in Kehrberg aufgehalten hatte, und so wohl das Wunder-Kind betrachtet, als auch einige Curen, welche dasselbe verrichtete, persönlich mit angesehen, auch sonst noch verschiedene Nachrichten von demselben eingezogen hatte, so ersuchte meine Reise-Gesellschafft mit mir wieder auf den Rückweg bedacht zu seyn; Sie liessen sich auch dieses gantz gerne gefallen. Also traten wir unsere Rückreise würcklich wieder an, und kamen den dritten Tag darauf abermals glücklich in B. an. Wir wurden sodann von der Hortensie und ihren Eltern aufs freundlichste bekommet, besonders aber lagen mir die selben nachmals an, ihnen etwas neues von dem Kehrbergischen Wunder-Kinde zu erzehlen; ich ertheilte ihnen also von alle demjenigen Nachricht, was ich nur gesehen und gehöret hatte; worüber sie denn eine besondere Verwunderung bezeigten, und fragten: Was ich darvon hielte, ich solte ihnen doch meine Meinung über dieses Kind eröfnen. Ich entschuldigte mich zwar dieserhalb, und bat, mich damit zu verschonen, indem es schwer sey, hiervon einen richtigen Schluß zu machen. Jedoch ich hatte eher keine Ruhe, bis ich mich erklären mußte, ob die Wunder-Curen des Kehrbergischen Kindes vor natürlich oder übernatürlich hielte? Ich versetzte endlich hierauf, wie man die Heilung so vieler unheilbaren Kranckheiten nicht allerdings vor natürlich ansehen könte. Denn wenn man die Mittel erwegte, welcher sich das Kind bediente, damit so vielerley Gebrechen zu curiren, und so viele Menschen alle von verschiedener Natur hierdurch gesund zu machen, wären solche keineswegs von solcher Art, dergleichen Würckung vor sich thun zu können, wofern nicht eine höhere Krafft darzu käme, mithin könte man sie mit allem Recht vor übernatürlich halten, wobey der Finger GOttes augenscheinlich mitwürckte.*"[6]

Die Brüder geben zu bedenken, daß es auch der Teufel sein könnte, welcher mitmische; der Erzähler jedoch schlägt diese Vermutung damit ab, daß der Teufel nie so gut sein würde. Danach

nimmt er mit der Familie noch einen *„Coffee"*[6], und setzt, derart gestärkt, seinen Lebenslauf fort. Dieses Dokument erinnert an das allererste. Uns wird Kehrberg als Wallfahrtsort nicht durch die Brille eines Theologen oder Mediziners dargeboten, sondern von einem neutralen Beobachter. Während seines Besuches, *„ist ein Tambour von des C. P. Regiment* (Kronprinzlichen R. – H.S.) *so gleich gesund worden, indem er taub war, und schlecht hören konte."*[6]
Das kann der Autor offenbar nur so hinnehmen, wie er es wahrnimmt, und nimmt darum wohl Ludwigs Hände als Wunderhände an. Was nicht unbedenklich.
Kann ein Arzt einem nicht helfen, fragt man einen anderen. An einen Wunderheiler glaubt man. Oder glaubt man nicht. Wir lesen, daß die Leute *„den Glauben zu GOTT hätten, daß Er sie durch das Kind helfen würde, sie hätten sich auch nicht wollen weisen laßen, sondern überall dem Kinde nachgelauffen"*[21]. Im Protokoll vom Verhör des Vaters am *„3. Septbr. 1734"*[21] in Berlin. Und haben es ja bereits erfahren, daß Leute eben einfach wiedergekommen wären, wenn sich bei ihnen nichts gebessert hatte.
Übrigens, *„von Crohn Printz. wären viel da gewesen"*[21].
Es bleibt nur noch die Frage, wieso Otto Bernhard Verdion seine und all die Stimmen, die er zu dem Fall gesammelt hatte, erst 1748 laut werden ließ. Ludwig vermochten sie nicht mehr zu helfen. Warum also?
Ein Anlaß wären die Hochzeiten zweier Brüder Ludwigs in diesem Jahr gewesen. Doch Otto Bernhard Verdion wird sie kaum gekannt haben.
Vielleicht reicht als Erklärung aber auch schon allein die Tatsache, daß er in Kehrberg gewesen ist und den Fortgang erlebt hat, daß er das in seinem nächsten Roman unbedingt ansprechen wollte. Und der ist eben nicht eher fertig geworden.

Es vergehen Jahre. Ludwig scheint begraben und vergessen. Als 1751 der Gothaische Stadt- , Bezirks- und Garnisonsphysikus Dr. Johann Storch (1681–1751), bekannt geworden unter seinem lateinischen Namen Pelargus, in Eisenach den 4. Band seiner *„Theoretischen und practischen Abhandlung von Kinder-Kranckheiten"*[43] veröffentlichte, dessen Kapitel *„Von Kindern, wie sie Statt einer Medicin dienen können"*[43] mit der Erwähnung Ludwigs schließt. Als einem Kuriosum aus der Fach-Literatur. (*„Etwas curioses ist es, daß man aus Kindern Medicos machen will:"*[43]) Scheinbar angefügt, seinen Vortrag etwas aufzulockern. Und statt gehabten Auf- und Niedergang des berühmten Kindes als Arzt und Zeitgenosse zu kommentieren. (*„Er hätte von diesem Wunder-Kind allezeit die Meinung gehabt, das Vanitaet darhinter sey"*[43]) So kann er es nur begrüßen, daß sich die Sache bald wieder in Wohlgefallen aufgelöst hat. (*„und er in ein Waysen-Hauß gebracht wurde."*[43]) Man sieht Dr. Storch geradezu, wie er den Kopf schüttelt, wenn er schreibt:
„Den Anfang der Erzehlung von diesem Wunder-Kind macht unser Herr Rath Fritsch in Commerc. litter. Norimb. 1734. p. 329. als welcher Briefe von Berlin de die 31. Jul. produciret, welche nichts als Wunder davon rühmen und dieses besonders anmercken, daß es von armen Eltern geboren und doch kein Geld vor die Curen annähme: In der gleich darauf folgenden Relation aber wird auf Königl. Befehl von Herrn Dr. Spieß die Sache untersucht, und in einem Schediasmate von 4 Bogen die eigentliche Beschaffenheit entdecket, und bezeuget, daß darbey Abgötterey, Aberglauben, Betrug und falsch erdichtete Fabeln vorgegangen. P. 369. wird gedachtes Schediasma recensiret, [...] Anno 1735. l. c. p. 154. communiciret Herr Dr. Werlhoff, in Ansehung dieses Knabens, ein Schreiben von dem Ehrwürdigen Geistlichen aus Berlin, Herrn Probst Reinbeck [...]"[43]

Die Bekanntheit Ludwigs aber ist für Dr. Storch geradezu erschütternd. *„Ich halte davor, wenn ein liederlicher, aber sonst nicht ungeschickter Medicus sich allhier mit in das Spiel gemischet und einige tüchtige Medicamenta durch dieses Kind distribuiren lassen, es würde das blinde Vertrauen abergläubischer Leute kräftig unterstützet worden seyn, und einen glückliche Cur würde das Vermögen gehabt haben den Ruf im gantzen Lande und auf viel Meilen auszubreiten; wiewol es auch so dann gar leicht geschehen können, daß vom Gebrauch etwas vehementer Artzeneyen, viele, an statt gehofter Hülfe, den Tod geholet haben würden."*[43] Diese Vermutung gründet er auf einen ihm bekannten, gerade so verlaufenen, ähnlich gelegenen Fall. *„Dieser kan zum Exempel dienen, was das eitele Vertrauen aberglaubischer Patienten, zu einem, welcher der 7de Sohn ist, oder nur davor gehalten wird, thun kan: Wer aber von der Vanitaet dieser Meinung, die sich von Cornelio Agrippa herschreibet, einige Nachricht verlanget, kan solche in Tharsanders Schauplatz vieler ungeräumter Meinungen, und zwar im Iten Stück p. 58. und p. 72. allwo er eben von dem Kehrbergischen Wunder-Kind handelt, nachschlagen."*[43]
Womit die von ihm ausgeschöpften Quellen genannt wären. 1708 ging Johann Storch nach Eisenach, *„wo er 1720 Inspector sämmtlicher Apotheken, Stadtphysicus, herzoglicher Hof- und Leibarzt wurde"*[44], 1742 nach Gotha. Ob er auch selbst von Ludwig gehört hat, als der in aller Munde und er in Eisenach war, geht aus seinem Vortrag zwar nicht hervor, halte ich aber für wahrscheinlich. „Sein" Rat Fritsch sollte auch in seiner Nähe zu suchen sein. Es dürfte sich nicht um den Dresdener Hof- und Justitienrat Thomas von Fritsch handeln, sondern um Johann Christian Fritsch, der, laut *„Katalog der Briefsammlung des Nürnberger Arztes Christoph Jacob Trews in der Universitätsbibliothek Erlangen"*[45], ein Sohn des Kanzlers Ahasver Fritsch in Rudolstadt gewesen, sich selbst Schwarzburgicus nannte und Arzt in Weimar und Eisenach war, sogar Leibarzt, und 1735 starb. Der schrieb nämlich auch einen Brief von 3 Seiten an C.J. Trew aus Weimar am *„20. Junii 1734"*[45], von welchem ein *„kurzer Abschnitt in Commerc. Litt. Nor. 1734, 257 veröffentlicht"*[45] wurde. Der Titel Rat könnte ihm vielleicht im Spott angehängt worden sein. Genauso, wie die Berufsbezeichung Weinhändler.
Der Suhler Stadt- und Amtsarzt Johann Friedrich Glaser war z.B. verpflichtet, Bier zu brauen. Auf ihn komme ich später.
Daß ein Arzt also auf sein Nebenamt reduziert würde, wäre zwar ein starker Toback, müßte aber nicht unbedingt nur gegen das Opfer des Spottes sprechen.
Den *„Rath"*[43] könnte man vielleicht in seinen Werken finden. 1734 erschien in Leipzig der 4. Teil einer *„Seltsamen jedoch wahrhafftigen Theologischen, Juristischen, Medicinischen und Physicalischen Geschichte: So wohl aus alten als neuen Zeiten. Worüber der Theologus, Jure-Consultus und Medico-Physicus sein Urtheil eröffnet: aus den Original-Acten mit Fleiß extrahiret, zu mehreren Erleuterung mit kurtzen Anmerckungen versehen [...] Von D. Joh. Christiano Fritschio [...] Nebst einem vollständigen Register der merckwürdgsten in dem dritten und vierdten Theil befindlichen Sachen."* Keinesfalls seine einzige Publikation. Möglicherweise forderte ja seine Art den Spott heraus ...
Bei dem genannten Briefpartner Johann Gustav Reinbecks handelt es sich höchstwahrscheinlich um den damals sehr bekannten und geschätzten Arzt und Dichter Dr. Paul Gottlieb Werlhof in Hannover.
Der hatte auch Theologie studiert. War, wie in obigem Katalog zu erfahren, 1699 in Helmstedt zur Welt gekommen, und starb 1767 in Hannover. In jenem steht ebenso, daß er dort seit 1729 auch

Hofmedikus war.
Der zitierte Brief wird in dem Katalog nicht erwähnt. Es ist aus dem gleichen Jahr nur der Brief C.J. Trews an P.G. Werlhof vom *„XVIII calend. Februarii (15. Jan.) A. R. S. MDCCXXXV. 8°, 1 1/2 S. - Lat.“*[45] erhalten.

Ein paar Jahre darauf gibt es noch eine Überraschung.
1753 erscheint der 2. Band der *„Historischen Beschreibung der Chur und Mark Brandenburg nach ihrem Ursprung, Einwohnern, Natürlichen Beschaffenheit, Gewässer, Landschaften, Stäten, Geistlichen Stiftern uc. Regenten, deren Staats- und Religions-Handlungen, Wapen, Siegel und Münzen, Wohlverdienten Geschlechtern Adelichen und Bürgerlichen standes, Aufnehmen der Wissenschaften und Künste in derselben, theils aus schriftlichen und aus Archiven hergenommenen, oder auch gedrukten urkunden, theils aus der erfahrung selbst zusammen getragen und verfasset von Johann Christoph Bekmann, weiland der H. Schrift D. und Prof. auf der Universität Frankfurt, Mitglied der Königl. Soc. der Wissenschaften, ergänzet, fortgesetzet und herausgegeben von Bernhard Ludwig Bekmann, des Königl. Joachimsthal. Gymn. Prof. und Mitglied der Königl. Preußischen Academie der Wissenschaften.“*[46] in Berlin bei Christian Friedrich Voß. Als abschließende Verarbeitung einer riesigen Materialsammlung. Es *„wurden Fragebögen an Pfarrämter und Magistrate verschickt, Literatur ausgewertet und Archive durchforscht.“*[47]
Im Kapitel *„Von der Stat Prizwalk“*[46], dem 3. Kapitel des 2. Buchs vom 5. Teil des gesamten Werkes, mit welchem der 2. Band beginnt, werden ebenfalls die zur Stadt gehörenden Dörfer aufgeführt, und wird Dorf für Dorf erzählt, was an Besonderem zu jedem einzelnen berichtet werden könnte. Nachdem vielleicht gefragt worden, woran man sich erinnere, was einem einfalle, an Mitteilenswertem zu finden, einem aufgefallen.
Zu Lindenberg ist es recht wenig: *„Zu Lindenberg hat das wetter A. 1686 in die thurmspitze, so vor zeiten sehr hoch gewesen, geschlagen, und sie abgebrannt.“*[46]
Herr Gordon Thalmann von der Unteren Denkmalschutzbehörde wies uns auf die Zeichen für den Brand an den Steinen unterhalb des Turmes an der Lindenberger Feldsteinkirche hin. Als wir sie 2009 besichtigten, weil mir in ihr Spuren mittelalterlicher Malereien aufgefallen waren. Ich bin inzwischen davon überzeugt, daß in der Lindenberger Kirche unter dem weißen Kalkanstrich zwei Lagen Malerei zu finden seien.
In der Kirche zu Kehrberg aber befindet sich ein Epitaph der Maria Dorothea von Alvensleben (1631–1697), obwohl Kehrberg nie der Familie von Alvensleben gehört hat. Von Prof. Dr. Reimar von Alvensleben erhielt ich in einem Schreiben vom 31.3.2008 folgende Erklärung dafür: *„Sie war die Schwester von Siegfried Andreas von Alvensleben, damit die richtige Tante von Hedwig Elisabeth von Winterfeld, geborene von Alvensleben. Sie heiratete 1633 Ludwig von Görne auf Kützkow (bei Brandenburg) und wurde 1672 Witwe, ohne Kinder gehabt zu haben. Vermutlich fiel der Besitz ihres Mannes an andere Verwandte, sodaß sie Kützkow verlassen hat.*
*Zu Winterfelds bestanden verwandschaftliche Beziehungen: Ihre Nichte Hedwig Elisabeth (*1670) und deren Mann Joachim Detlof von Winterfeld waren Kousine und Vetter 2. Grades. Möglich, daß Maria Dorothea, nachdem sie Kützkow verlassen hatte, zu ihren Verwandten nach Kehrberg gezogen ist – und, um sicher zu gehen, daß auch ihr ein ordentlicher Grabstein gesetzt wird, diesen schon zu Lebzeiten hat anfertigen lassen. Denn sie hatte selbst keine Kinder. [...] Vielleicht wollte*

sie ihre Erben auch nur finanziell entlasten.“ Dies geschah 1683.
Den Umstand, daß Georg Daniel von Winterfeld bis 1690 offiziell Erb- und Gerichtsherr auf Kehrberg gewesen sein dürfte, soweit der Kehrberger Dorfchronik zu entnehmen, können wir wohl vernachlässigen.
Weiterhin ragen heute, nur ein Weniges von der Stelle entfernt, auf der bis vor ein paar Jahrzehnten noch das Gutshaus gestanden hat, quasi hinter ihm, wie eine Gebißruine Überbleibsel von Steinmauern in einem bescheidenen Quadrat aus dem Moos eines von Karthanewasser umstandenen kleinen, baumbewachsenen Erdhügels. In der Mitte des 12. Jahrhunderts entstand dort wohl ein sogenannter Fluchtturm. Für das Jahr 1413 sind Klagen über die von Kehrberg als Raubritter nachgewiesen.[48] Es heißt, daß von der Ruine aus ein unterirdischer Gang zur Kirche führen würde. Der mögliche Eingang sieht aber gründlich verstopft aus.
An Wetter für die Jahre 1740–1742 notierte Pastor Johannes Albrecht König im Lindenberger Kirchenbuch, daß die Jahre alle durch und durch kalt gewesen seien, es durch die kalte Witterung zu einem häufigen Auftreten von Brandkorn kam, vielleicht besser bekannt als Mutterkorn, und 1741 eine Krankheit die Menschen mähte, die man die Krumme nannte. Als Folge von diesem. Im Kehrberger Kirchenbuch, unter die Nomina Demortuorum Kerberg, mußte er zu den Demortui Anno 1742 zu anderen drei Kinder des Schneiders Hahn setzen, einen Cousin und zwei Cousinen Ludwigs, wie ich im Evangelischen Zentralarchiv Berlin, Bethaniendamm, entdeckte.
Doch all das steht nicht im *„Bekmann“*. Nichts davon. Kein Wort.
Der beginnt:
„Kehrberg, ein den Herren von Winterfeld zuständiges Dorf, eine meile von Prizwalk, ist vor einiger zeit durch den ruf von dem so genanten Kehrbergischen Wunderkinde als ein angenehmer ort bekanter worden, als es vorhin nicht gewesen.“[46]
Und endet erst nach fast 4 Seiten davon. 1753. Wobei die entsprechenden Fragebögen aber bereits 1740 oder 1741 mit den Informationen gefüllt und zurückgeschickt worden sein müßten. Vom amtierenden Bürgermeister Arnold Krusemarck wie auch dem Lindenberger Pastor Johann Albrecht König.
Ich denke jedoch nicht, daß beide von dem Kehrbergischen Wunderkind geschrieben haben. Ihre Stimmen, die sie bereits zu diesem Fall erhoben haben, könnten unterschiedlicher nicht klingen. Weniger in dem, was sie berichten, als tatsächlich im Ton. Die eine haben wir bereits gehört. Für den Herrn Pastor kann nicht sein, was nicht sein darf. Hören wir Herrn Krusemarck!
„Als ich am dritten hujus (am 3. dieses Monats, des Augusts 1734 – H.S.) nach Kehrberg gekommen, habe ich einen Mann aus R. gesehen, welcher das Kind bath, einen Eimer Wassers vor sich habend, es möchte ihm aus seiner Hand des Wassers trincken lassen, da es denn Anfangs dem Mann das Wasser mit seinen Händen in seine Hand goß, wie ihm aber die Mutter bedeutete, der Mann wolle aus seiner, des Kindes Hand, trincken, hielte es in der hohlen Hand das aus dem Eimer geschöpfte Wasser, welches der Mann unter Anruffung GOttes etliche mahl mit Begierde tranck. Als ich diesen Mann fragte, was das Trincken für einen Effect gethan, und wofür er es getruncken, sagte er: Um vielerley Beschwerden willen, und verhoffe durch die Gnade GOttes davon befreyet zu werden, weil es dem Heide-Reuter, der vor R. allwo die neue Stadt gebauet wurde, gewohnet, und von der Gicht und Podagra dergestalt contract gewesen, daß er weder reiten noch fahren können, innerhalb 2 Tagen gäntzlich curiret, daß er gehen, stehen, reiten und fahren können.

[...] Ein Peruquier aus B. hat seinen erwachsenen Sohn streichen, und des Wassers trincken lassen, welcher mir die Gebrechlichkeit des Knabens zeigte, daß die Schulter, wie ein Buckel, heraus stund, wobey der Knabe sagte, daß er daselbst eine Hitze und Kitzeln empfinde, ob gleich das Kind nur mit der blossen Hand darüber gestrichen, daher er der sichern Hoffnung lebte, GOtt würde ihn gleich andern Gnade verleihen.
[...] Vor zwei Stunden kommt ein abgedanckter Dänischer Soldat aus Rostock gebürtig, Namens Jürgen Osterburg, von Kehrberg zurück, welcher mit seinem vom G.M.M. Von K.d.d. Glückstedt den 8. Aug. 1721 Paß und Abschiede erweiset, daß er nach seinen 5 jährigen Kriegs-Diensten, wegen seines incurablen Augen-Schadens dimittiret werden müssen, und wie meine Tochter berichtet, am vergangenen Montage von seiner Frauen geleitet werden müssen, wie sie nach Kehrberg gehen wollen, und berichtet unter tausend mahl Danckens und Rühmens zu GOtt, daß er seine Frau vor sich her gehen sehen können, ausser dem, daß er vor diesem nur mercken können, ob es Tag oder Nacht sey, und er habe nach dem Waschen und Trincken des Wassers, worinnen der Knabe seine Hände gewaschen, und ihm derselbe in die Augen gehauchet, sogleich gedrucktes lesen können. Um nun zu probiren, ob es wahr sey, habe ich ihm den Address-Calender, welcher mir zur Hand lag, gegeben, woraus er mir vom Titul die rothe und schwartze teutsche Buchstaben herlas, und hernach zusammen sezte.“[6]
Bürgermeister Krusemarck scheint der Korrekte. Ohne dabei weniger leidenschaftlich zu sein. Aus Pritzwalk schreibt er am 12. September 1734, möglicherweise an den Prignitzer Landrat, Herrn Alexander von Platen:

„Hochwohlgebohrner, Hochgelahrter
Herr,
Insonders HochzuEhrender Herr
Geheimbter Rath,
Hochgeneigter Gönner,

Auß Ew. Hochwohlgebohrnen heute eingelauffenen geehrtesten haben hiesigen Schützen dero Intention wegen seines Umzuges auß d 9tn Octobr: angedeutet, welcher sich solches um so viel mehr gefallen läßet, nachdem er dadurch versichert wird, daß er alda die Wohnung ledig findet und seine hiesige geräumet überliefern kan, sie aber dennoch in ihrem Jahre von Machaelis angerechnet bleiben, welches auf Ew. Hochwohlgebohrnen [...] Geheimten Raths Befehl gehorsamst melden sollen; Wobey ich mir zu berichten die Freyheit nehme, daß das Officium Fisci zu Kerberg des Schmiedes baarschafften (Durchgestrichen: *und andere Sachen so denen Knaben zugehöret*), *wegnehmen laßen, daß es nach Berlin geliefert werde, welches mir hart zu seyn für kömmt, zumahl ich nimmer glauben kan, daß Betrug und Aberglauben bey denen Betreichungen der Patienten oder andere verdächtige Dinge dabey vorgegangen, sondern die Patienten nach und nach auß eines und des andern Genesung sich zu den Knaben gedrungen, und ihn zur Danckbarkeit beschenket.*
[...] Wolte man das Wesen denen Herren Chirurgiis zu gefallen unterdrücken, und die Wolthaten Gottes an arme Patienten erzeiget, und denenselben noch wiederfahren könten, zurück halten, so würde solches Verantwortung nach sich ziehen, indeme ich volkommen persoandiret bin, daß der Schmidt innocent ist; wen aber seine Gesellen oder Magd ein Gewerbe daraus gemachet, und

wieder sein Vorwißen armen Leuten ein Trinckgeld abgelistiget, so werde ihm doch solches nicht zur Last geleget werden können Ew. Hochwohlgebohrnen wollen mir aber die Eröffnung meiner Gedancken nicht für Übel nehmen, indem ich mich gerne eines beßern belehren laße, wie ich den mit aller Hochachtung beständigst verharre

Ew. Hochwohlgegohrnen
Meines HochzuEhrenden Herrn
Geheimb. Raths
gehorsamster Diener
A. Krusemarck

P.S. Wie ich von dem Schlößer Brücknern, welcher die Laden auß dieberichen sollen, höre, so ist das Geld ungezehlet und unversiegelt mit nach Schrepkow genommben, welches in 7. Schachteln zum Theil voll zum Theil halb voll, ohne sortiret zu seyn, Gold und SilberMüntze untereinander gewesen."[21]

Bei diesem Schreiben handelt es sich um das erste die Hohensteins betreffende Gnadengesuch. Das Schriftbild zeugt noch zusätzlich von seines Verfassers Eile und inneren Anteilnahme. Der Bürgermeister äußert ungefragt, im Anschluß an eine geforderte Auskunft, seine Beunruhigung über das Mahlen der Behörden.
Zu seiner Person findet sich sonst nur noch Statistisches.
Im Evangelischen Zentralarchiv Berlin, Bethaniendamm, fand ich zuerst folgende zwei Einträge in den Kirchenbüchern von St. Nikolai, Pritzwalk:
„Anno 1698 sindt folgende Persohnen copuliret.
H. Arnoldy Krusemarck Jur. Practic. mitt Jgf. Elisabeth Schaumens, H. Dr. Sigism. Schaum tochter d. 23. F."
und
„Verzeichniß der Begrabenen 1756
Arnold Krusemarck Direktor K.-p. Magistrats welcher 85 Jahre alt worden und mit seiner Ehe Genoßin fast 59 Jahre im Ehe Stande gelebt den 26. Dec"
Demnach wäre er 1661 geboren worden. Allerdings nicht in Pritzwalk, sondern wahrscheinlich in Perleberg. Im *„Bekmann"* erhalten wir folgenden Hinweis:
„Der Krusemarkischen familie, aus welcher der ietzige Director ... Hr. Arnold Krusemark und dessen Grosvater, gleiches namens, ehemahliger Inspector alhier, ist in den Perlbergisch. Gesch. XII. §. mit mehren gedacht worden. S. auch Seehausisch. Gesch. VI. §."
Lesen dort jedoch nichts Näheres zu ihm.
In den Geburts- und Sterberegistern genannter Kirchenbücher finden wir noch nachstehende Angaben zu Kindern.
1701, am 16. März wurde dem Ehepaar die Tochter Elisabeth geboren, die 1712 bereits wieder stirbt.
1702 wird ihnen Tochter Maria am 24. Dezember geschenkt, 1703 wieder genommen.
1704 kommt Lucia zur Welt, am 22. April. Am 25. April 1706 Jochim Siegmund, am 25. Mai 1708 wieder eine Maria.

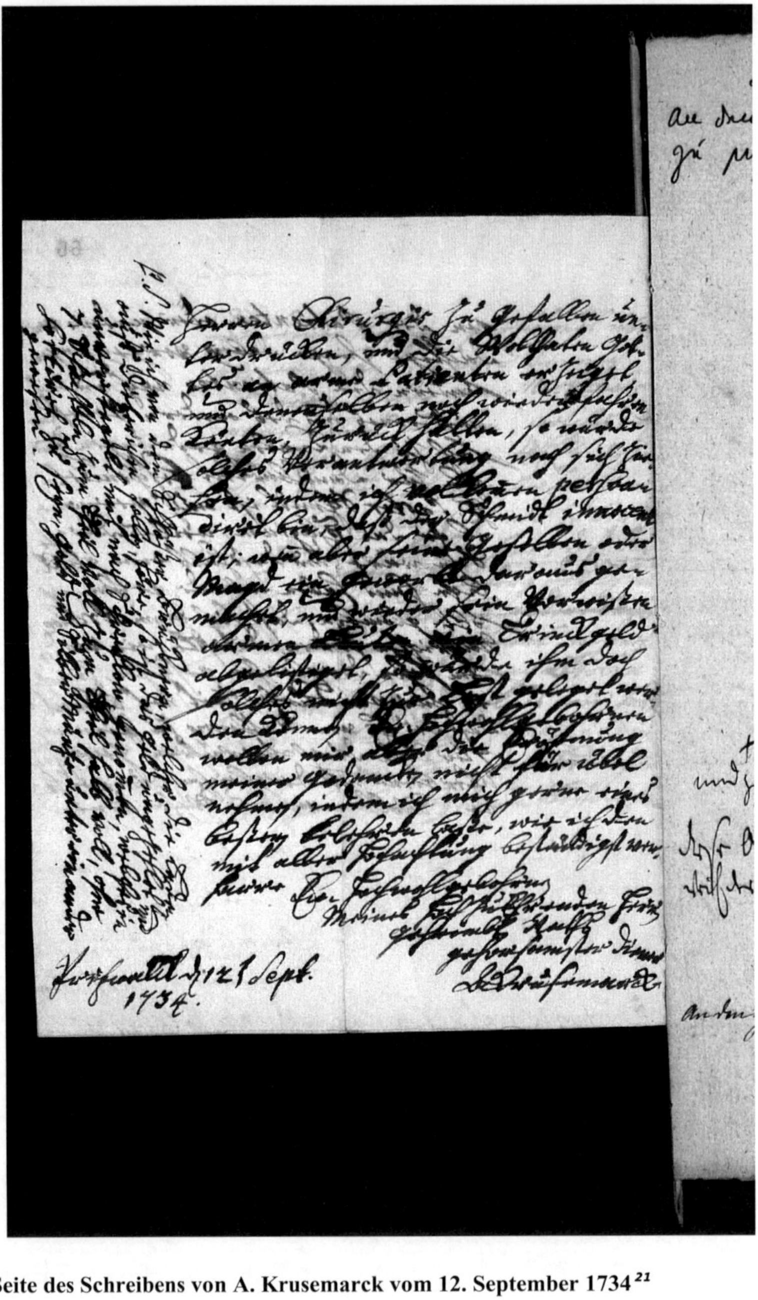

Letzte Seite des Schreibens von A. Krusemarck vom 12. September 1734[21]

Es gibt zwar den Aberglauben, daß es ihm schade, wenn man einem neugeborenen Kind den Namen eines verstorbenen Kindes gebe, aber auch den, daß dies den Tod gerade täusche. Vielleicht hat er sich Gedanken darüber gemacht, vielleicht aber auch nicht einen Gedanken daran verschwendet.
1712 folgt am 18. März eine Dorothea Elisabeth, die aber bereits 1714 wieder stirbt. Während am 2. April 1714 ein Arnold geboren wird. Und am 30. April 1716 noch eine Dorothea Elisabeth.
Für das Jahr 1759 vermeldet das Sterberegister (1700-1813) das Ableben einer Krusemarcken, Elise (Johannen). Möglich, daß es sich um seine Gattin handelt.
Mehr ist über ihn nicht in Erfahrung zu bringen.
Und sein Ton fehlt auf den 4 Seiten völlig.
Was sich vielleicht ganz einfach daraus erklärt, daß er als Magistratsdirektor, wenn nicht spezielle Fragen bekommen, so doch noch Anderes zu berichten gehabt haben sollte.
Eine nachweisliche Quelle für Herrn Bekmann ist Dr. Adamus Spies´ *„Umständliche Nachricht"*[3] gewesen.
Sein Text enthält die Abschriften zweier amtlicher Schreiben genau so, wie sie bei Dr. Spies zu finden sind, und zitiert fast wörtlich aus den ihnen vorausgehenden wie auch anderen Passagen der Spiesschen Schrift.
Die Erzählung der Geschichte ist dennoch damit, wenn Dr. Roland Busch in seinem Aufsatz sagt, *„die Literatur nach Spies bis in die Gegenwart sparte vieles aus und arbeitete großzügig mit der Fantasie"*[49], zutreffend beschrieben. Und mit ungenau. Er schreibt:
„Das gericht erscholl dann auch in entlegene örter, und es war ein so starker zulauf von menschen, daß man kurz vor Pfingsten 1734 an die 30000 Menschen gezehlet, welche theils der genesung halber, theils auch aus neubegierde sich an dem ort eingefunden, von allerhand alter, stand und religionen, gestalt dann auch Juden hingekommen. (Sie erkennen das Gerücht über die Amsterdamer Juden wieder?) *Man sahe leute aus Hamburg, Lüneburg, Frankfurt, Pommern, aus der ins. Usedom, Anklam, Berlin, die meisten aus Meklenburg und andern herumliegenden orten. Die bauerhöfe stunden voll karossen, und hatten viel vornehme gäste: wannenhero getränk und eßwahren von allen orten in grosser menge herbei geschaffet wurden, und der ort sahe wegen der menge volks einem markt nicht unähnlich: und wanns länger solte gedauert haben; dürften wohl, wie bei dem wunderbluht in Wilsnak, nicht wenig wirtshäuser sein angeleget worden.* (Bei Dr. Spies steht: *„Dieserwegen sahe man auf allen Bauer-Höfen, gleich als auf einem Jahrmarck, nichts als Carossen, und viele andere Wagen. Zur nothdürfftigen Consumtion wurden, wie verlautete, alltäglich an 6, 8 und mehr Tonnen Bier ausgetruncken."*[3]) *Die kranke sein von allerlei ahrt, lahme an händen und füssen, verwachsene, hökkerige, mit brüchen, mit der gicht, kröpfen, geschwulst behaftete, blinde, stumme und taube gewesen: und stunden die hökkerige in den gedanken, der knabe könte durch ein besonderes bügeleisen die erhabene ausgewachsene theile gerade, und die verkürzte gliedmassen zur gehörigen form ausdehnen. [...] Und wann er nicht lust zustreichen hatte, muste er oft in mehr, als 20 eimern die bisweilen ziemlich besudelte hände waschen. [...]* (Dr. Spies schrieb: *„Zu geschweigen, daß eine grosse Menge Wassers, nachdem der Knabe seine besudelte Hände darinn gewaschen, und es dadurch in eine vermeinte Universal-Medicin wieder alle Kranckheiten verwandelt hatte, von denen Miserablen Krancken mit aller Begierde öffters zur Verkürtzung ihres Lebens gantz begierig hinein gesoffen würde. Wie es denen Asthmaticis, Phthisicis, insonderheit wenn ein Sudor Syncopticus darauf erfolget, bekommen wird,*

solches wird der hinckende Bohte nach diesem kund thun" [3].) *Daß aber dieses so wohl, als alles übrige, bis auf die natürlicherweise mögliche exempel, ein betrug gewesen, hat endlich der ausgang gezeiget. Vater und mutter wurden mit dem kinde nach Berlin, und das kind in das grosse Friedrichs hospital gebracht, da es dann keine wunder thun können, wie ein nicht eben gar wohl gezogenes kind sich verhalten, und gar bald gestorben in seinem   jahre. Die eltern konten an ihrer seite die gewinnsucht, die ihr aberglauben unterstützet, nicht leugnen [...]"* [46]
Die Auslassung steht auch im Original vor *„jahre"* [46]. Eine Unsicherheit, die sich wegen der verschiedenen Angaben in den verschiedenen Quellen eingestellt hat? Also, aus fehlendem Wissen? Oder nur ein Punkt, den er zu überprüfen vergessen hatte? Wir können nur spekulieren.
Sein Bedauern hält sich in Grenzen. Und die Schuld für dessen frühen Tod scheint er Ludwig sogar selbst zuzusprechen – oder wie soll man es verstehen, wenn er schreibt, daß dieser bald gestorben sei, nachdem er sich nicht ordentlich verhalten, wenn nicht so, daß der dann eben den Tod durch Prügel, Essensentzug und ähnliche Erziehungsmaßnahmen auf sich gezogen?
Beim *„endlich"* [46] sehe ich den Pastor durchblitzen.
Welche Stelle aber tatsächlich von wem genommen worden feststellen zu wollen, wäre jedoch ein sinnloses Unterfangen – der Bekmannsche Bericht steht wie aus einem Guß. *„Ich sei"*, sagt er, *„gewährt mir die Bitte, in eurem Bunde der Dritte"*, und räumt den erfolgten Untersuchungen, ihren Ergebnissen und den ausfürlichen Erklärungen des Dr. Spies für die hinzunehmenden Heilungen in seiner eigenen Sprache einen breiten Raum in seinem Geschichtswerk ein.
Neben dem Schwelgen des Historikers bzw. Chronisten in der reichen Überlieferung ist ihm wohl scheinbar vor allem auch am Entgolden des Wunderkind-Mythos´ gelegen. Man hört ihn deutlich Ausatmen am Schluß.
Wobei Prof. Bekmann mit keinem Wort auf theologische Fragen eingeht.
Was noch eine Überraschung. Aber inzwischen herrscht ein sogenannter Deismus. Es ist Zeit vergangen. Und es vergeht noch mehr bis zum nächsten Winken des Kindes.

Karl Marx beginnt seinen *„Achtzehnten Brumaire"* [50] mit der Feststellung:
„Hegel bemerkt irgendwo, daß alle großen weltgeschichtlichen Tatsachen und Personen sich sozusagen zweimal ereignen.
Er hat vergessen hinzuzufügen: das eine Mal als Tragödie, das andere Mal als Farce. Caussidiere für Danton, Louis Blanc für Robespierre, die Montagne von 1848-1851 für die Montagne von 1793-1795, der Neffe für den Onkel. Und dieselbe Karikatur in den Umständen, unter denen die zweite Auflage des achtzehnten Brumaire herausgegeben wird!" [50]
Das Gleiche geschieht unserer Geschichte. Die 2. Ausgabe der halbjährlich in Berlin bei Haude und Spener erscheinenden, von F. Gedike und J.E. Biester herausgegebenen *„Berlinischen Monatsschrift"* [51] veröffentlicht 1798 die *„Das neue Wunderkind in der Prignitz"* [51] überschriebene Anzeige eines Kaufmanns aus Werben an der Elbe, Ebel mit Namen, welche beginnt:

„Es erweckt von einer Seite Lachen, und von der andern Seite Traurigkeit, daß in einem Zeitalter welches sich der Aufklärung rühmt, und wo auch in der That so vieles geschieht, um selbst bei dem gemeinen Manne richtige und bessere Begriffe zu verbreiten, Dinge vorgehn welche das volle Gepräge des einfältigsten Aberglaubens führen, und durch ihre weite Verbreitung um so mehr zur Schande des Zeitalters gereichen.

In dem Dorfe Blüthen, bei Perleberg in der Prignitz, wohnt ein Bauer Namens Ulrich. Dieser Mann hat einen itzt noch nicht völlig einjährigen Sohn, welcher 1797 am Tage der Sieben Brüder (Anm: Den 10 Julius. - Man muß die sieben Brüder nicht mit den sieben Schläfern verwechseln, deren Gedächtnißtag auf den 27 Junius fällt. Jene Martorer waren die Söhne der heil. Felizitas, und litten unter dem Kaiser Antonin. Sie wirkten nach ihrem Tode viele Wunderkuren; vornehmlich einer von ihnen Namens Alexander, dessen Mantel große medizinische Eigenschaften besaß – oder vielleicht noch itzt besitzt. B.), folglich im 7ten Monat, und auch zur 7ten Stundes des Tages, geboren worden. Der Knabe ist ferner seines Vaters 7ter Sohn; also ein wahrer Septenarius (ein recht gesiebnetes Kind).
Der Aberglauben hat Menschen bei welchen die von sehr Vielen für mysteriös gehaltene Zahl Sieben so oft zusammentrift, immer für Wunder gehalten, und zwar für Wunderärzte. So geht es denn auch bei diesem Knaben. - Sonderbar genug ist es daß schon einmal im gegenwärtigen Jahrhundert, gleichfalls in der Prignitz, eine ähnliche Geschichte mit einem Wunderkinde sich zugetragen hat: im J. 1734, in dem Dorfe Kehrberg, anderthalb Meilen von Blüthen.“[51]
An dieser Stelle führt er den uns bekannten Eintrag zum Stichwort *„Siebender Sohn“* im *„Zedler“*[31] als Fußnote an, und fährt fort:
„Das Kehrbergische Kind war bloß der siebente Sohn seiner Eltern; das wovon ich hier rede, trägt (wie man vorher gesehen hat) die heilige Zahl Sieben noch viel öfter an sich. Auch schmückt es der Aberglauben noch auf andere Art aus. In seiner rechten Hand sollen Buchstaben gezeichnet sein welche – wohl zu merken! - kein Mensch lesen kann; und in seiner linke Hand: alle Zeichen des Leidens Christi.
Dafür ist seine Kraft auch sehr groß. Es kann alle nur mögliche, sowohl äußere, als innere, Krankheiten und Gebrechen heilen; sogar, was in manchem Betracht sehr zu wünschen wäre, die Dummheit. [...]“[51]
Er selbst scheint am 25. Juni 1798 selbst in Blüthen gewesen zu sein, und läßt nun eine detailreiche Beschreibung der Praxis des kleinen Hans Jürgen folgen, versehen mit den Bedenken eines Verantwortung fühlenden, aufmerksamen Bürgers. Als der er schließt:
„Daß unsre so vortrefliche Regierung auf diese Sache aufmerksam gemacht, und diesem Unwesen des Aberglaubens und der Pfuscherei sobald als möglich gesteuert werden möge: ist gewiß der Wunsch eines jeden rechtschaffenen Menschen.

Ebel.

Werben
in der Altmark.“[51]

Und mit dieser Anmerkung unterstreicht er, mit kritisierendem Unterton, noch einmal den Ernst seines Anliegens:
„Einer [...] wollte gehört haben daß das Kind itzt gestorben sei. Kein Wunder, da gewiß an die gehörige Pflege des armen Knaben wenig gedacht ward, der seinen Eltern nur Geld einbringen sollte, und dessen trauriger Lebensgenuß [...] einzig darin bestand, in einer eingesperrten und ungesunden Luft sich mit Krankheiten zu beschäftigen.“[51]

Unter *www.gemeinde-karstaedt.de* wird ebenfalls die *„Geschichte des Wunderkindes von Blüthen"* erzählt. *„Dieses Kind wurde, vielleicht nicht ohne Absicht, auch in der siebenten Stunde getauft"*, heißt es dort. Und, *„dass es in Branntwein gewaschen wurde und dieser dem Hilfsbedürftigen zu trinken gegeben wurde"*, bei inneren Krankheiten.
„Obgleich bekannt war, dass mehrfach Personen sich durch die Anstrengung der Reise, wie auch durch den Genuss des Branntweins Schaden zugefügt hatten, und obgleich den Eltern des Kindes behördlicherseits verboten worden war, den Schwindel fortzusetzen, hört er doch nicht auf.
Der Vater war vielmehr bemüht, den Leuten einzureden, dass nur die Missgunst der Ärzte dieses Verbot erwirkt habe, und dass das Wunderkind bald nach Berlin gebracht werden würde."
Die Gestalter der Internetseite zitieren R. Barleben in *„Mein Prignitz- und Heimatland"* vom 25.8.1928.

Die nächste Quelle für uns schließt auch gleich daran an.
Herr Seier aus Perleberg sandte an Dr. Busch einen Ausschnitt aus *„Denkwürdigkeiten und Tagesgeschichten der Mark Brandenburg und der Herzogthümer Magdeburg und Pommern"*, Band 6, gleichfalls 1798 erschienen. Und auch in Berlin. Bei Belitz und Braun. Herausgegeben von Johann Wilhelm Andreas Kosmann und Theodor Heinsius. Der Ausschnitt wurde entnommen einem darin enthaltenen Artikel über das Wunderkind von Blüthen. Sein Wortlaut:
„Im Jahr 1733 erschien ein Salzburger in Berlin, der in hölzernen Kästchens, die an den Knien befestigt waren, auf allen Vieren herumrutschte. Ein ganzes Jahr lang machte er das Mitleiden auf diese Art rege. Endlich da die Thaten des Wunderkindes in Kehrberg erschollen, schleppte er sich dahin, trank von dem Urin des Kindes, ließ sich damit waschen, und – er war geheilt. Daß der Salzburger den Betrug gespielt und daß er nie lahm gewesen, sondern, daß er mit den Eltern des Kindes en concert gehandelt, ist mehr als gewiß. So lange dieser Betrug aber unentdeckt blieb, wallfahrte alles nach Kehrberg, ja im LXXII. Stück 1734 der Hamburger Berichte von gelehrten Sachen hieß es: das Kind würde nicht lange leben, weil es weder Tag noch Nacht vor preßhaften Personen Ruhe hätte!
Endlich wurde dies Kind nach Berlin gebracht, wo es im Waisenhaus erzogen und öfters zu vornehmen Leuten hingeholt wurde, wie sich alte Personen in Berlin noch gar wohl erinnern müssen.
Sollte sich hierauf nicht das Vorgeben des Oehlerts, als Vater des Blüthenschen Wunderkindes, gründen, daß es bald nach Berlin werde geholt werden?" [30]

Bis Ludwigs Ärmchen wieder aus der Erde winkt, vergeht nach diesem Mal etwas mehr Zeit. Dafür wird das Winken kräftiger.
Warum es so lange ausgeblieben, ist wohl nicht die Frage. Nicht, nachdem sich soviel Mühe gegeben wurde, sein Winken zu unterbinden, oder? Die Frage ist, wieso das Ärmchen nach so langer Zeit plötzlich wieder draußen ist.
Januar, Februar 1822.
Die öffentlichen Lehrer der Heilkunde, Dr. Horn und Dr. Wagner in Berlin, Dr. Nasse in Bonn und Dr. Henke in Erlangen sind gemeinsam Herausgeber des in Berlin erscheinenden *„Archivs für medizinische Erfahrung im Gebiete der praktischen Medizin, Chirurgie, Geburtshülfe und Staatsarzneikunde."* [42]

Das Heft für die genannten Monate beginnt mit *„Psychologisch-medizinischen Untersuchungen über die religiösen Heilungsversuche des Fürsten Alexander von Hohenlohe“*[42], angestellt *„vom Herrn C. Pfeufer, dirigirendem Arzte des allgemeinen Krankenhauses zu Bamberg.“*[42]
Was Dr. Pfeufer sich erspart, da seine Leserschaft im Bilde gewesen sein dürfte, wir aber nicht wissen, steht in der Wikipedia.
Bei dem Fürsten handelt es sich um Prinz Leopold Alexander Franz Emmerich zu Hohenlohe-Waldenburg-Schillingsfürst (1794 – 1849), seit 1821 – katholischer - Domherr von Bamberg, dessen Bürgermeister Franz Ludwig von Hornthal, als er seine Wunderheilungen unterband, nicht wiedergewählt wurde.
Der Fürst fragte den Kranken:
„‚Glaubt ihr fest, dass euch Gott helfen werde und könne?‘
Auf die begreiflicher Weise bejahende Antwort betet der Fürst nun bald im Stillen, bald mit lauter Stimme, mit erhobenen Händen und gegen den Himmel gerichtetem Blicke, das Gebet, das im Wesentlichen darin besteht: dass Gott die Leiden dieses Menschen beseitigen, und ihm zu seinem und seiner Mitmenschen Besten seine verlorene Gesundheit wieder geben wolle; man erwarte von Gott diese Hülfe, weil es sein göttlicher Sohn versprochen, und gesagt habe: ‚um was ihr meinen Vater in meinem Namen bitten werdet, das wird er euch gewähren;‘ man erwarte von ihm die Heilung des auf Gott vertrauenden Kranken mit demselben Glauben, mit dem man die Verwandlung des Brodes und Weines in das wahre Fleisch und Blut Jesu im Abendmahle glaube; man erwarte sie von ihm zur Verherrlichung Jesu, seines Sohnes, und zur Verherrlichung der allein selig machenden Kirche.
Nachdem, heisst es endlich, der Glaube in unseren Tagen so tief gesunken sey, dass die gewöhnlichen Wege der Belehrung nicht hinreichend wären, so müssten ausserordentliche Ereignisse geschehen, um den alten Glauben herzustellen und zu befestigen. - So wird nun der Akt mit dem Segen im Namen des Vaters, des Sohnes und des heiligen Geistes geschlossen, und gleich darauf der Kranke befragt: ob er glaube, dass ihm geholfen sey? Auf wiederholt bejahende Antwort wird er nun aufgefordert, im Namen Jesu sein Bett zu verlassen, und, wie es z. B. bei Gichtkranken der Fall ist, ohne Stütze zu stehen oder zu gehen.
Bei jedem schüchternen Wanken, bei jeder Spur von Angst und Furcht, wird ihm ununterbrochen unbedingtes, festes Vertrauen auf Gott anempfohlen, und Muth und Selbstbeherrschung zugerufen, dass er durch die göttliche Gnade gewiss vermögend sey, seine Glieder zu gebrauchen.
Entspricht nun die Wirklichkeit den Erwartungen des segnenden Fürsten nicht, so wird dem Kranken Trost für die Zukunft gegeben, da öfters Kranke für den Augenblick der Gnade nicht würdig seyen, ihre Genesung nicht zu ihrem Besten gereiche, sondern sie erst durch eine herbe Prüfungszeit geläutert, und durch Fortschreiten im Guten für die göttliche Erhörung des Gebetes vorbereitet werden müssten. In einigen Fällen wurde jedoch das obige Gebet sogleich noch einmal wiederholt. Hierin, und in nichts anderem, besteht das Formelle dieser Heilungsversuche. […]
Reinheit der Seele und Heiterkeit des Gemüthes sind die Grundbedingungen für das Gelingen dieser Versuche; aus dieser Rücksicht wurden in der Regel nur solche Kranke gewählt, die sich entsühnt und das Abendmahl empfangen hatten […]
Das Feld der Krankheiten, welches sich der Fürst ursprünglich abgemarkt hatte, war ziemlich beschränkt, und bezog sich vorzüglich auf die sogenannten evangelischen Krankheiten: auf Taube, Blinde, Lahme und Gichtbrüchige. Im Verlaufe der Heilungsversuche wurden sie jedoch auch auf

andere Uebel, selbst auf organische Bildungsfehler ausgedehnt."[42]
Soweit Dr. Pfeufer.
Wenn man das liest, kommt man auf den Gedanken, daß vielleicht einiges anders verlaufen wäre, wenn unser Wunderkind einen Geistlichen an seiner Seite gehabt hätte.
Und Ludwig mit seinen 3 Jahren vielleicht auch noch ein großer Volkserzieher geworden: „Hör damit auf, Deine Kinder zu schlagen, dann hilft Dir mein Streichen!" Wenn der Geistliche auch der Fürstlichen Ansicht gewesen, daß Krankheit eine Strafe sei.
Der Eisenacher Arzt Dr. Johannes Storch hingegen würde von einem ganz anderen Krankheitsverständnis ausgehen, stellt Frau Barbara Duden auf der Grundlage seines mehrbändigen Werkes über *„Weiberkrankheiten"* fest:
„Fragt man nun danach, was nach Storch Weiberkrankheiten auslöst, so stößt man zu allererst auf den „Zufall". [...] Die Plagen der gewohnten Arbeit werden sehr selten als Krankheitsursache erfahren. Andererseits kann alles, was aus der Regel fällt, als böser Zufall wirken: was durch den Mund kommt, ob Mettwurst oder eine überreife Kirsche, ein Stolpern, ein Blitz, aber auch und sehr oft die kalte Luft, die ins Gesicht schlägt, oder ein klammes Tuch um die Brust."[52]
Und Prof. Robert Jütte, der seinerseits ein umfangreiches Quellenmaterial in Köln sichtete, schreibt von den Patienten:
„Ein Spaziergang im Regen, zu fettes Essen, eine falsche Körperbewegung, eine Spinne in der Bierkanne oder gar ein „böser" Blick werden in den Quellen als Ursachen einer Krankheit nahezu gleich gewichtet. Komplikationen im Heilverlauf (Wundfieber, Abszesse u.ä.) nannte man bezeichnenderweise „Zufälle", denn man glaubte, daß sie von außen an den Körper herantreten."[53]
Und was denkt Doktor Pfeufer?
Er schreibt eingangs:
„Die Geschichte aller Zeiten, aller Völker lehrt uns deutlich, dass das Höhere, Mystische der Heilkunde nicht das ausschliessende Erbtheil einer Kaste sey, und dass die einzelnen Erscheinungen in der Natur in einer innern, geheimen Beziehung zu einander stehen, welche zu deuten und zum Guten zu leiten, nicht immer eine gelehrte Receptformel vermag. Wir werden im Verlaufe dieser Untersuchungen hierauf zurückkommen; vorläufig muss ich bemerken, dass dem Hohenlohe'schen Heilverfahren gewiss das Verdienst bleibe, neuerdings die Aerzte zur Berücksichtigung der psychischen Seite der ihnen anvertrauten Kranken angeregt, und ihnen die Ueberzeugung gegeben zu haben, dass das Einwirken auf die Seele eben sowohl zu beachten sey, wie das Einwirken auf den Körper durch Arzneimittel."[42]
Und später lesen wir noch:
„Nach diesen durchaus auf Thatsachen beruhenden Resultaten möchte wohl eine Parallele zwischen diesen Heilungsversuchen und den Heilungen durch Sympathie und Magnetismus erlaubt seyn; auch die von Gassner, Franz von Paris, und die des Kehrberg'schen Wunderkindes, haben einige Aehnlichkeit damit. [...] die bei ihnen wirkende Kraft ist die psychische des Glaubens, die sowohl in dem Heilenden, als in dem, der geheilt werden soll, zur vollen Höhe ausgebildet, und über alle andern Funktionen der Seele und des Körpers überwiegend seyn muss. So auch theilen die neueren Heilungsversuche mit allen erwähnten ein gleiches Schicksal, daß der letzte Grund ihrer Wirkung immer verkannt, und mehr in etwas Uebernatürlichem gesucht wurde."[42]
Wozu Ludwig nun als Illustration herhalten muß:

„Das Kehrberg'sche Wunderkind betrat in einem Alter von viertehalb Jahren zu Kehrberg in der Priegnitz seine Bahn. Seine Methode bestand in Streichen, Kratzen und Schlagen des leidenden Theiles; wer an Kopfschmerzen litt, wurde an den Haaren gerauft; Taube kitzelte das Kind, und blies ihnen in die Ohren. Hatte es nicht Lust zu sprechen, so wusch es seine Hände in einer grossen Kufe mit Wasser, wovon die Gläubigen tranken, sich wohl auch mehrere Flaschen füllten, um es entweder zu trinken, oder auf Wunden und Schäden überzuschlagen. Der Vater dieses Kindes, seiner Profession nach ein Schmidt, wurde in Kurzem ein reicher Mann."[42]
Das Spiessche Werk wird zwar als Literatur genannt, doch in weiten Teilen ignoriert. Die Hohenloheschen Kuren standen eben für Dr. Pfeufer *„auf der Stufe der psychischen Mittel höher, als die andern erwähnten"*[42].
Der genannte Gassner war ein Exorzist, Franz von Paris tot.
*„Gassner saß bei seinen Operationen in einem Sessel, hatte ein Crucifix in der Hand, und eine Stola um den Hals, um welchen sich eine silberne Kette schlang, an der ein Crucifix hing, in welchem eine Partikel des heiligen Kreuzes verschlossen war, an welchem Christus starb.
Er sah die Patienten starr in die Augen, so wie diese ihn, sprach in rauhem und gebietendem Tone, drückte mit der einen Hand die Stirne, mit der andern das Genick des Kranken sehr heftig, berührte auch oft den schmerzhaften Ort, oder schüttelte den ganzen Körper gewaltsam. Hierauf fing er den Exorcismus probativus an, und nun wurde der Kranke mit Krämpfen befallen, welche so lange dauerten, bis der Exorcist dem Teufel befahl, ihn ausruhen zu lassen. Dabei erhielten die Kranken Arzneien, die in einem eigenen Liqueure, in einem unbekannten Oele, und in einem Balsame bestanden. [...] Die Wunderkuren des Franz von Paris bestanden bekanntlich darin, dass alle, die auf sein Grab gelegt wurden, Convulsionen bekamen [...] Stücke von seiner Kleidung sollten sogar das verlorne Sehvermögen wieder herstellen. Auch hielten die Convulsionairs (grösstentheils gemeine und ungelehrte Leute) zusammenhängende, rührende Reden, und spielten sogar die Rolle von Wahrsagern."*[42]
Ludwigs Gesellschafter in diesem Artikel weisen mich auf einen Umstand hin, der möglicherweise nicht unbedeutend gewesen sein könnte für die Erfolgsgeschichte des Christentum, nämlich den, daß man Geld mit den Gläubigen machen konnte.
Lassen Sie mich nur kurz ein Zeugnis aus der Christlichen Frühzeit zur Begründung meiner Vermutung zitieren!
Lukian von Samosata (um 120–ca. 200) beschreibt, als ihr Zeitgenosse, im *„Tod des Peregrinus"*[54] die ersten Christen. Wenn er allerdings auf Jesus zu reden kommt, spricht auch er nicht von einer historischen Person, sondern von der aus den erzählten Geschichten. In seiner Satire faßt er die Episode des Christseins im Leben des Peregrinus Proteus (um 100–165) wie folgt zusammen:
„Es ist unglaublich, wie schnell diese Leute überall bei der Hand sind, wenn es eine Angelegenheit ihrer Gemeinschaft betrifft: sie sparen alsdann weder Mühe noch Kosten. Und so kamen auch dem Peregrinus damals Gelder von allen Seiten zu, so daß seine Gefangenschaft für ihn Quelle einer reichlichen Einnahme wurde. Die armen Leute haben sich nämlich beredet, mit Leib und Seele unsterblich zu seyn und in alle Ewigkeit zu leben; daher kommt es auch, daß sie den Tod verachten, und Viele von ihnen sich demselben sogar freiwillig hingeben. Sodann hat ihnen ihr vornehmster Gesetzgeber die Meinung beigebracht, daß sie Alle unter einander Brüder wären, sobald sie übergegangen, das heißt, die Griechischen Götter verläugnet und sich zur Anbetung jenes gekreuzigten Sophisten bekannt hätten und nach dessen Vorschriften lebten. Daher verachten

sie alle äußern Güter ohne Unterschied und besitzen sie gemeinschaftlich – Lehren, die sie auf Treu und Glauben, ohne Prüfung und Beweis angenommen haben. Wenn nun ein geschickter Betrüger an sie kommt, der die Umstände schlau zu benützen weiß, so kann es ihm in Kurzem gelingen, ein reicher Mann zu werden und die einfältigen Tröpfe ins Fäustchen auszulachen.“ [54]
Doch zurück zu unserem Fürsten!
Heinrich Pompey bezeichnet das Ende des 18. Jahrhunderts als die Geburtsstunde der Pastoralmedizin, die, wenn sie sich auch den stets sich verändernden äußeren Gegebenheiten einpaßt, ihre Aufgabe im Wesentlichen darin sieht, *„mit spezifischen Wert- und Sinnbezügen [...] den medizinischen, psychologischen und sozialwissenschaftlichen Heilungsvorgang (zu) überschreiten,“* [55] indem *„die Theologie eine andere Kausalität und Ätiologie dem Unheil und dem Kranksein zugrunde (z. B. Sünde und Schuld)“* [55] legt und *„andere heilende Wirkkräfte für das Gesamtheil des Menschen in Rechnung“* [55] stellt, *„die unter den Begriffen wie Gnade, Hl. Geist u.ä. bekannt sind.“* [55]

Im Verfasser des nächsten Dokumentes, b.z.w. der nächsten Reflexion, finden wir nun den zweiten Bekmann.
Schlagen wir *„Der Preußische Staat in allen seinen Beziehungen - Eine umfassende Darstellung seiner Geschichte und Statistik, Geographie, Militairstaates, Topographie, mit besonderer Berücksichtigung der Administration. Bearbeitet von einem Vereine von Gelehrten und Freunden der Vaterlandskunde, unter dem Vorstande des Freiherrn L. von Zedlitz-Neukirch. Zweiter Band. Berlin 1835“* [42] auf, so finden wir unter *„Merkwürdige Dörfer“* [42] Kehrberg genannt.
Und darunter folgenden Eintrag: *„Dieser Ort ist merckwürdig durch ein um das Jahr 1734 hiergebornes, sogenanntes Wunderkind, das zu seiner Zeit großes Aufsehen erregte.“* [42]
So geht Geschichtsschreibung auch.
Interessant ist allerdings, daß immer noch allein Ludwig für Kehrberg zu stehen scheint.
Was ihn zum bekanntesten ungekannten Kehrberger machen dürfte.

Der folgende Autor hat, nach eigener Aussage, die 4 Seiten von Bernhard Ludwig Bekmann tatsächlich vor sich liegen. Und vollbringt ein Wunder.
Der Autor ist Johann Georg Theodor Grässe (1814–1885), ein sächsischer Sagensammler. Der griff, nachdem – durch Zedlitz-Neukirch? – sein Interesse geweckt worden war, sich den *„Bekmann“*, und schrieb daraus die Kernaussagen ab, halbe Sätze, einzelne Informationen, die er in eigene Sätze band – und, es mag Zufall sein oder nicht, das Original war am Ende nicht mehr wiederzuerkennen.
Grimmig konstatiert er, wie einem Wesen mit Wunderkräften zusammen mit der Möglichkeit, Wunder zu tun, von den Königlichen Behörden seine Lebensgrundlage genommen wurde.
Das 1848-er Trauma, denke ich, könnte ihm dabei die Hand geführt haben, aber auch der Frust über die eigene Krankengeschichte. Eine zunehmende Erblindung zwang ihn 1882 in den Ruhestand. Kein Arzt konnte ihm helfen.
Auf keinen Fall jedoch ist die Sage vom Kehrbergischen Wunderkind ein Produkt verklärter Erinnerung.
Bis auf die Schilderung des Schmiedes.
Aber lesen Sie selbst!

„243) Das Wunderkind zu Kehrberg

Nach dem Jahre 1730 ist nach Kehrberg bei Pritzwalk ein Schenk Johann Hohenstein gezogen, dem ist ein siebenter Sohn (ohne daß Töchter dazwischen waren) geboren und er deshalb als ein Glückskind angesehen worden. Bei der Taufe hat derselbe seine Hand aus dem Bettchen gezogen und mit einem sonderbaren Gesichte dem Prediger gereicht.
Einst hatte sich seine Mutter mit einem Beile in die Hand gehauen, nach einiger Zeit geht die Wunde wieder auf und fängt an zu bluten; sie bestreicht mit des Kindes Hand den Schaden und siehe, derselbe heilt sofort. Dasselbe geschieht einer andern Frau, welche Schaden an den Brüsten gehabt, welche auf gleiche Weise schnell heil wurden, und einem Mädchen aus Wittstock, die vom Schlage gerührt worden war und durch das Bestreichen jenes Wunderkindes wieder gehen lernte. In Folge davon ist ein solcher Zulauf von Menschen in jenes Dorf erfolgt, daß man kurz vor Pfingsten 1734 an 30.000 Menschen gezählt, welche theils der Genesung halber, theils aus Neugierde dahin gewallfahret. Das Wunderkind hat nun auch Viele durch Streichen, Anblasen und Zupfen geheilt. Andere sind auch gesund geworden, indem sie das Wasser, worin es seine Hände wusch, tranken.
Allein wie gewöhnlich wurden die Aerzte, die ihren Broterwerb gefährdet sahen, neidisch, und brachten es dahin, daß der Knabe nach Berlin gebracht, wo er in das Friedrichshospital gesteckt wurde, natürlich keine Wunder mehr thun konnte und bald darauf starb. (Nach Beckmann a.a.O. S. 149 etc.)“[56]

Spüren Sie das Lüftchen, das Ludwigs Winken verursacht?

Und wie, als wäre es deswegen, nämlich, weil es höchste Zeit geworden, daß noch einmal ein Dokument aus dem Jahre 1734 nachgereicht würde, erscheint 1921 nachfolgend abgebildetes zeitgenössisches Flugblatt in einem Buche abgedruckt.
Kommentiert.
In *„Wunder, Wundergeburt und Wundergestalt in Einblattdrucken des fünfzehnten bis achtzehnten Jahrhunderts“, Kulturhistorische Studie von Prof. Dr. Eugen Holländer mit 202 Textabbildungen.* Verlegt in Stuttgart.
Ich erhielt die betreffenden Seiten freundlicherweise aus der Handschriften-Abteilung der Staatsbibliothek zu Berlin Preußischer Kulturbesitz als Kopie zugesandt.
Der Stich ist ein Vorher-Nachher-Bild, das zwei zeitlich aufeinander folgende Situationen auf einem Blatt und einem Hintergrund vereint. Nur schwach durch einen grauen Balken geteilt.
Es zeigt das Kind und Kommen und Gehen des Salzburgers.
Allerdings links, entgegen unserer Leserichtung, den bereits erlöst aus dem Hause tretenden Salzburger. Aber er tritt unter die Kranken, die noch auf ihre Behandlung warten. Und in das Dorf. Und eigentlich sehen wir genau den Beginn der Geschichte, die das Bild erzählen soll: „Es war da und da, in dem und dem Haus, da wurde man wieder gesund gemacht, und deshalb warteten davor immer viele leidende Menschen.“
Die rechte Hälfte des Bildes zeigt die Szene, die sich vor der anderen abgespielt hatte: Das Auftreten des Salzburgers und Ludwigs Zugehen auf ihn. Im Haus. Wir sehen, wie krank der Salzburger gewesen war. Zusammen mit den Zeugen zwischen Schmiedezeug und Spielsachen.

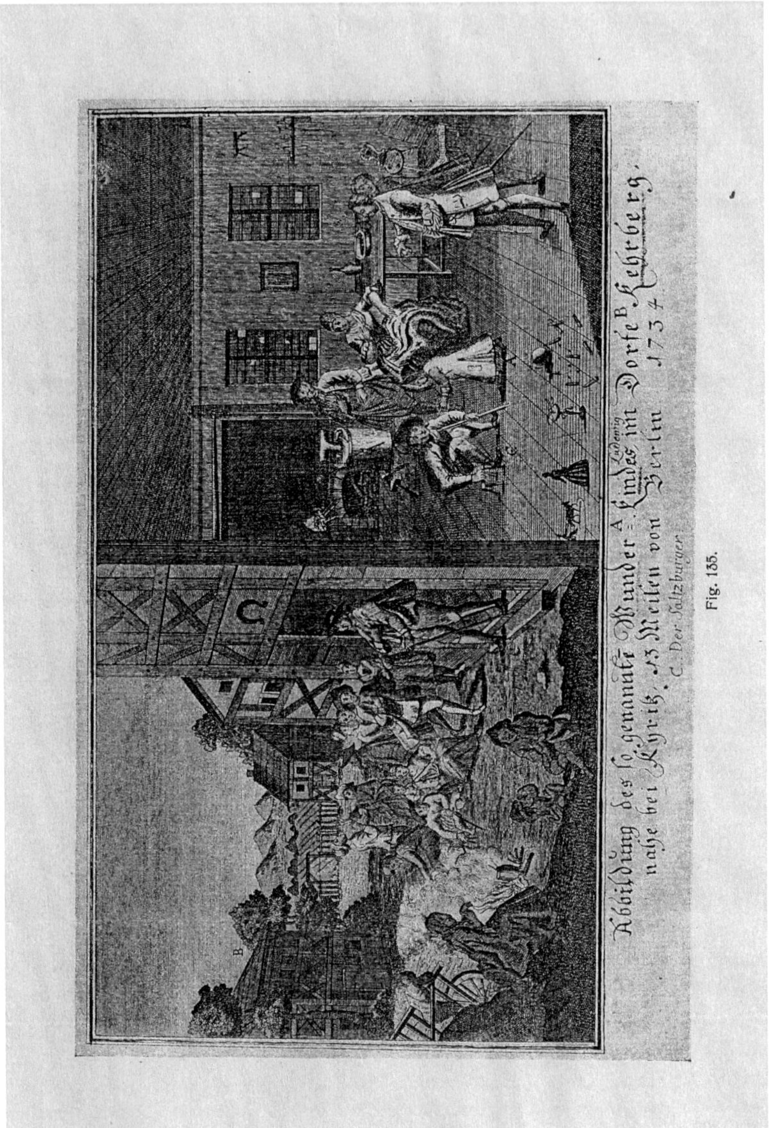

Flugblatt von 1734
(Aus: Staatsbibliothek zu Berlin, Stiftung Preußischer Kulturbesitz, Handschriftenabteilung: Signatur: Einbl. YB 5270 kl)

Sofort geht unser Blick wieder zurück in die linke Hälfte. Wir wollen uns davon überzeugen, ob der in der Tür wirklich der Salzburger ist, und erhalten, mit der Bestätigung, daß, die Geschichte zuende erzählt. Eine unfaßbare Geschichte.
Der Grafiker spielt, damit wir das Bild ganz genau so anschauen, ganz bewußt mit der Perspektive. So, als würde er sie nicht beherrschen. Und mit Wiederholungen.
Täuschen Sie sich nicht!
Es ist nicht der Verstand, der unseren Blick lenkt.

Das Bild wird im Kapitel Heilwunder kommentiert. Wie gesagt, 1921.
„Bis in die neueste Zeit hinein erstreckt sich die Sucht nach Wunderheilungen. Es ist eins der traurigsten Kapitel der modernen Kulturgeschichte, daß immer wieder von neuem Versuche gemacht werden, den religiösen Glauben in törichte Glaubensseligkeit umzuwandeln und mit diesem Heilgeschäfte zu machen. Wer den Zulauf gesehen hat, den die Gesundbeter auch heutzutage noch hatten und haben, der kann sich inmitten einer solchen naiven und betrogenen Menge leicht die gesteigerte Wirkung und die ins Ungemessene gehende ansteckende Begeisterung einer kritiklosen Masse in der glaubensseligen Zeit früherer Jahrhunderte vorstellen.
So machte noch im Jahre 1734 das Kyritzer Wunderkind im Dorfe Kehrberg das größte Aufsehen. Unser Flugblatt läßt schon die Einzelheiten erkennen. Dieses Kind wirkte allerdings noch zu einer Zeit, in der der berüchtigte Landstreicher Baron Sieberg in seiner Goldmacherei und der Heilung bisher für unheilbar gehaltener Krankheiten Anhänger fand.
Also besagtes Kind des Schmiedes von Kehrberg heilte die Menschen auf drei Weisen: erstens durch Anhauchen und Anblasen, zweitens durch Bestreichen mit der Hand und drittens dadurch, daß es seine Hände in Wasser wäscht, diesem dadurch eine gesundmachende Kraft mitteilend. Durch Berührung heilt das Kind alle äußerlichen Schäden, durch Blasen in den Mund Lungenkrankheiten und durch die Verordnung des Trinkens seines Handwassers alle innerlichen Schäden. Die Mutter des Kindes ordnet in dem Einzelfalle an, welche der drei Kuren in Anwendung zu bringen ist.
Nach Art der englischen Könige entläßt das Kind die Berührten mit den Worten: Nun gehet hin in Gottes Namen.
Der Erfolg dieses Kindes wird auf dem Flugblatt eklatant geschildert. Der vollkommen kontrakte Saltzburger (C) verläßt nach der Berührung geheilt die Schlosserwerkstatt (siehe Figur 135).
Daß solche Wunderkinder zu einer Zeit noch gute Geschäfte machen konnten, in der Hexenprozesse noch an der Tagesordnung waren, ist nicht verwunderlich.“
Die dem Kind in den Mund gelegten Worte sehe ich als Indiz dafür an, daß noch mehr, als wir gefunden haben, über es umgegangen sein könnte.
In Berlin.[57] Zu Beginn des 20. Jahrhunderts.
Doch Prof. Dr. Holländer gibt leider seine Quellen im Text nicht an.

Das tut auch der Kletzker Pfarrer Richard Rudloff, ein Prignitzer Heimatforscher, nicht, als er über *„Johann Ludwig Hohenstein, den Wunderknaben von Kehrberg“*, einen *„Beitrag zur Kulturgeschichte der Prignitz in der ersten Hälfte des 18. Jahrhunderts“* verfaßt. Aber er hat sich als Vorlage eindeutig den *„Bekmann“* gegriffen.
Der Druck erschien 1927 in Pritzwalk, ich erhielt eine Kopie von Frau Irina-Lucia Wilhelm,

abgezogen von einer anderen, in der Chronik der Kirche Kehrberg enthaltenen.
Pfarrer Rudloff schreibt den Großteil des Bekmannschen Artikels einfach um. Im Verfolg einer eigenen Absicht, beginnt – und schließt – er die Arbeit wie einen Predigttext. Zu Beginn stellt er die Helden der Geschichte seiner Leserschaft erst einmal vor. Dazu malt er die Überlieferung mit viel Phantasie aus. Jedoch stellt er einem damit kein Bild des 18. Jahrhunderts vor Augen.. Nein, ihm ist es offensichtlich wichtiger, seinen Lesern Bekanntes zu präsentieren. Gewissermaßen sie selbst:

„Es war im Jahre 1725. Da lebte zu Schrepkow der Schmied Johann Hohenstein. Schlecht und recht brachte er sichs durchs Leben mit den Seinen und war wohl gelitten im ganzen Dorfe. Die Arbeit, die er lieferte, war gut und seine Preise nicht hoch. Aber die Gunst der Menschen ist ein veränderlich Ding; das sollte auch Meister Hohenstein erfahren. -

Das Unglück wollte es, daß in seinem Hause Feuer ausbrach und daß nicht nur sein Anwesen, sondern auch die einiger Nachbarn mitabbrannten. Da war denn der Unwille der Schrepkower groß, und konnte man dem wackeren Meister auch nichts Böses nachsagen und nachweisen, seine Stellung im Dorfe war doch erschüttert und wurde von Tag zu Tag unerträglicher. So zog er es denn schließlich vor, allem Aerger aus dem Wege zu gehen und den Staub Schrepkows von den Füßen zu schütteln. Er verkaufte seine Hofstelle und zog nach dem zwei gute Wegstunden entfernten Kehrberg. Zwar der Abschied ward ihm schwer, hatte er doch in Schrepkow glücklich gelebt, sein Brot gehabt und sechs Söhne von seiner lieben Frau geschenkt bekommen; wußte er doch nicht, ob er auch in Kehrberg so guten Verdienst finden würde. Aber gerade in dem Punkte sollte es in der Heimat über Erwarten gut werden.

In solchen Zeiten wurde ihm in Kehrberg der siebente Sohn geboren. […]“

Den Rest malt der Autor ebenso aus. Die Schilderung des 17. Augusts 1734 wird dabei zum Höhepunkt seiner Arbeit:

„Es war ein glühend heißer Tag und gerade keine besondere Annehmlichkeit, die 2-3 Meilen auf den schlechten Wegen dahin zu fahren. Zwar bis Kolrep ging es noch; denn gab es dazumal noch keine Chaussee von Kyritz nach Pritzwalk, so doch einen Weg, der leidlich imstande war. Als der Weg aber bald hinter Kolrep links abbog, da wollten die müden Pferde den Wagen kaum noch durch Sand und Heide weiterschleppen. Nur ab und zu fiel ein Wort, sonst hing jeder seinen Gedanken nach, und schwer war's, der Müdigkeit Herr zu werden, die sich wie Blei auf die Augenlider legen wollte. […]

Nachdem […] fragte der Kriegsrat Cramer: ‚Meister Hohenstein, könnt Ihr uns Exempel nennen von Personen, welche gesund geworden sind durch Euern Sohn?‘

‚Seht,‘ antwortete Meister Hohenstein, indem er aus einem Wandschranke ein zusammengefaltetes Papier hervorholte, hier war vor einiger Zeit ein aus Berlin zugewanderter Salzburger – Ihr wisset ja, daß vor wenigen Jahren durch des Königs Gnaden Salzburger ins Land gekommen sind – der bezeuget auf diesem Papier, daß er viele Jahre an beiden Füßen lahm gewesen, weder gehen noch stehen, sondern allein hat kriechen können, daß er aber, nachdem er von meinem Sohne bestrichen, innerhalb 3 Stunden die vorhin zusammengewachsenen Glieder dergestalt voneinander getan, daß er frisch und gesund von dannen habe gehen können. Auch habe ich eine Magd im Hause, Marie Dorothee Nielbecks aus Wittstock, sie konnte nur an Krücken sich bewegen, doch gehet sie nun frei, ohne Stab und Krücken und ist dessen gewiß, daß ihre Genesung dem Bestreichen zugeschrieben werden müsse.‘ […]“

Wir erleben das Verhör, als stünden wir dabei.
Bekommen unsere Informationen und den Tag in einem Frage-Antwort-Spiel dargeboten.
Schließlich fahren die Herrschaften wieder, und auf ein Resümee des Kriegsrates hin fährt der Autor fort:
„Um jedoch sicher zu gehen und nicht nur auf die zwei in Kehrberg vorgebrachten Fälle hin zu entscheiden, ward demnächst im ganzen Prignitz'schen Kreise eine Umfrage veranlaßt, ob sich noch etwa Fälle augenfälliger Heilungen durch den Kehrberg'schen Wunderknaben fänden. [...] Die Regierung war klug genug, keine große Haupt- und Staatsaktion aus der Sache zu machen, die nur zur Reklame hätte dienen können. Sie ließ die Eltern samt dem Kinde kurzerhand nach Berlin bringen, das Kind aber zur Beobachtung im damaligen Friedrichskrankenhause einliefern. Hier aber konnte es an Kranken keine Wunder tun, benahm sich vielmehr als ein ganz gewöhnliches, sogar recht ungezogenes, verzogenes und eigenwilliges Kind. Darauf wurde von der Behörde allgemein bekannt gegeben, daß tatsächlich Fälle von Heilung nicht vorgekommen seien. [...] Da war es mit dem Ruhme des angeblichen Wunderknaben so gut wie aus und vorbei; nur wenige fanden sich in Kehrberg noch ein [...] Meister Hohensteins gute Tage waren vorüber sodaß er wieder zum Hammer in der Schmiede greifen und den Blasebalg ziehen mußte."
Soweit Pfarrer Rudloffs Versuch, die Fakten aus dem *„Bekmann"* zusammenzufassen.
Was ihn zu seiner Nacherzählung angestoßen, eröffnet er uns mit ihrem Schluß:
„So ist ‚der kleine Feldscheer' sang-, klang- und ruhmlos ins Grab gesunken; nur alte Urkunden melden noch Name und Geschichte dessen, der einst weit über die Grenzen der Prignitz hinaus bekannt war. Mit ihm aber war auch Kehrbergs große Zeit vorbei. Wie am dunklen Nachthimmel das Meteor strahlend und weithin sichtbar aufleuchtet, um dann nach kurzer Zeit zu erlöschen, so leuchtete Kehrberg für eine kleine Weile in der Geschichte unserer engeren und weiteren Heimat. Dann sank es zurück in den stillen Frieden von vordem. Kein Wanderer kam mehr Heilung suchend aus der fremden Ferne [...] Nicht durch den Aberglauben der großen Masse und durch die Ausnutzung ihrer Leichtgläubigkeit sollte Kehrberg zu Wohlstand kommen und gute Tage haben; aber durch den Fleiß seiner Einwohner, durch die Strebsamkeit des Landmanns, der seine Scholle bebaut ist Kehrberg weit emporgewachsen über das Kehrberg jener längst entschwundenen Zeit. [...]
Aber haben wir das Recht, mit erhabenem Lächeln als die Aufgeklärten auf jene wundersüchtige, abergläubische Zeit herabzuschauen? Ob Aehnliches nicht heute noch möglich sein und Wirklichkeit werden kann? Der törichste Aberglaube ist ja noch immer in Stadt und Land zu Hause und schlaue Berechnung nutzt noch immer die Torheit derer aus, die nicht alle werden. Wohl mag es die Aufklärung unserer Zeit verhindern, daß der Kehrberger Unfug von anno dazumal in all seinen verschrobenen und sinnlichen Formen wieder auflebt; daß aber die Sache selbst noch immer neue Auflagen erlebt, das wissen wir ja gerade in unserer Prignitz. Es gilt aus dem allen eins zu lernen: Los vom Aberglauben, aber fest im Glauben.

Das lehrt uns die Geschichte des ‚kleinen Feldscheers', des Wunderknaben von Kehrberg."

Wer nun aber denkt, mehr Bearbeitung des Bekmannschen Textes ginge nicht mehr, irrt.
Mehr geht immer.
Etwas Geduld, ich werde es beweisen.

Zuvor hält Dr. med. Roland Busch, Arzt in der Poliklinik der Kinderabteilung des Medizinischen Zentrums Mitte Rostock, auf der 13. Tagung der Gesellschaft für Geschichte der Medizin in der DDR vom 28. - 30. 8. 1984 in Schwerin allerdings noch seinen Vortrag *„Nachricht/ Von dem [...] erstaunens=würdigen/ Kehrbergischen/ Wunder=Kinde (1734)“.*
Er ist der erste seit langem, der wieder fragt, was wirklich passiert wäre, wer im Einzelnen daran beteiligt gewesen und wo genau was stattgefunden habe. Der auch erfahren möchte, was hinter all den Berichten steht, der jede Angabe überprüft – auf Herkunft und Beleg – und schließlich einen vollständigen Tatsachenbericht erstatten kann.
Und er zeigt als Erster auf den Preußischen König als Ludwigs Gegenspieler auf dem Brett.
Die Zitate aus *Kathe, H., Der „Soldatenkönig“, Friedrich Wilhelm I., 1688 – 1740, König in Preußen – Eine Biographie, 2., durchges. u. verb. Aufl., Akademie-Verlag, Berlin 1978* sowie *Oestreich, G., Friedrich Wilhelm I., Preußischer Absolutismus, Merkantilismus, Militarismus, In der Reihe: Persönlichkeit und Geschichte, Bd. 96/ 97, Hrsg. G. Franz, Musterschmidt, Göttingen, Zürich, Frankfurt 1977* und *Marperger, P.J., Geographische/ Historische und Mercatorische Beschreibung [...] , J.W. Meyer, Berlin, 1710, S. 105*, mit denen er den sogenannten Soldatenkönig schildert, und das *Fischel, O. und M. von Boehn, Die Mode, Menschen und Moden im achtzehnten Jahrhundert, 3., verb. Aufl., F. Bruckmann A. - G., München 1923, S. 280* entnommene Zitat in seinem Text für: *„Brandenburg-Preußen, von Alfiari (1770) als „eine einzige ungeheure Wachstube“ gekennzeichnet“*, stehen für die 80-er Jahre, in denen das Reiterstandbild Friedrichs II. in Berlin Unter den Linden vor der Humboldt-Universität wiederaufgestellt wurde. Als der Vater, der in lediglich 27-jähriger Regierungszeit nicht nur die von seinem Vater übernommenen 20 Millionen Taler Schulden beglich, sondern seinem Sohn ein Staats-Guthaben von 10 Millionen Talern übergeben konnte, verteufelt wurde (*„denn niemand hatte für Brot, Arbeit und Architektur der Berliner mehr getan als der bärbeißige Korporal-König, der die Reichen nicht geschont hatte: „Der Kerl hat Geld – soll bauen!“*)[58] – schon nach Bekanntgabe seines Todes kam es in Berlin *„zu öffentlichen Tumulten, zu Freudenkundgebungen“*[58] – damit der Sohn „rehabilitiert“ werden konnte.
Es war damals für mich zuerst und allein Alexander Lang, der 1982 – 1985 im Berliner Deutschen Theater mit seiner Inszenierung von Heinrich Manns Roman-Fragment *„Die traurige Geschichte von Friedrich dem Großen“* sein Bild in ein anderes Licht rückte. In einem Gespräch erklärte er: *„Der Vater versucht sein Haus zu bestellen, noch im Rollstuhl, bis zum letzten Moment. Klar wird – was ja auch der historischen Wahrheit entspricht –, daß Friedrich das Machtpotential, das sein Vater angehäuft hat, also die Armee, auch das Kapital, denn sein Vater hat immer für das sogenannte Plus im Staat gearbeitet, benutzt, um zu expandieren. Und kurz danach wird er den Ersten Schlesischen Krieg beginnen. [...] Man darf nicht vergessen, nach dem Dreißigjährigen Krieg begann damit eine neue lange Kriegsperiode, die Unglück über viele Menschen gebracht hat. Vielleicht ist einsehbar, daß die Ursachen mit in diesem Vater-Sohn-Konflikt begründet sind. Damit will ich die Historie nicht aus der Psychologie erklären, es kam mir aber darauf an zu zeigen, wie eng historische Vorgänge mit persönlichen Schicksalen verbunden sind.“*[59]
Und in derselben Publikation, in der das Gespräch abgedruckt wurde, steht in der *„Preußische Pädagogik“*[59] überschriebenen Kritik der Inszenierung, verfaßt von Martin Linzer:
„Indem Böwe (Kurt Böwe, geboren in Reetz, Prignitz, gestorben in Berlin – H.S.) *die „Tugenden“ des Soldatenkönigs durchaus betont, seine Sparsamkeit, seine höfischem Prunk abholde*

Lebensführung (Schweinebauch mit Rüben, Soldatenkost), seine poltrige Direktheit, wird der Aberwitz manifest, daß nicht durch Absicht, sondern durch Wahl der falschen Mittel, durch (unbewußt) selbstsüchtiges Projizieren des eigenen Anspruchs in die Seele des Kindes, die eigenen, subjektiven Anlagen des Kindes manipuliert, verbogen, pervertiert, zerstört wurden/ werden.“ [59]
Aber jede Zeit braucht ihre Helden. Und ihre Drachen.
Dr. Busch geht der Überlieferung zu Johann Ludwig Hohenstein auf den Grund, und liefert Fakten (Die Quellenhinweise habe ich von ihm übernommen):
„Am 21.1.1731[60] *wurde dem Schmied Johann Hohenstein (um 1689–22.4.1773)*[61] *und seiner Ehefrau Catharina Elisabeth (um 1693*[2]*–21.1.1751*[61]*), angenommener Tochter des Küsters Christian Hahn in Vettin*[61] *, in Schrepkow, heute Kreis Kyritz, der siebente Sohn in ununterbrochener Reihenfolge, Johann Ludwig, geboren*[60]*. Das Ehepaar war am 24.7.1717*[61] *in Vettin getraut worden. Es verbrachte 9 Jahre in Döllen und zog um 1726 nach Schrepkow*[21]*. Johann Ludwig kam mit einem Helmelein*[21]*, gemeint ist die sogenannte Glückshaube*[62]*, zur Welt. Die Bademutter gab Frau Hohenstein zu verstehen, daß das Kind ‚sehr glücklich sey würde‘*[21]*. Pfarrer Johann Zacharias Schmidt (1683–1741)*[63,21] *in Schrepkow meinte den Eltern eine besonders freudige und glückliche Zukunft für Johann Ludwig, der ‚ein guter Doctor oder Feldscher werden würde‘*[21]*, voraussagen zu können*[21]*. Nach späteren Aussagen der Hohensteins hätten der Pfarrer*[21] *bei der Taufe am 28.1. und die Gäste*[21] *den in ununterbrochener Reihenfolge geborenen, siebenten*[3] *ehelichen Sohn geradezu in die Rolle eines Glückskindes gezwängt, das ‚dereinsten durch wunderbahre Dinge sich bekandt machen würde‘*[3]*. Der Aberglaube von besonderen Fähigkeiten solch eines Septenarius*[64,65,66,67,68,69,70,71] *läßt sich erstmals schriftlich bei Martin Anton Del-Rio (1551–1608) nachweisen*[64]*. Johann Georg Schmidt (1660–1722) nahm ihn in seine große Sammlung, ‚Die gestriegelte Rockenphilosophie‘, ab 1705, auf*[70]*. [...]“*
Dies ist nur die erste von den 7 Schreibmaschinenseiten des Vortragsmanuskriptes. Es handelt sich bei jenem bisher um *die* Arbeit zum Kehrbergischen Wunderkind, leicht gekürzt gedruckt zu finden in der *„Zeitschrift für Klinische Medizin“*, Jahrgang 41 (1986), Heft 4[49]. Auf sie kann ich jeden Interessenten verweisen. Sie wird mit dieser Arbeit weitergeführt. Denn mit allen Fragen hat Dr. Busch sich in dem ihm vorgegebenen Rahmen nicht beschäftigen können.
Das Vortragsmanuskript schließt (Ich spare in diesem Absatz die Quellenangaben aus):
„Der zu erwartende Rechtsstreit um die 650 Taler der Familie Hohenstein wurde erst durch Friedrich II. (1712–1788) am 3.8.1740 nach Einsatz wiederum des Armendirektoriums durch Auszahlung von 300 der verbliebenen 500 Taler beendet. Der Tod von Johann Ludwig Hohenstein, der seit Dezember 1734 im Friedrichs-Waisenhaus oder früheren Großen Friedrichshospital war, wurde dabei als Nebensache erstmals am 29.5.1736 erwähnt. Todestag und Begräbnisstätte sind bis jetzt unbekannt. [...]
Johann Ludwig Hohenstein ist heute nach 250 Jahren in Kehrberg nicht vergessen. Das ergab eine persönliche Umfrage am 18.8. mit Pfarrer Heinz Nitschke, Lindenberg, bei der Gemeindeschwester Frau Ladewig und Frau Selle (Besitzt einen Zeitungsausschnitt: Anders, Das Wunderkind von Kehrberg, Aus der Reihe: Aus der Chronik unseres Kreises, o.O., nach 1945). Frau Käte Schröder, geb. Gragert (geb. 7.6.1909) konnte uns das Haus zeigen, in dem nach Angaben ihres Großvaters die Familie Hohenstein gewohnt hatte.“
Es war eine glückliche Fügung, daß der Szenarist Manfred Wolter (1938–1999)[72] aus Woltersdorf bei Erkner im Auftrag der DEFA an Dr. Busch herantrat mit der Bitte um Hintergrundinformatio-

nen zu einem Exposé für einen Film über das Kehrbergische Wunderkind, das er schreiben wolle. Dies gab diesem die Möglichkeit, etwas tiefer in die Materie einzudringen, und eröffnete ihm neben anderem auch eine neue Sicht auf den König. Ich kam bereits darauf zu sprechen.
Wenn ein ambitionierter Film am Ende aller Recherchen gestanden hätte, hätte es ihn sehr gefreut. Dr. Busch hatte Herrn Wolter bereits eine vielschichtige Handlung für solch einen Film mit seiner Zeittafel geliefert.
Und Herr Wolter schien interessiert. Doch er arbeitete anders.
Das von ihm verfaßte Szenarium befindet sich in den Sammlungen des Filmmuseums Potsdam, Pappelallee.
Dank der schriftlichen Erlaubnis seiner Witwe war es mir möglich, es einzusehen und einige Seiten daraus zu kopieren. Als ich es las, wußte ich, weshalb er Dr. Busch nie ein Exemplar geschickt hatte.
„Fiktiver Bericht über die Jugend Friedrichs des Großen und seiner denkwürdigen Begegnung mit dem Kehrbergischen Wunderkind, genannt: ‚der chursächsische Leck-Martin'"[73]
Wir sehen einen Jongleur bei der Arbeit.
„Hintergrund ist eine historisch verbürgte Geschichte, deren Kenntnis und Materialaufarbeitung ich dem Lektorat verdanke."[73]
Daß Dr. Busch nicht erwähnt wird, obwohl Herr Wolter sich nachweislich[30] persönlich an ihn wandte, ist erst einmal überhaupt nicht zu verstehen.
Wie Herr Wolter daraufhin die Quellen zitiert, läßt den Eindruck entstehen, daß er bereits mit einer mehr oder weniger festen Vorstellung von dem Ergebnis an seine Arbeit gegangen sein muß. Welche im Folgenden nicht gleich hervortritt:
„Die Filmhandlung beginnt mit dem letzten Tag in Kehrberg: einige Wunderheilungen, der ganze florierende ‚Kurbetrieb', in den das Verhaftungskommando hineinplatzt, die Übernachtung in Wittstock, der gescheiterte Befreiungsversuch. Am Ende vielleicht die Einlieferung ins Zuchthaus, Spinnhaus, Friedrichs-Hospital."[73]
Die überlieferte Angst der Bewacher vor einem Befreiungsversuch mit einem, der scheitert, zeigen zu wollen, geht auch noch an.
„Für die mir vorschwebende Geschichte muß Johann Heinrich Hohenstein allerdings älter sein, als die Historie vorgibt."[73]
Hört man diesen Namen, möchte man allerdings schon fragen, ob er denn nur jedes zweite Wort gelesen hätte. Möchte man. Fragt man aber noch nicht. Sondern liest weiter. Und liest:
„Ich sehe ihn im Alter von sechzehn, siebzehn Jahren: ein hochbegabter, sensibler Junge, der den ganzen Wunderrummel auf seine Art durchschaut, sich aber auch davon angezogen fühlt, im Mittelpunkt zu stehen, hellsichtig und leicht somnambul, von dieser Welt und nicht für sie geschaffen. Von daher wird er als Partner für den jungen antimachiavellistisch gesinnten Friedrich interessant. ‚Eine Krone ist ein Hut, in den es hineinregnet.' Auf alle nur erdenkliche Weise versucht er, sich dem Einfluß des allmächtigen, nur aufs praktisch Militärische ausgerichteten Vaters zu entziehen. Möglicherweise hat ihm der Vater sogar dieses ‚Wunderkind' als abschreckendes Beispiel vor Augen geführt: Was aus einem werden könne, der seine Phantasie nicht zügele, sich Trug- und Traum-Gebilden hingebe, an Wunder glaube, wo doch einzig und allein Exerzierreglement und Staatsraison zählten: das ‚Reelle'.
Zwischen Friedrich und Johann Heinrich wird sich eine Freundschaft entwickeln, in die auch

homoerotische Momente hineinspielen (ef. Friedrichs Brief an Fredersdorf). Eine gewisse physische Ähnlichkeit ist Ausdruck der psychischen. Ob ich diese Ähnlichkeit beibehalte, wird sich zeigen. Sie würde unter anderem ermöglichen, den einen mit den Lebensverhältnissen des anderen direkt zu konfrontieren: Berliner Schloß und Großes Friedrichs-Hospital. Ganz oben und ganz unten. Über das Schloß wissen wir genug, über das Friedrichs-Hospital wenig. Das Wenige reicht aber, um sich ein Bild zu machen, das in Bilder umgesetzt werden könnte. [...] Relativ fest steht bisher nur der Endpunkt der Geschichte: Das Jahr 1740. Der Tod des Soldatenkönigs und die Machtübernahme durch den jungen Friedrich. Vielleicht losen die beiden Wunderkinder, wer jetzt das Kreuz der Macht auf sich nimmt und endgültig ins Schloß zieht [...]"[73]
Das tut auf der letzten Seite der Prignitzer Junge. Der entfesselt dann den Siebenjährigen Krieg ... Was, fragt man sich entsetzt, soll solch ein Machwerk, warum macht Herr Manfred Wolter diesen Kopfstand? Warum nahm er nicht die Geschichte mit all ihren Geschichten, Fragen und Antworten? Die Antwort liegt auf der Hand. Er sollte – oder wollte – offensichtlich auch den Alten Fritz polieren.
Wie aber kommt ein Mann, der, unter anderem, das Script des köstlichen Till Eulenspiegel-Films von Rainer Simon nach der Filmerzählung von Christa und Gerhard Wolf dramaturgisch betreut hatte, dazu, solch ein Konstrukt zusammenzuleimen?
Es wurde abgelehnt.
Tat er es dafür? Das hieße, daß er einen Auftrag für ein Exposé erhalten hätte. Und würde alle Fragen beantworten. Bis auf die, ob ihn die Geschichte und Dr. Busch´s Engagement wirklich kalt gelassen haben. Denn er schickte ihm das Material nicht wieder zurück.

„In dem vorliegenden Band 16 der Documenta Paediatrica ‚Das Kind im 18. Jahrhundert – Beiträge zur Sozialgeschichte des Kindes' setzt Professor Dr. med. Johannes Oehme seine verdienstvollen Studien zur Pädiatriegeschichte fort. Es handelt sich wie immer bei den Documenta Paediatrica um Separata von den im ‚kinderarzt' erschienenen Beiträgen, die auf diese Weise konkret zusammengefaßt sind."[34]
Für das *„Kehrbergische „Wunderkind"*[34] hat sich Prof. Dr. Oehme dazu nur Johann Storchs *„Theoretische und practische Abhandlung von Kinderkranckheiten"*[43] vorgenommen. Der genannte Band 16 der *„Documenta Paediatrica"* erschien zwar erst 1988, ganze zwei Jahre nach dem Artikel von Kinderarzt Dr. Busch – dennoch.
Aber daß er auch das Kehrbergische in seinem Kapitel *„Wunderkinder im 18. Jahrhundert"* zur Sprache gebracht hat, scheint eher ein Zufall verursacht zu haben. Es paßt überhaupt nicht zu den anderen, die er aufzählt, und erhält auch Anführungsstriche an die Bezeichnung Wunderkind. Denn für Prof. Dr. Oehme sind Wunderkinder ohne Gänsefüßchen ganz anders geartet:
„Wir verstehen darunter junge Kinder mit einer frühen überragenden Begabung, sei sie allgemeiner oder spezieller Art."[34] Und er beginnt mit Mozart.
Jedoch wird er bei dem mehrfach von ihm zitierten Dr. Johann Storch dann irgendwann über Ludwig gestolpert sein, und damit hatte er ihn an der Hand:
„In dem Kapitel mit dem seltsamen Titel ‚Von Kindern, wie sie Statt einer Medicin dienen können' berichtet J. Storch über den 4 ½ jährigen Knaben Johann Ludewig Hohenstein, der als 7. Sohn des Schmiedes H. im Dorf Kehrberg bei Pritzwalk (Mark Brandenburg) lebte.
Da der Siebenerzahl eine besondere Bedeutung zukam (vgl. Oehme), sahen die Eltern dies als

‚Praesumption' an, daß er ein ‚geborener Medicus sey' und die Kraft zu heilen haben werde. Dies wurde der Mutter bestätigt, als ihre Wunden nach Berührung durch ihren Sohn schnell heilten. Durch Anrühren, Streichen und Anhauchen (entsprechend der damaligen Anschauung, daß die ‚effluation' (Atem) junger Kinder für alte Menschen gesundheitsfördernd sei), heilte der Knabe gegen guten Lohn zahlreiche Kranke, bis durch königliches Dekret nach einem ärztlichen Gutachten (Dr. med. Spies) das Ganze als Betrug entlarvt wurde und der Junge in ein Waisenhaus eingewiesen wurde."[34]
Womit sich Prof. Dr. Oehme von Ludwig auch schon wieder abwendet. Und ergänzt:
„Storch erwähnt noch ein spanisches Wunderkind, das in Paris lebte und im Alter von 10 Monaten fünf Sprachen lesen, sprechen und schreiben konnte."[34]
Da sein Kapitel eigentlich von solchen Kindern handelte.
Weshalb er sich auch nicht weiter wegen des Kehrbergischen Wunderkindes bemüht haben wird.

Den Lindenberger Pfarrer Heinz Nitschke jedoch, der, gemeinsam mit Dr. Busch, den Geburtseintrag für Johann Ludwig Hohenstein im Schrepkower Kirchenbuch selbst erblättert und, wohl wie wir – meine Frau und ich – auf dessen Vermittlung hin, auch Prof. Dr. Jürgen Wilke über Johann Peter Süßmilch und Kindheit im 18. Jahrhundert angehört hatte, hatte Ludwig wieder fester gepackt. Jenem zur Aufgabe gemacht, ihm zu helfen, daß man sich an ihn in seiner Heimat wieder erinnere, wenn er mit seinem Vortrag über ihn umherreiste. Und von diesem 1993 eine gekürzte Fassung in den *„Pritzwalker Heimatblättern"*[74] veröffentlichte.
Daß das nottat, merkte, wer sich im Raum umsah, sobald der Vortragende fragte:
„Ich frage Sie, bitte, wer kennt nicht hier in Bad Wilsnack St. Nikolai, den Wallfahrtsort, der im Mittelalter ja allmählich 130 000 Menschen anzog? Menschen, die sich von dem Anblick und von der Anbetung der angeblich blutenden Hostien nicht nur die Vergebung ihrer Sünden erhofften, oder darüber hinaus sich eine Heilung von den unterschiedlichsten Gebrechen versprachen, manche Ehe, die ohne Nachkommen war, erhoffte sich von einer Wallfahrt nach Wilsnack ein Ende ihrer Kinderlosigkeit. [...] Ich frage weiter, wer weiß nicht um das Geheimnis des Heiligen Grabes im Stift zu Heiligengrabe [...] Der Raubritter Bassewitz, dem die Kyritzer Einwohner einst das Handwerk legten, wird alle 2 Jahre durch die Bassewitzfestspiele im Gedächtnis der Kyritzer bewahrt. Und wer seinen Wagen durch Kampehl, einen kleinen Ort bei Neustadt/ Dosse, fährt, der wird an der Gruft des ehemaligen Gutsherrn Kahlbutz halten. [...] Aber wer, wer kennt den Wunderknaben zu Kehrberg?"[75]
Es ist das Verdienst Pfarrer Nitschkes, ihn und seine Geschichte wieder einem breiten Kreis bekannt gemacht und bei ihm vor dem Vergessen bewahrt zu haben.
In seinem Vortrag übertrug er sein eigenes Staunen über diese unerhörte Geschichte wie auch die Empörung über ihren Ausgang auf den Hörer.
Dabei folgte er im Wesentlichen den Ausführungen Dr. Buschs, ergänzte sie jedoch noch mit in der Polizeiakte Ludwigs[21] enthaltenen Fakten und dem Text des Flugblattes, welches den sogenannten Salzburger abbildet.
Die Geschichte wird von ihm hier vereinfacht wiedergegeben, dort ausgeschmückt, und es erinnert schon ein wenig an Pfr. Rudloff, wenn er beschreibt, was bei Dr. Busch[49], welcher seinerseits Dr. Spies[3] zitiert, so zu lesen ist:
„Ehe der Knabe weder gehen noch stehen können, haben die Bauern Jungens ihn schon ihren

Feldscherer genant".
Pfr. Nitschke malt dies als Bild:
„Ging die Mutter mit dem Kind im Wagen durch das Dorf spazieren, dann wurde das Kind von den Bürgern von Schrepkow immer als Arzt angesehen."[75]
Zwar kamen zwischen 1170 und 1250 in Europa Schubkarren auf, die auch für den Transport von Kindern verwendet wurden, doch der Kinderwagen entwickelte sich erst, als es tatsächlich üblich wurde, mit Kleinkindern tägliche Spaziergänge zu machen - zu Beginn des 19. Jahrhunderts, und zwar in Großbritannien und aus dem sogenannten Stubenwagen. 1853 wurde das erste Patent für einen Kinderwagen erteilt.
In seinen Vorgängern wurden nur Kinder, die schon sitzen konnten, befördert. Das hing auch mit der Beschaffenheit der Straßen zusammen.[76]
Hier hob Pfarrer Nitschke etwas hervor (*„Seine Beobachtungen legte er auch schriftlich nieder, in einer Relation, und ließ sie dem Königlich Preußischen Ober-Collegium Medicus zukommen"*[75], sagte er, als er von Dr. Spies' erstem Schreiben[49] sprach.),
dort ebnete er etwas ein.
Während z.B. bei Dr. Busch steht:
„Der Tod von Johann Ludwig, der seit Dezember 1734 im Friedrichs-Waisenhaus war, wurde nebenbei am 29.5.1736 erwähnt."[49]
Liest sich das bei Pfarrer Nitschke so:
„Schließlich wurde er in das Große Waisenhaus im Bezirk Friedrichshain eingeliefert. Von dort wird so ganz nebenbei erwähnt, daß er am 29. Mai 1736 verstorben wäre."[74]
(Ich werde zum Ende noch in aller Ausführlichkeit kommen.)
Aber was er in seinem Vortrag unmittelbar davor sagte, ließ mich aufhorchen. In den *„Heimatblättern"*[74] steht das so:
„Johann Ludwig wurde zunächst in die Charité gebracht, zur Beobachtung, versteht sich. Wunder wirkende Kräfte konnte man an ihm nicht entdecken."[74]
Im Vortrag sagte er noch:
„Er wurde dort beobachtet und gründlichst untersucht."[75]
Das weckte meine Phantasie.
Ich sah Ludwig in einem leeren, halbdunklen Raum auf einem Behandlungsstuhl aus Holz sitzen, umkreist von zwei Honoré Daumier entsprungenen Doktoren, die tunlichst vermieden, dem Kind mit seinen seltsamen Kräften zu nahe zu kommen, und zischelnd beratschlagten, welchen Apparat sie ihm zuerst aufsetzen oder anschließen sollten.
Ich rief im Institut für Geschichte der Medizin der Charité in Berlin an, und fragte, ob es Unterlagen darüber gäbe, daß ein Johann Ludwig Hohenstein 1734 in die Charité gebracht und dort auf übernatürliche Kräfte untersucht worden sei, sowie, wie ich mir solch eine Untersuchung vorzustellen hätte.
Ich erhielt folgende Antwort.
Derartige Kräftemesser gab es keine. Solche Untersuchungen wurden dort nicht durchgeführt. Und für einen Johann Ludwig Hohenstein existiert in den Aufnahmebüchern kein Eintrag.
Er wurde dort auch nicht nach seinem Tod eingeliefert. Was erstaunlich ist, denn, wie Manfred Stürzbecher schreibt, *„die Leichen für das Anatomische Theater hatten die Armenanstalten, vornehmlich die Hospitäler, gegen eine Vergütung aus der Kasse der Sozietät der Wissenschaft zu*

liefern."[20] (Siehe auch die *„Verordnung, daß die Cörper dererjenigen, so in denen hiesigen Armen-Häusern versterben uc. zur Anatomie allhier geliefert werden sollen. Vom 28ten Augustii 1722."*[17]) Aber auch in den Sektions-Akten taucht sein Name nicht auf.[77]
Am 8.6.2007 gab mir Dr. Busch Anlaß, mich das zweite Mal dorthin zu wenden, als er mir schrieb:
„Im Berliner Medizinhistorischen Museum soll sich die anatomische Sammlung von Professor Walter und Sohn (1. gedruckter deutschsprachiger Katalog von 1796) befinden.
Ob man JLH, dem Zeitgeschmack gemäß, dort als Stopfpräparat untergebracht hat?"[78]
Aber ein Präparat vom Kehrbergischen Wunderknaben in jener Sammlung ist auch nicht bekannt.[79]
Das, was Pfarrer Nitschke dazu gebracht haben mag, zu meinen, daß man Ludwig in die Charité gebracht hätte, bevor man ihn ins Große Friedrichs-Hospital überführte, ist wohl im Schriftverkehr vom 15. September 1734 an bis zum 30. September 1734 zu suchen[21].
Die Frage ist dabei, ob der Vorschlag der Minister von Viebahn und von Happe vom 15. September 1734[21], dem Jungen in der Hausvoigtei zur Demonstration seiner Fähigkeiten eine Handvoll ausgewählter Kranker aus der Charité zuzuführen, damit die das Untersuchungsgefängnis belagernden eine heilsame Ernüchterung erfahren würden und sich wieder zerstreuten, von König Friedrich Wilhelm I. ernsthaft in Erwägung gezogen wurde, als er am 21. September 1734 *„die Resolution"* erteilte, *„daß Besagter Knabe, nebst dem eingesammelten Geld in die charité oder das Waysenhauß gebracht, und braf gepeitschet werden soll, damit es die bißherige Einbildung verliehre"*[21].
Er scheint aber vielmehr nur noch zu überlegen, in wessen Händen Ludwig besser aufgehoben wäre. Denn die Charité war noch nicht das, was sie heute ist.
„Ein Krankenhaus ist in dieser Epoche noch eine Armenanstalt. In der Charité ist zu dieser Zeit die Krankenbehandlung eng mit einem Hospital gekoppelt. Die Patienten fanden damals in einem Krankenhaus nicht nur wegen der Schwere ihres Leidens, sondern vor allem wegen ihrer sozialen Bedürftigkeit Aufnahme."[20]
Aber in einem u.a. vom Minister von Viebahn unterzeichneten königlichen Befehl vom 30. September 1734 *„an die Directores des hiesigen Armenwesens"*[21] und *„an das Krieges Hof u. Criminalgericht"*[21] steht:
„Demnach Wir allergnädigst resolviret, daß der in der Hauß Vogtey sitzende so genandte Wunderthätige Knabe aus Kehrberg nebst dem von seinen Eltern eingesamleten gelde in das hießige Waysenhauß ~~oder Charité~~ gebracht, auch daselbst gezüchtiget werden solle, damit Er die bißherige Einbildung verliehre."[21]
Die Charité wurde gestrichen.

Sämtliche Abstriche, die man von der Arbeit Pfarrer Nitschkes leider machen muß, schmälern jedoch nicht im Geringsten dessen Verdienst.

Zwei Jahre nach dem Erscheinen des Artikels von Pfarrer Nitschke in den *„Pritzwalker Heimatblättern"*[74] erscheint im Akademie-Verlag Berlin eine *„Brandenburgische Geschichte"*. Autor ist ein Herr Wolfgang Neugebauer. Und im Kapitel *„Brandenburg im absolutistischen Staat des 17. und 18. Jahrhunderts"*, Unterkapitel *„Politik und Staatsbildung seit 1648"*, steht:
„Es war eine Welt, die Wunder noch kannte, wo Blutquellen in der Prignitz auftraten und noch im frühen 18. Jahrhundert das Wunderkind von Kehrberg Heilkräfte entfaltete."

Da scheiden sich Spreu und Korn.

Dr. Busch erwähnt in dem Literaturverzeichnis seines Vortrags noch *„Neumann, E., Der Wunderknabe von Kehrberg, Märk. Heimat (Neuruppin) 7 (1934) 21 Nr. 3“* sowie *„Dahl, W., Die Prignitz und ihre Geschichten, Unveröff. Manuskript, Bendelin 1976“*. Beide Arbeiten liegen mir nicht vor.
Aber noch anderthalb Seiten Text, die ein namentlich bekanntes, ehemaliges Mitglied des Fördervereins der Kirche Kehrberg in seiner aktiven Zeit um das Jahr 2005 herum für die Kirchenchronik angefertigt haben soll, wie man mir sagte. Sie lesen sich wie völlig uninspiriert niedergeschrieben. Allerdings würde ich dies nicht beschwören.
Da diese anderthalb Seiten die versprochene Steigerung in der Bearbeitung der Bekmannschen Zeilen sind.
Und zwar deshalb, weil ihre Vorlage offensichtlich die Arbeit Pfarrer Rudloffs gewesen ist.

„Der Wunderknabe von Kehrberg

Im Jahre 1725 lebte in Schrepkow der Schmied Johann Hohenstein. Er leistete gute Arbeit, aber die Gunst der Menschen ist ein veränderliches Ding. Das Unglück wollte es, dass in seinem Hause Feuer ausbrach und nicht nur sein Anwesen, sondern auch das einiger Nachbar mit abbrannten. Konnte man ihm auch nichts böses nachsagen, so war seine Stellung im Dorf doch erschüttert. Deshalb, um allem Ärger aus dem Weg zu gehen, zog er mit seiner Frau und seinen sechs Söhnen nach Kehrberg – in eine ungewisse Zukunft.
In dieser Zeit wurde Ihm in Kehrberg der siebte Sohn infolge geboren. Johann Ludwig wurde der Neugeborene in der heiligen Taufe genannt und die Eltern waren stolz auf ihn. Der siebte Sohn, wahrhaftig, aus dem musste etwas besonderes werden. Als der Pastor sogar scherzend meinte: ‚Gebt acht Meister Hohenstein, der Junge ist ein Glückskind, der wird noch mal wunder was tun.‘ Da stand es bei den Eltern fest, unser Johann Ludwig ist was ganz besonderes, an dem erleben wir noch mal was Großes. Johann Ludwig war das Dorfgespräch. Nach dem Rat der Paten ward für die Eltern beschlossen dem Jungen ein Chirurg, ein Wunderarzt werden zu lassen. Schon ehe er stehen und gehen konnte hieß der Junge im ganzen Dorf: ‚der kleine Feldscheer‘. Besonders aber die Mutter war von der außerordentlichen Bedeutung ihres Sohnes überzeugt. Als sie sich einmal mit einem Beil in die Hand haute, ließ sie die Hand des Jungen ein paar mal darüber fahren, und die Blutung stand.
So sprach es sich also herum, dass das Kind Wunder vollbringen konnte. Zuerst waren es nur Kranke aus der Gegend, die von ihm geheilt werden wollten, aber immer gewaltiger ward der Zustrom von Menschen, die von weit her kamen und auf sein Können hofften. So unglaublich es klingt, so beruht es doch auf voller Wahrheit, wenn uns berichtet wird, dass aus Hamburg, Lüneburg, Frankfurt/ Oder, Berlin, Anklam, Insel Usedom und Mecklenburg Leute nach Kehrberg wallfarten.
Kehrberg glich bald nicht mehr einem Bauerndorf, es schien ein größeres Marktflecken zu werden. Täglich standen die Höfe voll Wagen und vornehme Gäste quartierten sich ein. Der kleine Ludwig hatte viel zu tun und wir können es ihm in der Seele nachfühlen wenn er, der Vierjährige, der gar nicht wusste was dieser Unfug sollte ungeduldig wurde und keine Lust hatte Stunden und Tage

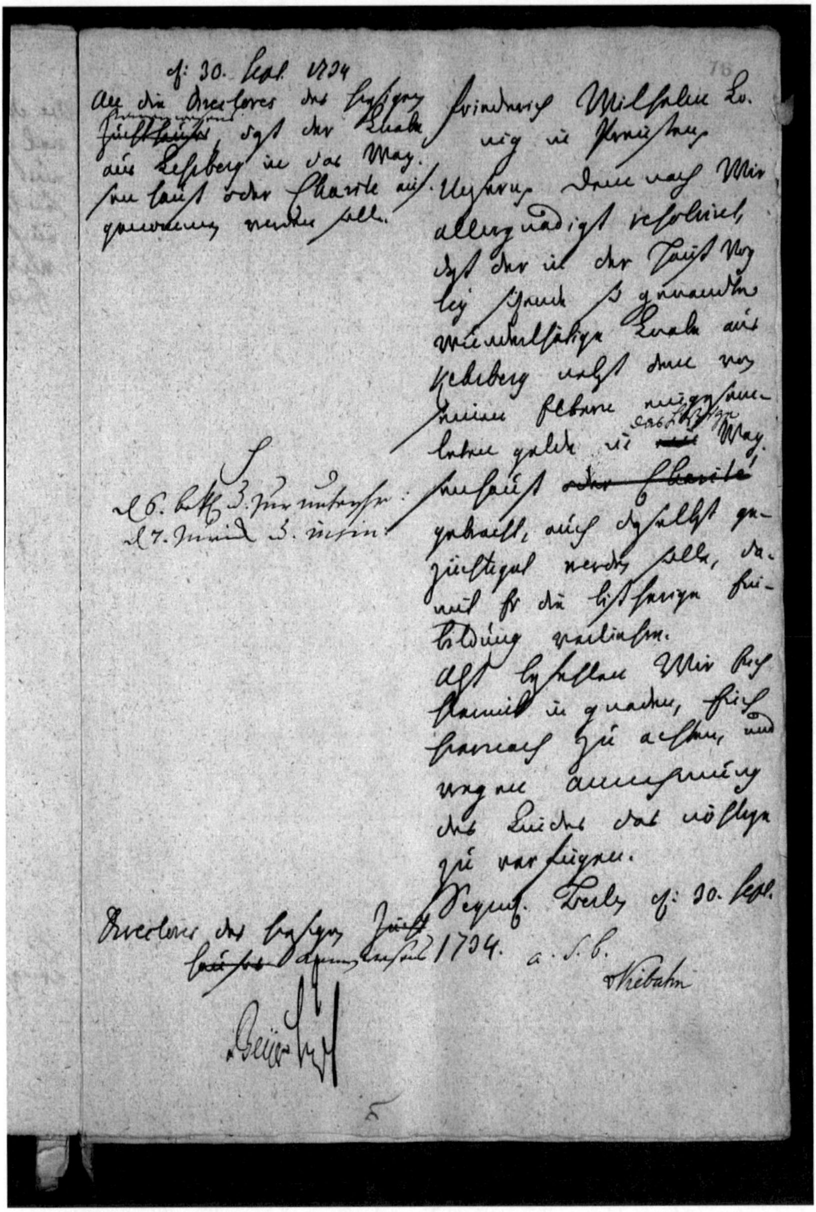

Königlicher Befehl vom 30. September 1734[21]

lang immer die Kranken zu befühlen und zu bestreichen. Er wollte genau wie andere Kinder seines Alters spielen und sich des Lebens erfreuen. Doch es kam wie es kommen musste.
Von der Existenz des Wunderknaben hörte der königlich preußische Garnisons und Landesmedicus Spieß. Er fuhr nach Kehrberg und gab einen Bericht an den König. Der König ordnete eine Untersuchung an und erließ den Befehl, den sogenannten wundertätigen Knaben nebst Vater in Arrest nehmen zu lassen.
In einem Hospital sollte das Kind sein ‚Können' unter Beweis stellen. Natürlich stellte sich dann heraus, dass es dazu gar nicht in der Lage war und alles ein großer Schwindel und Betrug war."

Schwer zu sagen, wie Pfarrer Rudloff das aufnehmen würde, aber wer ein Schiffchen aufs Wasser setzt, freut sich, wenn es schwimmt. Oder?

Das Jahr 2000 trieb eine besonders eigenwillig gewachsene Blüte aus dem Stengel der Wunderknaben-Rezeption.
Die Wolfshagener Ärztin Frau Dr. Ursula Stillich, interessiert an der lokalen Geschichte, publizierte zur Jahrtausendwende in Schwerin *„Wolfshagen intim 1652-1820 – Vom beschwerlichen Leben und Sterben der einfachen Leute in der Prignitz"* - ein Werk, mit dem sie bei ihrem Fach, den Krankheiten und deren medizinischer Versorgung auf dem Lande, blieb, und zwar den genannten Zeitraum betrachtend.
Trotz aller Kritik (*Mitteilungen des Vereins für Geschichte der Prignitz, Band 1, Perleberg 2001*), die absichtsvolle Ungenauigkeit, Oberflächlichkeit und sehr nachlässige Herangehensweise der Arbeit provozierte, scheint es doch im Kreis nicht unbekannt.
Im Kapitel *„Von Apotheken und Arzneyen"* aber läßt auch sie sich über Ludwig aus. Nachdem sie offenbar entweder in *„Mein Prignitz- und Heimatland", den Jahrgängen 1925-29*, oder in den *„Prignitzer Volksbüchern", Heft 21 oder Heft 81 bei Ritter, E., Wittenberge*, von ihm gelesen, erleben wir sie beeindruckt genug, das Unerhörte auch in ihrem Buch zu erzählen. Wozu sie kurzerhand schnell mal einen Bezug zwischen dem Kehrberger und den Wolfhagenern herstellt. Und dann klatscht einem, offensichtlich, ohne irgendetwas nachgeprüft zu haben, Frau Dr. Stillich einen Mansch aller möglichen Berichte auf den Teller, daß man direkt spürt, mit welcher Ahnungs- und Verständnislosigkeit sie aus ihrem Arztsessel zurückblickt in *„diese Zeit"*.
Nach Lektüre ihrer Abschrift werden Sie mir hoffentlich nachsehen, daß ich ihren Quellen nicht weiter nachgegangen, als sie sie angegeben.

„Wie groß das Bedürfnis nach Hilfe war bei den ständigen Epidemien, zeigt sich im Stellenwert des Bötens, des Be- und Versprechens von Krankheiten. [...]
Die Wolfshagener und ihre Nachbarn suchten 1734 mit Sicherheit Hilfe und Heilung aus ihrer Not beim ‚Wunderkind' der Prignitz in Kehrberg. Das war Johann Ludwig Hohenstein, am 7.7.1730 als 7. Kind (alles Söhne) geboren. Seine Eltern waren nach einem verheerenden Brand in Schrepkow nach Kehrberg gezogen, wo dann der Junge geboren wurde. Mit 3 ½ Jahren begann die Heilerei. Er hatte angeblich eine Blinde zum Sehen gebracht und einen Verwachsenen zum Laufen.
In der Folge betupfte er Blinde mit seinem Speichel, heilte durch Handauflegen, mit Badewasser, Kitzeln und Schlagen auf die Ohren bei Taubheit. Der kleine Bursche wurde als störrisch

beschrieben, als verhaltensgestört im heutigen Sinne. Bei den Anforderungen war das kein Wunder. Der Ruhm des Heilkünstlers reichte bis Hamburg, Berlin, Lübeck, Hannover, Magdeburg und Stettin. Die Hilfesuchenden kamen zu Fuß und mit allen nur denkbaren Fortbewegungsmitteln. Die Berichte sagen aus, daß im Jahre 1734 rund 30.000 Menschen in Kehrberg gewesen sein sollen: ‚Höckerige, Bucklige, mit Krätze, Hudeln (Geschwüre), inneren Leiden und Schorfen' samt Angehörigen. Der Verkauf allein von Johann Ludwigs Wasch- und Badewasser (1 Quart zu 1 Groschen) machte die Familie reich. Die Gemeinde Kehrberg profitierte ebenfalls an den Menschenmassen. Sie sah sich schon im gleichen Ruhm und Gewinn wie weiland Havelberg durch die ‚Blutende Hostie'. Noch im Jahre 1734 erhielt Friedrich Wilhelm I. von den Wunderheilungen Kenntnis. Er ordnete eine Untersuchung an. Das Kind und seine Eltern wurden nach Berlin verbracht und mußten ihr Quartier in einem Waisenhaus nehmen. In der neuen Umgebung ging die ‚Wunderkraft' schnell verloren. Sie war von den Eltern und ‚Insidern' in betrügerischer Absicht in Szene gesetzt worden. Ein Dr. Spieß, Landphysikus aus Wittstock, berichtet nur noch über den frühen Tod des Kindes.

Waren alle bisher aufgezeigten Möglichkeiten der Behandlung von Kranken fehlgeschlagen und der Fall zunehmend hoffnungslos geworden, bestellte man gelegentlich doch noch den ‚Minschendoktor'. Der kam logischerweise oft genug zu spät, wurde aber verantwortlich gemacht für den Tod des Patienten."

Es lohnt nicht, darauf einzugehen.

2008 wagte ich mich dann endlich, das Leben des Kehrberger Wunderknaben auf die Bühne zu heben.
Das Stück veränderte sich jedes Jahr etwas, bis ich 2011 die Fassung schreiben konnte, die ich jetzt stehen lasse.
Die Grundlage aller Dialoge und Szenen bilden zeitgenössische Dokumente. Es geht mir bei dem Spiel dennoch nicht vorrangig um ein korrektes Nachstellen der vorgefallenen Ereignisse, sondern darum, das Publikum das Geschehen erleben zu lassen. So setzte ich z.B. ein Schreiben der Mutter Hohenstein als eine Szene um, in der es der Verzweifelten gelingt, bis zum König persönlich vorzudringen. Zusammen mit dessen Reaktion darauf wird beim Publikum genau der Eindruck erzeugt, den der Brief beim Lesen bei mir hervorrief.
Ein geschätzter Puppenspieler-Kollege, Peter Waschinsky, der 2007 gewonnen werden konnte, den Rudloffschen Text in der Kehrberger Kirche vorzutragen, dessen Arbeit noch einmal zu würdigen, was er auf seine begeisternde, bis heute bei seinem Publikum unvergessene Weise getan hat, war 2008 bei der ersten Aufführung unseres Spektakels unter den ca. 350 Zuschauern.
„Es freue ihn, so Waschinsky, dass sich die Leute der Region für ihre Geschichte interessieren. Auch wenn es pathetisch klinge, ginge es nicht nur um das Stück und Theater, es ‚geht hier auch um Identitätsfindung.'"[80]
Genau das würde mich auch freuen.

Punkt. Damit sind Sie durch meine Beschreibung von den Spiegeln und ihren Spiegelbildern, die bisher um das Kehrberg des Jahres 1734 herum aufgestellt worden sind, hindurch.

Die Sammlung erhebt keinesfalls den Anspruch auf Vollzähligkeit, mag Sie aber vielleicht auch wieder einmal daran erinnert haben, daß man sich zu einem Bild immer zugleich den Spiegel anschauen sollte, und damit können wir in medias res gehen.

[1] *Quelle: Die Briefe König Friedrich Wilhelms I. an den Fürsten Leopold zu Anhalt-Dessau. 1704–1740. Berlin 1905. Erg. Bd., Staatsbibliothek zu Berlin – Preußischer Kulturbesitz, Signatur: Gt 850 a*

[2] *Staatsbibliothek zu Berlin – Preußischer Kulturbesitz, Signatur: 4°Bibl. Diez. 2581.*

[3] *Umständliche und wahrhaffte Nachricht Von dem So genanndten erstaunens-würdigen Kehrbergischen Wunder=Kinde Worinn so wohl Die wahre Untersuchung aller dabey vorgefallenen Umstände, was insonderheit die Einbildungs=Krafft, und das Streichen an sich vor Nutzen habe: Nebst dem Inhalt aller bißhero ergangenen Relationen, und hierauf allergnädigsten Königl. Veranlassung Als auch Die dabey betriebene Abgötterey, Aberglauben, Betrug und fälschlicher Weise ertichtete Fabeln, mit beygefügten remarquen kürtzlich abgefasset Von A. SPIES, Med. Doc. Königl. Preuß. Garnison- und Land= Medic. In der Prignitz. Berlin, zu finden bey AMBROSIUS HAUDE, 1734." Staatsbibl. zu Berlin – Preußischer Kulturbesitz, Sign: Na 3006.*

[4] *Evangelia infantiae apocrypha, Übers: Gerhard Schneider, Freiburg 1995. Ich gestatte mir, auch die apocryphen Evangelien für bekannt zu halten, da Ochsen und Esel auf Altarbildern und alle Annenkapellen dafür beredt Zeugnis ablegen, und für eine zumindest teilweise Akzeptanz jener. Das dort gezeichnete Bild des kindlichen Jesus, eines Kindes, das nicht weiß, wohin mit den göttlichen Kräften, die ihm eigen, das unbedingt menschlicher Erziehung bedarf, paßt allerdings so wenig zu dem Besitzanspruch auf Macht und Wahrheit, so, wie er vertreten wurde, noch zu der gleichzeitig geübten Praxis des Diktats und des Monologisierens, daß es völlig erstaunlich ist, daß auf allen Bildern von Christi Geburt Ochs und Esel zu finden sind, obwohl kein Buchstabe von ihnen im Neuen Testament zu lesen steht. Und kann das für mich nur bedeuten, daß ich mir Obiges gestatten darf.*

[5] *Das Muster Gottseliger Alten/ Wurde An dem Exempel des Königs Davids Als der Weyland Hoch=Wohlgebohrne Herr, Herr Joachim Detloff von Winterfeld/ Erb=Herr auf Freyenstein, Neuhausen, Neuendorff/ Kerberg/ Carve und Muggerkuhl/ uc. uc. Den 31. Jan. 1733. im 78. Jahr seines Alters selig entschlaffen war, Und darauf den 24. Ejusd. seine entseelte Gebeine unter einem ansehnlichen Trauer=Geleite zu ihrer Ruhestätte gebracht wurden, In einer Christlichen Leichen=Predigt Aus Pf. LXXI, 17.18. Durch die Gnade GOttes bey Volckreicher Versammlung vorgelegt Von Joachim Heinrich Bülch/ Predigern in Freyenstein und Niemerlang. Berlin, gedruckt bey dem Königl.Preuß. Hof=Buchdrucker, Daniel Andreas Rüdiger.*

[6] *Erst der zweite Teil des nicht wirklich anonym veröffentlichten, Otto Bernhard Verdion zugeschriebenen, bereits erwähnten Reiseromans ist derjenige, in welchem sich der Bericht des Autors über seinen Besuch in Kehrberg befindet – eine wahre Geschichte, die sich ihm gut in seine phantastischen eingefügt zu haben scheint – nebst fremden Berichten und eigenen Gedanken zu alledem. Der Titel dieses Teiles lautet: Der merckwürdigen Geschichte des Göttingischen Studenten Mons. V. ... Zweyter Theil. Nebst andern Besonders Begebenheiten von ihm selbst beschrieben und von Dessen guten Freunde dem Druck übergeben. Mit Kupffern. Zweyte Auflage.*

1749. Staatsbibliothek Berlin Preußischer Kulturbesitz, Yv 4181 R Marburg, Sonderbstand.

[7] *Die Angabe 1696 fand Dr. Roland Busch in G. de Rieu, Album Studiosorum Academiae Lugduno Bataviae, Haag 1875, daß 1697 das Geburtsjahr wäre, teilte ihm 1986 persönlich Willem Otterspeer vom Academisch Historisch Museum der Rijksuniversiteit Leiden mit und Dr. Dost, Gymnasial-Lehrer aus Wittstock, bestand mir gegenüber nach mündlicher Auskunft aus Neuruppin auf Neu Ruppin 1698 . Diese Angabe fand ich im Neuruppiner Kirchenbuch von 1692–1811 aus dem Bestand des Evangelischen Zentralarchivs Berlin jedoch nicht bestätigt.*

[8] *Balthasar Haußmann, Zwischen Verbauerung und Volksaufklärung. Kurmärkische Landprediger in der zweiten Hälfte des 18. Jahrhunderts, Berlin 1999.*

[9] *Hans-Joachim Neumann, Friedrich Wilhelm I. - Leben und Leiden des Soldatenkönigs, Berlin 1993.*

[10] *Johann Christoph Hoffbauer, Geschichte der Universität zu Halle bis zum Jahre 1805, Halle 1805. Aus diesem Werk wie aus D. Dr. Wilhelm Schrader, Geh. Oberregierungsrat und Universitätskurator, Geschichte der Friedrichs-Universität zu Halle, Berlin 1894, beide www.books.google.com, und Dr. med. Erich Koch, Dr. med. Heinz Schüler, Irina Winter (Hrsg.), Lebensbilder deutscher Ärzte, Leipzig 1964, zog ich die übrigen Informationen zu ihr. Wichtig war für mich, zusätzlich dazu zu lesen Herrn Christoph Matthäi Pfaffens [...] Rede Von der Verbesserung der hohen Schulen und Ausrottung der Pedanterey auf denselben [...], Tübingen [...] 1720 in Christoph Matthäi Pfaffens [...] Academischer Discours Von den Mängeln der Geistlichen [...] Franckfurth und Leipzig, 1721, www.books.google.com, und Inge und Walter Jens, Eine deutsche Universität, Hamburg 2004. Letzteres Werk bietet einen bis ins Detail recherchierten und somit hervorragend belegten, lebendig geschilderten Einblick in seinen Gegenstand.*

[11] *D. Dr. Wilhelm Schrader, Geh. Oberregierungsrat und Universitätskurator, Geschichte der Friedrichs-Universität zu Halle, Berlin 1894.www.books.google.com*

[12] *Christian Wolffs eigene Lebensbeschreibung, Herausgegeben mit einer Abhandlung über Wolff von Heinrich Wuttke, Leipzig, 1841.www.books.google.com*

[13] *Prof. Dr. med. Richard Toellner, Illustrierte Geschichte der Medizin, Vaduz 1992, Bd. 2. Das mache man sich einmal bewußt, was die gängige Praxis, das Vermächtnis unbequemer, aber großer Köpfe nach deren Tod zu instrumentalisieren, statt es zu nutzen, hier für eine Blüte getrieben hat – die Medizin bis ins 18. Jahrhundert hinein hippokratisch-galenisch sein zu lassen, ohne, daß sie in deren Geist fort gewachsen wäre! Und Universitäten als Stätten der Bildung wären ursprünglich nur zum Zwecke des Machterhalts gegründet worden? Friedrich Wilhelm I. brach auch mit dem Standesdünkel, und richtete Freitische für mittellose Studenten ein.*

[14] *Auszug aus dem Preußischen Medizinal-Edict von 1725 in: Manfred Stürzbecher, Beiträge zur*

Berliner Medizingeschichte in: Veröffentlichungen der Historischen Kommission zu Berlin beim Friedrich-Meinecke-Institut der Freien Universität Berlin, Bd. 18, Berlin 1966.

[15] *Heinz Schneppen, Niederländische Universitäten und deutsches Geistesleben in „Nachbarn" Nr. 3, Bonn.*

[16] *Der Begriff des Friderizianischen Zeitalters ist also älter als der Alte Fritz und wurde hier benutzt zur Beschreibung einer 1713 beendeten Zeit. Woran man einmal mehr sehen kann, wie hartnäckig sich Zustände halten.*

[17] *Corpus Constitutionum Marchiacarum, Oder Königl. Preußis. und Churfürstl. Brandenburgische in der Chur- und Marck Brandenburg, auch incorporirten Landen publicirte und ergangene Ordnungen, Edicta, Mandata, Rescripta c. : Von Zeiten Friedrichs I. Churfürstens zu Brandenburg, c. biß ietzo unter der Regierung Friderich Wilhelms, Königs in Preußen c. ad annum 1736. inclusive / [...] colligiret und ans Licht gegeben von Christian Otto Mylius. - Berlin und Halle, Zu finden im Buchladen des Waysenhauses, 1737–1755. - 2° (CCM) unter www.web-archiv.staatsbibliothek-berlin.de*

[18] *Wilhelm Polthier, Geschichte der Stadt Wittstock, Berlin 1933.*

[19] *Entnommen: Veröffentl. des Brandenburgischen Landeshauptarchivs, Bd. 38, Lieselott Enders, Die Prignitz, Geschichte einer kurmärkischen Landschaft vom 12. bis zum 18. Jh., Potsdam 2000.*

[20] *Manfred Stürzbecher, Beiträge zur Berliner Medizingeschichte in: Veröffentlichungen der Historischen Kommission zu Berlin beim Friedrich-Meinecke-Institut der Freien Universität Berlin, Bd. 18, Berlin 1966.*
Herr Stürzbecher weist in seiner Arbeit in dem Zusammenhang darauf hin, daß „der Begriff des Pfuschers [...] nicht durch seine Qualifikationen, sondern durch seine Rechtsstellung bestimmt" wird, ein Mediziner nur dort praktizieren darf, wo er eine Lizenz hat, Ludwig sich also durchaus auch in promovierter Gesellschaft befindet.

[21] *Geheimes Staats-Archiv Preußischer Kulturbesitz Berlin-Dahlem, II. HA Generaldirektorium, Abt. 14 Kurmark, Tit. CCCLI, Varia, Nr. 1b: Acta betr. den sogenannten Wunderknaben aus Kehrberg, 1734-1740.*

[22] *Angaben aus: Johann Heinrich Zedlers Grosses vollständiges Universallexicon aller Wissenschafften und Künste, Bd. 48, Halle/Leipzig 1746, www.zedler-lexikon.de.*

[23] *Zitiert aus Friedrich Schiller, „Die Jungfrau von Orleans", www.gutenberg.spiegel.de, und Medicus Doctor A. Spies, „Umständliche und wahrhaffte Nachricht [...]"*

[24] *Beyträge zu der Lebensgeschichte denkwürdiger Personen, insonderheit gelehrter Männer, von D. Anton Friederich Büsching, königl. - preußisch. - Oberconsistorialrath, Director des*

vereinigten berlinischen und cölnischen Gymnasiums und der beyden Schulen desselben, Erster Theil. Halle, verlegt von sel. Joh. Jac. Curts Witwe. 1783. Staatsbibliothek Berlin Preußischer Kulturbesitz. Bibl. Diez oct. 10537.

[25] *Pfarrarchiv des Klosterstifts Heiligengrabe, Domstiftsarchiv Brandenburg. In sein Kirchenbuch hat Pastor Lehfeld auch sämtliche für das Stift erlassenen Königlichen Verordnungen von 1730–1737 eingetragen.*

[26] *Werner von Kieckebusch, Chronik des Klosters zum Heiligengrabe von der Reformation bis zur Mitte des 20. Jahrhunderts, Herausgegeben von Brigitte Müller-Bühlow zu Dohna und Gabriele Simmermacher, Berlin 2008.*

[27] *Es gab „für den ersten Geistlichen die Amtsbezeichnung „Oberpfarrer" oder „Pastor primarius" (noch im 19. Jahrhundert gelegentlich einfach „Pastor") [...] der erste Pfarrer war als Inspektor – eine Bezeichnung, die erst im 17. Jahrhundert vorkommt und später in Superintendent umgewandelt wurde – schon von Anfang an zugleich aufsichtführender Geistlicher der umliegenden ländlichen Pfarren." (Wilhelm Polthier, Geschichte der Stadt Wittstock)*
Carl Gerloff scheint nicht in Pritzwalk getauft worden zu sein. Aber für das Jahr 1733 wird die Trauung „Gerloff – Kobern" angezeigt.
Ein Taufeintrag für das Jahr 1734 lautet noch „H. Carl Gerloff Inspector u Fr. Catharina Elisabehts 7 Febr Georgius". Aber 1735 findet sich der Taufeintrag „H. Insp. Carl Gerloff u Fr. Catharina Elisabeht Bein Regina Maria 22. Sept.". Jedoch keine Zeile von einer zweiten Trauung. Diesen Widerspruch aufzuklären, war mir leider nicht möglich.
1737 bekamen „H. Insp. Carl Gerloff u Fr. Catharina Elisabeht Beine den Sohn Carl Heinrich. 1738 Tochter Catherina. 1740 starb Sohn „Georg". 1741 finden wir den nächsten Taufeintrag. „H. Insp. Carl Gerloff u Fr. Catharina Elisabeht Beinen Caspar Joachim 15 Novembr." Dieser Sohn stirbt 1765. 1745 wird dem „H. Inspektor" der Sohn „Arnold Friedrich" geboren, der bereits 1746 wieder stirbt. 1749 kommt die Tochter „Anna Elisabeth" zur Welt.
Im „Verzeichnis der Begrabenen" steht unter dem Jahr 1752: „H. Inspektor Carl Gerloff. - d. 30 Juny".
1756 wird die Trauung eines Gerloffs mit einer Corvinus angezeigt. (Kirchenbücher von St. Nikolai in Pritzwalk für die Jahre 1605–1813. Domstiftsarchiv Brandenburg)
Kriegsrat Cramer scheint auch kein Pritzwalker, sondern zugezogen gewesen, denn ich habe nicht einen ihn betreffenden Eintrag in den Pritzwalker Kirchenbüchern gefunden.

[28] *Erschienen 1734. Staatsbibliothek Berlin Preußischer Kulturbesitz, B. Diez 4° 2581 Nr. 40*

[29] *Thomas Schnalke, Wissensorganisation und Wissenskommunikation im 18. Jahrhundert: Christoph Jacob Trew, in: Europäische Geschichte Online (EGO), hg. Vom Leibnitz-Institut für Europäische Geschichte (IEG), Mainz 2012-01-16. www.ieg-ego.eu; Ernst Wunschmann, Trew, Christoph Jacob, in: Allgemeine Deutsche Biographie 38 (1894), www.deutsche-biographie.de und de.wikipedia.org. Eine ausführliche Erzählung seines Lebens und liebevolle Beschreibung seiner Persönlichkeit findet der Interessierte in: „Erinnerungen an Christoph Jacob Trew und seine*

Zeit." Von Dr. J. C. Bühl, Nürnberg 1857. unter: www.books.google.com

[30] *Brandenburgisches Landes-Haupt-Archiv Potsdam, Rep. 16 E, Kl. Erwerbungen, Archiv Dr. Roland Busch, Rostock.*

[31] *www.zedler-lexikon.de*

[32] *Wilhelm von Gümbel, „Geier, Johann Daniel", in: Allgemeine Deutsche Biographie 8 (1878), www.deutsche-biographie.de*

[33] *D. Joh. Daniel Geyers, Consiliarii, Archiatri emeriti, Academici Curiosi, Müßiger Reise=Stunden Gute Gedancken, von dem Chur=Sächsischen Leck=Martin, Auf Anleitung des Berlinischen Wunder=Kindes, An den Wohl=Edlen und Hoch=Erfahrnen Herrn Brunschwig, Vornehmen Chirurgum der Stadt Breßlau, Seinem werthesten Freunde. Achtzehender DISCOURS. DRESDEN, Bey Gottlob Christian Hilschern, Königl. Pohln. und Churfl. Sächß. Privil. Hof=Buchhändler, 1735. Klassik Stiftung Weimar, Herzogin Anna Amalia Bibliothek, Studienzentrum.*

[34] *Johannes Oehme, Das Kind im 18. Jahrhundert, Beiträge zur Sozialgeschichte des Kindes, in Documenta Paediatrica, Hrsg. Theodor Hellbrügge, Lübeck 1988.*

[35] *Aufsätze und Beobachtungen aus der gerichtlichen Arzneywissenschaft, Herausgegeben von D. Johann Theodor Pyl, Rath und ordentlichem Mitgliede des Königlichen Ober-Collegii Medici und Ober-Collegii Sanitatis, wie auch der Naturfoschenden Gesellschaft zu Halle, und ordentlichem Stadt-Physikus in Berlin. Fünfte Sammlung. Berlin, in der Myliussischen Buchhandlung, 1812. www.books.google.de*

[36] *Dorfchronik von Vettin*

[37] *Staatsbibliothek Berlin Preußischer Kulturbesitz, Sign. Bibl. Diez 8° 6712*

[38] *Staatsbibliothek Berlin Preußischer Kulturbesitz, Sign. Cc 5210/4-1*

[39] *Sämtliche Angaben zur Person entnommen: Rochus von Liliencron, „Colerus, Johann Christoph" in Allgemeine Deutsche Biographie 4 (1876), www.deutsche-biographie.de*

[40] *Adolf Schimmelpfennig, „Kundmann, Johann Christian" in Allgemeine Deutsche Biographie, Bd. 17, www.deutsche-biographie.de*

[41] *Staatsbibliothek Berlin Preußischer Kulturbesitz, Sign: 2^{0} Lg 10290 <a>*

[42] *www.books.google.com*

[43] Dr. Johann Storchens, alias Pelargi, Hoch-Fürstl. Sächß. Gothaisch. und Schwartzburg. Rudelstädtischen Hof-Rath und Leib-Medici, Membri Collegii N. C. Erotiani secundi &c. Theoretische und Practische Abhandlung von Kinder-Kranckheiten, Darinnen am meisten äusserliche Gebrechen und noch einige anderer zum kindlichen Alter gehörige Maien abgehandelt werden. Eisenach, 1751. Verlegts Michael Gottlieb Grießbach. Bd 4 (von 4). Staatsbibliothek Berlin Preußischer Kulturbesitz, Sign: Ii 4825 – 4 <a>R.

[44] Sämtliche biographische Informationen zu Dr. Storch aus: Pagel, Julius Leopold, „Storch, Johann" in: Allgemeine Deutsche Biographie 36 (1893), www.deutsche-biographie.de

[45] www.haraldfischerverlag.de

[46] Stadtbibliothek Perleberg, Bestand des Vereins für Geschichte der Prignitz

[47] www.uwe-czubatynski.homepage.t-online.de

[48] Mitteilungen des Vereins für Geschichte der Prignitz 6 (2006)

[49] Roland Busch, Das Kehrbergische Wunderkind, Z. Klin. Med. 41 (1986), Heft 4

[50] Karl Marx, Der achtzehnte Brumaire des Louis Bonaparte, 9. Aufl., Berlin 1988.

[51] www.ub.uni-bielefeld.de

[52] Barbara Duden, Geschichte unter der Haut, Ein Eisenacher Arzt und seine Patientinnen um 1730, Stuttgart 1987

[53] Robert Jütte, Ärzte, Heiler und Patienten, Medizinischer Alltag in der frühen Neuzeit, München und Zürich 1991

[54] Lukian von Samosata „Der Tod des Peregrinus" in Lucian's Werke, Übers. v. August Friedrich Pauly, 13. Bändchen, Stuttgart 1831. Gefunden in der Wikisource.

[55] Heinrich Pompey, Pastoralmedizin – der Beitrag der Seelsorge zur psycho-physischen Gesundheit, Eine bibliographisch-historische Analyse. Aus: Sonderdrucke aus der Albert-Ludwigs-Bibliothek Freiburg. Originalbeitrag erschienen in: Mensch und Gesundheit in der Geschichte: Vorträge eines internationalen Colloquiums in Berlin vom 20. bis zum 23. Sept. 1878/ eingeleitet und herausgegeben von Arthur E. Imhof. Husum: Matthiesen, 1980 (Abhandlungen zur Geschichte der Medizin und der Naturwissenschaften, 39). www.freidok.uni-freiburg.de

[56] Johann Georg Theodor Grässe, Sagenbuch des Preußischen Staates 1–2, Band 1, Glogau 1868,www.zeno.org. Zum Verfasser findet man im Internet verschiedene Kurzbiographien. Ich zitiere frei, was Sönke Friedreich in „Sächsische Biographie"geschrieben.

[57] *Siehe: www.zwp-online.info. Prof. Dr. Holländer arbeitete und lebte in Berlin.*

[58] *Sebastian Haffner, Wolfgang Venohr, Preußische Profile, Ullstein Buchverlage GmbH, 4. Auflage, Berlin 2008*

[59] *Alexander Lang, Abenteuer Theater, In der Reihe: dialog, Herausgegeben von Martin Linzer, Henschelverlag Kunst und Gesellschaft, Berlin 1987*

[60] *EZA-Berlin, Bethaniendamm, Kirchenbuch Kletzke 1616–1743*

[61] *EZA-Berlin, Bethaniendamm, Das Vettinische und Cramssche Kirchenbuch 1698–1813*

[62] *Boesch, H., Kinderleben in der deutschen Vergangenheit, In: Steinhausen, G. (Hrsg.), Monographie zur deutschen Kulturgeschichte, Bd. V, E. Diederichs, Leipzig 1900, S. 17-18.*

[63] *Kunzendorf, pers. Mitt.*

[64] *Del-Rio, M.A., Disquisitionum magicarum libri sex [...], F. Henning, Köln 1657, S. 32*

[65] *Deusingius, A., Med. & Philosoph. Dissertatio de Morborum Quorundam [...], Groningen 1656, Teil I, Sectio 60*

[66] *Grimm, J., Deutsche Mythologie, F. Dümmlers Verlagsbuchhandlung Harrwitz und Grossmann, Berlin 1877, III. Bd., S. 440*

[67] *Hoffmann-Krayer, E. und H. Bächtold-Stäubli, Handwörterbuch des Deutschen Aberglaubens, W. de Gruyter & Co., Berlin und Leipzig, IV. Bd., 1931, Sp. 1384–1385*

[68] *Hovorka O. von und A. Kronfeld (Hrsg), Vergleichende Volksmedizin [...], Strecker & Schröder, Stuttgart 1909, II. Bd., S. 397*

[69] *Floß, H., Das Kind in Brauch und Sitte der Völker [...], 3. gänzl. umgearb. u. stark verm. Aufl., Th. Grieben (L. Fernau), Leipzig 1911, Bd. I, S. 67*

[70] *Schmidt, J.G., Die gestriegelte Rockenphilosophie [...], Stößel, Caemnitz 1705*

[71] *Staricius, J., Neu=vermehrter Helden=Schatz/ [...], Frankfurt und Leipzig 1679, S. 35*

[72] *http://de.wikipedia.org*

[73] *Manfred Wolter, Exp. I/4, 17. 9. 1987, Das Wunderkind von Kehrberg, Dramaturgie: Dieter Wolf, N-Nr. 0/2001/DB, Filmszenarium, Sammlungen des Filmmuseums Potsdam*

[74] *Pfarrer Nitschke (Lindenberg), „Der Wunderknabe zu Kehrberg", in Pritzwalker Heimatblätter mit Putlitz, Meyenburg und Umgebung, Heft 5, Herausgeber: Gesellschaft für Heimatgeschichte Pritzwalk und Umgebung e.V., Heimatmuseum Pritzwalk, Kreisverwaltung Pritzwalk (Dezernat Kultur), verantw. Redakteur: Dr. Wolfgang Simon, Pritzwalk 1993*

[75] *Aus dem Mitschnitt des Vortrages „Der Wunderknabe zu Kehrberg" von Pfarrer Heinz Nitschke, gehalten im Jahre 2005 im Seniorenclub Bad Wilsnacks.*

[76] *Die Informationen zur Geschichte des Kinderwagens entnahm ich de.wikipedia.org, www.teutonia.de und www.kmw-bayer.at, der Internetseite des Kinderwagenmuseums Bayer.*

[77] *Email von Dr. Winfried Schultze, Leiter des Universitätsarchivs in der Universitätsbibliothek der Humboldt-Universität zu Berlin vom 6.5.2011 an Hans Serner*

[78] *Brief von Dr. Roland Busch, Rostock, an Hans Serner, Lindenberg, vom 8.6.2007*

[79] *Email von Frau Navena Widulin vom Berliner Medizinhistorischen Museum der Charité vom 3.11.2008 an Hans Serner*

[80] *Fritz Habekuß, Nach 300 Jahren wieder in Mode – Die Geschichte des Wunderknaben am Samstag aufgeführt/ Schauspieler und Publikum begeistert, in: Märkische Allgemeine Zeitung, Prignitz-Kurier, Montag, 25. August 2008*

Die Bühne

Does anybody really know what time it is?

Chicago

Es muß eine Drehbühne sein, aber drehbar wie ein Zauberwürfel, die das Spiel mehrerer Szenen miteinander darbietet. Alle Ebenen sind immer ineinander verdreht.
Daher ist egal, wo wir, sie zu beschreiben, beginnen. Weil unser Held aber nun mal einen Prignitzer Ort im Titel trägt, werde ich mit der Prignitz anfangen.
Sie hören deren Namen hier zwar nicht zum ersten Mal, womöglich aber das erste Mal – es sei denn, daß Sie in der Prignitz leben. Also sei Ihnen gesagt, daß die im Nordwesten der Mark Brandenburg liegt.
Weil Sie jetzt sicher sofort die hiesigen Flußläufe und eiszeitlichen Formationen vor Augen haben werden, erspare ich mir deren Aufzählung.
Lasse lieber Herrn Bernhard Ludwig Bekmann nochmal das Wort. Er beschreibt die Lage der Prignitz sehr anschaulich, als er auf die Herkunft des Namens Prignitz zu sprechen kommt.
„*Das wort Prignitz ist ein ausländisches, und zwar, wie viel andere namen der Stäte und Dörfer in der Mark, Wendisches wort, welches Albinus mit einem B schreibet Brignitz, und stammet dasselbe, gleich wie auch Brietzen, von den Brizanis einem Wendischen volke ab. Meißn. Land-Chron. Tit. VII. s. 75. Vermuthlicher aber wird es in dem (worte Brzeg, oder, wie es nach einer andern mundahrt ausgesprochen wird, Breg, das ufer, wie Brieg seinen grund haben: weil es längst dem ufer der Elbe gelegen ist. S. Henelii Siles. VII. K. s. 58. Oder wird) in dem worte Pre vor, zuvor, Prius zusuchen sein, als Prededam, ich gehe vor, do prius: und würde demnach so viel sein, als ein vorland, oder, wie dieses Land ohne do in den öffentlichen urkunden hin und wieder genannt wird, Vormark: wie man denn auch in den Churfürstlichen bestätigungen der freiheiten der Landschaft und Stäte nirgend das wort Prignitz, sondern lediglich die benennung der Vormark findet: als in Churfürst Friedrichs I. bestätigung der Stat Perleberg freiheiten von A. 1416, dat. Perleberg nach Dorothea: bestetigen nit diesem Brieff unsern lieben Getruwen Ratmannen und den gemeynen Burgern unserr Stat zu Perleberg und Rittern und Mannen Geistlichen und werltlichen und allen den die in der Vormarcke gesessen sin uc.*“[1]
Er führt jetzt noch weitere Beispiele dafür an, bis auf eins aus dem Jahr 1598; hier aber genüge die Information: Jottwedeh[2].
Auf einer Schautafel des Prignitz-Museums im Havelberger Dom steht dafür die Erklärung: „*Das slawische Wort „Pregynica“ bedeutet „ungangbares Waldgebiet“, womit ausgedehnte Waldungen nördlich Havelbergs gemeint waren.*“
Die Anfänge ihrer Besiedlung liegen im Dunklen. „*Es ist indessen sehr wahrscheinlich, daß ein Theil der Sennonen, der ältesten und edelsten der Sueben, die Mttelmark von der Oder bis zur Elbe, die Langobarden aber jenseits der Elbe die Altmark bewohnt haben.*
Als ungefähr im sechsten Jahrhundert die Slaven oder Wenden, eine Sarmatische Nation, jenseits der Weichsel her nach Teutschland kamen, breiteten sie sich ganz an der Elbe und Saale, und also auch in dem zwischen diesen Flüssen liegenden Theile der heutigen Kurmark aus. [...] Die Wenden waren eine biedere Nation, die ihre Besitzungen in Teutschland nicht durch Eroberung,

sondern als Ansiedler bekommen hatten. [...] Sie waren arbeitsam, tapfer, ehrlich, kannten keinen Eidschwur und keine verschlossene Thüren. [...] die Wenden waren gastfrey bis zur Ausschweifung [...] baueten den Acker und trieben vorzüglich Viehzucht. Die Erzeugnisse waren nicht blos für die Verzehrung hinlänglich, sondern wurden auch sogar ein Gegenstand des beträchtlichsten Handels und der Schiffahrt auf der Ost- und Nordsee. [...] Sie hatten viele Götter, glaubten aber nur an einen Gott im Himmel, unter welchem alle übrige nach ihrer Meinung standen. Diesen nannten sie Wodan.“ [3]

Diese Beschreibung des Nebeneinanders jener zwei Germanischen Völker, in der sich ihr Verfasser, August Heinrich von Borgstede, auf die *„Geschichte der Wissenschaften in der Mark Brandenburg“* von Johann Carl Wilhelm Moehsen bezieht, klingt wie das, was die Germanischen Göttersagen von Asen und Vanen künden:

„Odin, der Vater der Asen beobachtete von seinem Hochsitz oft das Reich der Vanen. Im goldenen Zeitalter besuchten sich die Angesehensten der beiden Göttergeschlechter häufig in ihren Wohnstätten. Die Vanen meiden Streit, halten sich nicht für klüger als andere und sind wegen ihrer Fröhlichkeit bei den Asen beliebt. Viele Vanen sind der Sinnenfreude zugetan. Der bedeutendste Vane ist Frey. Die Menschen rufen ihn nicht nur an, weil er Frieden und Wohlstand, sondern auch reiche Ernten gewährt.“

Aber:

„Die Vanen lebten in größerem Wohlstand als die Asen. Und die Raben Huginn und Muninn flüsterten Odin zu, die Vanen besäßen mehr und reineres Gold als die Asen.“ [4]

Doch nicht nur Odin schaute begierig. Und als Ende des siebenten Jahrhunderts die christliche Kirche, die mittlerweile *„Eroberungsgeist, Abgaben an die Geistlichen an Zehnten u.d.g. Gerechtigkeit für Geld [...] mit dem Bekehrungsgeschäfte verbunden [...] nach Teutschland kam“* [3], kam es zu einem bis zum Jahre 1157 währenden ständigen Kräftemessen zwischen den Wenden und Karolingern, Ottonen und Askaniern. Wer davon nicht auf der Strecke blieb oder vertrieben wurde, belebte, am Ende nochmal vermehrt um *„Holländer, Fläminger, Rheinländer und Friesen“* [3], das Land.

„Nach den Rodungen großer dichter Waldgebiete und der Trockenlegung von Sümpfen entstanden unzählige neue deutsche Bauerndörfer, oft neben den alten wendischen Siedlungen. Auch zahlreiche Kirchen sowie feste Schutzburgen und Rittersitze wurden errichtet, um die Sicherheit des Landes zu gewährleisten. Die ansässige wendische Bevölkerung ging dabei allmählich in den eingewanderten sächsischen, fränkischen und niederländischen Siedlerfamilien auf.

Auf Grund namenkundlicher Forschungen kann man davon ausgehen, dass von den 451 mittelalterlichen Ortsnamen 257 (57%) wendisch, 169 (37,5%) deutsch und 20 (4,4%) wendisch-deutsche Mischnamen sind [...]

Typisch deutsche oder wendische Dorfformen gab es in der Prignitz nicht. Entscheidend bei der Wahl der Dorfform waren nicht ethnische Merkmale, sondern eher die Lage der Siedlung [...] und ob es sich um eine planmäßige Neugründung handelte.“ [5]

„Asen und Vanen waren des Krieges überdrüssig, verabredeten sich zur Versöhnung und schlossen Frieden. [...] Die Vanen wurden in die Gemeinschaft der Asen aufgenommen und seitdem auch Asen genannt.

Als Zeichen ihrer Versöhnung spuckten die Asen und Vanen in einen Kessel, mischten den Speichel und machten daraus einen Mann von großer Weisheit, den sie Kvasir nannten.“ [4]

Dieses Miteinander der Prignitzer ist uns schon bald nach unserem Herzug aufgefallen. Daß man sich gegenseitig hilft, und gibt, wenn man geben kann.
Und auch, daß die Ställe manchmal solider aussehen als die Wohnhäuser.
Was allerdings durchaus nachvollziehbar wäre.
Und, daß es niemanden zu stören scheint, daß auf der Ruine des Herrenhauses in Görike noch immer ein Spruchband von Kyrillischen Buchstaben in roter Farbe den XXVIII. Jahrestag der Großen Sozialistischen Oktoberrevolution hochleben läßt.
Dafür wurden *„Die meisten Großsteingräber [...] in der Neuzeit für Fundamente und Straßenpflaster abgeräumt"*, wie auf einer anderen Tafel im Havelberger Prignitz-Museum festgestellt wird.
Heimat definierte sich vielleicht über ein Gefühl von Bindung und Verantwortung, aber auch über Freude und Genuß im Alltag.
Die Uhren ticken anders als in der Stadt.
Trotzdem steht man auf dem *„platten Lande"*[3] nicht außerhalb der Zeit.
Das Kehrbergische Wunderkind behandelte seine Patienten zur Zeit des sogenannten Soldatenkönigs. Hören wir die „Geliebte Stimme", was sie zu ihm zu sagen hätte:
„Nach hergestelltem Friede ware die ganze Aufmerksamkeit des Königs auf das Innere der Regierung gerichtet. Er arbeitete an Herstellung des Finanzen- Polizey- Justiz- und Kriegswesens, Theile, welche unter der vorhergehenden Regierung in gleicher Maße ausser Acht gelassen worden waren.
Er hatte eine arbeitsame Seele in einem starken Körper; niemals ist ein Mensch mit einem Verstande gebohren worden, welcher so fähig gewesen wäre, die Gegenstände Stück vor Stück einzusehen.
Wenn sich derselbe bis auf die kleinsten Dinge herunter ließe, so geschahe es deswegen, weil er überzeuget ware, daß ihre Mannigfaltigkeit die grossen ausmachet.
Er führte sein ganzes Werk auf den allgemeinen Grundriß seiner Staatskunst zurück, und wenn er sich bestrebete den Theilen einen Grad der Vollkommenheit zu geben, so geschahe es, um das Ganze vollkommen zu machen.

Er schaffte allen unnützen Aufwand ab, und stopfte die Kanäle der Verschwendung zu, durch welche sein Vater die Quellen des allgemeinen Reichthums zu einem eitlen und überflüssigen Gebrauch abgeleitet hatte.
Der Hof empfande diese Verbesserung am ersten.
Er behielte nur eine seiner Würde nöthige oder dem Staat nüzliche Anzahl von Personen: von hundert Kammerherrn, die sein Vater gehabt hatte, blieben zwölf übrig; die übrige nahmen Kriegsdienste an, oder wurden Unterhändler; er schränckte seine eigene Ausgaben auf eine geringe Summe ein, indem er sagte, daß ein Fürst mit dem Gut und Blut seiner Unterthanen häuslich umgehen müsse; in dieser Rucksicht ware ein Weltweiser auf dem Throne, jedoch weit unterschieden von jenen Gelehrten, deren unfruchtbare Wissenschaft in Betrachtung abstrackter Materien bestehet, welche sich unserem Erkänntnisse zu entreissen scheinen. [...] weil ein so durchdringender Geist, als Friederich Wilhelms seiner ware, die erhabenste Gegenstände erforschte, und einsahe, und die Vortheile seines Staats besser als irgend einer seiner Ministern oder Generäle erkannte. [...]

Durch lange Zeit und viele Mühe brachte es endlich der König so weit, daß dieses öde Land, welches durch das Verderben an der Menge bewohnter Gegenden auf einige Zeit entblößet worden ware, wiederum angebaut und bevölkert wurde. [...] Die weise und wohlausgedachte Politic Friederich Wilhelms ware gänzlich auf die innere gute Verfassung seiner Staaten gerichtet. Seine Residenz errichtete er zu Potsdam, einem Lust-Schloß, welches zuvor nicht mehr als ein geringes von Fischern bewohntes Dörflein gewesen war.
Er macht daraus eine schöne und große Stadt, worinn alle Arten der Künste florirten, von der Classe der gemeinsten, bis auf diejenige, welche zur Verbesserung des Prachts dienen. [...]
Die Staatskunst des Königs war von seiner Gerechtigkeit jederzeit unzertrenlich.
Er war weniger beschäfftiget seine Länder zu vergrössern, als dasjenige, was er besaß, wohl zu regieren. Er war zu der Vertheidigung bewafnet, aber dieses niemalen zum Unglück Europens.
Er zog die nützlichen Sachen denen angenehmen vor.
Er errichtete vor seine Unterthanen Gebäude mit vielen Kosten, und wendete auch nicht geringe Summen auf seine eigene Wohnungsgebäude. Behutsam in seinen Verbündnissen, unverbrüchlich in seinem Versprechen, hart in seinen Sitten, scharf über die Sitten der andern; ein strenger Beobachter der Kriegszucht. [...] Seine Einkünfte waren vermehrt, die öffentliche Schatzkammer angefüllt, und in allen seinen Sachen war eine bewundernswürdige Ordnung.“[6]
Soviel vom Sohn zum Vater im Allgemeinen.
An Voltaire schreibt Kronprinz Friedrich aus Insterburg am 27. Juli 1739 von einer Landfahrt des Königs, auf der er diesen begleitete, über Preußisch Litauen:
„Die Provinz wurde im Anfang dieses Jahrhunderts von der Pest verheert; über 300 000 Einwohner raffte die Seuche und das Elend hin. Der Hof, der von dem Unglück wenig wußte, unterließ es, der reichen und fruchtbaren Provinz, die an Einwohnern und jeder Art von Erzeugnissen ergiebig war, wieder aufzuhelfen. [...] Mein Vater [...] wurde durch das öffentliche Unglück gerührt. Er begab sich selbst an Ort und Stelle und sah die weiten verwüsteten Länderstrecken nebst all den schrecklichen Spuren, die Seuche, Hungersnot und die schmutzige Habgier der Minister hinterlassen hatten. [...] Er ließ sich dadurch nicht abschrecken, im Gegenteil, er beschloß, die Einwohner zu ergänzen und in diesem Lande, das die Gestalt einer bewohnten Gegend verloren hatte, Überfluß und Handel wiederherzustellen.
Seitdem hat der König keine Ausgabe gescheut, um seine heilsamen Absichten zu verwirklichen. Er erließ zunächst weise Reglements, baute alles, was die Pest zerstört hatte, wieder auf und ließ Tausende von Familien aus allen Ecken Europas kommen.“[7]
„Am 2. Februar 1732 erließ Friedrich Wilhelm I. ein feierliches Einwanderungs-Patent“[8] für die Salzburger Protestanten, die offiziell um ihres Glaubens wegen in ihrer Heimat derart bedrängt wurden, daß sie sich in ihrer Not 1730 an das *„Corpus Evangelicorum des deutschen Reichstags“*[8] wandten. *„Es wurden ihnen Dorfstellen und Ländereyen angewiesen, und der König gab ihnen außer den gewöhnlichen 6 Freyjahren alle Materialien, Vieh und Geräthe zum Haus- und Feldbau.“*[9]
„Es sey mir erlaubt,“ bittet der Verfasser der *„Geschichte der Churmark Brandenburg“*[9], *„hiebey zu gedenken, was in meiner Vaterstadt Pritzwalk, in der Prignitz, einer der kleinsten, geschehen. Am 29. Sept. 1732, eben am Michaelis-Tage, kam daselbst eine Anzahl von etwa 250 Personen über Magdeburg und Havelberg an.*
Sie wurde vom Magistrat, den Predigern und der Schule unterm Gesange eingeholet, und in die

Kirche geführt. So wie sie der Inspector Gerloff vor dem Thore auch mit der Anrede: Kommt herein ihr Gesegneten des Herrn, empfangen hatte, so hielt ihnen mein Vater noch um 5 Uhr Nachmittags eine Predigt über die Fest-Epistel Apoc. 12, nach ihrem Zustand. Sie wurden alle von den Bürgern in die Häuser genommen und gespeiset, wie auch mein Vater 15 Personen tat.
Des andern Tages wurden sie eben, wie am vorigen, wieder ausgeführt, und von dem Inspector mit einer Rede über die Worte entlassen: Gehet hin mit Frieden.
An einigen Orten fanden sich auch Juden, die sich ein Vergnügen daraus machten, ihnen Gutes zu thun; sie sagten, wenn man sie fragte, wie sie dazu kämen: Es sind Fremdlinge wie wir, und wir sind Bürger hier, wie ihr. Und so wurden sie allenthalben so reichlich beschenkt, daß sie endlich an dem Orte ihrer Bestimmung in Preußen gar nicht arm, und zum Theil viel reicher, als sie in ihrem Vaterlande gewesen, ankamen; daher sie sich daselbst um desto besser einrichten konnten.“[9]
Andererseits ist unsere Geschichte aber auch ein Kapitel Berliner Historie.
Den Zustand des damaligen Berlins zu zeichnen, hieße allerdings, eine Beschreibung des Zustandes der Veränderung, der Bewegung, des Wachsens liefern zu wollen. Sehen Sie sich die alten Stadtkarten an! (Erhältlich bei der Edition Panorama Berlin.) Innerhalb nur weniger Jahre wurde die Stadt eine völlig andere. Friedrich Wilhelm I. führte das Werk seines Großvaters fort.
„So ward nun auch der Hauptstadt eine Sorgfalt ohnegleichen gewidmet. Die Friedrichsstadt, welche von Friedrich I. schon zu einem ansehnlichen Umfang gebracht war, wurde um die Hälfte erweitert. Die großen Plätze in der Mitte der Stadt und an den drei Toren, die schönsten Paläste in der Wilhelmsstraße, einige vortrefflich gelegen zwischen Hof und Park, mit geräumigen hohen Zimmern und großen Sälen, die das Maß nicht überschreiten und eine solide Wohlhabenheit atmen, die meisten mit weiten und schattigen Gartenanlagen versehen, sind das Werk dieser Zeiten. Im Gedächtnis der Menschen, das erduldete Leiden nicht leicht vergißt, sind besonders die Zwangsmaßregeln geblieben, die zur Erbauung der Straßen angewendet wurden, und bei dem ohnehin mit Mühseligkeiten erfüllten Dasein der meisten Menschen sind sie vielen ohne Zweifel unendlich beschwerlich gefallen; aber ebenso wahr ist, daß der König wieder mit eigener Anstrengung zu Hilfe kam. Viele Millionen von Mauersteinen, zuweilen auch Kalk und Holz sind den Anbauern geliefert worden.“[10]
Aber das ist schon die andere Tragödie.

[1] *Historische Beschreibung der Chur und Mark Brandenburg nach ihrem Ursprung, Einwohnern, Natürlichen Beschaffenheit, Gewässer, Landschaften, Stäten, Geistlichen Stiftern uc. Regenten, deren Staats- und Religions-Handlungen, Wapen, Siegel und Münzen, Wohlverdienten Geschlechtern Adelichen und Bürgerlichen standes, Aufnehmen der Wissenschaften und Künste in derselben, theils aus schriftlichen und aus Archiven hergenommenen, oder auch gedrukten urkunden, theils aus der erfahrung selbst zusammen getragen und verfasset von Johann Christoph Bekmann, weiland der H. Schrift D. und Prof. auf der Universität Frankfurt, Mitglied der Königl. Soc. der Wissenschaften, ergänzet, fortgesetzet und herausgegeben von Bernhard Ludwig Bekmann, des Königl. Joachimsthal. Gymn. Prof. und Mitglied der Königl. Preußischen Academie der Wissenschaften. Band 2, Berlin 1753 bei Christian Friedrich Voß.*

[2] *Berliner Ausdruck für etwas „janz weit drauß'n". Eigentlich: j.w.d.*

[3] *August Heinrich von Borgstede, Kurmärk. Krieges- und Domainen-Rath, Statistisch-Topographische Beschreibung der Kurmark Brandenburg, Erster Theil, Berlin 1788, www.books.google.com*

[4] *Germanische Göttersagen, Nach den Quellen neu erzählt von Reiner Tetzner, Philipp Reclam jun. Stuttgart 1992*

[5] *Torsten Foelsch, Geschichte des Landkreises, auf: www.landkreis-prignitz.de*

[6] *Friedrich II. König von Preußen, Neue Merkwürdigkeiten zur Brandenburgischen Geschichte welche das Leben und die Geschichte Friederich Wilhelms Königs in Preußen enthalten, Zum Vergnügen des Publici gedruckt und aus dem Französischen übersetzt 1758. www.books.google.com*

[7] *Briefe Friedrichs des Großen, In deutscher Übersetzung, Mit Illustrationen von Adolph v. Menzel, Erster Band (von zweien) Herausgegeben von Max Hein, Deutsch von Friedrich v. Oppeln-Bronikowski und Eberhard König, Berlin 1914, www.friedrich.uni-trier.de*

[8] *Sebastian Haffner, Wolfgang Venohr, Preußische Profile, Ullstein Buchverlage GmbH, 4. Auflage, Berlin 2008*

[9] *Versuch einer Geschichte der Churmark Brandenburg von der ersten Erscheinung der deutschen Sennonen an bis auf jetzige Zeiten, ausgefertigt von Samuel Buchholz, gewesenem Oberpfarrer zu Cremmen und der gelehrten Gesellschaft zu Frankfurt an der Oder Beysitzer, und nach dessen Tode zum Druck befördert von Johann Friedrich Heynatz, Lehrer an der Schule des Berlinischen Grauen Klosters. Fünfter Band, welcher die Regierung des zweiten Preußischen Königs, Friedrich Wilhelm, nebst den zur ältern Geschichte noch rückständigen Urkunden enthält. Berlin, bey G.J. Decker, Königl. Hofbuchdrucker. 1775. www.books.google.com*

[10] *Leopold von Ranke, Staatsverwaltung König Friedrich Wilhelms I. von Preußen, aus Preußische*

Geschichte III u. IV, Werke Bd. 27 u. 28, in Geschichtsbilder aus Leopold von Rankes Werken, hrsg. v. Max Hoffmann, Duncker & Humblot Berlin 1905, www.gutenberg.spiegel.de

Schrepkow 1731–1732

Die Geburt

Der Pfarrer denkt sich die Sache freilich anders, allein unsere Kirchen stünden grausam leer, wenn man in ihnen immer nur so denken dürfte, wie der Pfarrer denkt.

Wilhelm Heinrich Riehl,
Religiöse Studien eines Weltkindes

Am 21. Januar des Jahres 1731 legt im Haus des Grobschmiedes zu Schrepkow, also dem Prignitzer Dorf, welches zu diesem Zeitpunkt der Sitz derer von Klinggräff ist, die Hebamme neben das Neugeborene ein Stück Papier, an dem die Eihaut der Fruchtblase klebt.
„Alß der jüngste Sohn gebohren worden, habe er ein Helmeken mit auf der Welt gebracht, und habe die Bade Mutter gesaget, daß wenn das Kind leben bliebe, es sehr glücklich seyn würde“ [1], zitieren in ihrem Verhörprotokoll – vom 2. September 1734 – Johann Gottlob Marggraff, welcher am *„20t. Fbr 1731“* [2] bestallt *„zum Hoff-Rath und Hoff-Fiscal [...] welcher in Specis dem General-Fiscal in seinen Functionen attistiren soll“* [2], und ein Beamter namens Cape, den ich Ihnen leider nicht näher vorstellen kann, in Berlin die Mutter.
Daß ein Kind mit der Haut der Fruchtblase an seinem Körper zur Welt kommt, jene ihm den Kopf bedeckt oder auf dem Gesichtchen klebt, geschieht wohl so selten, daß es als etwas Besonderes angesehen wird. [3]
In der *„Vergleichenden Volksmedizin“* [3] steht geschrieben:
„Bisweilen ereignet es sich, daß bei der Geburt die Eihäute nicht platzen oder an dem Kinde hängenbleiben und daß das letztere noch von den Eihäuten verhüllt geboren wird. Man sagt dann, es sei mit der Glückshaube, mit der Westerhaube oder dem Westerhemdlein geboren.“ [3] Oder dem caput galeatum.
Die Autoren fahren fort:
„Dieser Zustand galt und gilt im Volk auch noch fast in ganz Europa als ein glückverheißendes Zeichen für das Neugeborene“ [3].
Und genau das, hat die Mutter gesagt, hat die Hebamme gesagt.

Es wird nur ein Mal erwähnt. Dieses eine Mal. Zusätzlich zu dem anderen, das seine Geburt auszeichnet. Als weiteres – bzw. erstes Zeichen – das auf die Segnung des Kindes verwiesen. In einem Verhör-Raum. Angstvoll. Aber nicht hoffnungslos.
Das *„Handwörterbuch des deutschen Aberglaubens“* [3] bestätigt, daß, *„wie fast alle Abweichungen vom normalen Verlauf eines natürlichen Vorgangs den Volksglauben zur Deutung reizen, so ist bei dem wichtigen Vorgang der Geburt das Hängenbleiben der Embryonalhaut oder das Anhaften von Teilen derselben am Neugeborenen ein Fingerzeig der unsichtbaren Welt für das künftige Schicksal des Kindes. Daß diese Haut dann für den Glückszauber nutzbar gemacht wird, geschieht in Analogie zum Organzauber allgemein[...]; das Bälglein wird als zum Kind gehörig betrachtet*

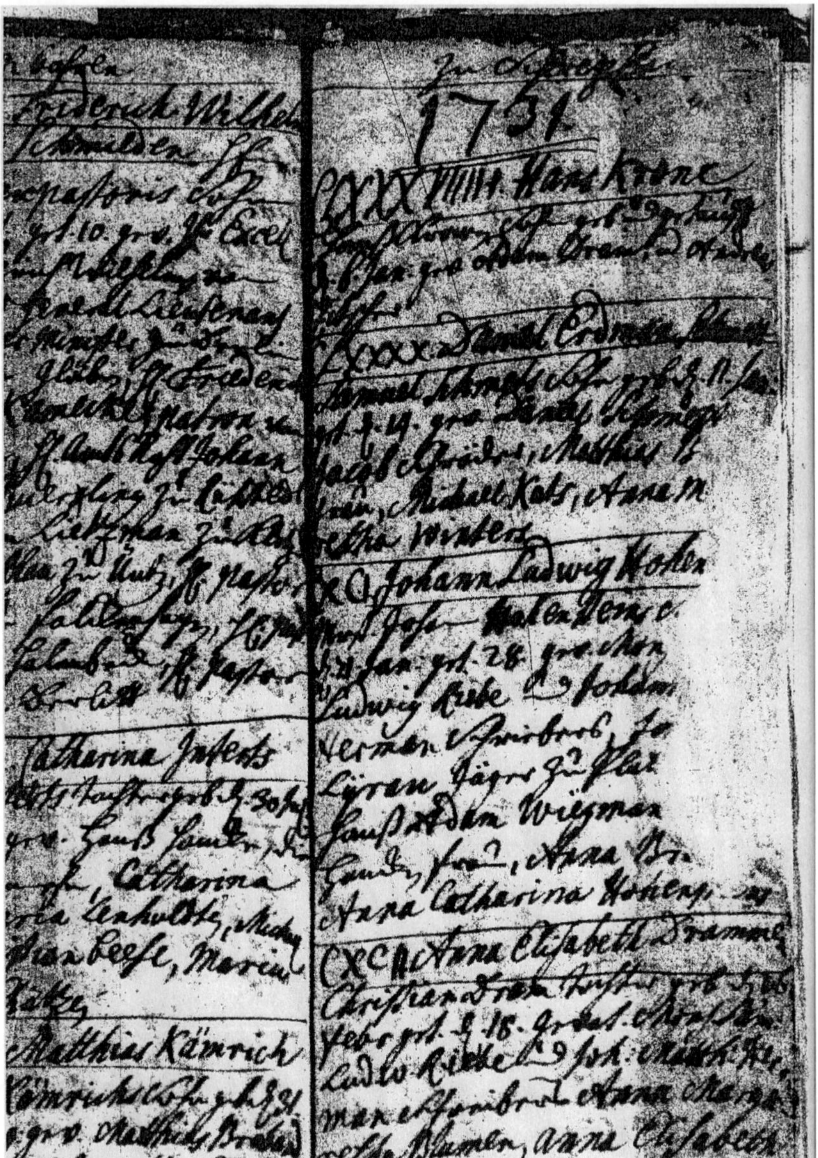

Geburts- und Taufeintrag von Johann Ludwig Hohenstein, Kirchenbuch Kletzke etc. (Schrepkow 1711 – 1743), Blatt 146 recto. Domstiftsarchiv Brandenburg/ Havel, MF 21371 Fiche 4 Feld 0276. Das Original scheint am Eintrag beschädigt.

und hat als solches Teil an seiner Lebenskraft, selbst noch, wenn es von ihm getrennt ist.“ [3]
Eine Glückshaube soll verschiedene Kräfte besitzen bzw. verleihen. In der angegebenen Literatur finden Sie einige Beispiele dafür. Jene sollen sie sogar zu einem Handelsobjekt gemacht haben.
Die Frage ist jedoch, wieso sie erwähnt wurde.
Da sie kein Argument ist für die infrage gestellten Kräfte des Kindes.
Catharina Elisabeth Hohenstein könnte gefragt worden sein, wieso sie glaube, daß ihr Sohn etwas Besonderes sei.
Aber wieso kommt sie dann noch mit dieser Geschichte? Was nutzt ihr die? Macht sie sich nicht eher unglaubwürdig, wenn sie derartig aufträgt?
Oder baut sie etwa auf die Abergläubigkeit ihrer Vernehmer?
Will sie erreichen, daß man ihr glaube, daß sie es glaube, oder, wie der Kletzker Pfarrer und Prignitzer Heimatforscher Richard Rudloff in seinem *„Beitrag zur Kulturgeschichte“* frug:
„Wars kluge Berechnung oder wars williger Glaube“?

Vielleicht sollten wir uns das, was sich hinter dem Begriff Aberglauben versteckt, einmal etwas genauer anschauen.
Bzw. den oben erwähnten *„Volksglauben“* [3]. Einen guten Teil von dem, was wir unter das, woran im Volk geglaubt wird, zählen können, finden wir, ineinander vermengt wie Aschenputtels berühmte Erbsen, z.B. in dem *„Vermehrten und im Druck verbesserten Trost der Armen“* [3], von dem Arzt Johann Nicolaus Seitz gespendet, *„weilen der arme von unterschiedlichen unbarmhertzigen Apotheckern ihrer unverantwortlichen Taxe dergestalten übernommen/ verführt und geschrepfet worden/ daß er entweder die Medicin nicht bezahlen können/ oder gar stehen/ und wegen des angesetzten unbillichen Preiß die Apothecken meiden/ und die armen Krancken dem Tod zum Schlacht-Opfer hinterlassen müssen“* [3].
Also: Uns wurde gerade ein Kind geboren.
In dem *„22. Capitel. Von denen Kranckheiten der Kinder, und wie man sich mit denen neu auf die Welt gebohrnen Kindern verhalten solle?“* [3] erhalten wir folgende Anweisung:
„Nachdeme das Kind von Mutterleib auf die Welt gebohren/ so ist wol zu beobachten/ daß man demselbigen in Abschneidung des Nabels weder zu viel/ weder zu wenig Blut nehme/ sintemahl alsobalden nach ausgezogener Nachbührde/ welche nach dem gebohrnen Kind gleich folgen solle/ muß der Nabel auf folgende Weiß und Art abgeschnitten werden:
Es lege die Hebamme das neugebohrne Kind auf ihren Schoos/ und wickle es mit warmen zarten Tüchern ein/ gebe auf die Nachbührde/ so kommen solle/ wol acht/ welche/ so sie nicht alsobalden folgete/ so besorge sie ferner das Kind/ und trucke das Geblüt/ welches in der Nabel-Ader sich aufhält/ fein sacht gegen der Nachbührde/ und stricke das Nabel-Band/ von dem Bäuchlein anzumessen/ ohngefehr 3. Finger breit/ nicht gar zu fest/ und nicht gar zu lotter/ von diesem Brand aber ohngefehr 6. Finger breit schneide sie den Nabel ab/ was aber an dem Nabel gelassen wird/ wickle in ein zart Tüchlein/ so mit frischer Butter bestrichen ist/ ein.“ [3]
Und wenn uns bis hierhin Wissen und Erfahrung vermittelt worden, so schenkt die nächste Zeile den Aberglauben ein:
„Auf dieses Nabel-Band ist wohl acht zu geben/ daß es nicht zu lang oder zu kurtz gemacht werde/ an welchem die Kürtz oder Läng der Geburts-Glieder der neugebohrnen Kinder hanget.
Dann bey den Büblein/ nachdem das Nabelband länger oder kürtzer gelassen wird/ das männliche

Glied sich richtet/ bey den Mägdlein aber sich die Gebähr-Mutter entweder höher oder niedriger setzet.
Dann wie bey etlichen Knäblein das männliche Glied länger oder kürtzer ist/ also wird bey denen Mägdlein die Röhren oder Scheyden der Schaam biß zu der Gebähr-Mutter länger oder kürtzer gemacht/ aus welcher Ursach geschicht es/ daß leicht die Mutter ausfallet/ oder die Weibs-Person unfruchtbar mit einem schwehren Athem/ Zeit Lebens/ verbleibe/ oder der Mann mit seinem Glied an den innerlichen Mutter-Mund nicht gelangen/ oder tief genug/ oder vielleicht gar nicht/ wie es seyn soll/ sein Frau erkennen könne.
Was das Baden belangt/ ist nichts darbey zu erinneren vonnöthen/ als was ich den Kindbetterinnen in das Ohr sage/ so ferne sie schöne und weisse Töchterlein verlangen/ selbige nicht gar zu offt baden lassen wollen."[3]
Darauf, was den Volksglaubens schließlich noch auszeichnet, weist Dr. Max Pollux Toeppen in seiner Sammlung masurischer Bräuche hin – nämlich seine Religiosität. Und zwar, als er auf die Glückshaube zu sprechen kommt, die in den Masuren eher eine Bezeichnung denn einen Namen trägt. Er schreibt:
„Kinder, die in einem Netz geboren worden sind, sind Glückskinder. Das Netz muß getrocknet und sorgfältig aufbewahrt werden. Es muß dem Kinde zur Taufe mit gegeben werden und hier gewissenmaßen die Taufweihe mit empfangen (als Teil des Kindes – H.S.). *Wer es bei sich führt, dem sichert es auch bei den schwierigsten und verwickeltesten Unternehmungen einen glücklichen Erfolg zu."*[3]
Mit der Taufe meine man nämlich, meinen Hovorka und Kronfeld[3] an anderer Stelle, einen einforderbaren, göttlichen Schutz gegen Krankheit erhalten zu haben.
Diese Form der Religiosität sollten wir etwas genauer betrachten.
Lic. Dr. Fritz Wilhelm Hempel (1900–1989) bezeichnete sie in seiner Dissertation[4] als *„bäuerliche Kirchlichkeit"*[4]. Die ist, ungebrochen, tatsächlich bis heute auf dem Land zu beobachten.
Hier, in Lindenberg, werden, wenn ein Gemeindemitglied verstorben ist, die Kirchenglocken geläutet. Am Tage auf seinen Tod. Ab 8 Uhr eine Stunde lang. Mit genau festgelegter Unterbrechung. Es sei, der Tag fällt auf einen Sonntag.
Sie läuten danach noch einmal zur Trauerfeier und zur Beerdigung.
Jene Stunde Läuten ist nirgendwo vorgeschrieben. Aber wird von Generation zu Generation weitergegeben.
Niemand, den ich gefragt habe, wußte mir zu sagen, warum oder wofür dieser Brauch gepflegt würde. Aber das Läuten wird erwartet.
Mit meinem Glück kam ich gerade dazu, als eine Nachbarin sich mit einem Nachbarn über den Grund des Läutens, das eben für einen Verstorbenen anhob, austauschte, und sie sagte: „In manchen Dörfern werden die Glocken geläutet, wenn der Verstorbene in die Kirche gebracht wird – so nach dem Motto: Er kommt zurück."
Dazu aber würde der im *„Handwörterbuch des deutschen Aberglaubens"*[3] verzeichnete Sinn des Glockenläutens passen, der darin besteht, die Geister soweit vom Dorf fernzuhalten, wie es zu hören ist.
Die ländliche, oder bäuerliche, Kirchlichkeit ist demnach also keine theologisch geschulte bzw. geformte Religiosität, sondern man tut das gefühlt Angebrachte. Selbstverständlich von der Erziehung geprägt.

Es hatte Friedrich Wilhelm I. in der *„Preußischen Verordnung vom 28. 9. 1717 über die Einführung des allgemeinen Schulzwangs“*[5] zwar den Finger genau auf die Fundamente der Zukunft Preußens gelegt, als er schrieb:
„Wir vernehmen mißfällig und wird verschiedentlich von denen Inspektoren und Predigern bei uns geklaget, daß die Eltern, absonderlich auf dem Lande, in Schickung ihrer Kinder zur Schule sich sehr säumig erzeigen und dadurch die arme Jugend in große Unwissenheit, sowohl was das Lesen, Schreiben und Rechnen betrifft, als auch in denen zu ihrem Heil und Seligkeit dienenden höchstnotwendigen Stücken aufwachsen lassen.“[5]
Denn, was man tat, war ihm genauso wichtig, wie das, wie man es tat.
Aber zu dem Echo kommen wir gleich.
Die Kinder sollten, wenn es nach dem König ginge, den Winter über täglich in die Schule gehen, im Sommer, wo sie den Eltern gewöhnlich in der Wirtschaft helfen mußten, zweimal wöchentlich – *„gegen zwei Dreier wöchentliches Schulgeld [...] Falls aber die Eltern das Vermögen nicht hätten, so wollen wir, daß solche zwei Dreier aus jedes Orts Almosen bezahlt werden sollen.“*[5]
Der König hatte die gegenseitige Hilfe zum Prinzip erheben wollen.
Jedoch *„die Basis, also die Bevölkerung auf dem Lande und in den Dörfern, ebenso wie der Überbau, nämlich die Regierung, die Kirchen, die Beamtenschaft und die Verwaltung, leisteten bis zum Tode des Königs zähen passiven Widerstand. Die einfachen Leute sahen im Schulreglement des Königs einen Eingriff des Staates in ihr Elternverfügungsrecht über die Kinder, die Kirchenfunktionäre erblickten darin einen staatlichen Übergriff auf ihr Privilegium der Volksbeeinflussung, und des Königs Magistrat qualifizierte das Schulreglement gar als eine ökonomische Schädigung des Staatsganzen“*[6], beschreibt Wolfgang Venohr[6] die Reaktion.
Zur Illustration dessen sei Johannes Oehme[7] mit einem Zitat aus *Heinrich Lewins „Geschichte der Entwicklung der Preußischen Volksschule“, Leipzig 1910*, zitiert, und zwar aus dem *„Protokoll einer Pommerschen Dorfschullehrerwahl“*[7] im Jahre 1729, in welcher der Sieger-Kandidat folgendermaßen beschrieben wird:
„Jakob Maehl, Weber, hat die Fünfzig hinter sich, hat gesungen: a) ‚O Mensch, bewein‘, b) Zeuch ein zu Deinen Thoren, c) Wer nur den lieben Gott läßt walten.‘ Melodie ging in viele andere Lieder, Stimme sollte stärker sein, quiekte mehrmalen, so nicht sein muß. Gelesen Josua 19, 1-7 mit 10 Lesefehlern, buchstabiren Jos. 18, 23-26 ohne Fehler. Dreierlei Handschriften gelesen, schwach und mit Stocken, drei Fragen aus dem Verstant, hierin gab es Satisfaction. Diktando 3 Zeilen geschrieben, fünf Fehler. Des Rechnens auch nicht kündig.“[7]
Und der nächste König hätte ja angeblich auch schon wieder die Meinung vertreten, es sei *„auf dem platten Lande genug, wenn sie ein bisgen Lesen und Schreiben lernen, wissen sie aber zu viel, so laufen sie in die Städte und wollen Sekretärs und so was werden; deshalb muß man aufn platten Lande den Unterricht der Leute so einrichten, daß sie das Notwendige was in ihrem Wissen nötig ist erlernen, aber nach der Art, daß die Leute nicht aus den Dörfern weglaufen, sondern hübsch dableiben“*[7], wie J. Oehme Ludwig Fertig aus *„Zeitgeist und Erziehungskunst“, Darmstadt 1984*, zitiert.
Man könnte es aber auch anders sagen. Mit dem Anthropologen Claude Lévi-Strauss. Dieser hatte von 1935 bis 1938 eine Forschungsexpedition nach Brasilien unternommen, und hat anschließend sein Buch *„Traurige Tropen“*[8] veröffentlicht. Darin schreibt er, daß der damalige Häuptling der Nambikwara, nachdem er ihn beim Schreiben beobachtet hatte, ihn offen nachahmte:

„[...] der Häuptling sah weiter. Wahrscheinlich hatte er als einziger die Funktion der Schrift begriffen. So hat er mich um einen Notizblock gebeten [...] und gibt mir die Informationen, um die ich ihn bitte, nicht mündlich, sondern zeichnet Wellenlinien auf sein Papier [...] Was versprach er sich davon? Vielleicht wollte er sich selbst täuschen, wahrscheinlicher aber seinen Gefährten imponieren, sie davon überzeugen, [...] daß er bei dem Weißen gut angeschrieben und in seine Geheimnisse eingeweiht war. [...] Die Schrift hatte also bei den Nambikwara ihren Einzug gehalten [...] Sie hatten ihr Symbol entlehnt, während ihre Realität ihnen fremd blieb. Und zwar eher im Hinblick auf ein soziologisches als auf ein intellektuelles Ziel. Es ging nicht darum, etwas zu wissen, zu behalten oder zu verstehen, sondern darum, Prestige und Autorität eines Individuums – oder einer Funktion – auf Kosten der anderen zu vermehren."[8] C. Lévi-Strauss verglich daraufhin die Zeitpunkte des Auftauchens von Schriften in der menschlichen Geschichte miteinander, und kam zu der Erkenntnis:
„Das einzige Phänomen, das sie immer begleitet hat, ist die Gründung von Städten und Reichen, das heißt die Integration einer großen Zahl von Individuen in ein politisches System sowie ihre Hierarchisierung in Kasten und Klassen."[8] Woraus er schließt:
„Wenn meine Hypothese stimmt, müssen wir annehmen, daß die primäre Funktion der schriftlichen Kommunikation darin besteht, die Versklavung zu erleichtern. Die Verwendung von Schrift zu uneigennützigen Zwecken, das heißt im Dienst intellektueller und ästhetischer Befriedigung, ist ein sekundäres Ergebnis, wenn nicht gar nur ein Mittel, um das andere zu verstärken, zu rechtfertigen oder zu verschleiern."[8]
Und das gilt generell für Wissen, Können und Bildung.

Das bei einem jeden andere Augenmerk auf seine Umgebung, die Konzentration auf persönlich für einen existentielle Fragen aber macht die ländliche Kirchlichkeit zu einer individuellen Religiosität. Der Bauer läßt die Kirche *„in seinen Lebenskreis eintreten, wenn er sie braucht oder wenn es ihm gegeben erscheint"*[4], schreibt Dr. F. Hempel, *„Wir beginnen mit den sog. Kasualien, d. h. der Tätigkeit der Kirche bei besonderen persönlichen Anlässen des Einzelnen. Es sind dies die im natürlichen Verlauf eines Menschenlebens hervortretenden einmaligen Ereignisse, die großen Wendepunkte im Leben: Geburt, Mannbarwerdung, Heirat, Tod. Hier ist der Mensch gewissermaßen feinfühliger als sonst, seine Seele ist geöffneter, sein Gemüt empfänglicher. Hier wird ihm stärker als sonst die transzendente Wirklichkeit zur Gewißheit. Hier aber spürt er auch stärker als sonst die Unsicherheit des menschlichen Daseins, das Bedrohtsein durch feindliche Mächte. Er sucht Schutz bei der Kirche. An diesen Wendepunkten des Lebens drängt die Volksreligion zur Gestalt"*[4].
Wie Dr. A. Wuttke notierte: *„In der Zeit von der Geburt bis zur Taufe muß in der Wochenstube des Nachts eine Lampe brennen, und darf das Kind nie allein gelassen werden, oder wenigstens muß eine Bibel und ein Gesangbuch in die Wiege gelegt werden, weil es sonst „vertauscht" wird, [...] d.h. ein widerwärtiges Kind [...]"*[3]
Daher schreibt Dr. Hempel zur Taufe, es wäre: *„die Begrüßung des neuen Lebens bei weitem nicht das einzige, nicht einmal das primäre Motiv der Tauffeier. Wer das behauptet, kennt einfach die Wirklichkeit nicht. Stärker als die Freude über das Kind sind die Sorge und die Angst um das Kind. Man weiß nur zu gut von den zahllosen Gefahren, Krankheiten und Unglücksfällen, die ein Kind bedrohen; und man weiß auch von den rätselhaften Tiefen im Menschen selbst. [...] Ist die Taufe*

vollzogen, so ist das Kind gesichert.“[4]
Alfred Pohlmann, einstmals Pastor – zwar nicht in der Prignitz, sondern in Flessau in der Altmark – berichtet im Jahre 1925 aus seinem Berufsleben, und bestätigt dies:
„Unsere Vorfahren beschleunigten die heilige Taufe nicht nur, um ihre Kinder so schnell als möglich mit Jesu Christo zu verbinden, sondern auch, weil sie dem Taufwasser zauberische Kräfte zuschrieben. Ist das Kind getauft, - das war und ist auch noch heute der Glaube vieler Eltern – so haben die Hexen keine Macht mehr darüber.“[4]
Dr. Hempel sieht den Boden der bäuerlichen Kirchlichkeit, der Volksreligion, in dem Menschen. Er schließt aus seinen Forschungen:
„Den Mann des Volkes interessieren seelische Vorgänge ebenso wenig wie geschichtliche Zusammenhänge. Ihm geht es immer um Realitäten. Seltsame, unerklärliche, rätselhafte Tatsachen lassen ihn, soweit sie für sein Wohl und Wehe von Bedeutung sind, eine Wirklichkeit ahnen, deren Widerhall in der Seele die Religion ist.“[4]
Oder, umgekehrt, entstünde also sein Aberglaube aus der Religion.
Als ich als Topfwäscher in der Küche eines Restaurants gearbeitet habe, wurde ich mehrmals Zeuge davon, daß eine Köchin jemand anderen bat, die Sauce Hollandaise zu schlagen, weil sie ihre Menses hätte. Dahinter aber steckt nur *„die vormalige kosmologische Interpretation des Geschlechterverhältnisses, der Differenz zwischen Mann und Frau, in der das Geschlechterverhältnis Teil einer dualen Weltsicht war“*[9], wie Barbara Duden[9] es formuliert, also das alte kirchliche Dogma: omnia mala ex mulieribus. Was sich unter dem Stichwort Menstruation bei Dieter Harmening[3] bestätigt findet. Der schreibt, daß dem Monatsblut schon früh besondere Kräfte zugesprochen wurden und eine Menstruierende zumindest bis ins Mittelalter hinein als unrein galt. Der Kampf der Kirche mit dem Aberglauben scheint also ein hausgemachtes Problem zu sein. Sehen wir doch nur einmal bei der Taufe zu!
Sie beginnt mit einem, einer Beschwörung gleichenden, Dialog zwischen Pfarrer und Gemeinde. Diese, am Anfang der Liturgie stehende Wechselrede von Pfarrer und Gemeinde, wird zelebriert wie etwas, das zu dieser Zeit an diesem Ort unbedingt gesagt werden muß.
Zum Weitergang schreibt Dr. Fritz Hempel:
„Der Sinn, den die evangelische Kirche der Taufe beilegt, ergibt sich aus der formulierten Ansprache in der verbindlichen Agende der Preußischen Landeskirche. […] Es kann wohl ohne Bedenken behauptet werden, daß diese Sätze von keinem der bei der Taufe Anwesenden auch nur annähernd verstanden werden.“[4]
Und daß in der Taufhandlung dann Tod und Wiedergeburt gesehen oder erkannt würden, sollte man auch nicht unbedingt erwarten, wie mir mitgeteilt wurde.
Man schaut vor allem auf das Kind. Und wenn der Pfarrer zum Segen des Täuflings am Ende aus seiner langen schwarzen Gestalt seine Arme heraushebt und gegen ihn ausstreckt, dann ist das die Geste eines Magiers.
Jan Peters[10] gibt uns ein beredtes Zeugnis von der Wirkung geistlicher Rede:
„So z.B. habe Trine Riebe aus Klein Lüben wegen ihres Besprechens meerig befragett werden müssen. Sie erklärte dabei, daß das Böetenn Christlich und aus Gottes Worte herfliesse. Als Autoritätsbeweis diente ihr der Pfarrer im nahegelegenen Quitzöbel, den sie im Krug zu Kunow aus einem buch habe horeen lesenn. Seine Worte waren: Liebenn Kinder, ein Jeder hore vleisig uff diese Wortt, wenn die zu rechter Stunde gesprochen, dardurch kann Menschen und Viehe geholffen

werden. Seitdem habe sie nichts anderes alß dieselbenn Wortt zu ihrem böetenn gebrauchett. Sie wisse zwar nicht, woher eß keme, das die Almechtigkeit Gottes den Wortenn eine solche Krafft gebe, das Menschen und Viehe darvonn geholffen, aber so sei es eben.“ [10]
Ein Aberglaube, der sich aus der Nachahmung ergeben.

Vor einiger Zeit erzählte in meinem Beisein jemand aus einem Nachbardorf, daß er eine Nadel versteckt an seinem Hoftor angebracht hätte, um den bösen Blick, dessen er eine Nachbarin verdächtigte, von seinen Hühnern abzuhalten.
Überzeugt von der Kraft des Blicks, der ebenfalls auf das „omnia mala ex mulieribus“ zurückzuführen ist, tat er das eine, wovon er überzeugt war, das es ihm gegen das andere helfen würde.
Als holte er einen Draht, einen Zaun zu flicken.
Und so, wie man an eine Sinnestäuschung glaubt. Da sie für einen existiert. Sie sei so unsinnig, wie sie wolle. Andere konnten das ihm gegenüber als abergläubisch bezeichnen – er ließ das nicht an sich kommen.

Ich habe allerdings auch einmal den Fall erlebt, daß ein Aberglaube von niemandem erkannt worden ist.
Einmal gebeten, ein Baby nicht überkopf anzusprechen, weil es sonst schielen lernen würde, habe ich es fortan immer vermieden, dies zu tun. Da es mir logisch erschien.
Und hätte im Leben nicht gedacht, daß sich hinter dieser Aufforderung auch nur ein Aberglaube verbergen würde. Bis ich es im *„Handwörterbuch des deutschen Aberglaubens“* [3] gelesen.

Aber, wenn man etwas nicht erkennt, wie sollte man es ausnutzen?

Ich möchte die Hohensteins von dem Verdacht, daß sie Leichtgläubigkeit berechnend ausgenutzt hätten, generell freisprechen. Da sie, wie wir noch an anderem sehen werden, offenbar auch leichtgläubig waren, wenn man sie so nennen will. Denn mit ihrem Hinweis auf die Aussage der Hebamme hat die bedrängte Mutter sich wohl nur selbst einen zusätzlichen Rückhalt geholt. Die Glückshaube wird, wie gesagt, nie wieder angeführt.

Die Frage ist, ob vielleicht die Hebamme bloß einen Spaß gemacht habe, die Mutter auf den Schrecken nach all den Mühen und Schmerzen der Geburt hin wieder etwas aufmuntern wollte. Doch dem sei hier nicht weiter nachgegangen.

[1] *GStA PK, II. HA Generaldirektorium, Abt. 14 Kurmark, Tit. CCCLI, Varia, Nr. 1b: Acta betr. den sogenannten Wunderknaben aus Kehrberg. 1734–1740.*

[2] *GStA PK, I. HA Geheimer Rat, Rep. 9, Kh, Fasc. 35, 36 Hoffiskale und Fiskale 1689–1740*

[3] *Zum Stichwort Glückshaube siehe: de.wikipedia.org; www.kankheiten.de; www.wissen.de; www.rund-ums-baby.de; Hanns Bächtold-Stäubli, Eduard Hoffmann-Krayer, Handwörterbuch des deutschen Aberglaubens, Berlin und Leipzig 1931; Oskar Hovorka, Adolf Kronfeld, Vergleichende Volksmedizin, Stuttgart 1908; D. Ludwig Vogel, Almanach des Ernstes und des Scherzes für Aerzte, Chirurgen und Geburtshelfer, Erfurt 1801; Johann Nicolaus Seitz, Vermehrter und im Druck verbesserter Trost der Armen, Nürnberg 1740; Dr. Adolf Wuttke, Der deutsche Volksaberglaube der Gegenwart, Hamburg 1860; Ulrich Jahn, Hexenwesen und Zauberei in Pommern, Breslau 1886; bei Robert Mielke, Wilibald von Schulenburg, Oberlehrer Dr. Heinrich Lohre und Dr. A. Kiekebusch, Landeskunde der Provinz Brandenburg, Bd. 3 Die Volkskunde, Berlin 1912 heißt es: „Den Helm, die Kinderkrone, Glückshaube, soll man aufheben.“; ich empfehle auch Dr. Max Pollux Toeppen, Aberglauben aus Masuren, Danzig 1867, sowie unter www.zeno.org: Heinrich August Pierer, Universal-Lexikon, Altenburg 1859; Johann Christoph Adelung, Grammatisch-kritisches Wörterbuch der Hochdeutschen Mundart, Leipzig 1796; Meyers Großes Konversations-Lexikon, 6. Auflage, Leipzig 1902–1920; Karl Friedrich Wilhelm Wander, Deutsches Sprichwörter-Lexikon, Leipzig 1870; Fritz Mauthner, Wörterbuch der Philosophie, Leipzig 1923; Dieter Harmening, Wörterbuch des Aberglaubens, Stuttgart 2005.*

[4] *Fritz Hempel, Die bäuerliche Kirchlichkeit auf dem Fläming, verfasst 1942; in: Dr. Uwe Czubatynski, Berichte und Forschungen aus dem Domstift Brandenburg, Band 3, Nordhausen 2010: „Von hier aus wird man auch allein einer Erscheinung gerecht, die in der Kirchlichkeit oft anzutreffen ist und in der man ein sprechendes Kennzeichen ihrer Wertlosigkeit sieht. Das ist der Kirchenschlaf. [...] Verfasser kannte eine Frau, die an der Seite eines untüchtigen und unordentlichen Mannes ein hartes Leben führte. [...] Sie kam jeden zweiten Sonntag zur Kirche und verschlief, einfach weil sie so übermüdet war, jede Predigt. Trotzdem hat sie sicher den Gottesdienstbesuch nicht als sinnlos empfunden. Das Gefühl, eine Stunde ihrer so knappen Zeit dem Herrgott geopfert und an einer heiligen Handlung teilgenommen zu haben, hob sie über die Vereinsamung und Trostlosigkeit ihres Daseins hinaus.“ „Diese Dissertation öffnete auch einem altgedienten Pfarrer erstmal die Augen“, sagte Dr. Czubatynski schmunzelnd, als er mir empfahl, sie zu lesen. Ergänzend siehe: Alfred Pohlmann, Vom Aberglauben bei kirchlichen Handlungen in der Altmark, Stendal 1925, Heimatmuseum Tangermünde, Hc 4; Dr. Max Pollux Toeppen, Aberglauben aus Masuren, Danzig 1867 und Hermann Frischbier, Hexenspruch und Zauberbann, Berlin 1870: Z.B. „bei Augenkrankheiten pflegen die Masuren wie auch die Littauer gerne Lichte der Kirche zu schenken mit der Bestimmung, daß dieselben beim Gottesdienste brennen sollen.“*

[5] *Albert Reble, Geschichte der Pädagogik, Dokumentationsband, Stuttgart 1971, www.books.google.de*

[6] *Sebastian Haffner, Wolfgang Venohr, Preußische Profile, Ullstein Buchverlage GmbH, 4.*

Auflage, Berlin 2008

[7] *Johannes Oehme, Das Kind im 18. Jahrhundert, Beiträge zur Sozialgeschichte des Kindes, in Documenta Paediatrica, Hrsg. Theodor Hellbrügge, Lübeck 1988.*

[8] *Claude Lévi-Strauss, Traurige Tropen, Leipzig 1988*

[9] *Barbara Duden, Geschichte unter der Haut, Ein Eisenacher Arzt und seine Patientinnen um 1730, Stuttgart 1987.*

[10] *Jan Peters, Märkische Lebenswelten, Berlin 2007. Er zitiert: BLHA, Rep.4D, Bd.44, Bl.608f; PW 5713, Bl.5.*

Die Familie

Die Menschen machen ihre eigene Geschichte, aber sie machen sie nicht aus freien Stücken, nicht unter selbstgewählten, sondern unmittelbar vorgefundenen, gegebenen und überlieferten Umständen.

Karl Marx,
Der achtzehnte Brumaire
des Luis Bonaparte

Ludwig wird in eine große Familie hineingeboren.
Seine Mutter haben wir bereits kurz kennengelernt. Sie wurde 1693 geboren, der Geburtsort und ihre Eltern allerdings sind unbekannt. Sie ist die Ziehtochter des Vettiner Küsters, Schneiders und Radmachers[1] Christian Hahn und seiner Frau Anna Hahn, geborener Möller, und unterschreibt daher mit Catharina Elisabeth Hahn, verheirateter Hohenstein. Ob sie eventuell eine Nichte des Küsterpaares oder ausgesetzt gewesen, ob sie in die Familie geboren oder von ihr (an der Kirche?) gefunden worden war, über ihre Herkunft habe ich nichts Niedergeschriebenes gefunden.
Sie bekommt aber noch Geschwister. 1705 einen Bruder, Johann Christian Hahn, und 1710 die Schwester Anna Elisabeth Hahn.
Und in den Kirchenbüchern finden wir unter den Paten von Johann Christian Hahn auch noch *„Fgfr Marggretha Hahnin, der Kindes Mutter Schwester“*[2], und unter denen von *„Anna Eliesabeth Hahnin“*[2] einen *„Jürgen Hahn, [...] , des Kindes Vaters Bruder“*[2].
Anna Elisabeth wurde von Pastor Dierberg getauft. Seine Gemahlin war, wie die Gattin des Vettiner Verwalters Peter Behrend, ebenfalls Patin der Schwester.
Der Bruder Johann Christian Hahn und seine Gattin Catharina Dorothea Gammelin haben 1736 in Kehrberg ein Töchterchen bekommen und zur Taufe gebracht – Maria Elisabeth. Unter den Taufpaten steht ein Joachim Hahn.
Ein Sohn des Bruders der Mutter Ludwigs starb im Jahre 1742 in Kehrberg. *„Eodem wurde des Schneider Hahns Sohn Johann Friedrich begraben, welcher an der damahls grassierenden Epidemischen Krankheit starb. Elisabeth Hahns des Schneider Hahns Tochter starb den 10tn April an eben der Krankheit und wurde den 15tn begraben.“*[3]
In der Vettinschen Dorfchronik fand ich zu dieser Krankheit folgenden Vermerk:
„1740/41/42
Die Jahre sind alle durch und durch kalt gewesen. Durch die kalte Witterung kam es häufig zu Brandkorn (?). 1741 herrschte hier und anderen Ortes eine Krankheit, die man die Krumme nannte, woran viele Leute starben.“ Die sogenannte Krumme Krankheit ist eine Folge des Verzehrs von Mutterkorn.
Die Lindenberger Dorfchronik beschreibt den Winter ausführlich:
„1739/ 1740 war ein entsetzlicher Winter, welcher dem von 1709 an Strenge und langer Dauer übertraf. Er fing 14 Tage nach Michael (29. September) an, und dauerte bis Juni. Die Zimmer mußten bis aufs äußerste geheizt werden. Die Kälte nahm um Martini (Anfang November) zu, stieg

im Januar 1740 höher und höher so das sie am 10. des Monats auf 51 Grad Celsius stand. Noch immer blieb die Kälte im Zunehmen, am 7. Februar erreichte sie etwa 56. Grad Minus. Bei den gemeinen Thermometern fiel an diesem Tage der Spiritus ganz in die Kugel hinein und zersprengte sie.“ Danach wurde es zwar *„gelinder“*, aber noch Anfang Mai lag *„hoher Schnee“*, und der Frost hielt sich *„bis zum Ende des Frühlings“*. Was auch die Fütterung der Haustiere erschwerte. *„Nachdem jeder vorrätige Halm aufgezehrt war, mußte man zu den frischen und zuletzt zu den ganz alten Strohdächern seine Zuflucht nehmen. Man glaubte zwar, dies verdorbene Futter durch Kochen unschädlich zu machen, gleichwohl brachte es unter dem Vieh Krankheiten hervor. Was überstand, blieb so ermattet, daß es zum Teil noch im Sommer auf der Weide starb. Auch [...] ganze Obstgärten gingen zugrunde – sonderbar war, daß die Nußbäume am wenigsten litten. Das Wintergetreide mußte im Frühjahr umgepflügt und mit Sommergetreide belegt werden.“*
1742 starb in Kehrberg auch noch eine Hahns *„am Schlage den 1tn May u wurde den 8ten beerdigt.“*[3] Und wohl ein Töchterchen des Kehrberger Bruders der Mutter, *„Catharina Elisabeth Hahns starb an der Krummen Kranckheit an welcher s: 18 Wochen laboriret den 20tn Maji u wurde den 22tn begraben. Sie war 3 Jahr u. ettl. Tage alt.“*[3]
„Christian Hahn Custor Vettinensis u. [...] starb bey Seinen Sohn in Kehrberg ihn Altershalber aufnehmen muste [...] Er war 90 Jahr u. drüber alt, er starb als Alter d. 8ten 8br (Oktober, des Jahres 1754 – H.S.) *u. wurde d. 11 beerdiget“*[3].
Anno 1771 wird in Kehrberg Anna Elisabeth Hahn, *„Ernst Christoph Hahns eines Schmiedes und Maria Dorothea Leggels ehel. Tochter“*[3] geboren und getauft. Ein Pate war *„Mgtr. Joachim Friedrich Klüth der Küster“*[3]. Und 1795 heiratet der Kätner und Arbeitsmann Johann Christian Hahn in Kehrberg.

Wie haben Catharina Elisabeth Hahn aus Vettin und Johann Hohenstein aus Döllen einander aber kennengelernt, wie kamen die Königskinder übers Wasser? Ihre Dörfer sind keine Nachbardörfer, man läuft sich nicht unbedingt über den Weg.

Der Vater Ludwigs, Johann Hohenstein, ist Grobschmied. Geboren wurde er 1689. 1734 ist er 45[4]. Über sein Herkommen läßt sich ebenfalls nichts sagen, nicht einmal sicher, ob er die Schule besucht hat oder nicht[5], da, nach eigenen Angaben, *„er auch nicht schreiben können“*[4]. Das Döllener Kirchenbuch für die Jahre 1687–1726 ist leider verschwunden.
Unter den Taufpaten Ludwigs steht eine Anna Catharina Hohensteins – wir erfahren jedoch nicht, ob sie die Mutter seines Vaters war oder eine Schwester.
Er selbst erwähnt am 3. September in Berlin einen *„Bruder aus Grabau“*.
Aber es gibt auch Kontakte nach Wittstock.
Im Wittstocker Häuserbuch[6] finden wir für das Jahr 1744 wohnhaft in der Ernst-Lück-Str. 4 einen Hohenstein, und damit womöglich einen Bruder des Vaters, eingetragen – Jürgen Hohenstein. Sowie ab 1745 Jürgens Schwiegersohn Johann Peters und dessen von ihm geschiedene Ehefrau Anna Sophie, geb. Hohenstein.
Laut dem *„Wittstockischen Kirchen-Buch darinne verzeichnet die, so ehlich vertrauet, getauffet und gestorben sind, Angefangen, Anno 1716“* im EZA Berlin wurde *„Im Marty“* 1725 *„Jürgen Hohenstein Schuster Tochter Eva Mary“* getauft und *„Im July“* 1729 sein Sohn Caspar Friedrich. Und das *„Wittstocker Sterbe- und Trauregister 1630–1802“* im EZA Berlin vermeldet für das Jahr

1718 die Hochzeit des Schusters Hohenstein (Jürgens?) mit einer Krips sowie für das Jahr 1745 auch die Verehelichung des Schumachers Peters mit einer Hohenstein.
Es leben noch weitere Hohensteins in Wittstock. Und Pritzwalk. *„1632 klagte Jürgen Salgo in Pritzwalk gegen Jochim Hohenstein, daß er auf einer Hochzeit seine Frau vor 1 fickfackersche gescholten, Ihn vor einen schelmen leichtfertigen vogel und anderes mehr."*[7] Ich fand Hohensteins sogar in Berlin. Jedoch, wer von all denen auch zur Familie gehörte, war nicht herauszubekommen.
Darüber, wie es für Johann Hohenstein als Schmied lief, können wir nur spekulieren. Seine Kunst ist zwar recht am Platz, aber, was man hier selbst machen kann, macht man alleine.
1734, nach zwei Umzügen und einem Hausbau seit seiner Geburt, werden Ludwigs Eltern von Otto Bernhard Verdion so beschrieben: *„Es lebten seine Eltern noch alle beyde, sind aber sehr arme leute, so daß ich fast keinen ärmern Schmidt gesehen habe."*[8]
Aber unabhängig davon, daß er selbst in Kehrberg angeblich zunächst überhaupt gar nicht zum Schmieden gekommen wäre, war er 1734 auch nicht mehr der einzige Schmied in der Gegend.
Pfarrer Christian Thomas aus Schönhagen teilte mir mit, daß nach dem Dreißigjährigen Krieg, also nach 1648, genau 64 Schmiede in der Prignitz arbeiten – einer für 4 Dörfer.
Aber 1705 heiratet in Schönhagen Schmied Johann Heinrich Schröder, Anno 1722 ist in Kunow *„Christ Jahn des Schmidts Sohn gebohren d 26 Septemb"*[9], 1724 ebenda *„Joachim deß Schmidts Sohn gebohren d. 17 dec. Getaufft d. 20 decemb. Tauff Zeugen H. Göring Joachim Lüdcke und M. Joachim Grote Alles zur Ehre Gottes [...] 1728 (ist) Catharina Maria des Schmidts Tocher gebohren d. 21 octob getauft d 24 octob Tauff Zeugen Catharina Grantze Margaretha röscken Catharina Jochim Schultzen hanß Brame Peter Schönman"*[9]. Da gab es also einen, der nicht mal mehr namentlich genannt werden mußte. Und mit den Schmieden in Döllen und Schrepkow kamen noch zwei zum Schmied in Kehrberg dazu. Wir können wohl davon ausgehen, daß beide über ein Kurzes nach seinem Weggang wieder von jemand Anderem weiterbetrieben wurden. Es hatte sich inzwischen also wieder etwas belebt.
Der 1724 geborene Sohn des *„Grobschmidt-Meister Thiede in Cunow"*[10] wird uns später noch einmal interessieren.
Ab 1800 sind in Kunow, nach mündlicher Auskunft vom Kunower Ortschronisten, Herrn Sabionsky aus Kyritz, zwei Schmiede – Faust an der B5 und Westphal am Lindenberger Weg – belegt, beide Familien hielten bis 1985 das Gewerbe am Laufen.
Die Suche des Küsters nach einem Schmied war´s demnach wohl eher nicht, was unser Paar zusammenführte. Mir ist auch nicht bekannt, daß von der Gutsherrschaft verlangt wurde, daß z.B. der Vettiner Radmacher nur zum Döllener Schmied, oder der Döllener Schmied zum Vettiner Schneider zu gehen hätte, wenn etwas genäht werden müßte, man sich z.B. unter denen von Klinggräff ausschließlich in Schrepkow, Lindenberg und Wertzin, das 280 Jahre später zusammen mit dem ow an Kramsow und Klein Wertzin von der Prignitzkarte verschwunden ist, und unter denen von Winterfeld in Kehrberg, Vettin, Krams, Seefeld und Döllen umzusehen hätte.
Aber vielleicht begegneten die jungen Leute einander dennoch bei Arbeiten auf den Winterfeldschen Feldern.
Oder sie sahen einander z.B. in Pritzwalk.
„Noch heißen Jahrmärkte mancher Landstädte Heirats- oder Jungevolksmarkt."[11] Denn es *„ließen sich die Leute in Stadt und Land trotz aller Verbote im Ausleben bestimmter Bräuche und Festriten nicht beirren. Der Tanz im Dorfkrug, bei dem eigene oder bestellte Musikanten spielten,*

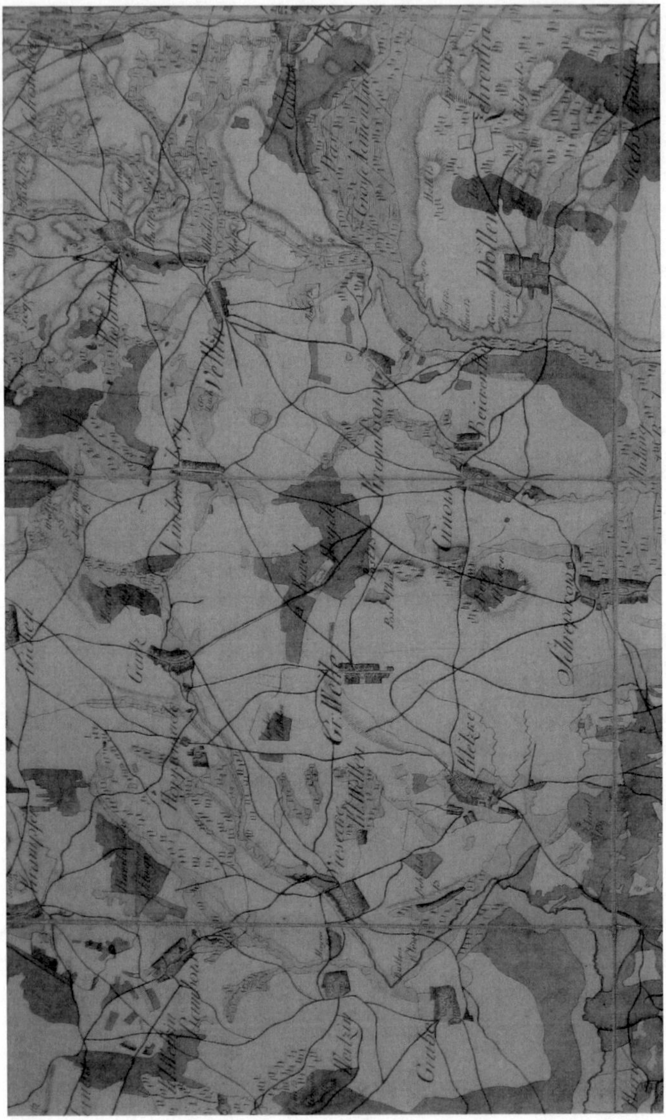

Ausschnitt aus dem Kartenwerk des Grafen Friedrich Wilhelm Carl von Schmettau, aufgenommen und zusammengetragen 1767-1787, 1 : 50 000 , Handzeichnung, Sign: Kart. L 5420 Brandenburg-Sektion 49, Neustadt. Staatsbibliothek zu Berlin/ SPK, Kartenabteilung. Herausgegeben von der Landvermesssung und Geobasisinformation Brandenburg, 2006. Den Landkreis Prignitz 2006/2007 zum Vergleich findet man unter www.regionalkarten.com.

das Spielwerck, [...] gehörte ebenso dazu wie das jährliche Erntefest, wenn die Bauern dem alten Herkommen entsprechend erwarteten, daß ihnen der Gutsherr (außer dem Bier beim Roggenmähen auf seinen Feldern) bei Einbringung des Rockenkranzes die gewöhnliche Augst Köste reicht, notfalls eingeklagt wie 1701 von Joachim Dietrich von Winterfelds Untertanen in Dallmin, Streesow und Postlin."[12]

Lernte Adam Spies seine Eva vielleicht auf dem Wittstocker Markt kennen, bewarb er sich, weil sie bei ihren alten Eltern bleiben wollte, um die Wittstocker Stadtarztstelle? Möglicherweise aber waren beider Väter auch Geschäftspartner.

Wie dem auch sei:

„*Den 24. 7.b.* (September, des Jahres 1717 – H.S.) *a.o. ist Johan Hohenstein Schmidt aus Döllen mit Catharina Elisabeth Hahnen, Christian Hahnens des Küsters [...] angenommenen Tochter copuliret*"[2].

Sie zieht zu ihm nach Döllen, wo noch 1717 ihr erster Sohn zur Welt kommt.

War es eine Liebesheirat, und kam er, weil sie einander heiraten wollten, oder heirateten sie, weil er kam?

Daß dem von der Hochzeit an bis zum Ende des Jahres nur noch 3 Monate blieben, um dies zu tun, ist die eine Tatsache; die andere ist, daß die Eheleute bei den Verhören in der Hausvoigtei fest zusammenhalten.

Auf die Frage, wieviel Geld sie mit den Wunderkuren ihres Sohnes verdient hätten, erfahren die Verhörenden von Johann Hohenstein nur: „*Wie viel Geld in der gantzen Zeit Dep. zu sammen gebracht wiße er nicht, ob es 100 r. oder mehr seyn mögten, und stünde es zu Hause in der Lade.*"[4]

Aufgeschrieben, zwangsläufig, von der Frau. Und von Catharina Elisabeth Hohenstein erfahren sie: „*Wie viel Geld sie zusammen bekommen, wiße Sie nicht ihr Mann habe es in der Lade geleget.*"[4]

Es schiebt zwar Einer den Anderen vor, jedoch so, daß die Beamten nichts erfahren.

Aber was sagt uns das?

Werden in der Literatur Hochzeiten auf dem Land geschildert, sind es die Bauernhochzeiten mit 400 geladenen Gästen, und da heißt es:

„*Die Liebe war das letzte, an das bei alledem gedacht wurde; selten nur heirateten sich die jungen Leute aus herzlicher Liebe und Zuneigung, so daß man von einer Liebesheirat sprechen konnte. Trotzdem sind es meist zufriedene Ehen geworden, weil beide, wenn sonst verständig, denselben Lebenszweck verfolgten und sich in ihm stets zusammenfanden.*"[13]

Mir wird auch mitgeteilt, daß dies noch bis ins 20. Jahrhundert hinein auf dem Lande so gehandhabt worden sei im Allgemeinen.

Aber ich sehe die Hohensteins noch nicht.

Ich suche weiter, nach dem Speziellen, und entdecke, wenn für die Bauern im Kreis Griesbach „*nichts komischer als das Verheiraten, und nichts zählt neben der Geldgier*"[14], „*die Tochter des Kötters hingegen kennt kein größeres Glück, als das, einen Mann zu haben* (und) *Das junge Gesindel plumpt zu früh in den Ehestand hinein, [...] statt Vorrath gesammelt zu haben, machen sie Schulden, eine solche Ehe giebt viele Kinder, und das geringste Unglück setzt nachher diese Eheleute so sehr zurück, daß an kein Erhohlen mehr zu denken ist.*"[15]

Wer nichts hatte, scheint also privilegiert gewesen.

Und wir müssen demnach eine Liebesheirat nicht ausschließen.

Kommen wir zu Ludwigs Geschwistern!
Die kann ich Ihnen, obwohl das Döllener Kirchenbuch für die Jahre 1687–1726 nicht aufzufinden und in den erhaltenen Schrepkower Kirchenbüchern außer Johann Ludwig nur noch der 1728 geborene Matthias Hohenstein eingetragen zu finden ist, alle vorstellen.
Die Familie zieht nach 9 Jahren aus Döllen nach Schrepkow um, und, nach weiteren 6 Jahren, von Schrepkow Anfang 1732 über Vettin, wo sie bis Michaelis, also bis zum 29. September des gleichen Jahres, wohnt, nach Kehrberg.
Auf die Frage, wie das möglich sein konnte, wo selbst die Bauern verpflichtet waren, auf ihren Höfen zu bleiben, erhalten wir zumindest für Schrepkow Aufklärung. *„Die Schmiede ist ursprünglich von der Gemeinde als Gemeinde-Schmiede erbaut worden, später aber an den Schmiedemeister Johann Joachim Friedrich Wolter verkauft. "*[10] Die Hohensteins waren also frei.
Und in den Kehrberger Kirchenbüchern werden wir dann fündig.
„Den 26 Decemb. ist des Schmidts Kind ein Töchterlein gebohren, getaufft den 4 Januari Maria Elißabet"[3] Das war 1732, unter den Paten ist eine Maria Elißabet Hahnin, die wir noch nicht kennen. 1735 folgt das zweite Schwesterchen. *„Catharina Elisabeth, Johann Hohensteins Schmids u. Catharina Elisab. Hohensteins Tochter ist gebohren den 20 ten Maji u. Getaufft den 27. [...] Zeugen waren 1) Catharin. Gölles aus [...] 2) Maria Hohenstein 3) Anna Büßen 4) Samuel Hohenstein [...] Geselle in Pritzwalck 5) Peter Selitz aus Kehrberg. "*[3] Maria Hohenstein könnte vielleicht eine Tante oder Cousine der Neugeborenen gewesen sein. Aber ob genannter Samuel Hohenstein einer ihrer Brüder gewesen ist, ist nicht sicher.
Eines der beiden Mädchen starb am 30. November 1738. Es ist leider nur der Name Elisabeth deutlich zu lesen.
Matthias Hohenstein wird anläßlich seiner Hochzeit mit Catharina Schultzen *„aus Demertien"*[3] 1764 in den Kehrberger Kirchenbüchern wiedererwähnt.
Ein gutes Stück vorher, 1742, wird in Kehrberg eines Christian Hohensteins Beerdigung verzeichnet. Und, daß er nach einer langwierigen Krankheit gestorben.
Ein weiterer Bruder, Jochen Ernst Hohenstein, heiratet in Kehrberg im Jahre 1748 Anna Elisabeth Braband, sie bekommen 1749 das Töchterchen Maria Elisabeth, 1751 Jacob Erdmann, der 1759 *„an der auszehrenden Krankheit"*[3] stirbt, und 1754 die Tochter Catharina Maria Braband, deren Geburt Jochen Ernst Hohenstein, der im gleichen Jahr *„an der Miserere"*[3] stirbt, nicht mehr miterlebt. Anna Elisabeth Braband heiratet noch 1754 Heinrich Streese. Catharina Maria stirbt 1756 *„an der Brust Sause"*[3]. Unter den Taufpaten Maria Elisabeths sind *„Maria Elisab. Hohensteins"*[3] und Matthias Hohenstein, unter den Paten Catharina Marias Catharina Elisabeth Hohensteins und wieder Samuel Hohenstein.
Im selben Jahr wie Jochen Ernst, 1748, heiratet auch ein Samuel Hohenstein in Kehrberg. Anne Sophie oder Ann Sabina Jörren aus Welle. Ihnen sterben zwei Töchter, Anna Sabina 1757 im Alter von eindreiviertel Jahr an den Masern und Anna Maria 1759 im Alter von 7 Jahren an einer Brustkrankheit. Wurden aber 1749 noch Anna Sophia, 1751 Maria Elisabeth und 1757 Elisabeth geboren. Und unter den Paten Anna Sophias sind zwei Wittstocker. *„Anna Sophia Fuge Hohensteins Fr. in der Wittstockschen Heide"*[3] und *„Samuel Hohenstein aus Wittstock"*[3]. Sowie *„Samuel Hohenstein aus Rosenwinckel"*[3]. Ob nun Tante und Onkel oder Cousine und Cousin – ich habe es nicht herausbekommen.
Unter Maria Elisabeths Paten sind Maria Jörrens aus Rambau und Marie Elisabeth Hohensteins.

Wenn der Vater gewordene Samuel Hohenstein aber auch der als Taufpate gleichen Namens beim 1735 geborenen Schwesterchen erwähnte Pritzwalker Geselle gewesen wäre, dann hätte er damals allerdings erst das Alter von etwa 10 Jahren gehabt.
Denn 1765 stirbt in Kehrberg *„ohngefehr“*[3] 40-jährig der Schmied Samuel Hohenstein an der Schwindsucht.
Warum er nicht beim Vater gelernt hat, wird nicht gesagt. Am 23. Mai 1736 aber ging ein Schreiben des Musketiers bei des Kronprinzen Königlicher Hoheit Regiment des *„Capitain“*[16] von Grävenik Kompanie und *„Geschwister Kind“*[16] Samuel Hohenstein an den König mit der Bitte ab, daß *„die von dem verstorbenen Ludwig nachgelaßene Erbschafft auf Mutter und deßen Gebrüdern gefallen [...] möge.“*[16]
Nach dem Kantonreglement von 1733 wurden Rekruten jedoch erst vom 16. bis zum 30. Lebensjahr gezogen. Und nach der Regel für Taufpaten müssen diese bei der evangelischen Kirche zwar nur konfirmiert sein, aber den Eintritt ins Erwachsenenalter feiern auch im 18. Jahrhundert erst 14-jährige. Nach dem *„ohngefehr“*[3] könnte Samuel Hohenstein aber auch irgendwann zwischen 1717–1720 in Döllen zur Welt gekommen sein.
Und zwei in Pritzwalk geborene und getaufte Samuel Hohensteins, also, die beiden Pritzwalker Samuel Hohensteins, die es dort zwischen 1610 und 1800 ebenfalls noch gab, kommen wegen ihres Alters (88 und 58) zur Zeit der Taufe von Catharina Elisabeth Hohenstein wohl beide als Gesellen nicht in Betracht.
Unter den *„Nomina Copulatorum in Kehrberg“*[3] für das Jahr 1752 stoßen wir auf den nächsten Bruder. *„Johann Hohenstein der Schmid ist ad herunda [...] geschritten mit Anna Maria Facklens aus Kl. Woltersdorff copuliret d. 14tn Febr.“*[3] Im Dezember 1753 wird ihnen ein Joachim geboren.
Und schließlich wird ein Erdmann Hohenstein 1762 im Beerdigungseintrag für einen 13-jährigen Johann Hohenstein in Kehrberg, der am Schlagfluß starb, als Vater genannt. Und als einer der Taufpaten für *„Jacob Erdmann Joachim Ernst Hohensteins und Eliesabet Brabands Sohn“*[3].
„Catharina Hahnin, Hohensteins Ehefrau,“[3] stirbt den 21. Januar 1761, *„Johann Hohenstein, ein abgelebte Schmid der seine Tage auf 83 ½ Jahr gebracht hat starb d 22 April und ward den 25tn mit einer Predigt begraben“*[3] - im Jahr 1773.
Es wäre überhaupt nicht selbstverständlich gewesen, daß einem Verstorbenen eine Leichenpredigt gehalten worden sei, da sie extra bezahlt werden mußte, es soll aber um 1750 leider allmählich zuende gegangen sein mit dem Brauch, diese Predigten in Druck zu geben, wie mir von Dr. Uwe Czubatynski aus dem Domstiftsarchiv Brandenburg/ Havel mitgeteilt wurde.
Schade.
Aber daher sei hier auch erwähnt, daß Samuel Hohensteins Töchterchen Anna Maria mit einer Abdankung beerdigt wurde.

Freunde der Familie lassen sich angesichts der Taufpaten nur vermuten.
Die Familie Hahn könnte in engerer Beziehung zur Familie des Vettiner Verwalters Berend gestanden haben, die Hohensteins eventuell in einer zu den Brabands und Heuerts in Kehrberg.
Auf einer historischen Postkarte aus dem Beginn des 20. Jahrhunderts mit einer Photographie des Gutshauses in Kehrberg steht die Dorfschmiede ihm vis-á-vis, also nicht mehr am Dorfausgang, und zu Beginn des 21. Jahrhunderts arbeitet nur noch der Schmiedemeister Erhard Pfennigschmidt in Vettin, und sind die Hohensteins aus der Gegend verschwunden.

[1] *Daß er mehrere Berufe ausübt, weist wohl weniger auf verschiedene Talente, als darauf hin, daß es für ihn mit seiner Hof- und Feld-Wirtschaft Ausbeute und dem Küsterslohn allein zum Leben nicht reichte. Jan Peters schreibt in „Märkische Lebenswelten", Berlin 2007: „Man mußte viele Arbeitsarten beherrschen, auch solche, die auf oder jenseits der Grenze zum Erlaubten standen." „In der Matrikel von 1600 wird den Gemeinden aufgegeben, ihm ein Haus zu bauen, daß er könne Schule halten. [...] Der Küster erhielt den 3. Teil des Zehnts vom Pfarrer (Brot, Wurst, Eier). Um 1870 gehört zur Küsterei: 1. Hofstelle = 7 Ruten, 2. Garten und Wörde, dicht beim Hause = 3 Morgen 98 Ruten, 3. Acker, westl. v. Dorf, an der Trift nach dem Luch = 103 Ruten, 4. Acker und Weide, östl. v. Dorf, links vom Weg nach Dannenwalde = 5 M 96 R."(Dorfchronik Vettin)*

[2] *Kirchenbücher Vettin, EZA Berlin und Domstiftsarchiv Brandenburg/ Havel*

[3] *Kirchenbücher Kehrberg, EZA Berlin und Domstiftsarchiv Brandenburg/ Havel*

[4] *GStA PK, II. HA Generaldirektorium, Abt. 14 Kurmark, Tit. CCCLI, Varia, Nr. 1b: Acta betr. den sogenannten Wunderknaben aus Kehrberg. 1734–1740*

[5] *„Die Mehrheit der Bevölkerung war arm, und für die Kinder der Armen waren Mühe und Not die entscheidenden Determinanten der Sozialisation, weitgehend unabhängig davon, was Gesellschaft und Staat, Kirchen und pädagogische Schriftsteller, Gutsherrschaft und Eltern im einzelnen über die Sozialisation dachten." Irene Hardach-Pinke, Gerd Hardach, Kinderalltag, Deutsche Kindheiten in Selbstzeugnissen 1700-1900, Hamburg 1981*

[6] *Wittstocker Häuserbuch" von Wilhelm Polthier und Werner Vogel, gedruckt 1998 in Köln, Stadtbibliothek Perleberg.*

[7] *Lieselott Enders, Die Prignitz, Potsdam 2000. Zitat: BLHA, Rep. 8 Pritzwalk Nr. 337/1, fol 273*

[8] *Otto Bernhard Verdion (1719–1800), „Wunderbare Begebenheit welche sich mit einem Göttingischen Studenten auf dem alten Schloße Plesse vor einigen Jahren zugetragen hat; Indem Er bey einem entstandenen schweren Donner=Wetter in die Tiefen der Erde geführet, sich mit derselben Einwohnern von verschiedenen Dingen unterredet, daselbst gegessen und getruncken, auch endlich wieder glücklich, reichlich beschenckt, auf die Ober=Welt gebracht worden, von ihm selbst beschrieben und nebst einem Theil seiner übrigen merckwürdigen Lebens=Geschichte von dessen guten Freunde zum Druck befördert." 1748, Teil2, S.341ff. Berliner Staatsbibliothek Unter den Linden Preußischer Kulturbesitz, Yv 4181 R Marburg, Sonderbestand.*

[9] *Gesamtkirchenbuch Kunow, Kirchenkreis Havelberg – Wilsnack 1685–1805, EZA Berlin und Domstiftsarchiv Brandenburg/ Havel*

[10] *Pfarrer Paul Crusius, Kirchen-Chronik von Schrepkow (von 1331 an) bis 1927. P.Crusius führte sie von 1908–1918, eine Fortsetzung erfolgte durch Pfarrer Oscar Stolpe in den Jahren 1915–1927. Eine Arbeit, die Dorf und Kirche auf der Grundlage vorgefundener Dokumente umfassend*

präsentiert. Domstiftsarchiv Brandenburg/ Havel.

[11] *Robert Mielke, Wilibald von Schulenburg, Oberlehrer Dr. Heinrich Lohre, Dr. A. Kiekebusch, Landeskunde der Provinz Brandenburg, 3. Band, Die Volkskunde, Berlin 1912, Stadtbibliothek Perleberg.*

[12] *Lieselott Enders, Die Prignitz, Potsdam 2000. Quellen: BLHA, Rep.37, Meyenburg Nr. 61 zu 1702 und Rep. 4A Sentenzenbücher Nr. 230, fol. 13 zu 1701. Stadtbibliothek Perleberg.*

[13] *Richard Rudloff, Eine Prignitzer Bauernhochzeit vor sechzig bis siebzig Jahren, Prignitzer Volksbücher 51–61, Pritzwalk Tienken, Bestand Domstiftsarchiv Brandenburg/ Havel.*

[14] *Edward Shorter, Die Geburt der modernen Familie, Reinbeck bei Hamburg 1977. Er zitiert Joseph Hazzi, Statistische Aufschlüsse über das Herzogthum Baiern, 11 vols. Nürnberg 1801–1808, III(3), p.1130.*

[15] *Jürgen Schlumbohm, Kinderstuben, München 1983. Er zitiert: Johann Moritz Schwager, Über den Ravensberger Bauer. In: Westphälisches Magazin zur Geographie, Historie und Statistik. Hrsg. von P.F. Weddigen. Bd.2, 1786, H.5, S. 49–74, hier 55–58. Zu Hochzeiten speziell in der Prignitz siehe folgende, im Domstiftsarchiv Brandenburg/ Havel vorhandene Publikationen: E. Weitland, Prignitzer Festsitten einst und jetzt, Prignitzer Volksbücher 31–40, Pritzwalk Tienken in: Bibliographie zur Geschichte der Mark Brandenburg, Teil II, 1971, S. 69–70; F. Wienke, Sitten und Gebräuche bei einer Prignitzer Bauernhochzeit um die Jahrhundertwende in: Unsere Heimat 4, 1958, S.124–126; Lieselott Enders, Die Prignitz, Potsdam 2000, S.1164–1165 und nicht zuletzt Jan Peters, Märkische Lebenswelten, Berlin 2007. Gottlob Joachim Hindenberg, später Heiligengraber Klosterprediger, außerdem über die Prignitzer in "Moralische Briefe", Breslau 1764: „Die Einwohner dieser Landschaft haben sonst den Ruf, daß sie mehr vom Essen und Trinken, als vom Arbeiten halten." Weshalb „sehr viele bey dieser bequemen und reichlichen Lebensart wollüstig und üppig sind. […] Vielleicht werden im Verhältnisse der Anzahl der Menschen auf dem platten Lande nirgens mehr unehliche Kinder gebohren, als hier." Und „wenn man sich zur Traue versammlet, so ist ein großer Theil der Gesellschaft schon besoffen." Letzte Zitate erhielt ich dankenswerterweise von Dr. Uwe Czubatynski, Brandenburg/ Havel, zugesandt.*

[16] *GStA PK, I. HA Geheimer Rat, Rep. 9 allgemeine Verwaltung, CCC Testamente und Schenkungen, Paket 1735–1744. Akte Musketier Hohenstein vom Infanterie-Regiment Garde (IR 15) wegen der Erbschaft des verstorbenen Ludwig Hohenstein, Berlin 24.5.1736. Als Dr. Frank Althoff vom Geheimen Staatsarchiv in Berlin-Dahlem im April 2010 diese Akte ermitteln konnte, beendete er ein jahrzehntelanges Rätseln über das Schicksal von Johann Ludwig Hohenstein nach seiner Einweisung ins Große Friedrichshospital vor dem Stralauer Tore in Berlin.*

Das Sonntagskind

Der Amerikaner, der zuerst einen Europäer entdeckte, machte eine böse Entdeckung.

Georg Christoph Lichtenberg

In Kehrberg *„wird folgende fabulöse Svite erzehlet; es hätte der Knabe bey der Tauffe die eine Hand hervor gezogen, und selbige mit sonderlicher Verstellung des Gesichts dem Prediger hingereichet, darüber die [...] Anwesende erstaunet, und so gleich auf den Einfall gerathen, daß dieses ein besonder Merckmahl seyn müsse, und würde so viel bedeuten, daß das Kind dereinsten durch wunderbahre Dinge sich bekandt machen würde."*[1]
Doktor Adamus Spies hält es *„für eine falsche erdichtete Recommendation, die Sache noch miraculöser oder mit mehreren Farben desto wolgestalter zu machen, damit des denen leichtgläubigen desto mehr als eine Witterung dienen mögte"*[1], doch eine Taufe ist, wie wir gelernt haben, eine zu wichtige Angelegenheit, als daß nicht das Geringste registriert und ausgedeutet würde.
Lassen wir dem kleinen Ludwig doch diese unschuldige Bewegung!
Wenn diese Begebenheit offenbar gleich im Anschluß an ihre Schilderung *„nach dem Zeugniß des Vaters selbst als offenbahre Lüge angegeben"*[1] wird, so mag das an dem Zuhörer, Dr. Spies, gelegen haben.
Das Kind, Johann Ludwig Hohenstein, wird am 28. Januar 1731 in der Schrepkower Kirche getauft. Die kleine Taufschale wird mir von Herrn Jennerjahn aus Schrepkow als das Einzige genannt, was in der Kirche von damals her erhalten geblieben sein könnte.
Ludwigs Eltern lassen nach der Geburt eine ganze Woche bis zur Taufe vergehen. Sie haben offenbar keine Eile mit ihr. Weshalb Ludwig ein gesundes und kräftiges Kind gewesen sein könnte. Draußen herrschten eisige Temperaturen.
In Berlin notiert die Familie Kirch für den 24. Januar: *„Den ganzen Tag heller Himmel und heftiger Frost. Es fehltet nicht viel, daß dieser und folgender Tag so kalt gewesen, als in denen kalten Wintern die strengeste Kälte."*[2] Und fährt unter dem nächsten Tag fort: *„Dieses ist wohl die kälteste Nacht und auch der Vormittag mit Nebel, Rohreif und grimmigem Frost. Nachmittags dicke Luft und schwache Sonnenblicke. Abends trübe, auch starker Frost. Die Bäume sehen so dicke weiß, als wenn sie voll weißer Blätter wären."*[2]
In Schrepkow wird es nicht groß anders gewesen sein. Es wird klirren, wenn sich ein Vogel von einem Zweiglein abstößt, in einer Stille, in welcher jeder Laut eingefroren scheint.
Mit der Taufe wird das Wetter wieder besser.
Wer liest, wie beide, Vater und Mutter, in der Hausvoigtei[3] die Tauf-Feier schildern, findet eine Idylle beschrieben.
Eine dazugezogene Familie, die im Dorf integriert ist und bei der Taufe ihres Siebenten im Kreise von sich mit ihnen freuenden Nachbarn sitzt.
Man mag sich die Runde gern vorstellen.
Jedoch der Schein ist trügerisch.
Anfang 1732, ein Jahr nach Johann Ludwigs Geburt, zieht die Familie geradezu fluchtartig aus

Schrepkow weg! Ja, hatte sie sogar womöglich schon längst etwas Neues gefunden gehabt! Weil ihr Umzug möglicherweise bereits am 21. Januar 1731 beschlossen wurde. Denn er hing mit Ludwigs Geburt zusammen.
Der Vater könnte auch noch im Jahre 1731 mit dem Erb- und Gerichtsherrn von Kehrberg, Herrn Joachim Detloff von Winterfeld (1710–1789), einig geworden sein, und als Kossät[4] das linke Eckgrundstück am oberen Dorfausgang Richtung Schönebeck zum Bebauen bekommen haben.
Auf jeden Fall ist einiges mit ihrem Wegzug, der als Fakt steht, verbunden, das unverständlich bliebe, wenn man davon ausginge, daß der Familie z.B. nur das Haus zu klein geworden wäre.
Da wäre z.B. die Frage, warum sie nicht einfach angebaut haben.
Und weil ein Hausbau Geld kostet, und gerade, als sie wegzogen, in Schrepkow Aufträge anstanden, deren Einnahmen sie mit Sicherheit gut hätten gebrauchen können, stellt sich, auch, wenn sie in Schrepkow nicht anbauen konnten, die Frage, wieso sie nicht blieben – um das neue Haus in Ruhe fertigzustellen.
Die Schmiede scheint nach ihnen vielleicht bis zum Frühjahr 1733 leer gestanden zu haben. Und in Kehrberg stand bei Ihrem Einzug dort zwar schon eine neue Schmiede, aber zum Wohnen hatte Johann Hohenstein *„an derselben nur etwas angebauet“*[3]. *„Voriges Früh Jahr kurtz vor Pfingsten“*[3] hätte er, sagt er am 2. September 1734 in Berlin, seine Schmiede zwar nach Kehrberg geholt, aber *„noch nicht völlig untern Dach gebracht [...] daher darinnen wohnen können“*[3], und beschreibt damit eine Situation, die normalerweise nicht nötig gewesen wäre.
Warum also, wenn nicht aus einer Bedrängnis heraus, richteten sie sich für die schulfreie Zeit, da die Kinder auf die Felder mußten, von Anfang 1732 bis zum 29. September 1732 bei dem Küsterpaar Hahn in Vettin ein – wahrscheinlich im Schulzimmer. Gleich neben jener Kirche, in welcher sie getraut wurden. Bis sie, sowie die Ernte drin war, und die Schule wieder los ging, nach Kehrberg gehen mußten.
Wem es zu einer Flucht nicht passen will, daß die Familie nach Ludwigs Geburt noch das ganze Jahr 1731 über in Schrepkow geblieben, der akzeptiere bitte, daß der Familie der Grund zur Flucht auch etwas später gegeben worden sein könnte, daß die Kündigung einer Pacht gewöhnlich an Fristen geknüpft ist, daß für den Plan vielleicht erst einmal ein Extra-Geld erarbeitet werden mußte und daß ein neuer Grund nicht so schnell gefunden ist.
Daß die Zieheltern der Frau die Familie ein Dreivierteljahr unter ihre Fittiche nehmen, ist ein Glück für sie.
Denn man kann hier nicht so einfach mit dem Bauen beginnen – hier hat Gott vor eine Arbeit immer einen ganzen Schock sogenannter vorbereitender Arbeiten gesetzt.
Das ist nicht allein unsere Erfahrung, ein 1945 *„aus Petermühle. Kreis Schwerin SW. [...] an der Polengrenze“*[5] mitsamt Familie *„vor dem Feind“*[5] Richtung Westen geflüchteter Bauer, Oskar Lüdicke, hat 1952, *„damit die Nachfloger sehn wie es uns ergangen ist“*[5], in einer verschlossenen Flasche, auf die ein Freund am 30. März 2005 in der Ruine des Kramser Gutsmelkerhauses stieß, eine, vorsorglich ins *„Bauernecho“* vom 25. Juli 1952 gewickelte, verbitterte Schicksalsschilderung *„in den neuen Bau“*[5] seines Hauses einmauern lassen, die auch genau dieses Problem schildert: *„Wir bekamen im März 1946 hier in Krams die Siedlung von 9 ha. Wir kamen her arm sehr arm nicht viel zu essen kein Vieh kein nichts Wir arbeiteten dieses Land welches Diesteln mannhoch hatte, Quecken soviel das es nicht zum ackern ging solange bis wir heute (!) fast sauberes Land haben und was ernten wir müssen viel Kontegent abgeben Wir gingen ehe wir*

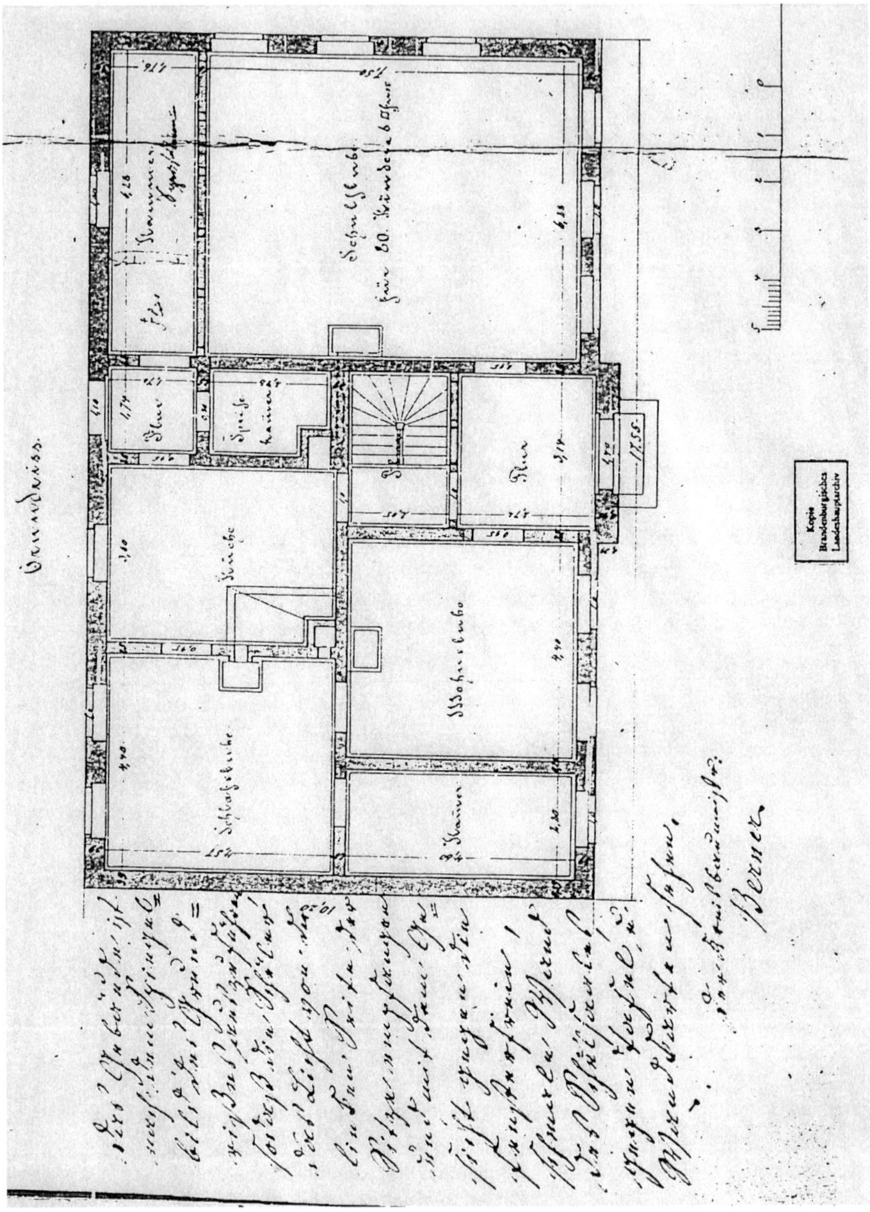

Grundriß des Küsterhauses in Vettin. Entnommen der Vettiner Dorfchronik. 1955 Geborene sind noch in ihm zur Schule gegangen. Und zumindest bis 2012 blieb es so erhalten.

die Siedlung hier übernahmen im Winter 1945/46 hier her 2 km weit und bauten uns selber den Stall aus auch zur Wohnung wo wir bis jetzt drin wohnen und nun vom Staat etwas Baukredit bekomm und uns jetzt im Juli diese neue Wohnung bauen lassen"[5].
Und Catharina Elisabeth Hohenstein bestätigt dies auch für sie in einem Gnadengesuch aus Kehrberg, nachdem sie dorthin wieder entlassen worden, an den König Friedrich Wilhelm I. vom 24. Januar 1736, indem sie schreibt: *„Indeßen befinde ich mich in einen recht erbärmlichen Zustande, indehm wir einen wüsten Platz eine Schmiede darauf zu bauen angenommen, weilen mein Mann aber entfernet leben muß, so gehet dasjenige was wir daran zu bauen angefangen wieder zu Grunde, weilen mir ohnmöglich fället mich mit 8. Unmündigen Kindern von welchen 6. unter denen Gens d' armes bereits enrolliret, zu versorgen"*[3]
Warum aber wollte die Familie damals nun weg aus Schrepkow? Was war geschehen?
Dem nachfragenden Doktor Spies wird vom Vater Hohenstein eine Geschichte erzählt.
Daß er in Schrepkow *„ao. 1730 ein grosses Unglück erlebet, indem durch Verwahrlosung ruchloser Leute sein Hauß in Brand gerathen, und dadurch nebst andern vielen Wohnungen eingeäschert, weswegen er auch von den dortigen Bauern aus Ungedult [...] vertrieben worden"*[1].
Und Dr. Spies bekommt auch zu hören, *„zu eben der Zeit wird dieser Wunderknabe als der siebende Sohn zur Welt gebohren, und hat den Nahmen Johann Ludwig bey der Tauffe bekommen, sein itziges Alter* (1734 – H.S.) *erstrecket sich also biß auf 4te halb Jahre."*[1]
Ähnliches berichtet der Generalfiskal Gerbett im Zusammenhang mit der Antwort auf eine andere Frage dem König aus Berlin am 2. September 1734, wenn er schreibt: „Beyde Eltern sagen ferner, daß sie ferner denen, welche sich eingefunden, nichts abgefodert, vielmehr denen Armen wohl ein Paar Dreyer noch dazu geschencket, und wenn bemittelte Leute ihnen etliche Groschen, oder auch 1 Ducaten und eine Pistole, welches lezte nur einmahl geschehen, gegeben hätten, solches angenommen, zum Theil auf Kleidung verwandt, theils zum vorhabenden Bau, da Sie sich in Kehrberg wieder etabliren wollen, nachdem Sie andernorts abgebrant gewesen"[3].
Doch das mit dem Brand ist nur eine Geschichte.
Die Schrepkower Dorfchronik setzt dagegen: *„Am 3. 7. 1729 gab es einen großen Brand in Schrepkow. Die östliche Seite des Dorfes stand unter Flammen von der Mitte des Dorfes bis zum Schloß des Rittergutes. Auch das Pfarrgehöft brannte völlig nieder. Viele Wirtschaftsgebäudes des Gutes waren betroffen"*[6].
Es stimmt nicht, daß der Vater *„das unglük gehabt, daß in seinem hausse [...] feuer ausgekommen und mit selbigem auch verschiedene andere wohnungen in die asche geleget woden, wodurch er sich den unwillen der übrigen einwohner zugezogen, welchem aus dem wege zugehen, er hierher* (nach Kehrberg – H.S.) *gezogen"*[7], denn die Schrepkower Chronisten haben jedes Strohschwelen notiert, das gelöscht werden mußte, und die Verursacher meistens gleich mit – selbst der leiseste Verdacht wurde ausgesprochen – sein Name taucht nirgens auf. Auch das Jahr stimmt nicht überein mit seiner Angabe.
Und in Schrepkow wurde *„vom Dramm'schen Hofe – jetzigen Eigenthümerstelle des Maurers Joachim Hamel – an bis zur Pfarre alles in Schutt und Asche gelegt. [...] Die Pfarre liegt fern von der Kirche, am nördlichen Ende des Dorfes, wo sich die Straße nach Westen wendet und an der Grenze des [...] Rittergutes."*[8] Die Pfarre wurde *„ein Raub der Flammen und völlig vernichtet."*[8]
Einen weiteren Dorfbrand hat es bis zum Wegzug der Hohensteins in Schrepkow nicht gegeben, es hat nicht einmal das Stroh auf den Feldern zu rauchen angefangen.

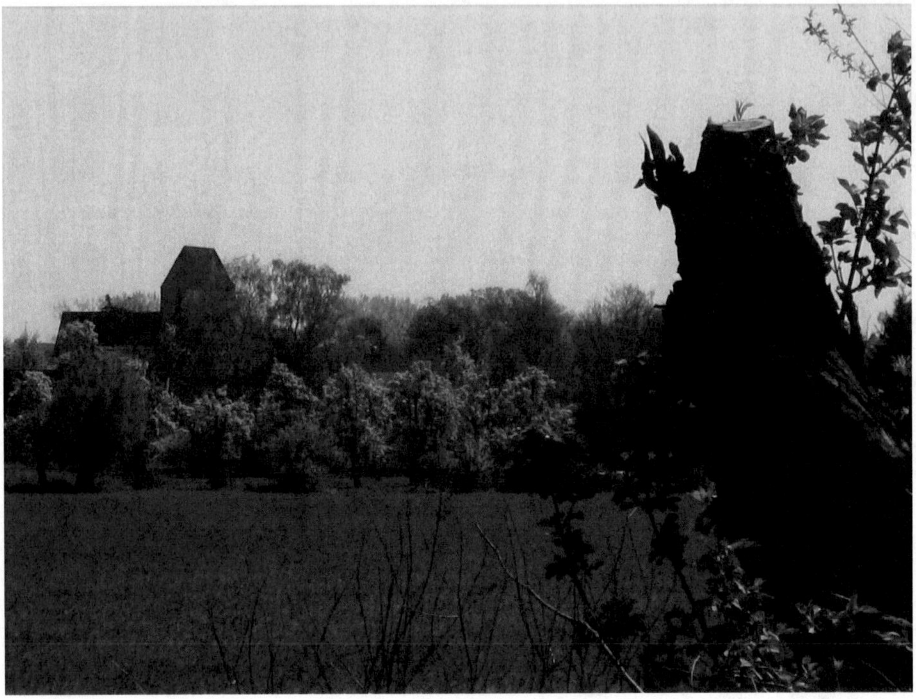

Annäherung an Schrepkow, 2011. Foto: Hans Serner.

Und als Johann Hohenstein den Herren Marggraff und Cape berichtet, daß er seine Schmiede nach Kehrberg gebracht , sagt er nicht, daß er sich das, was von der Schmiede noch zu etwas getaugt hätte, aus deren Asche geborgen, sondern seine Schmiede geholt.
Natürlich werden sie nicht in der Asche gewohnt haben, werden Sie jetzt einwerfen. Sicher. Aber hätte diese Familie sich dann auch noch kurz darauf ein zweites Haus bauen können?
Einen dies glauben zu machen, versucht der Vater gar nicht erst. Auf dem Frontispiz der *„Umständlichen Nachricht“*[1] lesen Sie, was er dem Doktor erzählt hatte:
Die Nachbarn konnten die abgebrannte Familie nicht mehr riechen, und so wurde Ludwig eben in Kehrberg geboren. Und zwar noch im selben Jahr.
Was nicht stimmt.
Beim Verhör in der Hausvoigtei[3] wird auch schon wieder etwas ganz anderes erzählt. Daß Ludwig in Schrepkow geboren und vom dortigen Pfarrer getauft worden wäre.
Dabei werden weder der Brand noch eine *„Ungedult“*[1], die sie angeblich aus Schrepkow vertrieben hätte, erwähnt.
Was ist nun wahr?
Getauft hat Johann Ludwig Hohenstein, wie auch wenigstens seinen Bruder Matthias, der Schrepkower Dorfprediger Johann Zacharias Schmieden, der von 1683–1741 lebte.
„Er verwaltete das Amt von 1711–1734. Seine Ehefrau war Anna Sophia Schmieden geb. Belitz [...] eine Tochter des Vorgängers. Er sagte [...], daß das Pfarrhaus sehr schlecht und nicht zu bewohnen wäre. So wurde es zum Teil ausgebaut, zum Teil neu gebaut. Nachdem diese Bauten mit viel Mühe und Not sowie mit großen Opfern vollendet sind, muß er den Schmerz des furchtbaren Brandes am 3.7.1729 miterleben. Nicht nur eine große Zahl seiner Gemeindemitglieder haben Hab und Gut verloren, sondern die noch nicht fertig gestellte Pfarre mit sämtlichen Gebäuden war völlig vernichtet. Auch einen Teil des damaligen Rittergutes, welches an der Pfarre grenzte, brannte völlig nieder. So musste Pfarrer Schmieden den Bau von vorne beginnen. Es war eine sehr schwierige Aufgabe, denn die Leute waren zur damaligen Zeit sehr arm und ein großer Teil hatte mit sich selbst zu tun. Sie mußten ja selbst ihre niedergebrannten Gehöfte wieder aufbauen. Aber lange hatte er keine Freude an dem neuen Pfarrhaus, denn schon im Jahre 1734 wurde er versetzt nach Neu-Ruppin“[6], berichten die Dorfchronisten von ihm.
Sie zogen ihre Informationen wohl aus der Schrepkower Kirchenchronik.
Die kann uns noch ein etwas genaueres Bild zeichnen.
Er *„ist ebenso wie Samuel Belitz* (sein Vorgänger – H-S.) *von dem General-Superintendenten in Stendal ordinirt worden“*[8] und erhielt dazu: *„Vor Fahrgeld von Havelberg bis Sandow, so wegen großen Wassers geben muß, 18 Groschen.- Vor Fahrgeld über die Elbe 20 Groschen.- Vor Essen und Trinken vor den Prediger und den Knecht, auch Futter vor die Pferde und andere Ausgaben auf der Hin- und Herreise 4 Thaler 16 Groschen. Vors Examen, Ordination und Absolution dem Hr. General-Superintendenten D. Meurern, Hr. Archidiaconus Hr. Engelhardt und Hr. Diaconus Cosman und vor die dabey gemachte musique dem Hr. Cantori, Organisten, Küster und Diener des Hr. General-Superintendenten: 18 Thaler 6 Groschen.-*
Vor Fahrgeld wieder zurück über die Elbe und Havel: 1 Thaler 8 Groschen. Vor die Confirmation und ausgegebenes Postgeld 4 Thaler 6 Groschen. Im ganzen hat die Ordination 22 Thaler 2 Groschen incl. Reise gekostet. Hierzu hat die Glöwensche Kirche und Gemeinde den dritten Theil, nämlich 7 Thaler 9 Groschen gegeben, die übrigen zwei Theile aber müssen von der Schrepkower

Kirche und Gemeinde bezahlt werden, welche sich belaufen auf 14 Thaler 17 Groschen. […]
Die Pfarre liegt fern von der Kirche, am nördlichen Ende des Dorfes, wo sich die Straße nach Westen wendet und an der Grenze des früheren Rittergutes. […]
Von dem Pfarrer Schmieden ist auch die Matrikel über die Pfarre und das Einkommen derselben vom 30. April 1716 verfaßt. In dieser Matrikel schreibt er, daß das Pfarrhaus so schlecht ist, daß man sich in demselben nicht bergen kann.-
In Folge dieses jammervollen Zustandes wird das Pfarrhaus von 1716 bis 1718 zum Theil ausgebaut, zum Theil neu gebaut, während 1725 ein neuer Stall gebaut wird. In der Matrikel vom 30. April 1716 wird aufgeführt, daß die Gebäude der Pfarre bisher in schlechtem Zustande gewesen sind: Weil aber im letzten Winter etwas Holz dazu abgefahren, so machte solches Hoffnung, daß man sich künftig drinnen werde bewegen können. […]
Die Wirtschaftsgebäude scheinen zur damaligen Zeit gleichfalls in einem sehr schlechten Zustande gewesen zu sein, denn: weil der alte Viehstall umfallen wollte, hat die Frau Oberhofmeisterin von Kamecke (die Kirchenpatronin[9] – H.S.) *[…] zur Erbauung eines Viehstalles zwei Eichen und acht Tannen 1725 gnädigst verehret. […]*
Schon im Jahre 1716 beginnt der Bau. Wahrscheinlich ist das alte Haus gründlich ausgebaut und zugleich auch etwas neu angebaut […]
Davon hat die Kirchen Kasse 120 Thaler 16 Groschen 8 Pfennige bezahlt. Mehr hatte dieselbe nicht. Deshalb haben die Patronen einen Vorschuß von 30 Thalern gegeben und der Prediger hat 66 Thaler 15 Groschen 16 Pfennige ausgelegt.“[8]
Ob die für Schmiedearbeiten ausgegebenen „*17 Thaler 22 Groschen*“[8] Johann Hohenstein erhalten hat, ist fraglich. Ebenso, ob sie ihm den Grund dafür gegeben haben könnten, 10 Jahre später nach Schrepkow zu ziehen. Der bleibt im Dunkeln.
„In den Jahren 1717 und 1718 ist der Bau fortgesetzt und vollendet worden, so daß der ganze Pfarrbau in diesen drei Jahren 277 Thaler 21 Groschen 9 Pfennige gekostet hat. Die Kosten werden aus der Kirchen-Kasse bestritten, jedoch muß der Prediger im Jahre 1717 wieder 11 Thaler 8 Groschen 7 Pfennige und im Jahre 1718 noch einmal 23 Thaler 5 Groschen 5 Pfg. auslegen, und zwar hat er diesen Vorschuß ohne Zinsen geleistet.
Die den beiden Patronen für Steine geschuldeten 30 Thaler sind der Kirchen-Kasse von diesen geschenkt worden, nämlich von Ihrer […] der Oberhofmeisterin von Kamecke 15 Thaler und von Herrn von Quitzow 15 Thaler im Jahre 1721 am Tage der Verkündigung Mariä, welches denenselben der gütige Gott ewig belohnen wolle.
Der Prediger aber hat auf seine vorweg geschossenen 101 Thaler 6 Gr. 2 Pfg. im Jahre 1720 noch nichts wieder empfangen. In den Jahren 1721 bis 1726 ist derselbe nach der anno 1726 aufgenommenen Rechnung jedoch wegen der bei dem Pfarrbau vorgeschossenen Gelder völlig befriedigt worden. […]
Wenn auch keine ausführlichen Nachrichten“[8] über den Brand 1729 *„vorhanden sind, so bestätigen das die Kirchen-Kassen-Rechnungen, daß die Pfarr-Gebäude, das Pfarrhaus und die Wirtschaftsgebäude, in den Jahren 1730 und 1731 neu aufgebaut worden sind und daß der durch den Brand ruinirte Brunnen 1730 reparirt worden ist, ebenso, daß die Hespen, Haken, Klinken und Überwürfe, welche bei dem Brand theils krumm, theils entzwei gefallen sind, zum Neubau des Pfarrhauses und des Stalles wiederhergestellt worden sind. […] Der Pfarrer hat auch für das Jahr 1729 Pacht für die von ihm gepachteten Kirchwiesen nicht gezahlt, weil das Heu bei dem Brande*

an 3. Juli 1729 mit aufgegangen ist. [...] So mußte der eben vollendete Bau von Neuem begonnen werden. [...] Der Neubau der Pfarrgebäude hat in den Jahren 1730 und 1731 stattgefunden und ist das Innere der Gebäude erst im Jahre 1732 vollendet worden. Der Bau scheint aber im Jahre 1730 nicht weit vorgeschritten zu sein, denn im Jahre 1731 hat der Havelberger Maurer-Meister Leistenstein mit seinen Gesellen 13 Tage im Pfarrhause gearbeitet und zwar vor Michaelis. Nach Michaelis hat er noch 18 Tage gearbeitet und hat dafür pro Tag 5 Groschen, im Ganzen 12 Thaler 22 Groschen erhalten. Ebenso hat Christian Kluth für das Strohdach auf's Haus zu legen in 16 Tagen á 4 Groschen [...] erhalten. Auch Töpfer-Arbeiten und Schmiede-Arbeiten sowie allerlei andere Arbeiten sind im Jahre 1732 zur Vollendung des Hauses vorgenommen worden."[8] Für letztere Arbeiten erhielt *„der Grobschmidt Meister Thiede in Cunow 6 Thaler 7 Groschen; der Kleinschmidt Meister Maikleid zu Wilsnack 11 Thaler"*[8].
Wie gesagt – die Hohensteins haben sich etwas entgehen lassen.
„Es bleibt nur noch übrig zu erwähnen, daß der Brunnen durch den Brand gleichfalls ruiniert und ebenfalls im Jahre 1730 wiederhergestellt worden ist.
Die Kosten des Neubaus werden sämmtlich aus der Kirchen-Kasse bestritten. Selbstverständlich war es jedoch nicht möglich, die grossen Kosten für den Neubau der ganzen Jahre mit einem Male und sofort zu bezahlen, sondern dieselben konten nur allmählich und im Laufe der Jahre 1730 bis 1735 berichtigt werden.
Außerdem mußte Geld zu diesem Zwecke geborgt werden."[8] Da *„die Einkünfte der Kirchen-Kasse auch nur gering waren und das Geld einen hohen Werth hatte. Außerdem waren die Mittel durch den wenige Jahre vorhergehenden Brand resp. Bau der Pfarrgebäude erschöpft. [...] So wurden sofort am 13. Oktober 1730 aus der Cunow'schen Kirchen-Kasse 50 Thaler geliehen, während der Major von Saldern 1732 zum Pfarrbau 30 Thaler ohne Zinsen vorgeschossen hat, nachdem schon die Patronin Frau Oberhofmeisterin von Kamecke am 1. Juli 1731 zu diesem Bau 30 Thaler geschenkt hatte.*
Trotzdem können die Handwerker in den Jahren 1732 bis 1734 nicht völlig aus den Einkünften der Kirchen-Kasse befriedigt werden. Deßhalb besorgt die Kirche zu Gottberg auf Anordnung der Oberhofmeisterin von Kamecke, welche auch in Gottberg Patronin ist, am 25. Januar 1735 der Kirche zu Schrepkow 100 Thaler zu 4% Zinsen zur Bezahlung der Arbeitsleute wegen der Schrepkow'schen Pfarrgebäude, zumal der Pastor Schmieden von Schrepkow und Glöwen nach Gottberg versetzt worden ist. Die geborgten 100 Thaler sind 1742 und 1743 zurückgezahlt worden. Auch der Pastor Johannes Zacharias Schmieden hatte in den Jahren 1733 und 1734 seit dem Brande bei dem Wiederaufbau der Pfarre 33 Thaler 8 Groschen 7 Pfg vorgeschossen, die er 1735 wiedererhielt, als er bereits in Gottberg wohnte."[8] Also bei Neuruppin.
So.
Nun stellen Sie sich doch bitte einmal vor, daß Sie der Pfarrer wären!
Würden Sie, wenn Sie den Sohn der Familie, die Ihnen das alles beschert, schon hätten taufen müssen, dieser auch noch bei der Tauf-Feier die Ehre Ihres Besuches geben, oder hätten Sie nicht viel mehr eine Predigt vorzubereiten?
Und müßte man sich nicht überhaupt fragen, ob der Schmied sich ausgerechnet Sie einzuladen noch trauen würde?
Sie waren aber dort.
Und es war auch eine *„Ungedult"*[1], die die Hohensteins aus Schrepkow fortziehen ließ.

Deren Ursache liegt eigentlich völlig offen zutage. Doch man hat sie bisher noch nicht gesehen.
Denn sie steckt in dem, was nicht erzählt wird.
Auch ich kam nur durch einen Zufall drauf.
Der Autor Manfred Wolter vergleicht in der Vorbemerkung des Exposés zu seinem – vielleicht auch völlig ernsthaft geplanten – Filmdrehbuch *„Wunderkinder“* seine beiden Protagonisten wie folgt:
„Wunderkinder“ spielt 1740, im Todesjahr des Soldatenkönigs. Friedrich II. ist da 28 Jahre alt, Ludwig Hohenstein 20. Beide von Geburt an gezeichnet. Friedrich an einem Sonntag geboren in der Mittagsstunde, Ludwig der Septenarius, der siebente eheliche Sohn in Reihenfolge, dem schon der antike Volksglauben übernatürliche Fähigkeiten zuschreibt. Der Soldatenkönig greift in beider Schicksal ein.“[10]
Dieser Absatz brachte mich auf die Idee, nachzusehen, an welchem Tag Ludwig geboren worden wäre. Und das ist die Antwort des Immerwährenden Kalenders: Ludwig auch.
Und das wird nie erwähnt?
Und am 2. September 1734 wird beim Verhör in der Berliner Hausvoigtei von beiden Eltern sogar der 6. Januar 1731, der Tag der Heiligen Drei Könige, als der Geburtstag des Kindes angegeben? Ein Samstag?[3]
Warum tun sie das?
Da bemühen sie so etwas wie die Glückshaube, mit der z.B. heutzutage nur wenig Leute etwas anfangen könnten, und hätten in die Vollen gehen können?
Ein Sonntagskind – das ist doch das Synonym für ein Glückskind schlechthin, einen Glückspilz oder Glücksvogel oder wie immer man so einen Glückskerl auch nennen mag. Oder etwa nicht?
Was für ein Glück hatte schon Wilhelm Hauffs Kohlen-Munk Peter mit dem *„Kalten Herz“*, daß er ein Sonntagskind war!
So dachte ich. Bis ich in der Wikipedia unter Sonntagskind nachlas.
Die an einem geheiligten Wochentag geborenen Kinder galten wenigstens vor 280 Jahren offensichtlich dadurch noch als in einer ganz und gar nicht beneidenswerten Weise gesegnet. Und zwar, weil sie das zweite Gesicht haben würden. Also geistersichtig wären.
Sie, sagt man, sähen die Geister der Verstorbenen. Sähen sie sich auf dem Hof versammeln, auf dem in nächster Zeit dann jemand sterben würde. Womit sie auch in die Zukunft sehen könnten.
Und weil sie das Glück hätten, Wiedergänger sehen zu können, die Aufhocker und Blutsauger, waren sie für alle auch die einzigen, die diese in ihren Gräbern festbannen könnten. Welche Fähigkeit, wie verschiedenen Berichten zu entnehmen, sehr gern genutzt wurde, das Sonntagskind aber ansonsten zum gemiedenen Außenseiter machte. Ebenso unerwünscht und unheimlich wie seine Klienten. Denn der, der die Dämonen beherrscht, kann sie auch rufen, weshalb er in der Regel sogar noch mehr gefürchtet wird als diese.
Und da die Toten zudem nicht daran denken würden, diese Heimsuchung demütig hinzunehmen, und den Bannstrahl des Kindes tatenlos zu erwarten, sondern es wütend attackierten, hätte jedes Sonntagskind sein Lebtag Kämpfe auszutragen, die seine Lebenskraft vorzeitig verzehren würden.
Durch dieses ungleiche, dauernde Kräftemessen wäre ihm kein langes Leben beschieden, heißt es, hieße es. Weshalb Ludwig noch einmal mehr kein normales Leben gegönnt gewesen wäre.
Und wo derjenige, den man nicht mag, unter Generalverdacht für alle auftretenden Übel gestellt wird, steht auch zu befürchten, daß nicht nur er, sondern ebenso seine Familie Angriffen seitens der

Nachbarn ausgesetzt sein dürfte.[11]
Der bereits genannte Johann Georg Theodor Grässe (1814–1885) weiß zu seiner Zeit zu dem Stichwort Sonntagskind noch Folgendes zu berichten:
„Ist ein Sonntagskind unter der Kirchzeit geboren, so muß es die sehr unangenehme Eigenschaft, Leichenzüge, Hausbrände, sogenannte Vorgeschichten sehen zu können, mit in den Kauf nehmen. Wenn ein solches Sonntagskind auf dem Kirchwege geht, und einen gespenstigen Leichenzug kommen sieht, so weicht es vorsichtig aus. Diejenigen, welche mit ihm überweg gehen und seine Warnung, auf die Seite zu treten, verlachen, fallen unsanft auf die Nase. Damit hat es folgende Bewandniß. Erst treten jene auf die Deichsel, gehen über diese bis auf den Wagen, schreiten über den Sarg hinweg und wenn sie bis an das Ende des Wagenbrettes gekommen sind, müssen sie fallen.“[12]
Und *„nächstdem stehen die Schmiede und die Thierärzte, - was erstere in vielen Gegenden jetzt noch sindt und früher immer zugleich waren, -* (sowieso) *im Rufe, des Zauberns kundig zu sein“*[13]!
Heutzutage soll man von einem Sonntagskind manchmal noch die Lottozahlen wissen wollen[11].
Aber immerhin.
Ludwigs Geburtstag wird also alles verändert haben, was bis dahin gewesen ist.
Von einem Tag auf den anderen könnte es mit einem Mal überhaupt nicht mehr egal gewesen sein, wohin Mutter Hohenstein das Waschwasser schüttete! Daß sie plötzlich darauf achtgeben mußte, um nicht in den Verdacht der Hexerei zu geraten.[14]
Welche, die die Toten aufbringen, braucht keiner.
Und wegen dieses Glaubens werden die Hohensteins auch nicht nur vor den Nachbarn geflohen sein. Wer an Geister glaubt, für den existieren sie. Weshalb ich denke, daß sie auch versucht haben, diese zu täuschen. Und zu verwirren. Indem sie fortzogen, und Ludwig den Sonntag vom Hals redeten.
Fragt einer, fallen Dorfbrand und Geburt des Jüngsten zusammen, und ist die Abneigung der Schrepkower ihnen gegenüber Jedem sofort verständlich.
Und zwar gerade, weil diese Ereignisse noch nicht lange zurückliegen, wird das auch schon 1732 in Vettin geklappt haben.
„Zwei Jahre, sagst Du, ist der Brand her?“
„Jaja!“
„Wie die Zeit vergeht!“

Wenn der Geburtstag aber für sie keine Rolle gespielt hätte, hätten sie dann jene Selbstbezichtigung als Brandstifter noch nötig gehabt?
Und *„wars nun kluge Berechnung oder wars williger Glaube“*[15]?

[1] *Adamus Spies, Med. Doct., Umständliche und wahrhaffte Nachricht Von dem So genanndten erstaunens-würdigen Kehrbergischen Wunder-Kinde", Berlin, 1734.*

[2] *Familie Kirch, Kirch'sche Reihe, Beobachtungen Berlin, teilweise Gewitterbeobachtungen, 1697–1774. Diese Wetteraufzeichnungen erhielt ich freundlicherweise vom Leiter der Deutschen Meteorologischen Bibliothek, Herrn Heinz Zankl, zugesandt.*

[3] *GStA PK, II. HA Generaldirektorium, Abt. 14 Kurmark, Tit. CCCLI, Varia, Nr. 1b: Acta betr. den sogenannten Wunderknaben aus Kehrberg. 1734–1740*

[4] *Schmiede gehörten zu den Dorfbewohnern, die kaum Land und Vieh besaßen, sondern, z.B., von einem Handwerk lebten, und – als Schmied nicht nur wegen der Tradition - am Dorfrand angesiedelt wurden – den Kossäten. Zum Stichwort siehe auch: www.brandenburg1260.de/die_organisation_der_maerkischen_doerfer, Kötter unter de.wikipedia.org und www.milhahnspurensuche.de.*

[5] *Der herbeigerufene Journalist Hajo Nitschke berichtete in der Kyritzer Ausgabe der „Märkischen Allgemeinen Zeitung" über den Fund am 6. April 2005 unter der Überschrift „Familiengeschichte in der Flasche". Es ist ein stehender Brauch, Zeitdokumente in Neubauten einzumauern oder in Kirchturmspitzen bei deren Erneuerung einzuschließen.*

[6] *Die Dorfchronik Schrepkows an anderer Stelle: „Das Gehöft des Rittergutes mit dem Schloß und den Wirtschaftsgebäuden lag neben der Pfarre zwischen der Dorfstraße und dem Kunower Weg, während die Wohnhäuser der Hirten und der Arbeiter an der Dorfstraße standen." Der Hof der Hohensteins sollte sich demnach glücklich außerhalb des Feuers befunden haben.*

[7] *Johann Christoph Bekmann, Bernhard Ludwig Bekmann, Historische Beschreibung der Chur und Mark Brandenburg, Berlin 1751–1753*

[8] *Pfarrer Paul Crusius, Kirchen-Chronik von Schrepkow (von 1331 an) bis 1927. An anderer Stelle ebenda zum Brandherd: "[...] die ganze östliche Seite des Dorfes von dem Dremm'schen Hofe an - jetzigen Eigenthümerstelle des Joachim Hamel und Albert Cohsmann, [...] "*

[9] *Zu Kirchenpatronen siehe: Kirche im Dorf, Katalog zur Ausstellung des Geheimen Staatsarchivs Preußischer Kulturbesitz, Berlin 2002 und Balthasar Haußmann, Zwischen Verbauerung und Volksaufklärung, Dissertation, Berlin 1999. www.opus.kobv.de*

[10] *Manfred Wolter, Exp. I/4, 17. 9. 1987, Das Wunderkind von Kehrberg, Dramaturgie: Dieter Wolf, N-Nr. 0/2001/DB, Filmszenarium, Sammlungen des Filmmuseums Potsdam*

[11] *Frei nach dem Artikel zum Stichwort Sonntagskind in der Wikipedia. Der Autor nennt seine Quellen.*

[12] *Johann Georg Theodor Grässe, Sagenbuch des Preußischen Staats, Glogau, 1868–1871.* Dr. *Adolf Wuttke schreibt in seinem Werk „ Der deutsche Volksaberglaube der Gegenwart", erschienen in Hamburg 1860, allerdings bloß: „Sonntagskinder sind sehr glücklich." Mehr zum Stichwort Sonntagskind in: Jacob und Wilhelm Grimm, Deutsches Wörterbuch, Band 16, Leipzig 1854 und Dr. Max Pollux Toeppen, Aberglauben aus Masuren, Danzig 1867: „Der am Sonntag geborene wird mit schönen Gaben, aber auch mit der Fähigkeit ausgestattet, Geister zu sehen.", aber auch in Robert Mielke, Wilibald von Schulenburg, Oberlehrer Dr. Heinrich Lohre und Dr. A. Kiekebusch, Landeskunde der Provinz Brandenburg, Bd. 3 Die Volkskunde, Berlin 1912, Stadtbibliothek Perleberg: „Sonntagskinder sind Glückspilze und sehen alles, namentlich die Geister." Hier finden wir auch noch die Aufforderung: „Den Helm, die Kinderkrone, Glückshaube, soll man aufheben." Unter Sabbath-Kind siehe aber auch Johann Heinrich Zedlers Grosses vollständiges Universallexicon aller Wissenschafften und Künste, Band 37, Leipzig, 1731–1754.*

[13] *Dr. Adolf Wuttke, Der deutsche Volksaberglaube der Gegenwart, Hamburg 1860*

[14] *„Ebenso kann man mit dem Abwaschwasser dem Nachbarn das Vieh behexen. Man kocht in dem Wasser eine Kröte und gießt es dem Vieh ein, indem man noch eine Zauberformel betet. (Samland) Gießt man dieses Todtenwasser vor die Thür eines andern, so wird der Erwerb des betreffenden Hauses todt gelegt. (In Königsberg noch im Jahre 1867 ausgeübt. Vgl. Ostpreuß. Ztg. Nr. 129 vom 5. Juni 1867 unter Lokalnachrichten.)" Hermann Frischbier, Hexenspruch und Zauberbann, Berlin 1870.*

[15] *Pfarrer Richard Rudloff, Johann Ludwig Hohenstein, der Wunderknabe von Kehrberg, Ein Beitrag zur Kulturgeschichte der Prignitz in der ersten Hälfte des 18. Jahrhunderts, Pritzwalk 1927*

Die Tauf-Feier

Klosterfrau im Schneckenhaus
meint, sie sei verborgen -
kommt der Pater Guardian,
sagt ihr Guten Morgen!

Alter deutscher Kinderreim

„Nicht selten muthen die Littauer ihren Geistlichen zu, den Feinden böse Krankheiten auf das Haupt zu beten. (Hintz, S. 12, Note 14.) Sie trauen überhaupt dem Pfarrer (Kunnigs, welcher mit Kunnigaiksztis Fürst verwandt ist) alle mögliche Kenntniß und Weisheit, auch wohl mehr Macht zu, als er besitzt. (A.a.O., S. 116) [...] hin und wieder glauben sie aber selbst an die Wirkung ihrer Besegnungen, und der zufällige günstige Erfolg derselben steigert ihr Ansehen und kräftigt den Glauben des Volkes an Hexerei und Zauberwesen. So erzählt Pisanski am a.O., wie vor etwas mehr als 20 Jahren eine namhafte Gemeinde, in deren Nachbarschaft eine Seuche unter dem Vieh ausgebrochen war, ihr Vieh besegnen ließ. Zwar mußte die Gemeinde, da die Sache verrathen wurde, öffentliche Kirchenbuße thun, allein wunderbarerweise blieb das Vieh von der Seuche verschont und nur ein verlaufenes Stück, das nicht mit gesegnet war, erlag derselben. Hier war es nun den unumstößlichsten Vorstellungen unmöglich, etwas auszurichten.“[1], beschreibt Hermann Frischbier Preußische Landpfarrer und deren Ansehen im 18./ 19. Jahrhundert. Schauen wir nach Schrepkow! Wo eine Prophezeiung des Pfarrers Ludwigs weiteres Leben geprägt haben soll.
Dr. Adamus Spies berichtet uns davon nichts. Er schreibt: *„So viel gestehet der Vater zu, daß die Gäste bey dem angestellten Kind-Tauffmahl ihm zu den siebenden Sohn Glück gewünschet/ und dabey versichert, daß es ihm sehr profitable seyn würde, wenn er als der siebende Sohn die Barbier-Kunst lernen würde weil solche Kinder vor andern glücklich in äusserlichen Curen beschrieben würden“*[2].
Diesen Bericht gibt er nach seinen Besuchen am 18. Juli und 17. August 1734. Der Inspektor, der am 15. August 1734 nach Kehrberg gekommen war, berichtet jedoch schon:
„Als er (der Vater – H.S.) *in dem nahe bey Kehrberg gelegenem Dorffe Schrepkow, da er vorher gewohnet, diesen seinen siebenden Sohn tauffen lassen, so hätte der dasige Prediger gesaget, man hielte davor, daß der siebende Sohn ein Glücks-Kind sey und Wunder thun könne; er wäre hierauf von Schrepkow, woselbst er abgebrannt, weg und nach Kehrberg hingezogen und hätte sich anfänglich an die Rede des Predigers niemand gekehret“*[2].
Möglicherweise ist der Doktor dem Vater ja in die Parade gefahren, als der sich auf den Prediger berufen wollte. (Was der Inspektor wohlweislich vermieden.)
„Wie bitte? Wer hat …“
„Die Gäste! Die Taufgäste!“
„Ach! Auf einmal! Die Taufgäste! Die haben …“
„Nein, eigentlich haben sie nur gesagt, daß Ludwig einmal Barbier lernen sollte!“
„Weil er als Septimus … Vater!“
Wir können nur spekulieren, wie er den Bericht des Inspektors aufnahm.
Daran, den Pfarrer anzuschwärzen, ist dem Schmied jedoch mitnichten gelegen. Vielmehr versucht

er offensichtlich nur, das Gewicht eines Pfarrerwortes noch mit in die Waagschale zu werfen. Und das wahrscheinlich umso mehr, weil die Familie diesem zuerst überhaupt keines beigemessen hatte, wie wir von Mutter Hohenstein erfahren.
Wörtlich gibt der Vater am 2. September 1734 in der Berliner Hausvoigtei zu Protokoll, daß, „*alß das Kind getaufet worden, habe der Prediger Schmidt zu Schrapkow beym Kind Taufen an Tisch gesaget: daß wenn des Kindes Eltern was an dem Kinde wenden könten, er ein guter Doctor oder Feldscher werden würde, inmaßen er alles durch bloßes Streichen mit den Händen würde curiren können*“[3], und die Mutter erzählt, „*wie dan auch der Prediger Schmidt zu Schrepkow beym Kindel-Bier gesaget, daß da es der siebende Sohn sey, was besonders aus dem Kinde werden würde, wenn es am Leben Bliebe, und die Eltern was an ihm wenden Könten, indem es durch Streichen mit den Händen Wunden und Gewächße würde curiren können, weshalb Sie nachher im Hause über das Kind einen Spaß gehabt, und selbiges nur den kleinen Feldscher geheißen.*“[3]
Letzteres berichtet auch Dr. Spies. Allerdings so:
„*Ehe der Knabe weder gehen noch stehen können, haben die Bauer-Jungens ihn schon ihren Feldscherer genant; Wenn sie jemand verwundet gesehen, haben sie aus Scherz gesprochen: Gehet hin nach unsern kleinen Feldscherer, der wird euch bald helffen.*“[2]
Übrigens – wenn die Mutter vom Kindel-Bier spricht, spricht sie nicht von der Feier, sondern von dem, was von ihr gereicht wurde.
Hilft man hier dem Nachbarn beim Holzmachen, erhält man im Anschluß ein Holz-Bier gereicht, hilft man ihm bei Heuwenden, gibt es ein Heu-Bier. Eltern und Paten schlossen vor dem Pfarrer einen Bund für das Kind. Also gibt es ein Kindel-Bier für alle.
Mit diesem Brauch, den eigentlich ein jeder mehr oder weniger bewußt pflegt, beschäftigt sich Jan Peters ausführlich in dem Buch „*Märkische Lebenswelten*“[4].
Die Einschränkung „*wenn die Eltern was an dem Kinde wenden könnten*“[3] jedoch, die der Pfarrer gemacht habe, werden die Eltern wohl nicht fehlinterpretiert haben, wenn sie sie als Aufforderung auffaßten, Ludwig ein neues Schicksal zu geben. Zumindest ist zweifelhaft, daß er mehr als eine Ausbildung zum Böten meinte.
Sie erinnern sich an das Schicksal eines Sonntagskindes? Von denen heißt es nämlich auch in den „*Prignitzer Volksbüchern*“[5], und zwar Nr. 31–40, in dem von Pastor F. Seehaus verfaßten Artikel „*Wie das Volk spricht*“[5]:
„*Ein Sonntagskind wird nicht am Sonntag getauft, denn sonst könnte es Geister und sonstige unheimliche Dinge zu sehen fähig sein.*“[5]
Ludwig wurde als Sonntagskind am Sonntag getauft. Also wurden seine Eltern möglicherweise erst nach der Taufe überhaupt mit jenem Glauben konfrontiert.
Natürlich reden sie darüber nicht.
Bezüglich der Verheißungen für einen Siebtgeborenen erinnert sich ein bereits zitierter Zeitgenosse zwar „*der sogenannten Anrührer in Engelland, als woselbst man schon seit langer Zeit geglaubet, daß der 7te Sohn, vor, und zwischen welchem keine Tochter gebohren, die Kraft habe durch blosses Anrühren allerley unheilbare Schaden zu tilgen, welchen Irrthum aber der gelehrte Frantzösische Prediger in London Jean d' Espagne verworfen und an dem Exempel eines vornehmen Mannes, der sich von dergleichen Anrührer zwar bestreichen lassen, aber doch kurtz hernach gestorben ist, bewiesen hat.*“[6]
„*Siebenter Sohn derselben Familie gilt bei vielen Völkern als künftiger Wundertäter; in*

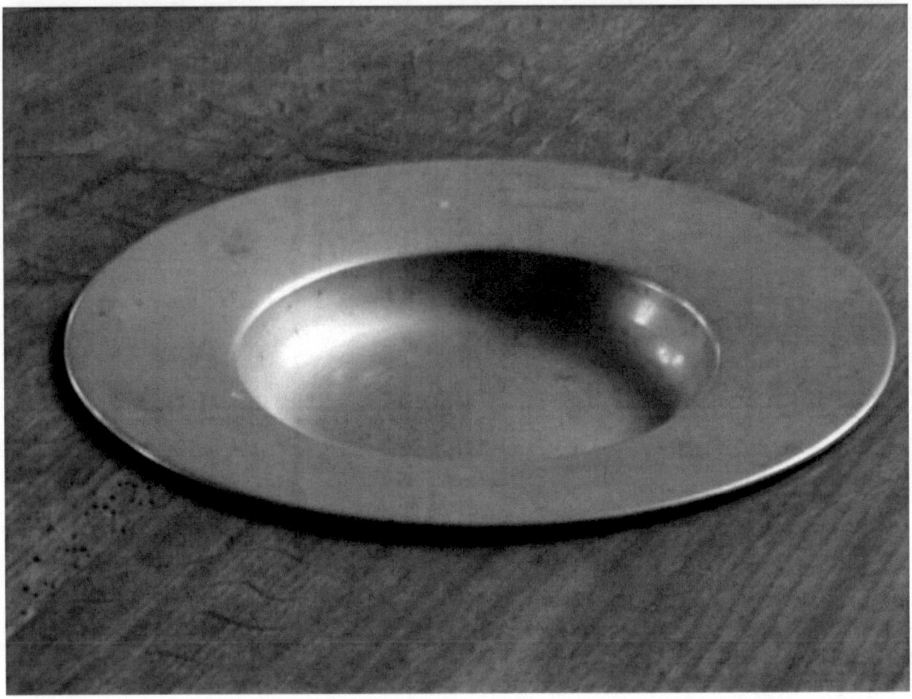

Taufschale in der Kirche Schrepkow. Foto: Hans Serner.
Das geschnitzte Taufbecken wurde 1914 vom scheidenden Pfarrer Crusius gestiftet. Die metallene Taufschale lag, nach Auskunft von Herrn Jennerjahn, Schrepkow, „allerdings auch schon im alten Taufstein." Wurde Johann Ludwig Hohenstein etwa aus ihr mit dem Taufwasser benetzt?

Frankreich und England bestand der Glaube, daß er, wie der König selbst, durch bloße Berührung Kröpfe heilen könne, daher Marcou (mal con) getauft; in Deutschland vertritt der Landesfürst häufig bei ihm Patenstelle, ohne daß ununterbrochene Reihe gefordert wird, wie in andern Ländern. Die Tscherokesen hoffen, daß er ein großer Prophet werden wird"[7], weiß dagegen aber der *„Meyer"*, und in *„Zedlers Universal-Lexikon"* heißt es: *„Siebender Sohn, in unverrückter Ordnung, ist bey den Frantzosen, Niederländern und Spaniern in solcher Hochachtung, daß sie glauben, es könne ein solches Kind die Fieber und Kröpfe, durch sein Anrühren curiren, wenn bey der Cur die Anruffung des heiligen Marcolphi geschehen. Man ist auch vor weniger Zeit in Deutschland bey nahe auf diesem irrigen Wahn gekommen, nachdem man von dem Kehrbergischen Wunder-Kinde so viel Wesen gemacht."*[8]
Dr. Roland Busch[9] fand diesen Glauben das erste Mal erwähnt von Martin Anton Del Rio in *„Disquisitionum magicarum libri sex, quibus continetur accurata curiosarum artium, et vanarum superstitionum confutatio, utilis Theologis, Iurisconsultis, Medicis, Philologis"*, erschienen in Mainz 1624, und erwähnt auch den Eintrag in Johann Georg Schmidts *„Gestriegelter Rocken-Philosophie"*, erschienen
in zwei Bänden in Chemnitz 1718 und 1722, dessen Überschrift bereits alles sagt, was unter ihr abgehandelt wird: *„Der siebende Sohn ist glücklich/ etwas zu heilen/ zu pflantzen/ und zu allerhand Verrichtungen"*, was wiederum in Jacob Grimms *„Deutscher Mythologie"*, erschienen in Göttingen 1835, nur kurz und knapp und so beschrieben wird: *„gebiert eine frau sieben söhne hinter einander, so kann der siebente durch einen schlag mit seiner hand allerlei schaden heilen."*
Dennoch wußten die Eltern Hohenstein offensichtlich nichts von ihrem Glück.
Und uns stellt sich, obgleich es eigentlich schon befremdlich genug ist, daß ein Pfarrer einen Aberglauben verbreitet, die Frage, woher er den kannte.
Es klingt unglaublich, aber die Kirchen-Rechnungen enthalten vielleicht die Antwort.
Unter *„Gaben an die Kirche"* werden aufgezählt:
„Pastoris Vater Herr J.P. Schmieden, Diakonus zu Groß-Wanzleben. Der sich hier am Staar operiren ließ, 1717: 2 Thaler, und pastor zu 2 Pfund Wachs 12 Groschen."[10]
Prediger Schmieden hatte seinem Vater also womöglich den Star gestochen! Warum sonst hätte der Patient sein Honorar in die Kirchenkasse geben sollen? Worauf der vermutliche Starstecher offenbar zur Segnung seiner Operation Kerzenwachs gespendet hat.
Im Preußischen Medizinaledikt von 1725 findet sich für eine Star-Operation zwar kein Honorar festgelegt, verglichen mit den anderen Honorar-Taxen jedoch, könnten durchaus um zwei Taler dafür erhoben worden sein. *„Die Operation des grauen Stars wurde als die schwierigste, riskanteste und unsicherste Operation überhaupt angesehen. Bonet* (wahrscheinlich Charles Bonnet[11] – H.S.) *riet denn auch, da die Staroperation so unsicher sei, sie den umherziehenden Operateuren zu überlassen"*[12], sei dazu nur Gerd Propach zitiert. Der die Operation, wie folgt, beschreibt: *„Bis zum Ende des 18. Jahrhunderts wurde nach Magnus (Hugo Magnus, Geschichte des grauen Staares, Leipzig 1876) die Dislokation überwiegend in der Art ausgeführt, daß der Operateur auf den oberen Rand der getrübten Linse drückte und diese schräg nach unten und hinten schob, so daß sie auf dem Boden des Auges mit der vorderen Fläche nach unten zu liegen kam."*[12]
Über den Erfolg der Schmiedenschen Operation ist nichts überliefert, doch wollte der höchstwahrscheinlich also laienmedizinisch tätige Sohn seinen Vater vielleicht zumindest nicht den Händen

von „umherreisenden Okulisten“[12], denen *„das weitere Geschick der Patienten oftmals gleichgültig“*[12] gewesen, überlassen.
Dann will der Vater seinem Sohn den Dienst vergelten, der will´s nicht nehmen – also kam´s in die Kirchen-Kasse.
Und demnach hätte der Prediger Johann Zacharias Schmieden als Laienmediziner die Hohensteins damit, daß er mal ein bißchen aus dem Nähkästchen plauderte, vielleicht nur wieder aufmuntern gewollt, als er mit ihnen auf ihren Ludwig anstieß?
Ist diese Vorstellung realistisch?
Wie kommt ein studierter Theologe dazu, *„sich auf einen höheren Stuhl vor den Kranken und ihm gegenüber“*[12] zu setzen, *„damit er [...] seine Ellbogen auf dessen Knie stützen könne“*[12], wobei sich *„der Kopf des Patienten [...] in Höhe der Brust des Operateurs“*[12] befindet, während *„der Operateur [...] seine operierende Hand mit dem IV. und V. Finger gegen die Schläfe des Patienten“*[12] drückte, *„während das Starmesser wie eine Schreibfeder in der Hand“*[12] gehalten, und *„mit der freien Hand [...] das Unterlid nach unten gezogen“*[12], *„wobei die Spitze des Mittelfingers auf den unteren Tränenpunkt gelegt und gegen das Auge gedrückt“*[12] wird?
Tat das not?
„Die Mehrzahl der Bürger konnte [...] im Krankheitsfall auf eine ausreichende, wenn auch sicherlich nicht immer optimale medizinische Versorgung durch approbierte Heiler zurückgreifen [...] selbst die Stadtväter, die augenscheinlich mit Gesetzen den Monopolisierungs- und Ausgrenzungsbestrebungen der akademischen Ärzte oder auch der zünftisch organisierten Handwerkschirurgen entgegenkamen, nahmen es mit der Durchsetzung der einschlägigen Verordnungen oft nicht sehr genau, denn auch seitens der Obrigkeit herrschte das Interesse vor, im Krankheitsfall auf jegliche Form medizinischer Hilfe zurückgreifen zu können“[13], beschreibt Robert Jütte die Situation für eine Stadt wie Köln.
„Das Lexikon der Betrügereien aller Stände im 18. Jahrhundert“[14], daß 1720 erstmals erschien, einem anzuzeigen, worauf man immer gefaßt sein sollte – und zwar auch beim Arzt, Apotheker, Bader und Barbier – und wie man sich davor hüten könne, malt von allen ein sehr lebendiges Bild.
Frau Barbara Duden erklärt die Situation wie folgt:
„Das späte 17. Jahrhundert kennt, selbst nach Erlaß der Landesmedizinalordnungen, einen Wirrwarr von Zugängen zum medicus, in dem Geld, Wissen, Protektion, praktische Erfahrung und Kunst nebeneinander als Faktoren bestehen. [...] Die Universität ist [...] keine Prüfungsinstanz. [...] Der Zugang zum medicus steckt im Wirrwarr der Kompetenzen von ständisch orientierter Medizinfakultät, praxisorientierter städtischer oder landesherrlicher Verwaltung und Lizenzvergabe.“[15]
Und aufgrund der Tatsache, daß die Universitäten nur Bildungseinrichtungen waren, man weder ordiniert noch approbiert an der Universität wurde, mußte man sich im 18. Jahrhundert beim Studium noch nicht unbedingt für eine Karriere entscheiden, erst danach, wie mir Prof. Dr. sc. Jürgen Wilke und Dr. Winfried Schultze (Leiter des Universitätsarchivs der Humboldt-Universität Berlin) bestätigten.
Wie als Bestätigung dessen fielen mir noch die folgenden Angaben zu Prediger Schmieden in die Hände. Wie gesagt, er erhielt seine Ordination in Stendal.
Im *„Briefwechsel Carl Hilderbrand Freiherr von Cansteins mit August Hermann Francke“* in *„Texte zur Geschichte des Pietismus“*, Hrsg. K. Aland, E. Peschke, M. Schmidt, Berlin 1972

(*www.books.google.com*), wird er in den letzten Briefen aus dem Jahre 1702 wiederholt erwähnt wegen eines Schreibens von ihm, bei dem es wohl um eine Stelle in Magdeburg ging, und findet sich im Register dieser Eintrag:
„Schmidt, Johann Zacharias (?)1683–1740) aus Wanzleben; 1701 stud. theol. in Halle; 1711 P. in Schrepkow: 194, 204, 206".
Und Halle spricht ja wohl für sich selbst. Gehen wir weiter!
„Wie wir festgestellt haben", schreibt Manfred Stürzbecher, *„war zwar in Berlin eine ungefähr ausreichende Anzahl von approbierten Heilpersonen ansässig, während auf dem Lande kaum Ärzte anzutreffen waren. Die geringe Anzahl der approbierten Heilbehandler muß als einer der Gründe angesehen werden, die ein Bedürfnis nach illegaler medizinischer Versorgung hervorriefen."*[16]
Weshalb *„im 18. Jahrhundert eine Menge von Unterrichtsanstalten errichtet, in welchen Barbier- und Badergesellen in einem zweijährigen oder dreijährigen Lehrcursus zu Landärzten und Chirurgen herangebildet wurden."*[17] Wie wir bei Dr. med. Theodor Puschmann lesen.
Und die leider viel zu früh verstorbene Archivarin des Brandenburgischen Landeshauptarchivs, Frau Lieselott Enders, stellte, aufgrund ihrer umfassenden Kenntnis der archivierten Akten, fest:
„Die Krankenversorgung verbesserte sich in dem Maße, wie sich in den Städten qualifizierte Ärzte niederließen und auch für die Dorfbevölkerung erreichbar waren. Mit der Wahl und Einsetzung der Kreisphysici durch die Ritterschaft und das Kreisdirektorium gab es eine offizielle Institution, die in diesem Sinne wirkte."[18]
Die Situation im Ostprignitzerischen Wittstock beschreibt Dr. Wilhelm Polthier:
„Schlecht bestellt war es in alten Zeiten mit der Fürsorge für Arme, Alte und Kranke. Zunächst ausschließlich Sache der Kirche hatte sie ihre Stätte in den mit Gotteshäusern und Kapellen verbundenen Armen- und Krankenanstalten. [...] Außer dem Hl. Geisthospital, das sich in veränderter Gestalt ja bis in die Gegenwart erhalten hat, bestanden nach der Reformation auch die Hospitäler von St. Anna, St. Gertrud und St. Jürgen eine Zeitlang fort. Es waren Versorgungshäuser für alte, arme und gebrechliche Frauen, daneben wohl auch für Männer. Nach ihren Insassen, den Beginen, hießen sie Beginenhäuser, obwohl sie mit den mittelalterlichen eigentlichen Beginen nach ihrem Ursprung nach nichts zu tun hatten. Das kirchliche Visitationsprotokoll v. J. 1581 enthält die Bestimmung: In den Hospitälern sollen Bürger vor den Fremden vorgezogen werden und nur solche Leute aufgenommen werden, die zusagen, daß sie auf Erfordern der Bürgerschaft in Nöten und Krankheiten sich gebrauchen lassen, die Kranken warten und die Toten kleiden wollen. Die Aufnahme erfolgte wohl nur bei den gänzlich Armen unentgeltlich, sonst meist durch Einkauf. [...] Die Insassen, [...] 5–6 arme Frauen, erhielten an Festtagen „etwas an gelde und fleisch, welch letzteres für sie eingesalzen wird". Außerdem wurde wöchentlich für sie gesammelt."[19]
Und Dr. Spies brachte noch lange keine Veränderung. Noch Johann Christoph Wöllner, der Justizminister Friedrich Wilhelms II., stellt noch:
„In jeder ansehnlichen Stadt sind gemeinigl. Aerzte eine Menge, und doch stirbt der größte Theil der Sterbenden ohne daß ein Doctor sich um sie bekümmert hätte. [...] Der arme Bauer und Bewohner der Dörfer, diese zahlreiche und für den Staat so respectable Classe der Unterthanen, ist in diesem Stücke noch viel übeler drann. Um sein nützliches Leben und Gesundheit bekümmert sich vollends niemand. Der Bauer und der Ochs haben gemeiniglich gleiches Schicksal, wenn sie

krank werden; hilft sich die Natur nicht selbst, so sterben beide, und an Arzney u. Hilfsmittel wird gar nicht gedacht.“[16]
Es heißt jedoch, daß der Verfasser dieser Zeilen *„ein Gegner der friderizianischen Aufklärung“*[16] gewesen wäre. Er sollte deshalb vielleicht mit etwas Zurückhaltung gelesen werden. Und man sich eher an R. Jütte halten, der schreibt:
„Der Weg des Kranken führte nicht immer nur zu einem Arzt oder Heiler. Der frühneuzeitliche Gesundheitsmarkt bot dem Patienten die Möglichkeit, sich die Hilfeleistung auszusuchen, die er zu einem bestimmten Zeitpunkt seiner „Patientenkarriere“ selbst für wichtig und angemessen hielt. Gleichzeitig oder auch aufeinanderfolgend nahm man die Dienste verschiedener Heiler in Anspruch.“[13]
Über diese hat, nach dem Zedler, damals sogar ein Spruch die Runde gemacht, der wie folgt oder ähnlich ging, und in allen seinen verschiedenen Fassungen (lateinisch bei Hoenn[14]) letztlich das ganze Bevölkerungsspektrum umfaßte:
„Ein jeder Idiot verlangt ein Artzt zu seyn,
Ein Priester, Jude, Mönch, und was nur sonst den Schein
Vom alten Weibe hat, ein Kaufmann, Gerber, Bauer,
Ein Becker, Pferde-Schmidt, ein jeder loser Lauer,
Ja selbst der Hencker auch, die Säugamm, der Soldat,
Und wer nur sonsten wo ein Apothekgen hat.“[20]
Prediger Schmieden war also offensichtlich nicht allein.
Bei M. Stürzbecher liest sich das allerdings viel freundlicher:
„Auf dem Lande haben wir auch zu dieser Zeit noch eine Gruppe von Personen, zu denen u.a. die Geistlichen gehörten, die die Lücke in der medizinischen Versorgung ausfüllten.“[16] Wozu er noch zu bedenken gibt, daß auch *„ein Chirurg, der nicht zum Amt in Berlin gehört oder Militärwundarzt ist und in der Stadt – obwohl Meister – seine Kuren ausübt, [...] ein Pfuscher. Ähnlich verhält es sich mit Medici, die rite an einer medizinischen Fakultät promoviert, aber nicht vom Ober-collegium medicum approbiert waren.“*[16]
Nun mögen für den einen oder anderen „Pfuscher“ medizinische Kenntnisse in seinem Beruf ja notwendig gewesen sein – einem Scharfrichter z.B. durfte jemand, der erst durch mehrere aufeinanderfolgende Torturen zu Tode gebracht werden sollte, nicht zu früh sterben[21] – aber für einen Theologen?
Sicher haben auch Sie gelernt, daß *„schon auf der primitivsten Kulturstufe, mit der Religion und Zauber eng verbunden sind, ist der Zauberer und Medizinmann, der die Krankheitsdämonen vertreibt, eine Art Mittelperson zwischen den Menschen und der gedachten, bösen Macht“*[22] und *„ist zunächst der Priester gewöhnlich auch der Arzt. Er vermittelt auch bei Krankheiten zwischen den Menschen und Gott. Bei der großen Bedeutung, die dem Seelischen bei der Heilung von Krankheiten zukommt, ist dieser natürliche Zusammenhang zwischen Religion und Medizin begründet und verständlich. Er ist es noch mehr dann, wenn die Krankheit als eine Strafe Gottes aufgefaßt wird.“*[22]
Sehen wir uns das doch einmal genauer an!
Dazu lassen Sie uns zuerst Stanislaw Przybyszewskis *„Die Synagoge des Satans“*[23] zur Hand nehmen; sein auf einem umfassenden Studium der relevanten Quellen fußendes Essay ist die Arbeit zu ihrem Thema.

Er schreibt:
„Zwei Götter gibt es ewig entgegengesetzt, zwei Erzeuger und zwei Herren ohne Anfang und Ende. Der gute Gott erschuf die Geister, die reinen Wesen; seine Welt des Unsichtbaren, die Welt der Vollendung, die keinen Kampf und keine Schmerzen kennt.
Der schlechte Gott schuf das Sichtbare, das Körperliche und Vergängliche. Er schuf das Fleisch und die Leidenschaften, die Erde mit ihrem Kampf, ihren Qualen und ihrer Verzweiflung, das unermeßliche Erdental der Tränen, er schuf die Natur, die nur immer den Schmerz und die Verzweiflung und das Böse erzeugt.
Der gute Gott, das ist die Norm, das Gesetz, die Demut und die Ergebung. Seinen Kindern sagt er: Seid arm im Geiste, denn nur so gelangt ihr in mein Reich! Seid kindlicher als die Kinder, tötet euren Willen, folgt mir nach! Forschet nach keinem Ursprung und keinen Zielen, denn nur bei mir allein ist alle Vergangenheit und alle Zukunft.
Der schlechte Gott, das ist die Regellosigkeit, der trotzige, hellseherische Sprung in die Zukunft, er ist die Neugierde nach den verborgensten Heimlichkeiten und der titanische Trotz, der schrankenlos alle Gesetze, alle Normen über den Haufen wirft. Er ist die höchste Weisheit und die höchste Verworfenheit, er ist der wildeste Stolz und die verschlagenste Demut, denn nur so kann man die Regel übertölpeln. Er hat den Hoch- und den Wagemut und die Herrschsucht geheiligt und nennt es Heldentum, er hat den Menschen gelehrt, daß es kein Verbrechen gebe, außer wider seine eigene Natur. Er heiligte die Neugierde und nannte sie Wissenschaft, nach seinem eigenen Ursprung ließ er den Menschen forschen und nannte es Philosophie, und uferlos ließ er alle Instinkte in dem Strombett des Geschlechts sich breiten und nannte es Kunst.
Gut war der böse Gott, ein guter Vater und gütiger Wegweiser: ‚Du bist krank, du willst gesunden? Sieh! Überreich ist meine Erde an allerlei Kräutern, die dich heilen können, überreich an gefährlichen Giften, aber du kannst sie zwingen, dir als Heilmittel zu dienen. [...]‘
So sprach der böse Gott, so sprach der Lichtbringer und Satan-Paraklet, da ihm noch nicht sein großer Feind, der Jüngling von Nazareth, geboren war. [...] Noch war zu jener Zeit Satan-Antichrist [...] geboren. Der böse Gott war zweieinig.
Satan-Vater, Satan-Samyasa, Satan, der Dichter und der Philosoph, lebte in dem stolzen, allmächtigen und allwissenden Geschlecht der Magier. Er lebte in den verschwiegenen Mysterien der chaldäischen Tempel, und seine Priester waren die Hakamim (die Ärzte), die Khartumim (die Magier), die Kasdim und Gazrim (die Astrologen). Dieser Satan lebte in den Doktrinen des Mazdaismus, und seine Kinder, die Mag'en, die Großen, hüteten das heilige Feuer, das ihnen vom Himmel kam, und von Ahuramazda, dem guten Gottt, lernte Zarathustra die Geheimnisse der Soma-Pflanze. Der ägyptische Thot, der Trismegistes, legte das geheime Wissen in 42 Büchern nieder und lehrte seine Auserwählten die Bestandteile der Körper [...]
Aber neben Satan-Thot und Satan-Hekate lebte auf der Erde Satan-Satyr, Satan-Pan und Satan-Phallus.
Er war der Gott der Instinkte und der fleischlichen Lust, im selben Maße verehrt von den Höchsten im Geiste wie vom Niedrigsten, er war der unerschöpfliche Quell der Lebensfreude, der Begeisterung und des Rausches.
Und er kam auf die Erde, der Sohn des ‚guten‘ Gottes, und offenbarte sich zuerst den Armen, den Unterdrückten, den Sklaven und den Tagelöhnern, die nichts von den heiligen Freuden des Pan gekostet haben. Warum kümmert ihr euch um das tägliche Brot? [...] Warum strebt ihr nach

irdischen Gütern, die doch vergänglich sind? Was hat euer Stolz zu bedeuten, wenn der Höchste auf Erden der Niedrigste im Himmelreich wird? [...] Er haßte alles, worin Satan-Pan seine heiligsten Offenbarungen feierte, denn er lehrte die Nichtigkeit und die Vergänglichkeit dieser Welt. [...] Die ganze Natur wird proskribiert, namentlich die heilkräftige Natur! Gott hat die Krankheiten geschickt, um den Menschen schon einen Teil seiner Sünden hier auf Erden abbüßen zu lassen, und es ist Sünde, Gottes Ratschläge zu vereiteln. Höchstens waren noch die Exorzismen bei den Besessenen erlaubt, nicht etwa, um die Krankheit zu heilen, sondern nur um die triumphierende Macht des guten über den bösen Gott zu bezeugen. [...]

In ihrem fanatischen Wahnsinn warf sich die Kirche gegen die tiefsten und heiligsten Bande, die den Menschen an das All knüpften. Sie hat den Menschen von der Natur gewaltsam losgerissen, ihn isoliert, zwischen Himmel und Erde gehängt. [...]

Die Menschen des Altertums standen zu der Natur in intimster Beziehung. Sie lebten unmittelbar mit und in der Natur, sie waren ein Stück von ihr, ein Stück Nerv, der die geringsten Veränderungen in der Natur nach außen signalisierte. Und – wenn alle Erfindungen des menschlichen Geistes nur Organprojektionen sind, so war aller polytheistischer Kultus eine Organprojektion der Natur in ihrer segnenden und zerstörerischen Macht. [...]

In einem wüsten Kampf zerreißt die Kirche Stück für Stück die Adern [...] aber am stärksten richtet sich die fanatische Tobwut des Hasses gegen den Satan-Magier, Satan-Mediziner. [...] Schon das Gesetz von Constantius setzt schwere Strafen auf die Magie. Nun folgt ein Gesetz nach dem andern, eins strenger als das andere, bis unter Kaiser Valens alle Philosophen ausgerottet wurden, darunter der geniale Jamblichus, der sich selbst vergiftete. [...] Und nun begann das furchtbare Martyrium der stolzen Satanskinder, wogegen die Christenverfolgung unter Nero als ein anmutiges Spiel erscheint.

In dieser Zeit wurde der Magier zum Priester. Um ihn herum sammelten sich die heidnischen Gemeinden, und alle Überreste des Heidentums gehen in die Magie über. [...]

Die Kirche [...] griff [...] zu dem „Rückschlag", dem choc en retour, der eine so große Rolle in der Magie spielt.

Die Beschwörungen mit den magischen Zeichen wurden durch das Weihwasser, die Sakramentalien und das Kreuzzeichen ersetzt."[23]

Ich empfehle dem an dem Thema Interessierten, diese Schrift weiter und im Ganzen zu lesen. Hier wurde nur das zitiert, was unsere Untersuchung berührt.

Schauen wir, was wir bestätigt finden!

Der Mann von La Chapelle-aux-Saints[24], ein Neandertaler (vor etwa 40 000 Jahren), der wohl kaum vorstellbare Anstrengungen auf sich nahm, trotz subluxierter Hüfte, mitzulaufen, mitzujagen, die Schmerzen verachtend, mit den Anderen mitzuhalten, und es schaffte, dadurch die Gelenkpfanne auszupolieren und sich vor einer gefürchteten Gelenksteifigkeit zu bewahren, weist überhaupt nicht zwingend auf so etwas wie einen Heiler hin. Viel eher erst einmal auf den, ganz animalischen, eigenen Lebenswillen, der auch tödlich sein kann.

Wer, wie ich, einmal in den Augen eines Fuchses, der dabei erwischt worden war, als er, der sich seinen Bau so gegraben daß dessen Eingang von zwei Urnen wie von zwei schwarzen Marmorsäulen flankiert wurde, sich aus dem ihm aufgestellten Fuchseisen befreien wollte, noch die Entschlossenheit gesehen hat, mit der er versucht hatte, sich den in die Falle geratenen Vorderlauf abzubeißen, oder die Grashüpfer liegen, die noch am Vortag in die frisch ausgehobene Grube für

einen Sarg gesprungen waren, und sich über Nacht totgesprungen hatten bei dem Versuch, herauszukommen, wird mir das sicher bestätigen.
Jedoch erhielten wir ein Zerrbild prähistorischer Zeiten, ließen wir das Überleben der durch einen schweren Beckenbruch gelähmten Columnata-Frau[24] (vor rund 8000 Jahren) aus den Augen, das uns noch über das Vorherige hinaus darauf hinweist, daß Mitgefühl und Solidarität offensichtlich nicht erst entstanden, als man sie sich leisten konnte, sondern ebenfalls natürlich sind. Wie immer wieder in der Natur zu beobachten.
Ihre Verletzung wurde nämlich sorgsam gepflegt. Das Vorhandensein von Heilern ist jedoch auch damit noch keinesfalls bewiesen. Nicht einmal die nachweisbare Versorgung von Unterarmfrakturen[24] ist ein Beleg für einen Arzt innerhalb jener Gemeinschaften.
Versuchen wir nur, uns diese vorzustellen!
Denn sie lebten nicht in großen Gruppen zusammen[25]. Also mußte der Einzelne wohl fast alles selbst können.
Aber, werden Sie fragen, waren zu der nachweisbaren Versorgung der genannten Verletzungen nicht besondere Kenntnisse Voraussetzung?
Sicher. Und auch zur Behandlung anderer Krankheiten.
Aber die könnte man erworben haben.
Nackt auf die Welt gestellt, entdeckt man die Gleichartigkeit alles Lebenden, sein Dazugehören und Anderssein, sein Wesen, das von Friedrich Engels einmal so formuliert wurde, daß das *„Leben die Daseinsweise der Eiweißkörper* (wäre)*, deren wesentliches Moment im fortwährenden Stoffwechsel mit der äußeren sie umgebenden Natur besteht und die mit dem Aufhören dieses Stoffwechsels auch aufhört und die Zersetzung des Eiweißes herbeiführt.“*[26]
Man könnte es seinen Geist nennen. Und sich eins mit ihm fühlen.
Oder sollte es ein Zufall sein, daß es *„für jedes der vier Grundprinzipien der menschlichen Medizin [...] Beispiele im Tierreich“* gibt, wie Benjamin Hart von der University of California in Davis schreibt?
„Sie beugen Infektionen vor, nehmen Medizin, pflegen ihre Kranken oder isolieren sie in einer Art Quarantäne“, steht in dem leider nicht unterschriebenen Artikel vom 31.10.2011 über Herrn Harts Publikation im *„Philosophical Transactions of the Royal Society B“* unter www.focus.de und der Überschrift *„Das Medizinwissen der Tiere“*.[27]
Ein *„früher Dauist“*[28], Dschuangdse (wahrscheinlich 365–286 v.u.Z.)[28], berichtet von Menschen, die in *„naiver Ursprünglichkeit“*[28] lebten. Er schreibt im nach ihm benannten *„Dschuangdse“*[28], Kap. 9:
„Zu jener Zeit (der Zeit des ‚Höchsten De‘) gab es weder Pfade über die Berge, noch führten Boote oder Brücken über die Gewässer. Die Dinge gediehen in Eintracht. Die Gemeinden standen (lose) miteinander in Verbindung. [...] Die Menschen lebten gemeinsam mit den Vögeln und Tieren und bildeten mit allen Dingen eine Sippe. Konnten sie da etwa von einem Unterschied zwischen Herr und Knecht wissen?“[28]
Einen solchen Menschen kann Akira Kurosawas Film *„Dersu Usala“* noch für die Jahre 1702–1708 vorführen.
Einen Ussurischen Taiga-Jäger, ein altes Männlein, das seinen Besitz, wie eine Schnecke ihr Haus, auf dem Rücken trägt, und allein in und von den Wäldern lebt.
Früher als Familienvater mit Frau und zwei Kindern samt einer Jurte umhergezogen, ist er allein,

seit sie an den Pocken gestorben.
Zum Schlafen baut er sich ein Dach aus Ästen und Rinde, und wenn er das Lager wieder verläßt, sieht er zu, daß der, der in ihm nach ihm einen Unterschlupf findet, trockenes Holz und etwas Reis vorfindet. Und fühlt sich nicht allein.
Nicht nur die Tiere, sondern auch die Elemente Wind, Wasser und Feuer sowie die Sonne sieht und bezeichnet er als *„Leute"*. Als Jäger lebt er zwar von den Tieren, lebt aber auch mit ihnen.
Falschheit und Hinterlist kennt und versteht er nicht. Und verstünde es wohl auch nicht, wenn man ihn großherzig nennen würde.
Als er eines Nachts von seiner Familie träumt, und diese ihn in seinem Traum um Hilfe anfleht, gibt er in der folgenden Nacht, sie rufend, in ein Feuer, was helfen soll.
Es gibt natürlich Unterschiede zwischen dem Steinzeitmenschen und dem des 20. Jahrhunderts, wir können des einen Bild nicht deckungsgleich auf das der anderen übertragen, doch bewahrte das Leben in der Natur deren Ursprünglichkeit in Dersu Usala, weshalb ich mir den Film hierfür extra noch einmal anschaute.

Auch die zahlreichen trepanierten Schädel[24], die aus der Steinzeit stammen, weisen zunächst, neben einem eventuell vorhandenen Krankheits-Bild, lediglich auf eine besondere Kunstfertigkeit hin. Und daß die herausgeschnittenen Schädelplättchen offenbar wie Amulette getragen wurden[29], heißt zuerst einmal nur, daß sie beim Besitzer blieben.

Noch in der altchinesische Medizin sind die geistigen Grundlagen Resultat des Erkennens und des Erlebens des Kosmos des Menschen. Ihn einschließend. Wir treffen auf Ärzte, die sich um die Mitte des 3. Jahrhunderts v.u.Z. sogar noch spezialisierten – wir finden Ärzte für Allgemeinmedizin, Wundärzte, Diätetiker und Veterinäre – die zugleich auch Philosophen und Forscher (Pharmakologen) sind.[24]
Vermutlich um 400 v.u.Z.[29] beschreibt der Verfasser des *„Daudedsching"*[28], wie sich die Situation verändert hatte:
„verloren ging das große Dau -
güte und rechtschaffenheit entstand
hervor trat die klugheit -
die große heuchelei entstand
zerrissen war die sippe -
der familiensinn entstand
in wirrnissen zerfiel der staat -
der treue minister entstand"[28]
Und am Hofe Kaiser Sche Huang-tis (259–210 v.u.Z.) pervertierte das Bemühen daoistischer Ärzte um ein langes gesundes Leben in die Suche nach der Unsterblichkeitsdroge. Allerdings nicht, ohne wertvolle Erkenntnisse für den Kampf gegen den Alterungsprozeß zu gewinnen.[24]

Doch wir wollten Priesterärzte finden!
Sind nicht bei den Indianern welche gewesen?
Die Indianer Nordamerikas sähen die Störung der Harmonie im Verhältnis von Mensch, natürlicher und sozialer Umwelt sich offenbaren, heißt es, wenn jemand krank oder verletzt wird. Körper,

Geist und Seele bilden eine Einheit.
Ihre Medizinmänner träten als Priester, als *„Mittler zwischen Jenseits und irdischer Wirklichkeit"*[30], Schamanen, an ihre Aufgabe heran. Womit die indianische Medizin zumindest religiös geprägt wäre. Sie würden aber ebenfalls Kräuterheilkunde, Psychoanalyse und Philosophie kennzeichnen. Was auch zu Spezialisierungen geführt hätte.
Zum Medizinmann werde man nach seiner Lebenserfahrung gewählt, lese ich. Und daß unter ihnen politische Führer wie Sitting Bull wären, sei keinesfalls die Ausnahme.[30]
Über die Indianer Brasiliens, konkret, die Bororo, schreibt Claude Lévi-Strauss:
„Der Mensch ist für sie kein Individuum, sondern eine Person. Er ist Teil eines soziologischen Universums – des Dorfs, das seit Ewigkeit besteht – sowie des physischen Universums, dem noch andere beseelte Wesen angehören: Himmelskörper und meteorologische Erscheinungen. [...] Was das Dorf ausmacht, ist [...] weder seine Erde noch seine Hütten, sondern eine bestimmte Struktur [...] die jedes Dorf reproduziert. [...] Was die Tiere betrifft, so gehören sie zum Teil der Welt der Menschen an [...] während bestimmte Landtiere Teil des physischen Universums sind. Wenn somit das Denken der Bororo [...] von einem fundamentalen Gegensatz zwischen Natur und Kultur beherrscht wird, so folgt daraus, daß das menschliche Leben in ihren Augen [...] der Ordnung der Kultur angehört. [...] Das heißt, daß der Tod eines Eingeborenen jedesmal nicht nur seine Angehörigen, sondern die gesamte Gesellschaft betrifft."[31] Lévi-Strauss stieß bei ihnen auf einen Zauberer, der der Mittelsmann war zu den Geistern, die *„verantwortlich für den Lauf der Gestirne, für Wind, Regen, Krankheit und Tod"*[31], der Krankheit und Tod voraussah, sowie einen Priester, den *„Herrn des Seelenwegs"*[31], *„der die Beziehungen zwischen der Gesellschaft der Lebenden und der Gemeinschaft der Toten regelt"*[31] und *„pflegt und heilt"*[31].
Vergessen wir die Indianer!

Im Mesopotamien des 3. Jahrtausends v.u.Z. stoßen wir zuerst auf die, die wir suchen. Und zwar in einer Hochkultur.
In einem Vorläufer des Monotheismus finden wir den Glauben allerdings wie zu einem in sich geschlossenen Wahn-System erstarrt vor. Nicht dem Leben, sondern dessen Bewahrung zu dienen. Aber als Ärzte Priester-Ärzte.
Wer fromm lebte, würde, nach ihnen, gesund bleiben. Die Götter bedienten sich des einen oder anderen Krankmachenden nur, wenn jemand sündigte. Daher wurden vor einer Behandlung die Ursachen mit Fragen wie *„Hast du beim Wiegen falsche Gewichte verwendet?"*[24] zu diagnostizieren versucht. Mit Hilfe von Wahrsagetechniken brachte der Arzt daraufhin in Erfahrung, *„ob das Vergehen rückgängig zu machen sei – in diesem Fall schritt er zur Behandlung – oder nicht."*[24]
Und es wurde von den Priester-Ärzten auch *„Hast du dich mit Zauberkunst und Hexerei beschäftigt?"*[24] gefragt.[24]

Müssen wir uns also von Gelerntem verabschieden? Scheinbar. Aber wirklich auch in Wehmut? Was wäre gewesen, wenn die römisch-katholische Kirche das Wissen von Hippokrates und Galen nicht in den Klöstern bewahrt hätte?
Wer hat denn die Hospize gegründet, und sich aufopfernd um die Kranken gekümmert?
Und sind die Äbtissin Hildegard von Bingen und ihre Verdienste um die Medizin nichts?"

Lassen Sie mich der Reihe nach darauf antworten!
Auf die erste Frage kann ich nur sagen: Ich weiß es nicht.
Doch im Mittelalter, in einer Zeit entfesselten und sich selbst zerfleischenden Christentums [32] erscheint mir jenes weniger ein Zeichen bekennender Nächstenliebe als Ausdruck totalen Machtanspruchs. Weshalb es sicher nicht das Beste war, was dem überlieferten Wissen passiert ist.
Abgesehen davon, daß ausgerechnet die Dogmen des Hippokrates-Verehrers Galen (vermutlich 131–201), der dessen Werk, in der Absicht, alles verstehen zu wollen, und indem er lieber seiner Dialektik als den Fakten folgte, in ein System von *„Dogmen, die den Beobachtungsgeist lähmten“* [24], münden ließ, aufgegriffen und gehätschelt wurden. Wie wir bereits gesehen haben, bis ins 18. Jahrhundert hinein.
Es waren die Anforderungen an sie, die den Ärzten mit ihrer Praxis eigene Erkenntnisse brachten. Dabei hatte Galen selbst durch eigene wissenschaftliche Untersuchungen z.B. des Pulses und seiner Bedeutung für die Diagnostik – er kannte die Altchinesische Heilkunde offensichtlich nicht – das Werk seines Idols erweitert. Des überliefert umsichtigen und behutsamen Arztes Hippokrates (vermutlich 460 v.u.Z.–ca. 380/ 370 v.u.Z.), der sein Leben lang fragte und lernte. [24]
Die zweite Frage zu beantworten soll anhand eines herausragenden Beispiels versucht werden: Konrad von Marburg (ca. 1180–1233) *„zieht [...] Elisabeth* (von Thüringen – H.S.) *mit zu sich nach Marburg und richtet dort von ihrem Geld ein Hospiz für arme und pflegebedürftige Menschen ein, in dem Elisabeth auf seine Weisung hin selbst als Pflegerin arbeiten „darf“. Elisabeths Vermögen, das Konrad aus dem thüringischen Hof herauslöste, wird also jetzt ganz im Sinne der kirchlichen Strategie verwendet. [...] um der praktizierten Nächstenliebe der von ihr verfolgten Urchristen* (Katharer – H.S.) *etwas entgegen zu setzen [...] Und die Kirche tut es in einer für sie über Jahrhunderte typischen Weise: Sie verwendet für „ihr“ Tun nicht ihr eigenes Geld. Denn während sie selbst ein Vermögen aufhäuft, bezahlt sie bis heute ihre „Wohltaten“ vor allem mit dem Geld anderer.“* [32]
Wie angesichts Elisabeths Wirken nur der Seufzer bleibt: *„Was hätte sie [...] noch zugunsten der Leidenden tun können, wenn sie Nächstenliebe mit Sinn und Verstand praktiziert hätte! Und sich auch selbst geliebt hätte“* [32].
Das bringt uns zur dritten Frage.
Zwar hatte, auch als Mediziner und Naturkundler, Hildegard von Bingen (1098–1179) nur innerhalb der Kirche die Chance, ihr Wissen zu verbreiten und zu nutzen – draußen brannten bereits Scheiterhaufen – doch gelang ihr dies auch dort nur mit Verstand und Glück. [33] Denn *„sie musste sich inquisitorischen Prüfungen unterziehen“.* [33]
„Typisch ist für die Einschätzung ihrer Person bis heute, daß sie als spinnert und auch „hysterisch“ gilt. Oft wurde angezweifelt, ob sie überhaupt die Schriften selbst verfaßt habe. Auffällig ist auf jeden Fall, daß ihr berühmtes Buch, die „Physica“, erst relativ spät als Erstdruck erschien (1533) und ziemlich verstümmelt wurde (Anderson 1977).“ [34]
Und zu allem Überfluß litt ihr Ansehen wohl auch noch unter ihrer Konfessionalität:
„Brunfels (1532) zitiert in seinem Kräuterbuch fast nur den Dioscorides (ca. 50), so als ob 1 500 Jahre nichts gewesen seien. Er kennt die mittelalterliche Medizin nicht, wie z.B. die Schriften der Hildegard von Bingen“ [34].
Im Übrigen bitte ich Sie, sich der vorspiesschen medizinischen Versorgung in Wittstock zu erinnern.

Erst im 18. Jahrhundert wird wieder Licht.
Es kommt dreiarmig daher.
Das erste ist die neue Frömmigkeit, der Pietismus, eine individuelle Gläubigkeit, nach der geistigen Wiedergeburt durch das Bibelwort, nicht zum Studieren, sondern zur Erbauung angezündet.[12]
„Weil aber eben der Ursachen wegen, daß die Theologie ein habitus practicus ist und nicht in bloßer Wissenschaft bestehet, nicht genug ist das bloße Studiren, und andrer Seits das bloße Informiren; so wäre zu gedenken, wie allerhand Uebungen angestellet werden möchten, in denen auch das Gemüth zu denjenigen Dingen, die zur Praxis und eignen Erbauung gehören, gewöhnet und darinnen geübt würde."[35] In der *„Erziehung der Prediger auf Schulen und Universitäten."*[35]
Und so finden wir Ärzte wie Dr. Spies, die auch als Laientheologen sich einen Namen hätten machen können, und Theologen wie Prediger Schmieden, die laienmedizinisch praktizierten.
Daneben, als zweites Licht, steht Descartes' *„Prinzip des radikalen Zweifels"*[12].
In dessen Schein sitzt und schreibt David Hume: *„Kurz, alle Materie des Denkens rührt entweder von unsern äussern oder innern Empfindungen her, nur allein die Anordnung und Zusammensetzung der Materialien kömmt dem Verstande und dem Willen zu"*[36].
Jedoch der Pietismus erwärmte in Deutschland mehr Menschen.
Noch durch das dritte Licht verstärkt.
Die Physikotheologie.
Die *„die Natur als einen Abglanz der Herrlichkeit Gottes darstellt"*[12], deren Erforschen, Vervollkommnen und Nutzen somit zum einen Gottesdienst wäre, und zugleich immer wieder den Gottesbeweis darstellte.[12]
Was Johann Zacharias Schmieden bewegt haben könnte, oder veranlaßt, sich ausgerechnet medizinische Kenntnisse zu erwerben, wissen wir nicht.
Sebastian Kneipp erkrankte während seines Theologiestudiums an Tuberkulose – das veränderte sein Leben.[29] Womöglich gab dem Studenten Schmieden das Erkranken des Vaters den Anstoß.
Es wäre auch nichts gegen seine laienmedizinische Tätigkeit zu sagen gewesen, wenn er vor das Collegium Medicum[37] getreten wäre.
König Friedrich Wilhelm I. von Preußen ließ, keinesfalls weltfern, sondern *„zur Wohlfart [...] des gantzen Landes [...] durch den Druck publiciren [...] Wenn sich Oculisten, Operatores, Stein- und Bruchschneider, Zahnbrecher, uc. angeben, und ihre Kunst und Wissenschaft öffentlich üben und feil haben wollen, sollen sie nicht weniger diesem Collegio als den Magistrat sich sistiren, und ihrer Person und Medicamenten wegen, sich dessen Examini unterwerffen, auch darauf nach Befinden zugelassen oder abgewiesen werden. [...] Auch sollen die Attestata ihrer verrichteten Curen, so der Magistrat ad instantiam der Oculisten uc. zu geben pfleget, ohne Erkänntniß des Collegii, oder des approbirten Physici, so solche erst gründlich untersuchen soll, nicht ertheilet werden, wie sie denn auch zu ihren Operationibus, absonderlich in bedencklichen Fällen, allezeit einen Medicum darbey zu erfordern schuldig seyn sollen. [...] Wie Wir auch allen Studiosis Medicinae, allen Predigern sowohl in Städten, als auf dem Lande, allen Chymisten, Laboranten, Destillateurs, stöhrern von allerhand Profession, Juden, Schäfern, Doctoribus Bullatis, alten Weibern und Seegensprechern, so unzuläßige, zauberische und abergläubische Mittel gebrauchen, alles innerliche und äusserliche Curiren, Urin besehen und Rath geben, auch Verfertigung und Verkauffung einiger Artzneyen, bey nachläßiger harter Bestraffung hiemit gäntzlich untersagen."*[38]
Aber Pfarrer Schmieden sah offenbar nur zu, daß er offiziell kein Starstecher war.

Bei meinen Recherchen wurde mir in der Bibliothek des Instituts für Geschichte der Medizin an der Charité Berlin Hufelands Artikel *„Medizinische Praxis der Landgeistlichen"* in seinem *„Journal der practischen Medicin"*, Bd. 29, Signatur: 7 B 35, zugänglich.
Der begrüßte die medizinische Praxis der protestantischen Landgeistlichen und hielt diese *„zu diesem Zwecke ganz vorzüglich geschickt"*, was er, wie folgt, begründet:
„Es ist gewiß, daß die Lage des Geistlichen ihn ganz vorzüglich zu dem ärztlichen Geschäfte eignet, dazu aufruft, ja ihn oft dazu verpflichtet, wenn er den Grundsatz hat: Homo sum, nil humani a me alienum puto, und wenn er vom Samariter im Evangelium die Ansicht des Nächsten und die Art, ihm beizustehen, gelernt hat.
Es fehlt ihm bekanntlich so wenig an Zeit, daß die meisten Herrn Landprediger noch immer ein anderes Geschäft oder Liebhaberei zur Ausfüllung der freien Stunden nebenbei treiben, z.B. Oekonomie, Naturgeschichte, Seidenbau u. dgl.
Er genießt das vollkommenste Zutrauen seiner Gemeinde, und wird dadurch, daß er ihr auch noch in leiblichen Übeln rathen kann, ein noch innigeres Vertrauen erhalten, kennt sie auch wiederum am genauesten, und kann folglich weit besser manche Ursachen der Krankheiten erkennen und entfernen, und dadurch nicht nur gewissere Heilung, sondern selbst Verhütung der Krankheiten bewirken, als ein forte herbeigerufener Arzt."
Ein gewisser W., Landprediger, antwortete ihm.
Im *„Braunschweigischen Magazin"*, in den Heften Nr. 48–50 vom November bis Dezember des Jahres 1814, mit dem Artikel: *„Wie kann der Landprediger sich um die Wiederherstellung der Kranken in seiner Gemeinde verdient machen? veranlaßt durch einen Aufsatz des Herrn Leibmedikus Hufeland: „medizinische Praxis der Landgeistlichen" betitelt."* Zu finden unter: *www.digibib.tu-bs.de.*
Er wußte nicht, ob er lachen oder weinen sollte angesichts des bei Hufeland Gelesenen. Und führt dagegen an: *„Landprediger und Arzt zugleich zu seyn, beiden Berufsgeschäften, die so viel Kenntniß, Beobachtung und Studium erfordern, ohne höchst nachtheilige Beeinträchtigung des Einen oder des Andern in einer Person zugleich vorzustehen, ist, nach meiner geprüften Überzeugung, eine völlig unthunliche Sache. [...] Man schlug uns schon früherhin öfter zu Arzten, Wundärzten und Geburtshelfern vor. Ja sogar zu Handwerkern wollte man uns machen. Man fand es nämlich für den guten Landmann äußerst ersprießlich, wenn sein Prediger, als Tischler ihm Thüren, Fenster, Särge und dergleichen mehr verfertigen, oder als Rademacher seine Wagen, Eggen, Pflüge repariren, oder als Drechsler seine Spinnräder ausbessern könnte. [...] Vom Prediger fordert man jetzt mehr, als Opferdienst, Ceremonien und die Verbreitung einiger moralischen Sentenzen, vom Arzte mehr als Gaukeleien, Beschwörungen und blinden kümmerlichen Empirismus."* Ein Pfarrer, der schon Landwirtschaft betreiben müsse, um leben zu können, könne nicht noch heilen, sagt er, und fragt, da nebenher erworbene Kenntnisse ihm nicht genügen würden: *„Woher soll der Landprediger das Geld zu diesem zweiten akademischen Studium nehmen?"*
Hufelands hier nicht zitierter Vorschlag, daß sie selbstverständlich unentgeltlich praktizieren sollten, bezeichnet er den approbierten Ärzten gegenüber zudem als unverantwortlich, und generell als inakzeptabel. Zu recht.
Doch er gibt Anregungen, wie man auch als Priester für die Gesunderhaltung der Glieder seiner Gemeinde wirksam werden könne. Auf diese möchte ich jedoch nicht weiter eingehen.

Zu der Behauptung, daß der Landprediger das *„vollkommenste Zutrauen"* seiner Gemeinde besäße, sei nur dem bereits zitierten Gustav Jungbauer[22] noch einmal das Wort gegeben:
„In dem Buche eines Aufklärers aus dem Ende des 18. Jahrhunderts heißt es: „[...] immer noch räuchern Scharfrichter oder alte Weiber die Ställe des kranken Viehes, oder die Wiege des verwahrlosten Kindes; und Capuciner werden in protestantische Orte gefodert, Gespenster zu bannen, oder Geister zu citiren."[22]
Allerdings gab es sicher auch hier wenigstens eine Ausnahme.

Nun berichtet der *„Geheimbe Rath"*[3] – von 1723 bis 1739 auch Berliner Bürgermeister[39] – Gustav Friedrich Gerbett, dem am 8. Juni 1733 mit seiner *„Bestallung"*[40] zum *„General-Fiscal"*[40] des weiteren noch die Kurmark unter die Augen, und damit dieses Falles Bearbeitung anheim gegeben, den 15. September 1734 aber, *„der Prediger in Kehrberg Johann Zacharias Schmidt will davon nichts an sich kommen laßen, daß er vorher berichtete abergläubische Prophezeyungen von dem Kinde gemacht habe, sondern alß der Vater bey erbethener Tauffe sich über so viel Söhne ungeduldig erzeiget, habe er geantwortet: Vielleicht ließe ihn Gott an diesem 7. tn Kinde noch viel Freude erleben, daß er einmahl ein glücklicher Mensch würde."*[3]
Ist er nicht nett?
Da macht man sich seitenweise Gedanken, und dann ist das alles gar nicht wahr?
Hätte er damit nicht etwas früher herauskommen können?
Andererseits – angenommen, daß Johann Hohenstein sich von Herzen ein Töchterchen wünschte – wieso sollten es ihm ausgerechnet mit dem siebenten zuviel Söhne geworden sein? Daß er überhaupt nicht soviel Kinder haben wollte, sollten wir auschließen können, da Catharina Elisabeth Hohenstein trotz eines säugenden Töchterchens auf dem Arm die Hausvoigtei schon wieder schwanger betrat. Und daß sie nicht zu verhüten wußten, halte ich auch für unwahrscheinlich. Denn nach dem 9. Kind gab es keines mehr.
In des Vaters „Ungeduld" kann ich aber auch nicht die Sorge sehen, diese Familie nicht mehr ernähren zu können. Denn die großen Jungen werden längst mit angepackt haben.
Nehmen wir nun aber an, daß Pfarrer Schmieden hier nicht gelogen, sondern nur die halbe Wahrheit gesagt hätte, dann hätten wir mit beiden Hälften vielleicht die ganze Geschichte, die sich vielleicht so zugetragen:
„Mußte das sein?" (Der Vater lallt vielleicht etwas.)
„Ich denke, Dich bedrückt die Feindseligkeit, die Eurem Ludwig entgegengebracht wird."
„Unserer ganzen Familie! Unsere ganze Familie wird plötzlich schief angeguckt!"
„Weshalb vor allem Euer Sonntagskind kein leichtes Schicksal haben wird."
„Was soll'n das heißen?"
„Liebt diesen Knaben genauso wie seine Brüder! Vielleicht läßt Euch Gott an diesem siebenten Kinde ja noch viel Freude erleben!"
„Ihr Wort in Gottes Ohr!"
„Da es ein Septimus ist, wird aus diesem Kind einmal etwas Besonderes werden, wenn es am Leben bleibt."
„Was ist …?"
„Ein Septimus kann durch bloßes Streichen mit den Händen Wunden und Geschwüre heilen." (Ein Stein schlägt an die Fensterläden. Im Aufspringen:) „Überlegt aber zuerst, wie Ihr an seinem Rufe

etwas wenden könntet!"
„Ihr sagt, unser Ludwig wäre ein Wunderdoktor?"
(Im Hinauseilen:) „Hilf Dir selbst, dann hilft Dir Gott!"
Wie es wirklich gewesen ist, weiß niemand.
Wir wissen nur, daß dem Pfarrer seine Beteuerungen nicht halfen.
„Nachdem der Pfarrer das Werk (den Wiederaufbau des Pfarrhofes – H.S.) *glücklich vollendet hatte, hat er sich des Genusses der neuen Pfarr-Gebäude nicht mehr lange erfreut, denn schon im Jahre 1734 wurde er nach Gottberg in der Diözese Neu-Ruppin versetzt, wo die Patronin von Schrepkow: Frau Oberhofmeisterin von Kamecke gleichfalls Patronin war.-"*[10]
Wenn das keine Strafversetzung war!
Aber war es auch eine Strafe? Oder war es sein Glück?
Wurde er zufällig dorthin wegbeordert, oder hatte Frau von Kameke noch ihre Stimme als Patronin[29] geltend gemacht? Hatte diese ihn als Pfarrer nach Gottberg geholt, und ihm somit Amt und Ehre erhalten?
Wir haben einige Informationen zu ihrer Person.
Ihr vollständiger Name lautet Ilse Anna von Kameke, geborene von Brünnow[41]. Nach der Angabe unten angegebener Quelle[41] lebte sie von 1675–1749, nach Angabe des *„Neuen Preussischen Adels-Lexicons"*, herausgegeben *„unter dem Vorstande des Freiherrn L. v. Zedlitz-Neukirch"* in Leipzig 1837, bis 1747.
1707 kam es zur Heirat mit Paul Anton von Kameke, 1712 wurde sie Hofdame in Berlin und 1717 Oberhofmeisterin der Königin.
Gestorben ist auf ihrem Gut Prötzel.[41]
Die Chronik der Gemeinde Reckenthin-Tüchen mit Ortsteil Klenzenhof verzeichnet aber für 1707/19-1797 auch einen Grafen v. Kameke zu Kletzke als Herrschaft, die Kunower Ortschronik nennt ihn Alexander Friedrich von Kameke, aber von Frau Kauder aus Kletzke erfuhr ich, daß Paul Anton von Kameke 1707 das Gut erworben – hat die Patronin Pfr. Schmieden vielleicht aus den Augen ihrer Familie geschafft? In den Memoiren des zweiten Kindes von Königin Sophie Dorothea und König Friedrich Wilhelm I. finden wir sie nach persönlichem Erleben beschrieben:
„Man übergab uns, meinen Bruder und mich, der Pflege der Frau von Kamecke, Gemahlin des Oberhofmeisters des Königs, seines großen Günstlings. [...] Ich erwähnte schon, daß diese Dame die trefflichsten Eigenschaften besaß; obwohl sie sich aber stets in der großen Welt bewegt, hatte sie die Manieren derselben nicht angenommen; sie durfte eher für eine etwas bäuerliche, vernünftige, aber geistlose Person gelten. Sie war sehr fromm, und ich mußte zwei bis drei Stunden lang Gebete verrichten, was mich sehr langweilte; dann kam der Katechismus daran und die Psalmen, die ich auswendig lernen mußte, aber ich legte dabei so große Zerstreutheit an den Tag, daß sie mich jeden Tag auszankte. [...] Obwohl wir große Achtung für die Dame hatten, konnten wir nicht umhin, ihre Lächerlichkeiten wahrzunehmen und sie zu bespötteln. Da sie äußerst dick war, nannten wir sie Madame Bouvillon (nach einer Romanfigur Scarrons – H.S.). *"*[42]
Die Beschreibung ihrer Frömmigkeit läßt jetzt darauf tippen, daß der Prediger unter strengere Aufsicht gestellt werden sollte. Aber wie?
In Gottberg gibt es kein Gutshaus. Der Pfarrer war dort allem Anschein nach also eher unbeaufsichtigt. Sehen wir uns die beschriebenen Anlagen der Frau Oberhofmeisterin daher etwas genauer an! Genau sie verschafften ihr die erwähnte Achtung! Und es war auch sie die einzige

Person, die sich nach der vereitelten Flucht des Kronprinzen dem entrüsteten König ernsthaft entgegenstellte.
„Frau von Kamecke zog andere Saiten auf: „Sie haben sich bisher für einen gerechten und gottesfürchtigen König gehalten", sagte sie zu ihm, „und Gott hat sie dafür mit Segnungen überhäuft, aber wehe Ihnen, wenn Sie seine Gebote übertreten; fürchten Sie die göttliche Vergeltung. Sie hat zwei Herrscher heimgesucht, wie Sie es im Sinne tragen, das Blut des eigenen Sohnes vergossen: Philipp II. und Peter der Große sind ohne männliche Erben dahingegangen; ihre Staaten fielen äußeren und inneren Kriegen zur Beute, und beide Monarchen wurden aus großen Männern zu Schreckgestalten der Menschheit; gehen Sie in sich, Majestät, Ihre ersten Zornesregungen sind noch entschuldbar, aber sie werden verbrecherisch, wenn sie dieselben nicht zu überwinden suchen."
Der König unterbrach sie nicht. Er blickte sie eine Weile an. Als sie ausgeredet hatte, brach er endlich sein Schweigen.
„Sie sind sehr kühn, solche Worte mir gegenüber zu wagen", sagte er, „doch verarge ich es Ihnen nicht; Ihre Absichten sind gut, und Sie reden offen mit mir, ich achte sie umso mehr. Gehen Sie, meine Frau zu beruhigen."[42]
Angenommen aber, daß bezüglich des Predigers Versetzung ein nachdrücklicher Wunsch seiner Patronin geäußert wurde, so könnte ihr der auch schon aus dem Vertrauen des Königs zu der Witwe seines Freundes aus Kronprinzenzeiten heraus gewährt worden sein. Im Jahre 1704 wurde der damals fünfzehnjährige Kronprinz Friedrich Wilhelm bereits in das Gefolge seines Vaters aufgenommen - *„einen Halt und Führer fand der Kronprinz dabei an einem beim König damals sehr in Gunst stehenden Kammerpagen, Paul Anton von Kameke, einem scheinbar gänzlich unhöfischen Pommer, der sich auf festen Beinen und mit trockenem Witz gleichmütig auf dem glatten Hofparkett bewegte. Kameke verbarg hinter einer äußeren Einfalt und scheinbarer unweltmännischer Harmlosigkeit eine gehörige Portion von Bauernschlauheit, mit der er eben sein Glück zu machen im Begriffe war. Verschwiegen und furchtlos, einfach und dabei wohlunterrichtet über die wirren Fäden der Intrige, wurde er dem Kronprinzen ein guter Kamerad: zum erstenmal erlebte der so einsam aufgewachsene Prinz so etwas wie Freundschaft."*[43]
Nachdem er offensichtlich auf einen Seelenverwandten gestoßen. Und *„der König* (Friedrich Wilhelms Vater Friedrich I. - H.S.) *und der Kronprinz holten für Kameke von dem Grafen von Schlieben* (selbst) *das Jawort seiner Tochter, einer der reichsten Erbinnen der preußischen Monarchie"*[43].
Gottberg könnte also auch ein Vorschlag des Königs gewesen sein.
Daß Prediger Schmieden unter dem Kameke´schen Patronat belassen wurde, geschah – nach dem, was wir wissen – also eventuell ganz bewußt. Die Absicht dahinter können wir allerdings nur vermuten. Wurde ein Mann, der sonst nur einen guten Leumund hatte, einfach nur in aller Interesse umgesetzt? Die Stelle spricht, soweit besehen, durchaus für Vertrauen in ihn. Nun kennen wir den Inspektor nicht. Aber aus allem zusammen könnte man dennoch schließen, daß unsere Geschichte für Pfarrer Schmieden vielleicht doch noch ein gutes Ende genommen hat.
Im Register der Kirchenbücher von Gottberg für die Jahre 1588–1945 mit den Taufen, Trauungen und Bestattungen lesen wir im Evangelischen Zentralarchiv in Berlin die letzten Nachrichten über den Prediger:
„Schmieden, Johann Zacharias, Prediger, 6/13. 3. 1740 , 58 J. 6 W., Frau mit 10 Kindern."

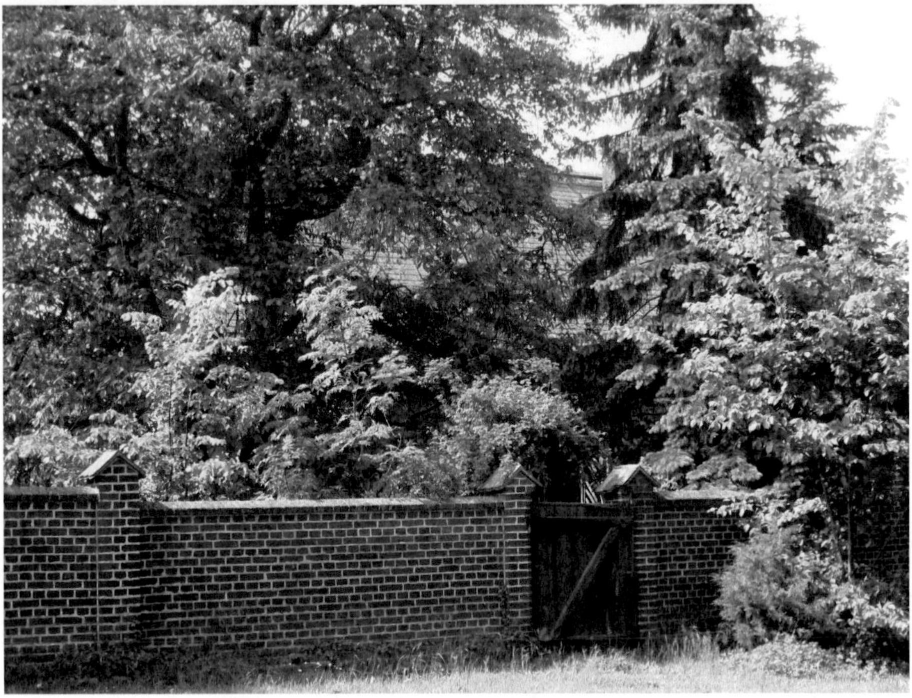

Pforte, die vom Gottberger Kirchhof zum Pfarrhof führt. Foto: Hans Serner, 2011

[1] *Hermann Frischbier, Hexenspruch und Zauberbann, Berlin 1870. Er zitiert: C.G. Hintz, Die gute alte Sitte in Altpreußen, Königsberg 1862 und Pisanski, Von einigen Ueberbleibseln des Heidenthums und Pabstthums in Preußen (Abgedruckt in: Wöchentliche Königsbergische Frag- und Anzeigungs-Nachrichten, Anno 1756, Nr. 21–25).*

[2] *Adamus Spies, Med. Doct., Umständliche und wahrhaffte Nachricht Von dem So genanndten erstaunens-würdigen Kehrbergischen Wunder-Kinde", Berlin, 1734*

[3] *GStA PK, II. HA Generaldirektorium, Abt. 14 Kurmark, Tit. CCCLI, Varia, Nr. 1b: Acta betr. den sogenannten Wunderknaben aus Kehrberg. 1734–1740*

[4] *Grundsätzlich zur Beköstigung nach der Arbeit Jan Peters in „Märkische Lebenswelten", Berlin 2007.*

[5] *Pritzwalk 1908–1936, Bestand Domstiftsarchiv Brandenburg/ Havel*

[6] *Unpartheyische Gedancken Über Das so genante Wunder-Kind, In dem Dorffe Kehrberg nahe bey Kyritz, In einem Gespräch Seinen Landes-Leuten mitgetheilet, Berlin, 1734.*

[7] *Meyers Großes Konversations-Lexikon, Band 18, Leipzig 1910. Noch mehr in Staatsbibliothek Berlin Preußischer Kulturbesitz: Johann Christian Kundmann, Rariora Naturae & Artis item in Re Medica, Breslau und Leipzig 1757; Georg Wilhelm Wegener, Prediger zu Germendorff und Naßenheide, Schau-Platz Vieler Ungereimten Meynungen und Erzehlungen, Berlin 1736; Johann Storch, Theoretische und Practische Abhandlung von Kinder-Kranckheiten [...], Eisenach 1750–1751.*

[8] *Johann Heinrich Zedlers Grosses vollständiges Universallexicon aller Wissenschafften und Künste, Band 37, Leipzig, 1731–1754. Zu Marcolphi, S. Marculphus, St. Marcoul bzw. Marcou siehe: Stadlers Vollständiges Heiligen-Lexikon, Augsburg 1858–1882 und den Zedler. Weiterführend: Meyers Großes Konversations-Lexikon, Bd. 17, Leipzig 1909, unter: Salomon und Markolf.*

[9] *Dr. med. Roland Busch, Nachricht Von dem erstaunenswürdigen Kehrbergischen Wunder-Kinde, Vortrag auf der 13. Tagung der Gesellschaft für Geschichte der Medizin in der DDR, Schwerin 28.–30.8.1984*

[10] *Pfarrer Paul Crusius, Pfarrer Oscar Stolpe, Kirchen-Chronik von Schrepkow (von 1331 an) bis 1927. Domstiftsarchiv Brandenburg/ Havel.*

[11] *Charles Bonnet (1720–1793), Schweizer Naturwissenschaftler und Philosoph, erkrankte, wie auch sein Vater, selbst am Grauen Star und an dem nach ihm benannten Syndrom. Aus welcher Position sein Ratschlag wohl eher eine Drohung wäre. Zitat: http://de.wikipedia.org*

[12] *Gerd Propach, Johann Heinrich Jung-Stilling (1740–1817) als Arzt, Köln 1983, in: Kölner medizinhistorische Beiträge, herausgegeben von Prof. Dr. med. Dr. phil. Marielene Putscher, in: Arbeiten der Forschungsstelle des Instituts für Geschichte der Medizin der Universität zu Köln, Band 27*

[13] *Robert Jütte, Ärzte, Heiler und Patienten, Medizinischer Alltag in der frühen Neuzeit, München 1991*

[14] *Georg Paul Hoenn, Das Lexikon der Betrügereien aller Stände im 18. Jahrhundert, Reprint der Originalfassung von 1773, Coburg. Voltmedia GmbH, Paderborn*

[15] *Barbara Duden, Geschichte unter der Haut, Ein Eisenacher Arzt und seine Patientinnen um 1730, Stuttgart 1987*

[16] *Manfred Stürzbecher, Beiträge zur Berliner Medizingeschichte, Quellen und Studien zur Geschichte des Gesundheitswesens vom 17. bis zum 19. Jahrhundert, Mit einer Einführung von Johannes Schultze, Berlin 1966, in Veröffentlichungen der Historischen Kommission zu Berlin beim Friedrich-Meinecke-Institut der Freien Universität Berlin, Band 18*

[17] *Dr. med. Theodor Puschmann, Geschichte des Medicinischen Unterrichts, Leipzig 1889, Bibliothek des Institus für Geschichte der Medizin an der Charité Berlin, 30 Hist. Med. 1889*

[18] *Lieselott Enders, Die Prignitz, Potsdam 2000, Bestand Stadtbibliothek Perleberg.*

[19] *Wilhelm Polthier, Geschichte der Stadt Wittstock, Berlin 1933, Reprint Edition Rieger, Neuruppin*

[20] *www.zedler-lexikon.de*

[21] *Dr. Ruth Schilling, Patientenwege - Besuchsverhalten in einer stationären Arztpraxis im 18. Jahrhundert, Vortrag in der Hörsaalruine des Medizinhistorischen Museums der Charité Berlin, 12. April 2011*

[22] *Gustav Jungbauer, Deutsche Volksmedizin, Berlin 1934, Bibliothek des Instituts für Geschichte der Medizin an der Charité Berlin, 32 Volks. Med. 1934*

[23] *Stanislaw Przybyszewski, Die Synagoge des Satans, in „Der Schrei", Leipzig und Weimar 1987, Gustav Kiepenheuer Bücherei 71.*
Luzifer: Lat. Lichtbringer, Lichtträger.
Satan-Samyasa: Wahrscheinlich Bezug zu Samyaksambuddha, das heißt „der vollkommen Erleuchtete".
Satan-Paraklet: Parakletos – Im Neutestamentlichen Griech. Tröster, Helfer u.ä., dann der Heilige Geist.

[24] *Prof. Dr. med. Richard Toellner, Illustrierte Geschichte der Medizin in 6 Bänden, Vaduz 1992.*

[25] *Emil Nack, Die Germanen, Wien 1996*

[26] *Friedrich Engels, Die Dialektik der Natur, 1875, in Karl Marx/ Friedrich Engels, Werke, Bd. 20, Berlin 1962.*

[27] *Läßt sich der Glaube an die Heilkraft des Speichels auf das durchaus „vernünftige" Wundenlecken im Tierreich zurückführen?*

[28] *Laudse, Daudedsching, Aus dem Chinesischen übersetzt und herausgegeben von Ernst Schwarz, Leipzig 1978*

[29] *http://de.wikipedia.org*

[30] *Siehe: Claudia Hötzendorfer, Indianisches Heilwissen als Ergänzung moderner Medizin, unter: www.enveda.de; Siegfried Weny, Indianische Medizin, unter: www.indianer-web.de.*

[31] *Claude Lévi-Strauss, Traurige Tropen, Leipzig 1988.*

[32] *Zeitschrift „Der Theologe", Hrsg. Dieter Potzel, Ausgabe Nr. 30: Die „heilige" Elisabeth von Thüringen und ihr kirchlicher Gebieter Konrad von Marburg, Wertheim 2006, www.theologe.de*

[33] *Zeitschrift „Der Theologe", Hrsg. Dieter Potzel, Ausgabe Nr. 64: Hildegard von Bingen – eine weise Frau und Gottesprophetin, zur „Kirchenlehrerin" degradiert, Fassung vom 19.10.2012, www.theologe.de*

[34] *Dieter Beckmann, Barbara Beckmann, Alraun, Beifuß und andere Hexenkräuter – Alltagswissen vergangener Zeiten, Frankfurt am Main 1990*

[35] *Dr. Philipp Jacob Spener's Pia Desideria oder herzliches Verlangen nach gottgefälliger Besserung der wahren evangelischen Kirche, nebst einigen dahin abzweckenden christlichen Vorschlägen. Vollständig mit den ursprünglichen Beilagen, und mit Anmerkungen vermehrt, auf's Neue herausgegeben. Leipzig 1841. www.books.google.com*

[36] *David Hume über die menschliche Natur aus dem Englischen nebst kritischen Versuchen zur Beurtheilung dieses Werks von Ludwig Heinrich Jakob Professor der Philosophie in Halle. Erster Band. Ueber den menschlichen Verstand. Halle 1790. www.books.google.com*

[37] *„Alß finden Wir allerdings höchst nöthig, daß […] in der Medicin eingeschlichenes Unwesen und Mißbrauch, ein vor allemal gänzlich abgeschafft werde. Welchemnach Wir hiemit und Kraft dieses ernstlich befehlen und verordnen, daß Unser Ober-Collegium-Medicum zu Beobachtung des Medicinal-Wesens in allen Unsern Provincien und Landen genauere und bessere Auffsicht haben,*

zur Remedirung angezogener Mängel und Angelegenheiten, auf nachgesetzte allenthalben gültige Ordnung, fest und unverbrüchlich halten solle, [...] so wollen Wir allemal einen aus Unserm Geheimen Rath, als Chef und Ober-Directorem dieses Collegii constituiren, [...] welcher, so oft es die Noth und Wichtigkeit der Sachen erfordert, dem Collegio mit gutem Rath und That beistehen, dessen Anliegen Uns vortragen, und ihre Consilia zu des Landes Besten mit dirigiren wird. Nächstem, soll dieses Collegium jederzeit formiret und besetzt werden, von Unsern allhier in Berlin vorhandenen Würcklichen Hof-Räthen, Leib- und Hof-Medicis, dem Physico ordinario und ältesten Practicis Unserer Residenzien, [...]" Das Ober-Collegium und die im Land eingesetzten Collegii sind also mit den Besten im Fach besetzte, zur Verbesserung der medizinischen Versorgung unter anderem auch durch Juristen verstärkte Aufsichtsbehörden. Siehe: http://resolver.staatsbibliothek-berlin.de/SBB00001CBB00000000, Königliches Preußisches und Churfürstl. Brandenburgisches allgemeines und neugeschärftes Medicinal-Edict und Verordnung, auf Sr. Königl. Majestät allergnädigsten Befehl, herausgegeben von Dero Ober-Collegio-Medico. Mit Ihro Königl. Majestät allergnädigstem Privilegio. Berlin, 1725.

[38] *Königl. Preußische und Churfürstl. Brandenburgische Medicinal-Edict und Ordnung, als auch erneuerte Apothecker-Taxa, aufs neue herausgegeben und publiciret unterm 22ten April. 1725 und Allgemeines und neugeschärfftes Medicinal-Edict und Verordnung. Vom 27ten Septembr. 1725. http://web.archiv.staatsbibliothek-berlin.de/altedrucke.staatsbibliothek-berlin.de/rechtsquellen/CCMT54/start.html*

[39] *www.berliner-lindenblatt.de*

[40] *GStA PK, I. HA Geheimer Rat, Rep. 9, Kh Fasc 1, Bestallung der Generalfiscale Dutzram, Wagner und Gerbet 1704–1804*

[41] *„Briefwechsel Carl Hilderbrand Freiherr von Cansteins mit August Hermann Francke" in „Texte zur Geschichte des Pietismus", Hrsg. K. Aland, E. Peschke, M. Schmidt, Berlin 1972, www.books.google.com*

[42] *Eine preußische Königstochter – Glanz und Elend am Hofe des Soldatenkönigs in den Memoiren der Markgräfin Wilhelmine von Bayreuth, Aus dem Französischen übersetzt und 1910 herausgegeben von Annette Kolb, Neu herausgegeben von Ingeborg Weber-Kellermann, Mit zahlreichen Illustrationen von Adolph Menzel und sieben zeitgenössischen Porträts, Frankfurt am Main 1981*

[43] *Carl Hinrichs, Friedrich Wilhelm I. König in Preußen, Eine Biographie, Jugend und Aufstieg, Hamburg 1941, 2. Auflage*

Vettin 1732

Ein Wunder

Sternenhell schien meine Karriere.
Der Stern ist erloschen, ich bleibe.
Das Weckglas ist mir Barriere,
hinter der ich als Gurke treibe.

Hilfloses Beten ist mir geblieben,
kein Weg führt von hier retour.
Und wer wird mich jetzt noch lieben?
Ach, ein Säufer wohl nur.

Arie der Baronin im Weckglas aus:
Konstanty Ildefons Galczynski,
Die grüne Gans

Wohl mit dem Ende der Winterruhe 1732 wurde Ludwig, der eigentlich in eine, in der Sonne glitzernde, Märchenlandschaft geboren worden war, den Schrepkowern aus den Augen und aus dem Sinn geschafft. Wie gesagt, ich denke, daß die Hohensteins umzogen, sowie das Schulzimmer im Vettiner Küsterhaus an der Kirche frei wurde, da seine anderen Zimmer belegt bzw. ungeeignet gewesen sein dürften. In Vettin geschah das, was alles grundlegend verändern würde.
Ganz ähnlich wie in einer alten chinesischen Fabel. Denn, was die Familie erst für ein Glück hielt, stellte sich auch hier später als Unglück heraus.
Mit dem Unterschied zu der Fabel, daß Ludwigs Großvater dies wohl nicht voraussah.
Was in Vettin passierte, wird in unterschiedlichen Berichten wiedergegeben. Wir greifen uns aber nur vier heraus.
Vettin und die Vettiner Verwandschaft tauchen ursprünglich in den Erzählungen der Eltern Hohenstein überhaupt nicht auf; als die schwangere Catharina Elisabeth und ihr Mann Johann Hohenstein am 2. September 1734 aber mit Johann Ludwig, seinem am 26. Dezember 1732 in Kehrberg geborenen Schwesterchen Maria Elisabeth und ihrer Magd Maria Dorothea Nielbocks weit weg von den anderen Kindern und ihrem Heim in der Berliner Hausvoigtei inhaftiert sich wiederfinden, werden sie in nachvollziehbarer Angst nach jeder Autorität gesucht haben, die sich ihnen bot.
Der Vater gibt an, *„es sey über 2 Jahr, daß seiner Frau ein Beil wäre in die Hand gefallen und ihr eine große Wunder veruhrsachet, Depon. Schwieger Vater habe, alß die Frau sehr darüber geklaget, daß sie so unglücklich mit dem Beil gewesen, sogleich gesaget: haben wir doch einen kleinen Feldscher in Hause, der wird schon helfen, […] Dep. jüngster Sohn habe denn auch der Mutter die Hand gestrichen, und hernach hätten Sie Theer von der Waage Achße darauf geleget, da denn die Hand in 3 Tagen wieder guth gewesen, ohngeachtet sie anfangs sich einer Lähmung befürchtet"*[1].
Der Schwiegervater war Küster und Lehrer.

Es wird allerdings nicht klar, ob der Küster seine Tochter wegen ihres Jammerns aufgezogen, oder es ernst gemeint habe.
Von ihren Aussagen wird protokolliert:
„Vor ohngefehr 2 Jahren wäre Deponentin ein Beil in die Hand gefallen, und alß Sie darüber geklaget, habe ihr Vater gesaget: Haben wir doch einen kleinen Feldscher im Hause der wirds wohl guth machen, Depon. habe hierauf des Kindes Hand genomen und die Wunde damit gestrichen, und hernach ein Läpchen mit Theer aufgelegt, daß die Wunde nicht bloß seyn sollen, und sich nicht weiter daran gekehret, weil Sie keine Schmertzen empfunden, sondern das Läpchen so 8 Tage sitzen laßen, da sie es denn abgenommen und gesehen, daß die Wunde zu geheilet gewesen."[1]
Die unterschiedlichen Angaben zur Heilungsdauer ergeben sich wohl aus deren unterschiedlicher Wahrnehmung. Die Geschichte an sich aber scheint passiert zu sein. Und es ist ein Fakt, daß die Inhaftierten sich, in Berlin angekommen, sehr unwohl fühlten.
„Nach geschloßenen Protocoll (am 3. September 1734 – H.S.) *bittet Deponent daß ihm doch mögte erlaubet werden daß Er und seine Frau wechselsweise ausgehen dürfften, so daß allezeit einer von ihnen mit dem Kinde auf der Haus Vogtey bliebe, den andern aber Freystunde ein wenig herumzugehen, weil es ihnen sehr ängstlich würde."*[1]
Bei Dr. Spies klang die Geschichte noch so:
„Nachdem soll er die erste Probe von seinen Wunder-Curen an seiner Mutter bewiesen haben, welche eine Wunde am Arm gehabt, so der Junge offtermahlen betasten müßen, wovon der Schaden eher, als man es vermuthen soll geheilet worden sey."[2] Hier konnte sich der Zuhörer noch aussuchen, ob es in Kehrberg oder Schrepkow gewesen wäre. Von Vettin erwähnte der Vater noch keine Silbe. Dem Inspektor erzählte er, daß sich seine Frau in Kehrberg mit dem Beil in die Hand gehauen habe, als Ludwig bereits 3 Jahre alt war.[2]
Ich finde es unwichtig, ob Ludwigs Hand irgendetwas ausgerichtet habe – von Gewicht für die Wahrscheinlichkeit der Geschichte scheint mir, annehmen zu dürfen, was erzählt wird, nämlich, daß seine Mutter sich Ludwigs Hand bedient hätte.
Die Zusammensetzung der Wagenschmiere könnte interessant sein. General-Fiskal Gerbett gibt am *„2n. Septbr. 1734"* ans General-Direktorium weiter:
„[...] besagte Mutter hatt doch dem Streichen nicht getrauet, sondern sich selbst Wagen-Schmier auffgeleget, deren effect sonst von denen Medicis nicht verachtet wird"[1].
Als wir die Szene inszenierten, ließen wir die Frau Holz hacken, genausogut könnte ihr aber auch im Schuppen ein Beil nur heruntergefallen sein.
Mit ihrer Heilung jedoch hatte Ludwig das Wunder vollbracht, das alles änderte.
Der Vater sagte am 2. September 1734 in Berlin seinen Vernehmern, *„er habe mit seiner Frau währender Ehe 8 Kinder, alß 7 Söhne und 1 Tochter gezeuget, der älteste Sohn gehe ins 18. Jahr und der jüngste auf künftige Hey. Drey Könige 4 Jahr, das Mädgen aber als das jüngste Kind wäre künftige Weyhnachten 2 Jahr alt, und wären alle 8 Kinder noch am Leben."*[1]
Die Mutter gibt das Gleiche an. Daß Ludwig am 6. Januar 1731, einem Samstag, geboren worden wäre. Eben dem Tag der Heiligen Drei Könige.
Mich wundert, daß sich daran bislang niemand gestoßen hat. Denn das für Ludwig angegebene Geburtsdatum war weder ein willkürlich gewähltes, noch war es ein beliebiges.
Der Samstag ist schon einmal kein Sonntag mehr. Und die Heiligen Drei Könige – Kaspar,

Melchior und Balthasar – die drei Weisen, oder Magier, werden u.a. auch bei Krankheiten angerufen. In Pommern sprach man dreimal hintereinander gegen den Brand:
„Es gingen drei Heiligen wohl über das Land,
Da begegnet' ihnen der höllische Feuerbrand.
Er sprach: Brand, du sollst weichen,
Und der Schaden soll schleichen." [3]
Die Gaben, die sie reichen, sind Heilmittel. Das Aurum Potabile, das Trinkgold der Alchemisten, gilt nach wie vor als Allheilmittel. Der Weihrauch wurde angeblich bereits im Alten Ägypten zur Wundbehandlung eingesetzt. Und Myrrhe soll desinfizierend und blutstillend wirken. [4]
Als König Friedrich Wilhelm I. 1734 erkrankte, gingen bei Hofe einige Briefe von Leuten ein, die helfen wollten.
Darunter auch einer von einem gewissen Johann Friedrich Maschke aus *„Dreßden"* [5] vom *„10. Novembr. 1734"* [5], der dem Patienten das Trinkgold einzugeben empfahl, wobei er um Verständnis dafür bat, daß *„ein Loth der [...] Gold Tinctur oder Aurum potabile unter 50. Ducaten ohne alle Mühe und Unkosten nicht gemacht werden kan,"* [5] und ein Brief des Bürgers und Handelsmannes Johann Melchior Krancking aus *„Franckfurth am Mayn"* [5], geschrieben *„d. 28 Xbris 1734"* [5], welcher über eine sogenannte Balsamische Tinktur informierte, ebenfalls ein Allheilmittel, das laut *„Physisch-therapeutischer Erläuterung aller jener Arzneymittel, welche in der neuen verbesserten Österreichischen Provincial-Pharmakopöe enthalten sind. Von drey ausübenden Aerzten. Zweyter Theil. Wien, 1796."* u.a. tatsächlich Weihrauch und Myrrhe enthalten haben müßte, wobei *„ein Loth dieser Tinctur [...] um 10. Kreutzer verkaufft"* [5] würde.
Daß die Eltern Ludwigs den Tag der Heiligen Drei Könige absichtlich falsch als dessen Geburtstag angeben, sehe ich als einmalige Notlüge an. Daß sie vorher schon einen Aberglauben instrumentalisiert hätten, ist nicht belegt. Eher das Gegenteil. Was immer man ihnen auch vorwirft.
Denn in Vettin geschieht nach der Heilung der Catharina Elisabeth Hohenstein etwas Bemerkenswertes. Es geschieht nichts Derartiges weiter.
Obwohl Ludwig sein Meisterstück abgeliefert hatte, erfolgte die zweite Wunderheilung erst in Kehrberg. Nachdem die große Familie Ende September 1732 dort eingezogen war, und *„nachher und ohngeachtet vor 1 ½ Jahren [...] Dep. Frauen Bruders Frau in Wochen gekommen, und die Rose an der Brust gekrieget"* [1].
So konnte Ludwig in Vettin, und sogar in Kehrberg, noch etwas spielen.
Als wäre, wie von der Wunde der Mutter, von der Angst seiner Eltern, als Familie das Schicksal eines Sonntagskindes erdulden zu müssen, nur eine Narbe zurückgeblieben. Als hätte Ludwig die Wellen beruhigt. Und sie machten keinen Wind. Es blieb unter ihnen. Bis die Schwägerin die Rose bekam, womöglich. Da erzählen sie ihr davon. Oder erinnern daran. Weil sie nun dem Pfarrerwort glauben. Ein Umstand, der entscheidend ist für die Beantwortung der Frage, ob sie berechnend oder gläubig gewesen wären. Der aber auch nicht im Gegensatz dazu steht, daß sie, als alles gewaltsam beendet und gegen sie gewendet wurde, zu obiger Notlüge greifen.
Genauso wird jeder seine Geschichte erzählt bekommen haben, der eine hören wollte, als er es verlangte – es wird die Geschichte über Ludwigs Geburt und ihren Umzug nicht gegeben haben. Vielleicht haben die Hohensteins den Grund für ihren Umzug dem Herrn von Winterfeld in Kehrberg angeben müssen. Das Kind aber war für ihn, mit Sicherheit, uninteressant. Was sie den Klinggräffs erklärten, ist leider nicht überliefert.

Der 6. Januar aber könnte den Hohensteins irgendwo zwischen Kehrberg und Berlin eingefallen sein.

[1] *GStA PK, II. HA Generaldirektorium, Abt. 14 Kurmark, Tit. CCCLI, Varia, Nr. 1b: Acta betr. den sogenannten Wunderknaben aus Kehrberg. 1734–1740*

[2] *Adamus Spies, Med. Doct., Umständliche und wahrhaffte Nachricht Von dem So genanndten erstaunens-würdigen Kehrbergischen Wunder-Kinde", Berlin, 1734*

[3] *Hexenwesen und Zauberei in Pommern. Von Dr. Ulrich Jahn. Breslau 1886*

[4] *http://de.wikipedia.org*

[5] *GStA PK, Brandenburg-Preußisches Hausarchiv, Rep. 46 K Nr. 2, Journal von Sr. Königl. Majestaet Kranckheit vom 14. September 1734 bis den 20. Januar 1735.*

Kehrberg 1732–1734

Die Ernte

Die Sonne. Der Staub.
Von den Wagen rieselt Stroh
Und funkelt golden.

Hans Serner, Juli

Ich schlage Ihnen vor, daß wir uns den Anfang in Kehrberg von den Beamten, den Herren Marggraff und Cape, schildern lassen, die das Ehepaar Hohenstein verhört hatten. Stellen wir uns vor, daß sie uns, nebeneinandersitzend, das Gehörte wiedergeben – der eine das, was ihm Johann Hohenstein berichtet hatte, der andere, was Catharina Elisabeth Hohenstein zu Protokoll gegeben. Wobei sie fortwährend einander ins Wort fallen.

Die Hohensteins waren also umgezogen.

„Hierauf habe ihres Bruders Frau"[1], zitiert Johann Gottlob Marggraff die Frau, *„das Heilige an der Brust bekommen, da einem die Brust hart und braun würde und hernach aufbräche welches künfftige Lichtmeße 2 Jahr würde"*[1].

„Weshalb dieselbe zu Dep. geschikt"[1], bringt der andere ein, was ihm der Mann gesagt, *„und das Kind hin verlanget, da denn Dep. Frau mit dem Kinde hingegangen, und habe das Kind dieselbe die Brust gestrichen und sei dieselbe darauf sogleich beßer geworden."*[1]

„Darnach habe ihres Nachbahrs Hoyers Tochter [...]"[1]

„Des Bauers Jochen Hoyers zu Kehrberg Tochter, welche sich beschlafen laßen, eine schlimme Brust und eben den Zufall bekommen, weshalb dieselbe zu Dep. Hingekommen, da das Kind eben geschlafen weshalb sie des Kindes Hand genommen und sich damit die Brust gestrichen [...]"[1]

„Und hatten beide sogleich nach dem Streichen des Kindes Linderung der Schmertzen empfunden und hätte sich die Schwulst hernach auch gesezet."[1]

„Dieses Menschen Bruder Nahmens Jochum Hoyer so Soldat unter das Cronprintzl. Regiment sey, und alle Jähr nach Kehrberg gekommen wäre, da er denn allezeit eine Blase auf der Lippe gehabt habe, alß er gehöret, daß seiner Schwester wäre von dem Kinde geholfen worden, sich auch von demselben die Lippe streichen laßen, und wäre darauf der Schade von der Lippe vergangen."[1]

An dieser Stelle würde ich gern einmal unterbrechen. Im Kehrberger Taufregister sah ich, *„den 18. April 1715 ist Melcher Hoierts und seiner Frau Anna Helma [...] junger Sohn gebohren. Am 23. getauft und Franzich genannt"*[2].

Haben die Hohensteins den Namen des Nachbarjungen verwechselt? In der Aufregung vielleicht? Oder wohnten in Kehrberg mehrere Hoyers?

Gezeigt wird einem dort noch Hoyers Kuhle. Darin hätte das ganze Dorf schon ewig Schwimmen gelernt, wie mir Reinhard Wilhelm aus Kehrberg sagte.

In der Polizeiakte taucht der Soldat erstaunlicherweise nicht nochmal auf.

War es der Franz, dann würde sich seine Heilung allerdings erst 1733, eher sogar noch 1734 zugetragen haben – falls er mit 16 eingezogen wurde. Aber vielleicht war der Soldat auch sein Bruder. Oder ein Cousin.

Da der Hof-Fiskal sich zurückgesetzt fühlt, wechselt er blitzschnell die Quelle:
„Des jetzigen Verwalters zu Vettin Knecht habe auch die Rose oder das so genannte Heyl. Feuer an der Backe bekommen und sey durch Streichen des Kindes curiret worden, auf welche Art es denn lautbaar worden, und hätte sich der Zulauf von Tage zu Tage vermehret.
Voriges Früh Jahr um Fast-Nacht [...]"[1]
Die andere Quelle ist ledig – der Beamte Cape greift zu:
„Um Fastnacht dieses Jahres sey ein alter Schneider aus Pritzwalck Noe Parey, welcher Schmertzen in Knien gehabt, nach Kehrberg gekommen, weil er von des Hoyers Tocher erfahren gehabt, daß sie sey curiret worden, diesen Schneider habe das Kind auch gestrichen und sey derselbe beßer geworden, worauf mehr Leute und zwar welche aus Wittstock hingekommen, worunter eine Frau gewesen so auf Krüken gegangen, welche Deponentin aber nicht kenne, diese seye nur einen Tag in Kehrberg gewesen und habe 14 Tage darnach gespüret, daß sie etwas gehen könnte, numehro aber könte Sie guth gehen"[1].
Fiskal Marggraff fährt ihm trötend in die Parade, indem er seinen Absatz beendet:
„Hierauf sei der Zulauf denn immer nach und nach größer geworden, und wäre ohngefehr 14 Tage vor dem Augst am stärkesten geworden!"[1]
Cape gibt sich geschlagen.
Also schauen wir selbst in das Protokoll des ersten Verhörs von Johann Hohenstein, und lesen weiter:
„Wenn Leute wären hingekommen, so wären Sie bey Dep. an der Schmiede gekommen, und hätten ihn gebethen, daß er Sie durch sein Kind möchte streichen laßen, und hätte er anfänglich selbst nicht gewust, woher die Leute dieses zu wißen gekriegt, maßen um Pfingsten immer etliche da gewesen, nachhero aber und sonderlich um den Augst wäre es beständig voll zu Kehrberg gewesen, daß Dep. die Leute nicht zehlen können."[1]
Das aber ist die Frage. Hat ihn der Zulauf überrumpelt, oder nicht? Und was ist da eigentlich passiert?
Um dies zu verstehen, sollten wir zumindest einmal einen Eindruck von den gängigen Vorstellungen von Krankheit, und den üblichen Versuchen, seine Gesundheit wiederzuerlangen, zu erhalten versuchen.
In der Hoffnung, daß mit den folgenden Büchern auch die in ihnen notierten Gedanken dem Volke vertraut gewesen wären, griff ich zu genanntem Zweck mir ein paar von den angeblich populären Rezeptbüchern, sogenannten Hausapotheken, und zwar genau denjenigen, die der Sohn des Hallenser Professors Dr. Friedrich Hoffmann, Dr. Georg Friedrich Hoffmann, 1793 meint, als er schreibt:
„Solche elende, unvollkommene, unzulänglich-geschriebene, und mit vielem Falschen vermengte Bücher sind eine wahre Pest des Volks. Sie haben bereits eine große Menge Menschen ums Leben gebracht, viele zu einer elenden Pfuscherei und Stümpereien verleitet, und werden wahrscheinlich noch mehrere Menschen ins Unglük führen."[3]
Daß sie *„unendlichen Schaden unter dem Volke"*[3] angestiftet hätten, begründet meine Hoffnung. Denn im anderen Falle hätten sie wohl kaum die beschriebene Wirkung gezeigt.
Ihre Autoren zeichnen, wie Sie sehen werden, recht unterschiedliche Bilder von dem, was Krankheit hervorruft, scheinen sich aber fast alle einig darüber, daß ein irdisches Leben in Gesundheit zwar anzustreben, aber letztlich nicht möglich sei. Und da ich keinen Anlaß sehe, den

Autoren der verschrieenen Werke die beste Absicht zu bestreiten, würde ich sagen, daß sie uns ein hervorragendes Zeugnis von der uneinheitlichen Entwicklung der Medizin geben.
Bevor ich zu ihnen komme, möchte ich aber noch ein Werk zitieren, auf das ich nebenher stieß. Es gehörte zur Bibliothek des Christian Ernst Graf zu Stolberg, der beschrieben wird als ein *„wahrer praktischer Pietist"*[4]. Doch auch, wenn wir eine weitere Verbreitung nicht belegt finden, so gehören die Gedanken seines ungenannten Verfassers jedoch mit in Ludwigs Zeit.
Der Verfasser unseres ersten Bandes zitiert „*Sirach XXXVIII, 15: Wer für seinen Schöpfer sündiget, der muß den Arzt in die Hände kommen.*"[5] Und er schreibt:
„Hingegen wenn des dir ein wahrer Ernst ist, der Sünde abzusterben und der Gerechtigkeit zu leben, so wird dir deine Krankheit dazu gesegnet und beförderlich seyn. [...] Denk an die vorigen Tage, wie du sie zugebracht hast, erinnere dich, womit du an deinem Schöpfer gesündiget hast, und woher der Geist der Krankheit durch irdische Lust, Geiz, Stolz, Zorn oder Neid, Macht über dich bekommen. [...] Bringe die Zeit mit Uebung im Glauben und Anhalt zu, um Rettung deiner Seele, denn dazu gibt dir GOtt noch Frist; du möchtest bald ganz untüchtig hierzu werden. [...] Es ist ihm ein Leichtes deine Krankheit zu wenden, wie er anderen gethan, auch so fern es uns selig ist, versprochen hat. [...] Hiernächst verachte und versäume keine ordentliche Mittel und Gaben Gottes. Meide aber allen Aberglauben; verlaß dich nicht bloß auf die Arzeney, sondern glaube allein an GOtt, den ruffe an um Segen und Genesung, doch nach seinem Willen. [...] Hilft dir sodann der HERR von aller deiner Krankheit, so danke ihm ja mit Herz, Mund und That recht treulich."[5]
Es ist uns bereits begegnet, und es wird uns wieder begegnen, daß vor dem Heiler vor allem Gott gedankt wird, daß Vertrauen in eine Arznei als Aberglaube bezeichnet wird, allerdings nicht. Es erhellt jedoch, wie das vorherige, aus dem, was bei S. Przybyszewski[6] steht.
Doktor Christian Weißbach, der erste der Verschrieenen, ist *„so glücklich gewesen/ daß ihm das liecht/ so der berühmte Herr Doct. Stahl auf dem Pharos der Hällischen Universität der welt angezündet/ in die augen geleuchtet/ und ihn zum erwünschten port der wahrheit geführt hat."*[7] Er schreibt:
„Wir betrachten in der artzneykunst den menschen/ als einen gantzen und nicht als einen solchen menschen/ welcher/ wie der artige Englische Poet Owenus schertzweise den Engelländern vorwirfft/ nur aus einem leibe bestehet/ und müssen folglich auch von der seele/ als der bewegerin und reglerin des leibes/ etwas melden [...] Die seele hat darum den leib zur behausung bekommen/ daß sie in demselben zur ewigkeit soll bereitet werden/ und der elende leib hat von der einwohnung der seele diesen vortheil/ daß er/ vermittelst ihrer bewegung/ vor der fäulniß und verwesung bewahret wird. [...] Und da magst du nun zusehen/ wie du es dermahleins gegen deinem schöpffer verantworten wilt/ daß du auf deinen ohne dem so zerbrechlichen leib so loßstürmest/ und durch allerhand unordnungen/ durch sündliche lüste und begierden/ durch haß/ neyd und bitterkeit dein kurtzes leben vollends abkürtzest/ und deine arme seele zwingest/ ihren leib vor der zeit zu verlassen. [...] Zu dem so hat sie/ wie bereits oben ist gemeldet worden/ die structur des cörpers völlig in ihrer gewalt/ und bildet die fäserchen/ die haut/ die adern und knochen/ uc. nach ihrem belieben/ da sie im gegentheil mit den säfften nicht allerdings also verfahren kan/ sondern öffters muß geschehen lassen/ daß die äußere lufft/ hitze/ kälte und feuchtigkeit etwas dran verderben [...] Wilt du nun künfftig mit gutem success dein eigener leib-artzt seyn ... zu dem ende siehe nicht auf die schmertzen/ oder auf die äusserliche zufälle und

umstände der kranckheiten allein/ sondern glaube nur/ daß die natur nichts umsonst thue [...] Es bestehet aber mein rath nur in drey worten: Werde ein Christ."[7]
Anstelle der „*zufälle*"[7] könnte hier eindeutig auch Zeichen stehen.
Das Wort Zufall wird häufig im Zusammenhang mit Krankheit benutzt. Und zwar – nach meiner Beobachtung – immer im Sinne von Folge oder Ergebnis. Für Symptom und Anzeichen. Nie im Sinne von etwas, das einen aus heiterem Himmel angesprungen.
Krankheit wird für Dr. Weißbach von innen und außen ausgelöst, und ist bereits im Körper angelegt. Weshalb sie einem auch selbst sagen könne, was man tun müsse, um ihrer Herr zu werden. Falls man ihm nicht glauben mag.
Doktor Christian Friedrich Richters Schrift beginnt mit einem Preis der Schöpfung:
„*Der Mensch ist gewiß ein Wunder der Göttlichen Weisheit, welche so viel Geheimnisse in ihm concentriret [...] Und gewiß, ein so edles und wunderbares Geschöpff, als der Mensch ist, muß einen so edlen und hohen Endzweck haben [...] Darum stellet die H. Schrifft den Menschen als einen Diener und Haushalter vor, welchem GOtt diese Welt und die Creaturen, nach dessen Willen zu verwalten, anvertrauet [...] Damit nun der Mensch dieses Amt nach dem Willen des HErrn zu verwalten, und das anbefohlne Werck auszurichten vermögend seyn möchte, so hat ihm GOtt auch die dazu benöthigten Werckzeuge gegeben [...] und solche sind der Leib und dessen Gliedmassen, welche daher mit einer solchen Gestalt und Structur versehen sind, daß man daraus eigentlich wahrnehmen kan, daß sie der Seele zu Vollziehung solches Endzwecks gegeben seyn.*"[8]
Etwas später führt er zu dem, was uns interessiert, aus:
Man findet zweyerley Ursachen derer Kranckheiten, nemlich materialische und unmaterialische. Der materialischen giebt es sonderlich dreyerley Arten, deren einige die Mixtion, Consistentz und innerliche Beschaffenheit derer Theile des Leibes beschädigen; einige verletzen die äusserliche Gestalt und Structur derselben; einige pflegen zwar dem Leibe selbst keinen Schaden zu thun, sie sind aber der Natur selbst zuwider, und also sind sie zum wenigsten eine Gelegenheit gebende und erweckende Ursache, daß die Motus vitales selbst alteriret, turbiret, und also die Bewegung derer Gliedmassen lediret werde."[8]
Als etwas, das dem Körper im Inneren schade, nennt er „*die schlimme Beschaffenheit der Lufft und der Speisen*"[8], das Äußere verletzten „*fressende und ätzende Dinge, Feuer und scharffe schneidende Sachen*"[8], zu dem Dritten zählt er, wenn man z.B. Käse, Butter und Milch nicht vertrüge, aber dennoch zu sich nähme.
Als „*unmaterialische*"[8] Ursachen zählt er Sünde, Gemütsbewegungen, Vernunft, Phantasie und „*Memorie*"[8], eine Schwäche der Natur, „*unordentliche Bemühung und Arbeit*"[8], „*Geneigtheit der Natur zu irren und übel zu wircken*"[8], Gewohnheit, Empfindlichkeit, „*Mangel genugsamer Leibesbewegung*"[8], „*Mangel genugsamer Speise und Getränke*"[8], Einbildung und Unmäßigkeit auf.
Der Mensch ist zwar für eine Aufgabe geschaffen, andererseits aber auch ausgesprochen anfällig. Sein Leib adelt den Menschen zwar, ist aber trotzdem immer auch für eine Überraschung gut. Sehr angenehm ist mir, daß er dem Tod keinen Sinn aufzudrücken versucht.
Gottfried Samuel Bäumlers „*Mitleidiger Artzt*" erspart sich eine allgemeine Abhandlung. Er geht sofort in medias res. Daher sei an seiner Stelle der bereits zitierte Johann Nicolaus Seitz noch einmal gehört. Der will auch keine Schuld feststellen. Er schreibt:
„*Die nächste Sorge nach unserer Seeligkeit soll billich seyn das Leben und die Gesundheit zu*

erhalten/ die Kranckheit aber und den Tod/ so viel und so lang es möglich/ abzuwehren. [...] Die Gesundheit/ ein so grosser Schatz/ der alle andere weit übertrifft/ wird bey den meisten nicht eher geacht/ als wann sie verlohren ist [...] nachdeme sie gesund worden seyn/ ihren alten Gang/ eintzig und allein den Lüsten folgend/ machen sich weiter keine Gedancken [...] Weil aber diß von dem gemeinen Mann/ der stets in seiner Arbeit biß über die Ohren steckt/ und fast kein Sorg/ als das liebe Brod sich und den Seinigen zu gewinnen hat/ folgentlich derjenigen Speiß und Tranck sich bedienen muß/ welche man ihme aufsetzt/ und in seiner Lebens-Ordnung fast keinen Exceß begeht/ jedoch aber vielen Kranckheiten entweder durch eine gewisse Constitution seines Leibs/ oder durch schwehre Arbeit/ unterworffen ist/ nicht sagen kan/ so habe solchen zum Nutzen [...] dieses Tractätlein schreiben [...] wollen." [9]

Darauf, was das Genannte im Körper anrichten, also Krankheit letztlich ausmachen würde, will ich hier nicht eingehen. Denn wir können dem Betrachteten wohl zur Genüge entnehmen, was man glaubte, wodurch Krankheit verursacht würde, und als was sie angesehen wurde.

Was die Furcht vor Behexung betrifft, so weisen die reichlich überlieferten Sprüche und Hausmittel allerdings auch noch auf den Glauben an Hexerei als einer weiteren Ursache für ein Erkranken hin. Wenn Dr. Weißbach auch schreibt:

„Ja, die starcke phantasie, oder einbildungs-krafft/ ist das fundament von der so beschrienen hexerey/ und hat man auß der erfahrung/ daß die sogenannten hexen nur solche leute beschädigen können/ die ihrer falschen magie raum und platz gestatten; Hingegen daß die mit starckem vertrauen auf GOTT aus gerüstete persohnen/ welche ihre verführereyen verlachen/ weder von gespenstern/ noch zaubereyen mögen angefochten werden: Denn wo GOtt wohnet/ da mag keine macht des satans hafften." [7] Jedoch er fügt selbst sofort an: *„Ja/ was noch mehr ist/ so können solche leut durch ihre freye und edle seele/ und der geist/ der in ihnen wohnet/ andre leut von zauberey nur mit einer bedrohung befreyen/ und die gespenster selbsten vertreiben."* [7]

Wenden wir uns dem Angebot, die Pein loszuwerden, und der Nachfrage zu!

Die Kranken kamen von überall her – das war ja das Problem. Es ist also nicht nötig, sich dabei auf die Prignitz zu beschränken.

Frau Barbara Duden öffnete sich, schrieb sie, aufgrund der Praxisaufzeichungen Johann Storchs, *„ein Netz von sich ergänzenden oder konkurrierenden, von sich ausschließenden oder einschließenden Personen, die im Umfeld der Kranken Hilfe anbieten: die Mutter, die Verwandten, Nachbarinnen, der Hühneraugenschneider oder Urinbeschauer, durchreisende Zahnzieher und Pillenhändler, die Bader und Barbiere, die nicht legitimierten, aber ansässigen ‚Empiriker', die Feldscherer eines gerade stationierten Regiments, die ordentlichen Barbierchirurgen bis hin zu den praktizierenden Medici von Eisenach und benachbarten Städten in ihrer spezifischen Rangfolge. Die Buchstaben der Medizinalordnung markieren deutliche Unterschiede zwischen diesen; die Kranken wählen nach einer anderen Logik."* [10]

Im Verfolg ihrer Untersuchung stellt sie fest, daß die Kranken nicht nur die Wahl der Heilperson haben, *„sondern auch die Wahl dessen, was sie von dieser erbitten: Rat, Verordnung, kontinuierliche Behandlung, Visiten – eine unglaubliche Dichte und Vielfalt von Möglichkeiten."* [10]

Und fragend nach der Logik der Kranken, danach, nach welchen Gesichtspunkten diese in dem Angebot auswählen, kommt sie zu dem Schluß: *„Im Zentrum selbst, der Landschaft hinter der Haut, dem unsichtbaren Bereich des Leibesinneren, zu dessen Beratung, Behandlung und Betreuung , zu dessen Manipulation durch Einführen und Auslassen wir so viele verschiedene*

Wege gesehen haben, ist die Entscheidung eingefleischt. Kein äußeres Wissen, kein Titel und Examen, kein Attribut des ‚Professionellen' also, wiegt so schwer, daß es als Gegengewicht auf der Waagschale einer inneren Vorstellung voll zugelassen wäre. Hier im Innern des Selbst, im Verständnis seiner Abläufe und Flüsse, wird nämlich darüber entschieden, was eine Heilung ist." [10]
In der Prignitz bleiben für den Kranken trotz allem jedoch fast immer weite Wege zu berücksichtigen. Da rechnet man durch, welcher lohnt.
Ein Beispiel aus dem Thüringischen hatte der bereits erwähnte Vortrag von Dr. Ruth Schilling über das *„Besuchsverhalten in einer Arztpraxis im 18. Jahrhundert"* [11] zum Thema. Als ihre Quelle führte sie das Praxistagebuch des Suhler Arztes Johann Friedrich Glaser von 1750–1763 an. Alles, was in meiner Arbeit über ihn zu finden ist, habe ich diesem Vortrag entnommen.
Er entstammte einer bis ins 19. Jahrhundert hinein bestehenden Scharfrichterdynastie, und konnte daher, da sie wohlhabend war, sogar in die Stadtverwaltung einheiraten.
Ein Drittel der von ihm ausgestellten Diagnosen waren Ferndiagnosen – man schrieb ihm oder sandte jemanden im Auftrag. Der Handel hatte für solche Fälle Reisekörbchen, die auf die Uringlasform abgestimmt waren, ausliegen.
Dr. Glaser nutzte die Urinschau zu Gesprächen, aus denen er auf das Problem schloß. [11]
Wenn man seine Meinung hören wollte.
Frau Duden berichtet aus der Praxis Dr. Storchs:
„Wohl über die Hälfte seiner casus sind solche, in denen der Arzt nur einmal um eine Verordnung gebeten wird, und gerade in diesen Fällen wird er gedrängt, etwas zu verordnen, was die Frau schon kennt und womöglich zuhause bereitstehen hat." [10]
Wenn wir zurückblicken, sehen wir, daß ein ähnliches Entgegenkommen auch Ludwig abgefordert wurde.
Laut seiner Praxistagebücher beschränkte sich Dr. Glaser auf innere Kuren, doch kam man zu ihm sicher nicht ohne Grund sogar aus medizinisch gut versorgten Städten gereist. Daß er auch Volksmedizin verwandte, das heißt, auch mal Amulette und Anhänger mitgab, gibt er zu, doch wird er zweifelsohne zusätzlich noch über die anatomischen Kenntnisse und das Kräuterwissen der Scharfrichter verfügt haben. Die Wege über Land nach Suhl hin waren schlecht – es muß einen guten Grund gegeben haben, ihn anderen Ärzten vorzuziehen. Er hatte auch über Minerale publiziert. Und, als Stadtphysikus, recht lax Lizenzen für Laienheiler vergeben. [11]
Nach Kehrberg zu fahren, gab es womöglich zunächst zwei gute Gründe: Die Kehrberger Doktoren – Mutter und Sohn – fragten scheinbar nicht nach dem Warum und Woher der Beschwerden, und behandelten alles.
Bereits zitierter Landprediger W. meint, *„wenn ich einige Wenige ausnehme, die wohl ohne große Ueberwindungskunst sich geneigt finden lassen, zum Arzte zu gehen, so pflegt der Landmann jeden Pfuscher dem wirklichen Arzte vorzuziehen; zum Apotheker geht er schon lieber, der kennt und hat selbst alle Arzeneien"* [12].
Darauf schreibt er: *„In manchen noch sehr düstern Köpfen habe ich auch die abendtheuerliche Idee vorgefunden, als ob die Apotheker mit der Geisterwelt in genauer Verbindung ständen, und auf den Beistand derselben bei ihren Kuren rechnen dürften."* [12]
Ob daher jener Rat: *„Verlaß dich nicht bloß auf die Arzeney"* [5] rührt?
Prediger W. fährt in seinem Erfahrungsbericht fort: *„Bei dem Wundarzte sucht er aber wohl eher*

noch Hülfe; der Mann giebt ihm sogleich auch noch Arzenei, weiß seine Unwissenheit zu seinem Vortheil zu benutzen, prahlt oft mit seinen großen Kuren, weißsagt aus dem Urine, der ihm oft stübchenweis zugeschleppt wird, schimpft auf die Aerzte, die ihn wegen seiner Wunderkuren, wie er vorgiebt, beneideten und verfolgten, und bedingt sich die tieffste Verschwiegenheit aus. So Etwas zieht den rohen Landmann an. Er giebt, sagen sie, gute Arzenei, das heißt starkwirkende, die von den Doktors, behaupten sie, wären zu leicht. [...] Die liebsten Aerzte sind aber den Landleuten, wenige ausgenommen, verarmte Handwerker, Viehirten, Nachrichter, besonders wenn sie sich auf die überirdische Kunst der Sympathie verstehen. Ist so ein Mensch erst im Rufe, so scheuen sie sich nicht, 5 Meilen weit nach ihm zu wallfahrten, ihn reichlich zu lohnen."[12]
Aber da genau diese Angaben von Frau Duden aufgrund der Praxisberichte Dr. Storchs überhaupt nicht bestätigt werden können, so wird es womöglich vor allem die Not gewesen sein, die sich die Kranken auf unseren Wunderheiler fixieren ließ. Wenn man sich schon zu einem Arzt aufmacht, will man auch geheilt werden. Und nur der Wunderheiler verspricht die Genesung. Als Einziger. Oder: Endlich! Und er verlangt kein Honorar dafür. Der Kurierte brauchte nur Gott zu danken. Wobei noch manchem ein Wunder desto wahrscheinlicher zu sein scheint, je unglaublicher es ist. Zur nächsten Frage!
Dem Rätsel, wie die Adresse sich so weiträumig herumsprechen konnte.
Nachdem er von der Heilung Catharina Elisabeth Hohensteins durch ihren Sohn berichtet hatte, schreibt Dr. Spies: *„Dergleichen Proben soll er auch nach der Zeit an verschiedenen Bettel-Leuten bewiesen haben, durch welche dieses abergläubige Wesen zuerst auf allen Jahr-Märckten kund gemacht, und nunmehro durch solches Gerüchte gleich dem ungegründeten Actien-Handel dergestalt ausgesprenget worden, daß auch seit kurtz vor Pfingsten nach gezogener Summe an 3000 Krancke in dem Kehrbergischen Hospital sich eingefunden, worunter viele aus Hamburg, aus Pommern, von der Insel Usedom, aus Erfurth, viele aus Berlin, die meisten aus Mecklenburg, und andern herumliegenden Städten und Dörffern angetroffen worden."*[13]
Diese Vorwürfe finden sich allerdings durch das, ausschnittsweise oben wiedergegebene, Protokoll vom 2.9.1734 nicht bestätigt. Nach diesem scheint es eher, als ob Ludwigs Eltern, glücklich, der Allgemeinen Aufmerksamkeit – wenigstens vorerst – entkommen zu sein, ihre wiedergewonnene Ruhe genossen.
Es schickte bekanntlich als nächste Patientin erst des Schmieds *„Frauen Bruders Frau"*[1], kurz, die Schwägerin, also die Frau des Kehrberger Schneiders Hahn, *„die in Wochen gekommen, und die Rose an der Brust gekrieget"*[1] nach dem Kind. Womit die sensationelle Neuigkeit bis dahin in der Familie geblieben sein dürfte. Bis dahin dann aber wahrscheinlich auch die längste Zeit. Denn als Nächster stand der Nachbar vor der Tür.
Daß er im Kronprinzlichen Regiment diente, und aus diesem angeblich die meisten der Soldaten gewesen wären, die nach Kehrberg gekommen waren, könnte einen Zusammenhang haben.
Die Nachricht von seiner Heilung ging allerdings erst noch einmal nach Vettin. Und dann sammelte es sich irgendwann vor dem Tor.
„Aus Pritzwalck sey des Predigers Helwigs Tochter[14]*, welche vom Schlage gerühret und sprachloß gewesen, nach Kehrberg gekommen, und von Dep. Kinde durch Streichen in 3 Tagen curiret worden worauf denn fast alle Leuthe aus Pritzwalck nach Kehrberg gekommen"*[1], wird Johann Hohenstein zitiert. Seine Frau ergänzt: *„Das Pusten hätten die Leute sich selbst ausgedacht und dem Kinde weißgemacht, und hätte es denen Blinden oder die Schaden an Augen gehabt, in die*

Augen und den nicht wohl hören können in die Ohren blaßen müßen"[1]. Wozu er berichtet: *„Theils Leute hätten innerl. Schaden gehabt, welchen das Kind auf ihr Verlangen die Brust streichen müßen, auch hätten Sie dem Kinde Waßer in die Hände gegoßen und solches aus des Kindes Hand getruncken; Einige von den Patienten wären auch darauf gefallen, daß das Kind sich die Hände waschen müßen, und hätten Sie hernach von solch Waßer getrunken, das Waßer hätten sich die Leute selbst aus denen Brunnen dazu geholtet, wiewohl Dep. auch selbst bisweilen und wenn vornehme Leute hingekommen einen Eymer voll aus denen Brunnen in Dorfe gehohlt; da aber die Bauren in Dorf denen Leuten nicht mehr gestatten wollen, aus denen Brunnen Waßer zu hohlen, weil solches knapp geworden, so hätten die Leute solches aus dem sogenanten Papen Teich geholt, etliche hätten sich auch aus ihren Quartieren was mit gebracht."*[1]
Am Anfang werden die Eltern Hohenstein also eher zugehört und zugeschaut haben. Und offenbar noch keinen eigenen Brunnen gehabt. Aber nach so einem Tag könnte der Schmied schon einmal auf ein Bier in die Schenke gegangen sein. Zusammen mit seinem Schwager. Und aus einer Wirtschaft kommt ja bekanntlich nichts wieder so heraus, wie es hineingegangen ist. Und eine Geschichte schon gar nicht.
So daß Dr. Spies z.B. zu hören bekam, in Kehrberg *„wäre gar ein Medicus angekommen (welches ich vielleicht selbst gewesen seyn soll) dieser hätte den lieben Kinde den Arm zerbrechen wollen, welches ihm aber Gottlob nicht gelungen.*
Endlich hätte der Medicus noch 2 Feldscherer gesandt, worunter einer von denen Herrn Octavianern aus Berlin gewesen, welche ihm den letzten Rest hätten anbringen sollen, allein GOtt hätte es in Gnaden abgewandt."[13]
Zu der ersten Geschichte bemerkt er: *„Es hätte aber gar leicht geschehen können, daß dem Knaben dergleichen Malheur in meiner Gegenwart arriviret wäre, indem er beym niederfallen aufs Bette sich seinen Ellbogen auf der scharffen Ecke der Bettstelle dermassen stieß, daß ein erbärmliches Geschrey, so wohl von dem jungen als der Mutter selbst diesen Fall so gefährlich machten, daß darauf die abreisende überall spariret, wie dem Kinde von einem fremden Medico der Arm hätte sollen zerbrochen werden."*[13] Er sagt jedoch nicht, wieso der Junge gefallen wäre.
Die zweite Geschichte kommentiert er: *„Dieses ist ebenfalls eine offenbahre Lüge, weil die vermeinte 2. Feldscher zwar nach Pritzwalck von hier aus, aber nicht nacher Kehrberg gereiset gewesen."*[13]
Für ihn stehen Erfinder und Absicht fest, und die Geschichten in einem Zusammenhang: *„Im Anfange bedienten sich die Eltern, um die Sache desto plausibler zu machen, mancher listigen Ränke; Sie machten denen Ankommenden weiß, daß der Knabe grosse Nachstellung hätte, und bestand die erste Entree, denen Frembden als etwas remarquables zum Anbiß zu praesentiren, jederzeit darin: wie sich bereits ein unbekandter Feldscherer eingefunden, welcher dem Knaben eine Blase vorgehalten um darein zu blasen, worin ohnfehlbar ein Gift verborgen gewesen, ihr Kind zu tödten"*[13]. Wer weiß, was tatsächlich geschehen war! Auf keinen Fall aber hat dieser Anfang am Anfang gestanden.
Dem bereits genannten Berliner Studenten, der sogar erst am 27. August 1734 nach Kehrberg gekommen war und sich offenbar den Wartenden zugesellt hatte, war Ähnliches auch noch erzählt worden. Und in keinem Fall ausdrücklich von den Eltern des Jungen.
Seine Berichte weisen – ich hatte darauf hingewiesen – auf ein Phänomen hin, das nicht gerade selten auftritt – obwohl er alles mit eigenen Augen gesehen hat, glaubt er sogar, was jenem

offensichtlich widerspricht, und verbreitet die Legenden aus keinem wissenschaftlichem Interesse heraus. Eine Erklärung wäre, wie gesagt, daß er die Verhaftung hat mitansehen müssen.
„*Viele Chirurgi*“, schreibt er, „*und Medici haben ihm nachstellen lassen, ihm eines anzuhängen; Allein des Kindes freundlich- und liebliches Wesen mache die Abgeschickten gantz erstaunend. Es mercke auch gleich, wer etwas böses wider selbiges im Sinn habe.*“[15]
Diesen Geschichten scheint also eher eine allgemeine Angst, jenen vermeintlichen Segen wieder zu verlieren, zugrundegelegen zu haben.
Diesen Segen zu beschreiben scheint die folgende Geschichte, die ich hier gern noch einmal abschreibe, obgleich wir sie schon gehört haben, auch zu versuchen, wenn sie erzählt, „*es würde nemlich das Kehrbergische Kindlein mit einer gedoppelten Wache genau bewahrt, aus der Ursach, weil die Juden in specie aus Amsterdam sich bereits verlauten lassen, wie ihnen geträumet, daß der Meßias zu Kehrberg gebohren werden solte, es hätten sich auch verschiedene bey dem Dorffe sehen lassen, welchen aber der Streich solchen Meßiam zuentführen nicht gelungen.*“[13]
Was breitzutreten Doktor Spies für einen besonders gewitzten Streich hält. Was sollte der Doktor aber auch von den Hohensteins denken, als er, nachdem er den Erzählungen gefolgt war, den Onkel des Jungen vor Ort dabei angetroffen hat, dessen Waschwasser zu verkaufen?
Oder gehört, es „*soll der Schneider bereits das Quart als eine Medicin für einen Groschen an die Leute verkauffen*“[13]. Gesehen habe er allerdings, wie die Magd, die „*manchen Groschen zum recompence von denen armen Leuten bekommt, umb ihnen zu dem Streichen und Kratzen des Knabens zu verhelffen dergleichen Sporteln ebenfalls der dortige Schneider als des Schmidts Herr Schwager unverschämter Weyse anzunehmen sich nicht scheuet.*“[13] Und außerdem wohl „*in specie die Eltern von diesem Kind, und deren daselbst anwesende Herr Schwager, welche gleich einem Glücks-Töpffer von denen wenigen elenden Persohnen, so von ohngefehr besser geworden, eine umständliche Nachricht geben, dagegen aber von denen übrigen, welches die meisten sind, nichts gedencken.*“[13]
Es ist halt so eine Sache mit dem Geld. Wenn „*auch niemandem was abgefordert worden, sondern es bey jedem gestanden, ob er was geben wolle oder nicht*“[1] - wenn Geld rollt, will man es haben.
Wie er allerdings den Umstand aufgenommen, daß ihnen aus ihrer Tarnung eine neue Aufmerksamkeit erwachsen, ist nicht überliefert.
Die Verhöre bringen diesbezüglich nur heraus, daß Vater Hohensteins Staunen über die Menschenmassen ehrlich empfunden zu sein scheint. Aber die sind und bleiben auch ein Wunder.

Das Ansehen, das die Hohensteins nun im Dorf gewannen, ist interessant.
Ein Kranker beschwerte sich gegenüber Dr. Spies darüber, daß ihnen „*von denen Kehrbergschen Bauren sehr offt zugeruffen worden: O ihr armen Leute ihr müsset wohl bey euch keinen GOtt haben, das ihr hieher kommet, und betet unsern Schmidt an.*“[13]
Das liest sich, als wenn die Hohensteins nun vom Regen in die Traufe geraten wären.
Dabei „*sahe man auf allen Bauer-Höfen , gleich als auf einem Jahrmarck, nichts als Carossen, und viele andere Wagen. Zur nothdürfftigen Consumtion wurden, wie verlautete, alltäglich an 6, 8 und mehr Tonnen Bier ausgetruncken.*“[13]
Doch auf dem Land liebte man wohl schon immer seine Ruhe über alles.
In der „*Märkischen Allgemeinen*“ vom Montag, den 17. September 2012, beschreibt Felix Klabe unter der Überschrift „*Endstation Knochenbrecher*“ eine ganz ähnliche Situation in Filsum. Ein

Pferde-Chiropraktiker lockt dort gerade Besuchermassen ins Dorf, was auch diesem guttut, aber dennoch erlebt er sogar Feindlichkeit. Daß den Hohensteins Tiere vergiftet worden wären, darüber finden sich jedoch keine Berichte.

Das Geld lag auf der Straße.

[1] *GStA PK, II. HA Generaldirektorium, Abt. 14 Kurmark, Tit. CCCLI, Varia, Nr. 1b: Acta betr. den sogenannten Wunderknaben aus Kehrberg. 1734–1740*

[2] *Evangelisches Zentralarchiv Berlin*

[3] *Etwas zur Beherzigung für Menschen denen ihre Gesundheit lieb ist, Für Leser aus allen Ständen, die Aerzte ausgenommen, von Dr. Georg Friedrich Hoffmann dem Jüngern, Arzte zu Frankfurt am Main, Frankfurt am Main 1793. www.books.google.com*

[4] *"Stolberg-Wernigerode, Christian Ernst, Graf zu" von Eduard Jacobs in Allgemeine Deutsche Biographie, herausgegeben von der Historischen Kommission bei der Bayerischen Akademie der Wissenschaft, Band 36 (1893) http://de.wikisource.org*

[5] *Seliges Geschäfte auf dem Kranken- und Sterbebette, vermittelst Darstellung eines wohlmeynenden geistlichen Raths, und heilsamen Unterrichts, für Kranke und Sterbende; in gleichen allerhand kräftigen Gebethe, erwecklichen Seufzer und geistreichen Lieder, welche in solchen Umständen nutzbarlich können gebraucht werden, aus den besten hieher gehörigen Schriften zusammen getragen. Königsberg, 1745. www.digitale.bibliothek.uni-halle.de*

[6] *Stanislaw Przybyszewski, Die Synagoge des Satans, in „Der Schrei", Leipzig und Weimar 1987, Gustav Kiepenheuer Bücherei 71.*

[7] *Wahrhaffte und gründliche Cur Aller dem Menschlichen Leibe zustossenden Kranckheiten/ Nach der Vernünfftigen und unverrückten Methode der Natur/ samt einem Physico-moralischen Vorbericht/ von dem Menschlichen Leibe/ und der darinn würckenden Seele/ entworffen/ und mit vielen Medicamentis specificis versehen/ Von Doct. Christian Weißbach. Die Sechste Auflg. Mit Königl. Pohlnisch. und Churfürstl. Sächs. Privilegio. Straßburg/ 1729. Bayerische Staatsbibliothek. www.europeana.eu*

[8] *Die höchst-nöthige Erkenntniß des Menschen, sonderlich nach dem Leibe und natürlichem Leben, Oder ein deutlicher Unterricht, von der Gesundheit und deren Erhaltung: auch von denen Ursachen, Kennzeichen und Nahmen der Kranckheiten, und bewährten Mitteln gegen dieselben Damit ein jeder, auch Ungelehrter, bey Ermangelung eines Medici, sonderlich durch XI. sichere, hierzu hinlänglich erfundene, und zu einer bequemen Haus- Reise- und Feld-Apothecken seligirten Medicamenta und Gebrauch dieses Tractats, vermöge bisheriger reichen Erfahrung, die gewöhnlichen, auch schweren Kranckheiten, sicher, und mit gutem Success curiren könne, abgefasset von D. Christian Friedrich Richtern, MED. PRACT. in Halle. Gedruckt im Jahr 1741. www.books.google.com*

[9] *Vermehrter und im Druck verbesserter Trost der Armen, Das ist: Schlechte, jedoch bewährte Haus-Mittel, Dardurch Fast in allen Zuständen und Zufällen des Menschlichen Leibs dem Landmann und Armen/ ohne oder mit geringem Zuthun der kostbaren Apothecker-Büchsen kan geholffen werden. Beschrieben aus 46. Jähriger Experienz und Praxi, Durch Joannem Nicolaum*

Seitz, Medicinae Doctorem und Physicum zu Stadt Ochsenfurth/ der Löbl. Leopoldinischen Reichs-Academiae naturae curiosum Mit-Glied/ seines Alters im 68. Jahr. Mit vorgesetzten Ursachen und Zeichen der Kranckheiten/ samt zu allen diesen Zuständen gehöriger Haus-Apothecken/den Barbierern/ Badern/ und Heb-Ammen ein sehr nützliches/ und zur Erspahrung grosser Kosten bey vorfallender Noth sehr dienliches und nothwendiges Werck. Mit beygedruckter Beschreibung des Kissinger Bauer-Bronnens- und Wasser-Cur in Francken. Nürnberg, 1726. www.books.google.com

[10] *Barbara Duden, Geschichte unter der Haut, Ein Eisenacher Arzt und seine Patientinnen um 1730, Stuttgart 1987.*

[11] *Dr. Ruth Schilling, Patientenwege - Besuchsverhalten in einer stationären Arztpraxis im 18. Jahrhundert, Vortrag in der Hörsaalruine des Medizinhistorischen Museums der Charité Berlin, 12. April 2011*

[12] *In: Braunschweigisches Magazin, Hefte Nr. 48–50 vom November bis Dezember des Jahres 1814: „Wie kann der Landprediger sich um die Wiederherstellung der Kranken in seiner Gemeinde verdient machen? veranlaßt durch einen Aufsatz des Herrn Leibmedikus Hufeland: „medizinische Praxis der Landgeistlichen" betitelt. Von einem Landprediger" W., www.digibib.tu-bs.de.*

[13] *Adamus Spies, Med. Doct., Umständliche und wahrhaffte Nachricht Von dem So genanndten erstaunens-würdigen Kehrbergischen Wunder-Kinde", Berlin, 1734*

[14] *Ihren Namen, wie auch den des Soldaten Hoyer, mit einiger Gewißheit angeben zu können, bedürfte es noch vieler Stunden Suche zB. im EZA Berlin. Dort fand ich in den Pritzwalker Kirchenbüchern für möglicherweise diese Familie Helwig nur:*
1630: Den 28 Nouembi. Drc. Jacobus Helwige einnen Sohn tauffen laßen Nahmenß Jacobus (Im Taufregister wird der Name Hellwig geschrieben)
1659: 6. Septemb. Herrn M. Johannis Helwigs Tochter Dorothea getaufft
1660: M. Johannis Helwig [...] Sohn Hieronymus [...] 29. Nbr
1662: M. Joh. Helwigs [...] Dietrich [...] 30 Octob.
Im Bericht Carl Gerloffs (In: Umständliche und wahrhaffte Nachricht) werden Krankheit und Heilung der elfjährigen Predigerwitwen-Tochter im Einzelnen beschrieben.

[15] *Der merckwürdigen Geschichte des Göttingischen Studenten Mons. V. [...] Zweyter Theil. Nebst andern Besonders Begebenheiten von ihm selbst beschrieben und von Dessen guten Freunde dem Druck übergeben. Mit Kupffern. Zweyte Auflage. 1749. Staatsbibliothek Berlin Preußischer Kulturbesitz, Yv 4181 R Marburg, Sonderbestand.*

Alternativer Anfang

> *„Was hat er gesagt?“ […]*
> *„Nur immer dieselben Worte:*
> *Denken Sie daran, daß Sie sterben müssen –*
> *nichts weiter.“*
> *„Das muß ein Wahnsinniger sein“, sagte*
> *Godfrey.*
>
> *Muriel Spark, Memento Mori*

Eigentlich beginnt unsere Geschichte schon viel früher. Am 14. August 1688, einem Sonnabend, nachmittags um halb Drei[1], wurde *„in dem kurfürstlichen Schlosse zu Cölln an der Spree, das damals noch ein mittelmäßiges altdeutsches Renaissancebauwerk war,“*[1] ein Knabe, *„ein außerordentlich gesundes Kind von erstaunlich kräftigem Gliederbau“*[1], geboren, dem wir unsere Aufmerksamkeit auch schenken sollten. Er erhielt am 22. August 1688, einem Sonntag, bei der Taufe in der Domkirche den Namen Friedrich Wilhelm.[1]
Sein Pech war, daß seine Mutter Sophie Charlotte Kurfürstin von Brandenburg und sein Vater Friedrich III. Kurfürst von Brandenburg waren. *„Erst seit wenigen Wochen regierend.“*[1]
Denn noch darüber hinaus, daß Vater und Mutter allein bereits unterschiedliche Vorstellungen von der für ihr Kind erforderlichen Erziehung hatten, und also gegensätzlich auf es einwirkten, wurde seine Erziehung Opfer der großen wie auch kleinen Politik. So daß wir an ihr einmal mehr sehen können, wie Bildung zugeteilt wird: Immer mit der besten Absicht.
Seine Mutter, lesen wir, genoß als einzige Tochter *„der vorzüglichen Sorgfalt ihrer Mutter, sie empfing guten Unterricht im Lateinischen, sie sprach bald Französisch, Italiänisch und Englisch mit gleicher Leichtigkeit, wie ihre Muttersprache; die Erlernung und Uebung der Musik wurde nicht verabsäumt; zu den ernstern Wissenschaften bezeigte sie großen Eifer, und liebte überall den Grund und Zusammenhang der Dinge zu erfahren, oder durch Nachdenken herauszubringen.“*[2]
Als Kurfürstin und Königin zeichnete sie sich, in den Worten ihres Biographen, aus *„durch ihren großen Verstand, unterstützt von Schönheit und Liebenswürdigkeit […]. Allein ihre Sinnesart, wenn auch herrscherlich, ging nicht auf Herrschen aus. Mit dem Wirklichen zu schalten, Staatsgeschäfte zu lenken und Vorsätze durchzuführen, lag nicht in ihrem Geiste; dies war mehr die Gabe ihrer Mutter; sie selbst gehörte zu den Naturen, welche der Betrachtung, dem Gedanken, und dem daher fließenden Genusse leben“*[2], schreibt Karl August Varnhagen von Ense.
Ein anderer Biograph, Karl Eduard Vehse, zeichnet sie mit feineren Strichen. Er schreibt, *„vor allem liebte sie Musik. Kein Tag verging, ohne daß sie am Klavier gesessen oder musikalische Aufführungen angehört hätte. […] Die Königin komponiert auch selbst und zwar ausgezeichnet. Sie hatte ihre eigene Kapelle, ihr Kapellmeister war der berühmte Attilio Ariosti. […] Der berühmte Händel kam 1698, damals fünfzehn Jahre alt, nach Berlin und spielte mehrmals bei Hof. […] Über alles liebte die Königin Charlotte den Umgang mit gelehrten Männern. […] Auf ihren Reisen ließ sie keine Gelegenheit vorbeigehen, berühmte Männer persönlich kennen zu lernen.“*[3]
„Der als Deist und Freidenker berühmte“[3] John Toland, der 1701 gemeinsam mit Leibnitz nach Lützelburg kam, wo die Königin ihren Hof zu halten pflegte – nämlich außerhalb Berlins[3] – wird

von K.E. Vehse wie folgt zitiert:
„[...] sie steht keinem Menschen nach an richtigem Verstand, zierlichen und wohlgesetzten Worten, und an Annehmlichkeit in der Unterhaltung und im Umgang. Sie hat überaus viel gelesen und kann mit allerhand Leuten von allerhand Gegenständen reden. Man bewundert ebensowohl ihren scharfen und gewandten Geist, als ihre gründliche Wissenschaft, die sie in den schwersten Stücken der Philosophie erlangt hat. [...]"[3]
Die gleiche Stelle übertrugen Dr. Friedrich Förster[4] und Adolph Streckfuß[5] auch in ihre Darstellungen der Mutter Friedrich Wilhelms I., zitieren allerdings mehr als Genannter, so daß wir bei ihnen noch folgenden Satz über Königin Sophie Charlotte finden:
„Sie sieht es gerne, wenn Fremde ihr aufwarten und sie von allem, was in ihren Ländern merkwürdig ist, unterrichten; ja, sie hat eine so genaue und richtige Erkenntniß von den Regierungen, daß man sie in ganz Deutschland die republikanische Königin, oder die es nicht mit der absoluten, unumschränkten Monarchie hält, nennt."[4]
Als sie, zwölfjährig, für zwei Jahre nach Versailles, an den Hof Ludwigs XIV., fuhr,[1] ergriff sie, wie Carl Hinrichs schreibt, *„eins [...] doch für immer: der große Stil der französischen Welt überhaupt in ihrem grandiosen Rahmen von regelmäßiger Architektur und Gartenkunst, die Kultur des Ausdrucks in Umgang, Brief und Theater, aber auch ihr Luxus und ihre hochmütig-witzige Skepsis."*[1] Etwas später fährt er fort: *„Unter den Augen von Leibnitz und unter seinem Einfluß entwickelte sich jetzt der in Frankreich mächtig angeregte und aufgelockerte, auf das Glänzende und Ästhetisch-Sinnliche gerichtete Geist der jungen Fürstin zu größerer Tiefe und Ernsthaftigkeit. Hatte die weltliche Ausbildung durch den französischen Aufenthalt mehr den Forderungen ihres stark entwickelten aristokratischen Standesbewußtseins gegolten, so trat nun, durch Leibnitz geweckt und gefördert, das stuartisch-pfälzische Erbe an Intellektualität hervor und entzündete sich an den Problemen des Glaubens und des Denkens, welche die europäische Menschheit damals beschäftigten."*[1]
Sein Vater *„war verwachsen. Auch wiederholte orthopädische Kuren bei holländischen Ärzten, denen er in seiner Knabenzeit unterworfen wurde, hatten daran nichts zu ändern vermocht. Als Nachgeborener gelangte er zur Herrschaft nur durch den Tod seines älteren Bruders Karl Ämil, einer bedeutend angelegten, eigenwillig-stolzen Herrschernatur, im Vergleich zu der die seinige untergeordnet und zaghaft erschien. Friedfertiges und versöhnliches Sichschicken und Hinnehmen traten bei ihm früh als Ideale eines trotzdem verletzlichen, reizbaren und schwachen Charakters hervor, der in der strengen Forderung und Erfüllung des Zeremoniösen und Repräsentativen einen Halt suchte, den er aus sich selbst heraus nicht hatte"*[1], lesen wir zu diesem. *„Auch er wollte das Seine tun für die Größe Brandenburg-Preußens, das Werk des Vaters auf seine Weise fortsetzen. Aber beeindruckbar und lenksam wie er war, sollte er während seiner ganzen Regierung dem Einflusse mächtiger Minister unterliegen, während er das Gefühl seiner Schwäche und Unzulänglichkeit mit immer unnahbarerem Prunk zuzudecken suchte."*[1]
Der Kurprinz war, wie Kinder dies gerne tun, zu ungünstiger Zeit geboren worden.
„Der Herzog von Saint-Simon"[1], faßt Carl Hinrichs den Augenblick zusammen, *„hat das Jahr 1688 als dasjenige bezeichnet, in welchem Frankreichs Größe als politische und kulturelle Vormacht Europas den Zenith erreichte und mit dem der Rückgang einsetzte. In diesem Jahre erhob sich das allgemeine europäische Ringen gegen das französische Übergewicht, das mit einer kurzen Friedenspause fünfundzwanzig Jahre währen sollte. Es begann ein Vierteljahrhundert, an*

dessen Ausgang ein verwandeltes Europa stand"[1]. Zu seiner Thronbesteigung.
Doch zu dieser später!
„Beim Adel war es im 18. Jahrhundert weithin üblich, eine Amme für die Säuglinge ins Haus zu nehmen. Danach folgten Kinderfrau, Gouvernante, Hofmeister"[6], schreibt Jürgen Schlumbohm. Und, soweit man aus den von ihm sowie Irene Hardach-Pinke[7] und Gerd Hardach[7] angeführten Quellen schließen darf, wurde den Kindern des Adels gewöhnlich in der Zeit zwischen dem 6. und 8. Lebensjahr der Hofmeister vorgestellt. Nach der Gouvernante.
Bei Friedrich Wilhelm war jedoch schon dies nicht wie üblich.
Er wuchs ausgerechnet die ersten drei Jahre getrennt von seinen Eltern auf.
Ab Beginn des sogenannten Neunjährigen Krieges[8], der am 24. September 1688 ausbrach, bis zum 1. August 1691 wurde er in Hannover der Frau Oberhofmeisterin von Harling, *„einem alten, klugen und korpulenten Familienfaktotum des pfälzisch-hannoverschen Hauses anvertraut"*[1].
Ob dies nötig gewesen wäre, ist die Frage.
Zumindest stellen sich Zweifel daran ein, wenn konstatiert werden muß, daß es seiner von ihm entzückten[1] Großmutter *„bei den gefährlichen Zeiten" und im Hinblick auf die bevorstehenden Feldzüge"*[1] erst gelingen mußte, *„den Kurfürsten davon zu überzeugen, daß sein Sohn am besten in Hannover aufgehoben sein würde"*[1], indem sie ausnutzte, daß der Kurfürst *„sich in den letzten Lebensjahren seines Vaters von dessen zweiter Gemahlin mit dem ‚poudre de succession' verfolgt geglaubt, und auch beim Tode seines Erstgeborenen war von solcher Giftmischerei gemunkelt worden – was für geheimnisvolle Kinderkrankheiten konnten nach solchen Mutmaßungen nicht dem allein bei der Dienerschaft in Berlin zurückgelassenen Thronfolger drohen!"*[1]
Da in ihr und ihrer Tochter *„der ganze stolze Machtwille des Welfenhauses* (lebte), *den Sophie Charlotte auch an der Seite eines brandenburgischen Gemahls ungebrochen bewahrte – wie, wenn es gelang, den Thronerben der rivalisierenden Hohenzollern [...] im aufnahmefähigsten Kindesalter mit welfischer Tradition zu erfüllen, nach welfischem Interesse zu erziehen?"*[1] Dies war die Frage. Und *„bei der Mutter Sophie Charlotte kam die Erwägung hinzu, daß der Aufenthalt des Kindes in Hannover ihr häufigere Vorwände geben würde, den väterlichen Hof aufzusuchen, dessen heiterer und ausgelassener, reicher und gepflegter Daseinsart sie so sehr vor dem zur Stunde noch unentwickelteren Hofleben in Berlin den Vorzug gab."*[1]
Nachdem Friedrich III. aber aus chronischem Geldmangel – obwohl ihm sein Vater die Staatskasse noch mit einem Plus, schuldenfrei und stabilen Einnahmen übergeben hatte – seine Armee in Hilfskorps zersplittert und an verschiedene Mächte vermietet hatte, war sein Kommando bald überflüssig geworden[1] und der *„Vorwand für den weiteren Aufenthalt des Kurprinzen in Hannover hinweg."*[1]
In Hannover scheint an dessen Erziehung allerdings einiges verabsäumt worden zu sein, denn in Berlin konnte sich seine, von der Mutter bestallte, als Hugenottin vor Kurzem eingewanderte französische Hofmeisterin offensichtlich nicht mehr gegenüber dem Jungen durchsetzen. Aber wenn Friedrich Wilhelm von einem Fenstersims herab mit ihr über eine Strafe verhandeln konnte, war sie wohl auch nicht unbedingt die geborene Erzieherin.
Der Kronprinz wird von Carl Hinrichs als kräftiges, wildes Kind beschrieben. Bemerkenswert ist, wie zuwider ihm der höfische Prunk, in dem sich beide Eltern nichts vergaben, gewesen sein muß, so daß er sich bereits als Vierjähriger mit allen ihm zur Verfügung stehenden Mitteln dagegen auflehnte – z.B. mit dem Verschlucken einer Schuhschnalle, die, durchgelaufen, dann in der

Raritätenkammer des Schlosses ausgestellt wurde. Ein anderes Mal sprang er mit Puderperücke und goldbesticktem Anzug, weil er gegen seinen Willen damit ausstaffiert worden war, in einen Kamin, um völlig schwarz wieder herauszukommen. [1]
Und C. Hinrichs schreibt:
„Wie das Religiöse, das Künstlerische und das Wirtschaftliche, so ist auch das Soldatische eine ursprüngliche menschliche Qualität. Es gibt Dichter und Händler von Jugend auf, und es gibt Soldaten, Offiziere von Kindesbeinen an. Auch in dieser Beziehung wiederholte sich in Friedrich Wilhelm die Anlage des frühverstorbenen Ältesten des Großen Kurfürsten, des Kurprinzen Karl Ämil, der als Knabe stolz das ihm angetragene Rektorat der Universität Frankfurt zurückgewiesen hatte, weil er nichts als Soldat sein wollte.“ [1]
Dies sollte später deutlich werden.
Bis er mit fast 7 Jahren einen Hofmeister und regelmäßigen Unterricht erhielt, schaffte er, *„ein kleiner aufbrausender und leidenschaftlicher Tyrann, [...] seine weibliche Umgebung – seine Mutter nicht ausgenommen – völlig zu unterjochen, die ihm nur noch etwas abgewinnen konnte durch den Appell an den ‚lieben Gott‘ und den Vater, die er beide in gleicher Weise fürchtete, weil sie beide fast gleich unsichtbar waren. Trotz seiner natürlichen Aufgewecktheit, seiner Beobachtungsgabe, mit der er in stiller Aufmerksamkeit die Schwächen seiner Umgebung zu mustern begann, hatte er bis zu diesem Zeitpunkt infolge seiner Flüchtigkeit und Unstetheit, die wiederum auf seinem unruhigen Temperament und seiner Wildheit beruhten, noch nicht das Geringste gelernt. Zwischen den Stürmen zeigte sich dann aber wieder in kindlicher, tränenvoller Zerknirschung ein gutes, fast weiches Herz, und so kam es, daß doch alles den Wildling liebte und verwöhnte. Dabei war er auch noch ein ausgesprochen schöner Knabe“* [1].
Bei der Wahl seiner Erzieher prallten die unterschiedlichen Interessen nun allerdings hart aufeinander. Die des Hauses Hannover auf die des Hauses Brandenburg, die damals noch von Eberhard Danckelmann hochgehalten wurden. Statt deren Vereinigung setzte ein rücksichtsloses Intrigenspiel ein. Dessen sinnige Folge war, daß nach zwei Jahren sein Lehrer wieder entlassen werden[1], und der neue, Jean Philippe Rebeur, an dem neunjährigen Prinzen feststellen mußte, *„daß er wie ein Papagei abgerichtet worden war, ohne daß Geist und Phantasie an dem Gelernten beteiligt gewesen waren, so daß er auf alle Fragen kreuz und quer antwortete, um zufällig das Richtige zu treffen oder nicht. Rebeur gewann das Bild einer völligen inneren Teilnahmslosigkeit und Fremdheit gegenüber dem Stoff, einer Zerstreutheit und Abgelenktheit, wie sie ihm noch nicht begegnet waren. [...] Auch äußerlich bot der Kurprinz dem vor Eifer glühenden Erzieher ein beklagenswertes Bild, ein Bild gewissermaßen der Hoffnungslosigkeit des Kindes gegenüber einer Welt von gewaltiger Fremdheit und Beziehungslosigkeit, gegenüber diesen lateinischen und gelehrten Dingen, mit denen seine unruhige, so auf Bewegung und Tätigkeit gestellte Natur sinnlos und ohne Methode geplagt worden war und mit denen es nun so recht erst losgehen sollte. Er stand da in gebückter Haltung, die Füße etwas einwärtsgekehrt, auf die Fragen Rebeurs mit der Faust den linken Daumen langziehend und die Stirn in tiefe Falten gerunzelt.“* [1]
Allerdings, *„wenn Rebeur zu Anfang festgestellt hatte, daß der Kurprinz weniger wisse als ein Kind von vier Jahren, so erkannte er bald, daß sich das nur auf die Schuldinge bezog. Wohl stand er mit Latein, Orthographie und Alphabet auf dem schlechtesten Fuß, doch zeigte er bei aller Kindlichkeit eine Schlagfertigkeit, einen Witz, eine natürliche Aufgewecktheit und eine auf stiller Beobachtung beruhende Erfahrung und Kenntnis seiner Umgebung, daß er den Lehrer immer*

wieder in Erstaunen setzte und ihm im Grunde schon überlegen erschien." [1]
Die Unterrichtsstunden wurden jedoch für beide – Schüler und Lehrer – eine Marter. Der Kurprinz sperrte sich immer wieder gegen den Stoff. Machte zu. Oder wehrte sich dagegen. Notfalls mit den Fäusten. Der Hofmeister wurde seines Zöglings im Guten nicht Herr. Und griff zu unfairen Mitteln.[1] Rebeur war *„ein in tiefer Seele frommer Calvinist, ganz erfüllt von dem schweren Ernst seines Bekenntnisses"*[1], und erschreckte seinen Schüler damit, daß *„seine Unaufmerksamkeit, sein Fluchen, seine Raserei [...] Zeichen seiner Verwerfung und Verdammnis zu sein schienen, [...] wie Rebeur ihm mit fürchterlichem Ernst vorhielt,"*[1] tief in seiner kindlichen, gläubigen Seele.[1]
„Seine Meinung,"[1] lesen wir, *„die er einmal zu Rebeur äußerte, daß man Christus nicht in allem nachfolgen könne, war kein Zweifel, sondern eben das Bewußtsein der sündhaften Ohnmacht. Gerade weil ihm kein Zweifel kam, litt er so sehr unter Sündengefühl und Prädestinationsangst."*[1]
Diesen Druck hält das Kind natürlich nicht aus. Es leitet ihn in Ausbrüche von Lästerei oder Aufbegehren ab. Oder in einen, vorerst noch, *„kindlichen Erziehungs- und Bekehrungseifer."*[1] In welchem C. Hinrichs schon die Anfänge einer bewußten Oppositionshaltung zu seiner Umwelt sieht.[1]
Rebeur machte gleich weiter so, und pflanzte in den empfänglichen Boden seine Herrschafts- und Staatsauffassung von reformiert protestantischer Prägung, die einem Herrscher Gottesfurcht predigte und das Wohlergehen jeden Staates von dem ethischen Standard seines Fürsten abhängig machte. Wozu er auch auf die *„Kurze und deutliche Institution eines jungen christlichen Prinzen, was er in seinem Stand und Regiment in acht zu nehmen"*[1] zurückgriff, aus der er folgende Gedanken nahm, die uns später beim König genauso wiederbegegnen werden:[1]
„Wenn der König von Gottes Gnaden ist, so heißt das, daß er als Stellvertreter Gottes dessen Kinder, seine Mitbrüder, regieren und beschützen soll. Die Sünden des Fürsten werden höher angerechnet als die der Untertanen. Er soll einfach sein, nicht in ‚wohlriechenden Sachen und mit gebürsteten Haaren' gehen, denn nicht hierin besteht seine Ehre und Würde, sondern in einem tapferen Gemüt. Er soll zwar ‚stattlich auftragen lassen, aber an wenigen und gemeinen Speisen sich sättigen'. Er soll nicht durch Bausucht, Spiel, großes Hofgesinde die Staatseinkünfte vergeuden, sondern die gerechten Steuern, welche das Volk auf Gottes Befehl in seine Hand legt, für die Bestellung guter Beamten, für die Unterhaltung der Commerzien und der ‚gemeinen Werke', der Kirchen, Schulen, Akademien, Grenzhäuser, Festungen, Wasserströme, zur Herstellung und Befestigung auswärtiger Bündnisse und zum ‚Notbrot' für Kriegszeiten anwenden. Vor allem aber muß der Fürst seine Kammergüter und Ämter, das Einlaufen und die Verteilung der Steuern selbst inspizieren, und es weder seinen Räten insgesamt noch einem Rate allein überlassen. Denn von ihm allein wird Gott über alles die Rechenschaft fordern. Der Fürst muß sich selbst auf die Staatsgeschäfte verstehen und ‚sich bei aller Gelegenheit seiner Land und Leute erkundigen', damit er nicht wie ein unvernünftiges Tier von andern geleitet wird und mit fremden Augen sehen muß."[1]
Einen weiteren prägenden Eindruck zu dem genannten hinterließ seine erste Bildungsreise nach Holland in dem zwölfjährigen Thronfolger.
„Holland war protestantisch, bürgerlich und intim, und baute daher Puritanerkirchen mit schlanken, fein durchbrochenen Turmspitzen und Glockenspielen, vielfenstrige, schmale Bürgerhäuser in Reihen an Kanälen, Waisenhäuser und Altersheime, und verewigte dieses sein bürgerliches Alltagsleben mit seinem unermeßlichen Flachland- und Wolkenhintergrund in der

Malerei.
Der junge Friedrich Wilhelm, der zu Hause in Opposition zu der höfischen Barockkultur stand, hat dieses germanisch-protestantische Sonderwesen der holländischen Kultur sogleich gespürt und es mit einer Zustimmung aufgenommen, die auf calvinistischer und niederdeutscher Verwandtschaft beruhte"[1], schreibt C. Hinrichs, und wir werden auch dies später bestätigt finden.
Jetzt, als Kronprinz – aus Friedrich III. war am 18. Januar 1701 Friedrich I. geworden[3] - *„in der aufs höchste gesteigerten Steifheit seiner Umgebung läuft er wie ein Bauer umher, trägt er die größten und gröbsten Handschuhe und Stiefel, die er finden kann, stets ist er in Begleitung großer Hunde, an der Seite schleppt ihm eine riesige Plempe, die allbekannt ist und deren Ruhm bis zu Karl XII. gedrungen ist, er zieht gern den Rock aus, reißt die Weste auf, setzt die Perücke ab und läßt sich seine eigenen ungekämmten blonden Haare vom Kopfe wehen: es ist wie ein Drang, Beengendes aufzureißen, sich Luft zu machen, nach freiem Atem zu ringen. Da er das in vornehmer Gesellschaft nicht darf, beginnt er den Verkehr gewöhnlicher Leute, Unteroffiziere, Soldaten, Tamboure, Pfeifer usw. vorzuziehen: sein Ehrgeiz ist, wie sie zu fluchen, zu spucken, Tabak zu rauchen. [...] Statt von silbernen Tellern ißt er von hölzernen Brettern, zeitweise sogar mit den Fingern, er trinkt nur in gewaltigen Schlücken [...] gegen Damen ist er von fürchterlicher Grobheit, worunter sich aber nur Schamhaftigkeit verbirgt"*[1].
Ein Berliner Punk aus dem 20. Jahrhundert.
Sie erinnern sich an die Beschreibung des Herrn von Kameke? Die Parallelen, zumindest äußerlicher Natur, fallen ins Auge.

Als Friedrich Wilhelm 1713 das Königsamt übernimmt, gellt aus dem Haufen der Höflinge ein Schreckensruf durchs Schloß:
„Meine Herren! Unser guter Herr ist tot und der neue König schickt euch alle zum Teufel!"[3]
Was haben sie erwartet?

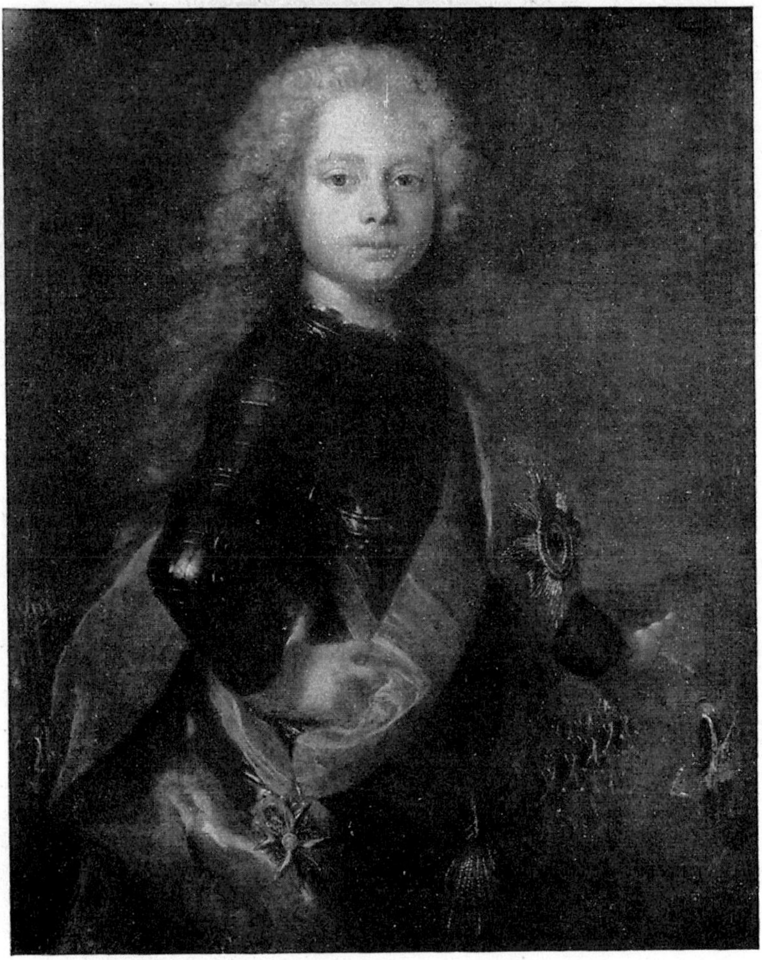

Friedrich Wilhelm I. als Kronprinz

Friedrich Wilhelm I. als Kind. Gemälde eines unbekannten Künstlers im Schloß des Fürsten zu Dohna in Schlobitten (Ostpr.)[1] - das beredteste Jugend-Bild, das mir bekannt geworden ist.
Gefunden in der Biographie Carl Hinrichs[1].

[1] *Carl Hinrichs, Friedrich Wilhelm I. König in Preußen, Eine Biographie, Jugend und Aufstieg, Hamburg 1941, Hamburgische Verlagsanstalt, 2. Auflage.*
C. Hinrichs leider Fragment gebliebenes biographisches Werk lege ich jedem historisch Interessierten ans Herz. Sein Verfasser hat auf der Grundlage genau angegebener Quellen eine durch seine Breite einmalig klare, schlüssige Lebensbeschreibung geschrieben, die sich zudem hervorragend liest.

[2] *Leben der Königin von Preußen Sophie Charlotte. Von K. A. Varnhagen von Ense. Berlin, 1837. www.books.google.de*

[3] *Karl Eduard Vehse, Preussens Könige privat, Berliner Hofgeschichten, Hamburg 1851, Ausgabe Köln 2006*

[4] *Friedrich Wilhelm I. König von Preussen, von Dr. Friedrich Förster, Königlich Preußischem Hofrathe, des eisernen Kreuzes und St. Georgen-Ordens Ritter. Erster Band. Potsdam, 1834. www.books.google.de*

[5] *Vom Fischerdorf zur Weltstadt. Berlin seit 500 Jahren. Geschichte und Sage von Adolph Streckfuß. Zweiter Band. Berlin, 1864. www.books.google.de*

[6] *Kinderstuben, Wie Kinder zu Bauern, Bürgern, Aristokraten wurden, 1700-1850, Herausgegeben von Jürgen Schlumbohm, München 1983*

[7] *Irene Hardach-Pinke, Gerd Hardach (Hg.), Kinderalltag, Deutsche Kindheit in Selbstzeugnissen, 1700-1900, Kronberg 1978, Ausgabe Hamburg 1981*

[8] *http://de.wikipedia.org*

Der König

Es ist schön und gut zu sagen, Könige sollten dem Willen des Volkes gerecht werden, aber morgen wollen die Leute vielleicht etwas anderes.

Terry Pratchett,
Nanny Oggs Kochbuch

Ein Besucher Berlins, ein Mann mit kritischem Blick, dem eine Erbschaft es ermöglicht hatte, über Jahre durch Europa zu reisen, Johann Michael von Loen (1694–1776), der verglich, was er sah, und über seine Erkenntnisse nicht schwieg – was letztendlich in einem utopischen Staatsentwurf im Mantel eines Romans gipfelte[1] – schildert Preußen im Jahr 1718:
„Ich sehe hier einen königlichen Hof, der nichts glänzendes und nichts prächtiges als seine Soldaten hat,“[2] beginnt er.
Bei Dr. Busch[3] kennzeichnen Fischel, O. und M. von Boehn in *„Die Mode, Menschen und Moden im achtzehnten Jahrhundert“*, 3., verb. Aufl., München 1923, wenn sie von Vittorio Alfieri (1749–1803)[1], einem Nachgeborenen, entlehnen, was der über das Erbe des „Soldatenkönigs“ schreibt, dieses als *„eine einzige ungeheure Wachstube“*[3].
Womit sie nichts anderes feststellen, als C. Hinrichs mit dem Satz: *„Die Abschaffung der großen Hofhaltung mit ihrer ganzen Wirkung auf die Luxusindustrie veränderte den wirtschaftlichen und bürgerlichen Charakter Berlins von Grund auf: an die Stelle des höfischen Luxus als der einen Hauptquelle der frühkapitalistischen Wirtschaft trat die andere, das Heerwesen, als Arbeitsbeschaffungsmittel.“*[4]
Der drückt es nur anders aus.
Diese Umstellung war jedoch nicht schmerzlos und von Heut auf Morgen zu erledigen.
Bei C. Hinrichs[5], aber auch bei Jochen Klepper[6] finden wir es unverblümt geschildert: *„Die Handwerker [...] wurden zu sieben- oder gar achttausend vorstellig, sie könnten statt fünf bis acht Gesellen nur noch einen oder zwei beschäftigen, wenn das vornehme Berlin derart zu verarmen drohe.“*[6]
Aber *„der König ließ sofort Ermittlungen anstellen.“*[6]
„Die Kaufleute der Refugiés schlossen ihre Läden und verkauften ihre Waren stückweise und freihändig, ohne sie noch zu ergänzen. Vierzig französische Handwerkerfamilien machten sich heimlich davon.
Ein großer, vierzehn Tage währender Markt wurde kaum beschickt.
Die Einwohnerzahl Berlins verringerte sich zusehends.“[6]
Doch *„Präsidenten und Geheimräte, deren sich das alte Regime durch Festungshaft entledigt hatte, wurden jetzt, wie es ausdrücklich hieß, wegen ihrer bekannten Fähigkeit, Treue und Redlichkeit aus dem Gefängnis auf hohe Posten gestellt. Kühnen Bewerbern gab der König kleine Chargen, vor allem aber zunächst einmal die Gelegenheit, das Metier zu lernen.“*[6]
Dem Elend wurde zu Leibe gerückt. Wie wir bei Hans-Joachim Neumann[7] lesen, wurden *„die nach einem Jahr ausrangierten Uniformen Zivilisten zum Kauf angeboten [...] , so daß die*

Uniform in Preußen, zumindest auf dem Lande, zu einer Art Volkstracht wurde. Durch die jährliche Neueinkleidung der Soldaten wurde die Armee zum größten Abnehmer für die Tuchmanufakturen, zum Motor für diesen Wirtschaftszweig – natürlich betraf das auch die Nahrungsmittelindustrie, denn diese riesige Armee verschlang Unmassen.“[7]
„*Die gewaltsamen Aufrüstungsrekrutierungen*“[4] ließen sie zur größten, diszipliniertesten und am besten ausgebildetsten[7] anwachsen, aber kämmten mit ehernen Borsten durch´s Volk.[4]
Der König wird es vor sich zu rechtfertigen gekonnt haben.
„*Wie die Erhaltung des Heeres aus eigenen Mitteln der eigentliche Staatszweck war, [...] so wurde es auch politisch und moralisch in die Mitte des Staates gerückt: Es war der Orden, der sich den Staat unterwarf.*“[4] Der König ordnete sein Land und dessen Verwaltung, wie er es vermochte und für gut hielt.[4] Er „*erstrebte im Dienste der Heeresvermehrung einmal Ertragssteigerung um jeden Preis mit der einen Einschränkung, daß sie die Substanz nicht angriff, [...] sondern durch „Polizei“ im umfassensten Sinne den tragenden Untergrund, Bevölkerung und Wirtschaftskraft, hegte und pflegte. [...] Das andere Charakteristikum dieser Verwaltung ist der vom König ausgehende Zug zur Vereinheitlichung, zur Beseitigung aller Reibungen innerhalb des Behördenmechanismus.*“[4] Und „*seine späteren Garnisonkirchen mit ihren Glockenspielen, Militärwaisenhaus, Anatomie für Feldschers, die Backsteinhäuser für seine Grenadiere, die Kanäle und Brücken in dem wasserreichen Potsdam*“ waren holländisch[4], „*und selbst die unerbittliche und nicht mehr zu steigernde Sauberkeit und Blankheit von Uniform und Waffen muten wie ein aufs Militärische übertragener holländischer Zug an.*“[4]
Und Herr von Loen schreibt:
„*Es ist also möglich, daß man ein grosser König seyn kann, ohne die Majestät in dem äusserlichen Pomp und in einem langen Schweiff bundfärbigter, mit Gold und Silber beschlagenen Creaturen zu suchen.*
Hier ist die hohe Schule der Ordnung und der Haushaltungskunst, wo grosse und kleine sich nach dem Exempel ihres Oberhaupts mustern lernen.“[2]
Brandenburg-Preußen weckte international Aufmerksamkeit – der kaiserliche Gesandte von Seckendorff spionierte gleich für mehrere Höfe[7]. Dieses Land wird nicht von Gewohnheiten, Launen oder Neurosen seines Königs bearbeitet. Seine Pflicht war für diesen ein Gottesdienst. Er sah sich als Regent immer als ersten Diener des Staates, und konnte mit dem Bewußtsein, daß er einen guten Kampf gekämpft habe, an seinem Ende die Augen schließen. Nichts hatte er zeitlebens mehr gefürchtet, als dereinst vor seinem Schöpfer nicht bestehen zu können.[7] Dabei war das Amt, das seine Geburt ihm aufgeladen hatte, offenbar überhaupt nicht das gewesen, zu dem er sich geboren fühlte. C. Hinrichs berichtet von zwei bezeichnenden Aussprüchen des Kindes Friedrich Wilhelm:
„*Der junge Friedrich Wilhelm ist sich darüber im Klaren, daß seiner kein leichtes Amt wartet, und da er träge, ‚dick und verschlafen‘ ist, wogegen er sich selber Fastentage auferlegen möchte, setzt Rebeur alles daran, die Faulheit vom religiösen Gesichtspunkt aus zu bekämpfen. Es war ein echt calvinistischer Gedanke, wenn er ihn lehrte, daß Zeitverlust eine Todsünde sei.*“[8]
Und das „*Cito*“[9] wurde das Markenzeichen des Königs.
„*‚Am liebsten würde ich nicht Kurfürst werden‘, äußerte der Prinz eines Tages in einem Kreise von Offizieren, ‚denn der hat viel zu tun.‘ Aber mit einer unglaublichen Sicherheit des Urteils und mit nicht geringerem Selbstbewußtsein fortfahrend, meinte der Neunjährige: ‚Jedoch wenn ich es*

nicht würde, wer sollte es dann sein? Markgraf Philipp ist taub, Markgraf Albrecht liebt nicht das Kriegswesen, und das ist die Basis des Staates, nur Markgraf Christian taugt mehr als die andern, und er wäre auch meiner Meinung nach der Geeignetste, aber im Grunde, will mir doch scheinen, hat er keinen großen Geist.'"[8]

König Friedrich Wilhelm I. war seinem Sohn vielleicht viel ähnlicher, als allgemein dargestellt. Jochen Klepper schreibt über Prinzessin Philippine Charlotte, verheiratete von Braunschweig-Bevern:

„Sie allein ahnte die Liebe des Vaters zu Musik und Malerei. Seine Sanssouci sandte ihm Porporas ‚Didone' und verglich ihm den Stil dieser Oper mit Händel. Die Fagott-Arie lag gesondert, da der liebe Papa doch die Adagios so sehr liebt'. Da waren aber auch noch Zeilen beigefügt, die uns völlig unbekannte Dinge aus dem Leben des Königs kundtun. Sie bedaure unendlich, schrieb sie, daß, wenn sie ihre Lieder und Arietten singe, sie ihr lieber Papa nun nicht mehr auf der Flöte begleite; und sie glaube, daß die Musik, wenn sie es noch jemals wiederholen könnten, noch einmal so schön für sie wäre."[10]

Weshalb er auch so besonders streng mit dem Kronprinzen, der – zumindest in seinen Augen[11] – seinen Aufgaben nicht nachkam, gewesen sein könnte. Und der mit seiner Desertion erst noch einen Hochverrat[12] beging, bevor er, nach dem Tod seines Vertrauten, endlich begriffen zu haben schien, was er seiner Umwelt – dem Freund, dem Vater – und sich antat, wenn man die Berichte über den Fall liest. Unbeeindruckt von der üblichen Interpretation. Wobei bezüglich der in jedermann festgeschriebenen Einzelheiten von der Küstriner Hinrichtung nach der Lektüre von Fontanes erstem Band der *„Wanderungen"* eigentlich auch einige Zweifel angebracht sein sollten. Wenn Friedrich Wilhelm I. auch mehrmals allen Kampf aufgeben und als Privatmann nach Holland gehen wollte – und zwar nicht nur aus gesundheitlichen Gründen – so blieb er doch[6].

Am *„26. fever 1729"*[10] schrieb er an den Alten Dessauer:

„Ich bin in etwas beßer, dieweill ich diese nacht zum ersten mahll eine stunde geschlafen. Denn ich in 12 dage nits als grausamme schmertzen gehat. [...] Ich wünsche itzo nits mehr in der weldt, als in auswertige lande weit von mein landen ein hüpschen einsamen ordt auszusuchen, wo ich in der stille lehben kann. Denn ich in dieser weldt nits Nutze bin und mir über alles ergerdt; als denn ich ein filosofies lehben führen will."[10]

„Den 18. juni 1734"[10], schrieb er an diesen:

„Ich begreife nits mehr in dieser weldt. Gott gehbe uns baldt ein sehlig Ende, aus alle die Schelmereien ein Ende zu machen, da es nit länger auszuhalten ist."[10]

Aber ein König müsse mehr aushalten können, als jeder andere, sagt er, oder, daß ein König eben mehr zu leiden hätte[7], und wenn er seine Mutter, die seit dem Sommer des Jahres 1700 aus ihrem Schloß Lietzenburg höchstens vom Fenster aus noch auf die Welt spuckte, und das auch, ohne daß irgendjemand naß dabei wurde[8], *„eine kluge Frau, aber eine böse Christin"*[13] nennt, so tat er das, indem er sie an seinem Anspruch maß, zu recht. König Friedrich Wilhelm I. war konsequent. Das Neue begann bei ihm selbst. Und machte auch vor seiner Familie nicht halt. In ihren berühmten Aufzeichnungen machte eine andere seiner Töchter, Prinzessin Wilhelmine, ihrem Verdruß darüber Luft[14]. Ihre Schilderung der königlichen Mittagstafel setze man aber bitte nur einmal zu der Fassmanns[15] in Vergleich. Herrn von Loen können wir glauben, wenn er schreibt:

„Im Sommer fährt die Königin insgemein gegen Abend nach Montbijou, welches ein Garten an der Spree mit einem kleinen Lustgebäude ist [...] Ein paar schlechte Kutschen mit sechs alten Pferden

bespannet und ein kleiner Mohr zur Seiten; dieses ist gemeiniglich der ganze Aufzug dieser grossen Königin. Hier dachte ich können die Grossen haushalten lernen."[2]
Die Gesellschaften der Königin wären im Residenzschloß wohl auch störend gewesen. Jochen Kleppers Beschreibung des Schlosses – nach Gründung des Generaldirektoriums – läßt dies zumindest vermuten:
„*Das Residenzschloß war zur Herzkammer des Landes geworden. Schöne Räume, ehedem mit kostbaren Damasten bespannt, waren zum Versammlungszimmer mit seiner Geheimkanzlei und seinem Konferenzkabinett und zu Archiven der Kriegs- und Domänenkammer bestimmt. [...] Wille und Geist des Königs beherrschten nun alles. Er selber weilte zur Truppenrevue in Brandenburg und Havelberg. Das Generaldirektorium erledigte nach seinem Plan seine Arbeit, als wäre der Generaldirektor zugegen.*"[6]
Das kann man anmaßend nennen, oder einmal versuchen, sich mit nur zwei Gleichgesinnten auf eine Aktion zu einigen, die Widerspruch hervorrufen würde. Die Frage, ob er sich nicht mitgeteilt, erledigt sich dann von allein. Einer muß sagen, wo es lang geht.
„*Ganz im Anfang seiner Regierung hatte Friedrich Wilhelm I. einmal zu seinem sparsamsten Rechenmeister Creutz gesagt: „Wenn alle Schulden bezahlt sind und wenn ich noch zwei Millionen Taler zusammengespart habe, soll ein anderes Leben im Lande beginnen; dann will ich nicht mehr so stark sammeln, sondern splendide Staat halten.*"[10]
Und er hat – in lediglich 27-jähriger Regierungszeit – nicht nur erreicht, die übernommenen 20 Millionen Taler Schulden zu begleichen, sondern auch, daß sein Nachfolger von ihm ein Staats-Guthaben von 10 Millionen Talern erhielt.[7] Wobei wir den Beginn seiner Hauswirtschaft vielleicht schon früher datieren sollten. „*Der junge Friedrich Wilhelm erfuhr als Chef der beiden Regimenter ‚Kurprinz zu Pferde' und ‚Kurprinz zu Fuß' die Auswirkungen [...]* (der) *großen Armeereduktion*"[8] 1697, schreibt Carl Hinrichs, und fährt fort, „*vielleicht war es [...] das Ergebnis nachdenklicher Betrachtungen über die Ursachen dieser militärischen Schwächung des Staates, wenn er sich mit dem Beginn des Jahres 1698 ein Rechnungsbuch anlegte und es mit der Überschrift ‚Rechnung über meine Dukaten' versah*"[8].
Was aus dem grüblerischen Jungen geworden war, darüber lesen wir:
„*Der König ist nicht allein ein genauer Haushälter, sondern auch ein strenger Beobachter der Gerechtigkeit. An den Advocaten, welche durch ihre Zungendreschereyen in den Gerichtshöfen alles verwirren und weit hinaus spielen, hat er einen Greuel. Sie müssen gleichsam, als ausgezeichnet von andern Leuten, einen schwarzen Mantel tragen.*"[2]
Der König hat mit ihnen nichts am Hut. In den Aufzeichnungen eines weiteren Zeugen, der ihn ebenfalls aus unmittelbarer Nähe erleben konnte, finden wir dies ebenfalls beschrieben:
„*Der höchstselige König Friedrich Wilhelm muß in seiner Jugend ein eben so wohlgewachsener, als schöner Herr gewesen seyn; denn das Gesicht war bis zur lezten Krankheit noch einnehmend: und die Augen nicht nur helle, sondern auch durchdringend, und die meiste Zeit freundlich. Hatte daher eben nicht groß Unrecht, daß er jedermann scharf ins Gesicht sahe, und dergleichen wieder verlangte.*
Denn da sein Blick bis auf den Grund des Herzens gieng; so vermuthete er von denen, die ihm nicht wieder frey ins Gesicht sahen, daß ihnen das Gewissen solches nicht zuließe; oder, daß ihnen doch, wegen Falschheit und Tücke des Herzens, niemals zu trauen wäre."[13]
Seine Einsamkeit[6] war damit vorgegeben.

Man trug das Herz nicht auf der Zunge und spielte nicht mit offenen Karten.[6]
Man machte nicht ernst, und brachte den in Verruf, der das tat. Weshalb es wohl auch dazu gekommen, daß erst dem Sohn einige Leistungen des Vaters anerkannt worden sind.
„Es ist vielleicht interessant, hier [...] anzuführen, daß zum Unterhalte der Armen und Kranken in der Charité vielfach auch schon die Kartoffeln angewendet wurden, zu deren Anbau der König dem Hospital (gemeint ist die Charité – H.S.) *ein Stück Land überweisen ließ. Die Kartoffeln waren unter der Regierung Friedrich Wilhelms etwa im Jahre 1728 zuerst bei Berlin angebaut worden.“*[16]
Auch gab er *„den Befehl, auf den Kirchhöfen Maulbeerbäume anzupflanzen, damit das baare Geld, welches bisher für Seide ins Ausland gegangen sei, im Lande erhalten werde, auch verbot er den Dienstmägden und geringen Leuten strenge, aus dem Auslande bezogene seidene Stoffe zu tragen.“*[16]
Aber wenn sie nicht die Ausnahme wären, gäbe es kein Wort für Visionäre.
Friedrich Wilhelm I. war auch ein Förderer der Künste und Wissenschaften – ganz entgegen seinem Ruf – gewesen.
„Was im übrigen die Lustbarkeiten bei Hof betrifft“, fährt Herr von Loen fort, *„so kommen dieselben mit des wienerischen und dresdnischen Hofes ihren in keinen Vergleich. Ja ich muß fast sagen, man findet hier gar keine, wenn man solche nicht in einem artigen Gespräch, kleinen Spiel, in einer guten Tafel, in angenehmen Gesellschaften und Spaziergängen, in mittelmäßigen Conzerten, in Künsten und Wissenschaften und dergleichen Dingen zu suchen, gewohnet ist. Schauspiele siehet man in Berlin gar nicht“*[2].
Das klingt wie ein Widerspruch. Aber ist es einer? Bei C. Hinrichs[8] lesen wir:
„Es begann damals überhaupt in Deutschland die erst von Lessing abgeschlossene Zeit der theologischen Kämpfe um das Theater, das sich damals vornehmlich in der Oper repräsentierte, und man darf nicht ohne weiteres den geistlichen Gegnern der Bühne den Vorwurf der Beschränktheit machen, denn es war doch zumeist leere Dekoration, üppiges Schaugepränge und ausländische Virtuosenmusik, wogegen sie eiferten“[8].
Es wurde, zum Beispiel, *„von Sophie Charlotten ein Fest in Lützenburg gegeben“*[17], schreibt Varnhagen von Ense[17], *„und dabei auf dem dortigen Theater ein Schäferspiel aufgeführt, wozu der Abbate Mauro die Worte, der Kapellmeister Attilio Ariosti die Musik gemacht hatte. Man bewunderte die Kühnheit des Komponisten, der mit ganz ungewöhnlichen und verwirrten Tönen, die in lauter sich beständig auflösenden Dissonanzen bestanden, einen mächtigen Eindruck bei den Zuhörern bewirkte, und sie bald zu Wehmuth und bald zu Schrecken hinriß. Der Kaiserliche Sänger Ballarini, der aus Wien zu der Festlichkeit verschrieben worden, erntete gleicherweise vielen Beifall. Zwischen den Akten wurde von den Hofleuten getanzt, und zuletzt prächtig gespeist.“*[17] Eine ausführliche Beschreibung der Berliner Theaterszene findet sich bei Adolph Streckfuß.[16] Zusammen mit der Reaktion von mehreren Berliner Geistlichen auf das Treiben.
„Der Kantor Martin Heinrich Fuhrmann auf dem Werder schrieb sogar gegen das Theaterwesen ein Buch, dessen Titel schon bezeichnend für den Inhalt ist. Er lautet:
‚Die an der Kirchen Gottes gebaute Satans-Kapelle, darin dem Jehovah Zebaoth zu Leid und Verdruß und dem Baal-Zebub zur Freud und Genuß 1) die Operisten und Comödianten mancher Orten ihren Zuschauern eine Theologiam Gentilium aus den griechischen und lateinischen ‚Fabel-Mäzen‘ und eine Moral aus des verlornen Sohnes Catechismo vorbringen; und 2) die menschliche

Welsche, Wallachen und Amadis-Sirenen, aus dem hohen Lied Ovidii de arte amandi, liebliche Venuslieder dabei singen und 3) die Jubalisten mit Geigen und Pfeifen nach des alten Adams Lust und Wust dazu klingen; und 4) Sylvester mit seiner Herodias-Schwester und Arlequin in einem französischen Kälbertanz herumspringen [...] allen christlichen Seelen zur Anschau und Abscheu vorgestellt [...]'"[16]

Nach Karl Eduard Vehse[18] bewirkten jedoch nicht die entsetzten Schreiben, sondern „*die Verstimmung des Hofs seit der dritten Vermählung des Königs*", daß 1711 von Friedrich I. „*alle Hofschauspiele für immer abgestellt und die dabei gebrauchte Garderobe unter die Armen verteilt*"[18] wurde.

Daß sein Sohn dieses Theater nicht wiederbeleben wollte, wer wollte es ihm verdenken? Zumal er als Kurprinz „*bei den Opernballetts*"[8] seiner Mutter selbst „*eine stehende Rolle als Kupido*"[8] gehabt hatte. Also wohl genau wußte, was er nicht wollte, als er bei Regierungsantritt darüber entschied, was er haben wollte.

Bei Dr. Friedrich Förster[19] steht auch, daß es eigentlich doch vornehmlich vom Kronprinzen ausgegangen wäre, „*daß der Intendant des plaisirs mit seiner Truppe 1711 verabschiedet wurde.*"[19]

„*Die Capelle wurde, eben so wie die Oper, verabschiedet und nur einen einzigen Musiker, Gottfried Pepusch, behielt der König und ernannte ihn zum Capellmeister der Hautboisten des Grenadierregiments in Potsdam.*"[19] Der König „*liebte besonders die Händelsche Musik, insonderheit dessen Opern, wovon nur die Arien und Chöre, aber nicht gesungen, sondern auf Blasinstrumenten gespielt wurden.*"[19]

Teure Orchester waren – zu seinem Leidwesen, sicher – vorerst halt einfach nicht drin. Das aber, was wir von Hanns Eisler als Dummheit in der Musik bezeichnet finden, gar nicht mehr. Friedrich Wilhelm I. hatte offensichtlich den Sinn dafür, das eine vom anderen unterscheiden zu können.

„*Dummheit in der Musik kann sich in Tönen ausdrücken*"[20], schrieb Hanns Eisler[20], „*Tonverbindungen können als dumm bezeichnet werden. Aber auch die allgemeine menschliche Dummheit kann in der Musik verbreitet sein. Bei Vokalwerken ist es das Verhältnis der Musik zum Text. [...] Wobei aber endlich einmal festgestellt werden muß, daß es nichts Langweiligeres und Geistloseres gibt als zweit- und drittklassige Barockmusik.*"[20]

Daß Dummheit in der Musik sogar an Verbrechen grenze, hätte Freud bereits in „*Das Unbehagen in der Kultur*" geschrieben, fährt Eisler fort[20]. Sie trüge „*unter Umständen die Schuld daran, daß große Energiebeiträge, die zur Verbesserung des menschlichen Loses – der gesellschaftlichen Verhältnisse – dienen, nutzlos verlorengehen.*"[20]

Nichts weniger als die Veränderung der Verhältnisse aber war Friedrich Wilhelms I. Absicht. Und er war, das steht bei Klepper[6], „*vor allem ein Feind aller vornehm sein wollenden Langeweile.*"[6] Darum schuf er ein Deutsches Theater. Das erste, das ein deutscher Fürstenhof besaß[6]. „*Er wollte versuchen, ob sich da nicht etwas anbahnen ließe, das den Wünschen des Hofes entgegenkam und zugleich alle möglichen guten und freundlichen Einflüsse auf das Volk zu gewinnen vermochte. [...] Denn auch als Theaterdirektor blieb der Generaldirektor von Preußen der große Erzieher seines Volkes [...] Auch hier wollte er Neues, Eigenes, Preußisches schaffen [...] Und wirklich brachte es der Herr in seinem Theater nun auf drei ernsthafte Dramen: ‚Thomas Morus', ‚Pygmalion' und ‚Titus Manlius' - Werke einer preußisch verstandenen Antike. Der Hof*

mußte zu jedem dieser neuen Stücke erscheinen, aber meist unterhielt man sich von Loge zu Loge, ohne des Neuen zu achten, das auf der Bühne geschah."[6]
Die deutschsprachige Literatur des Barock umfaßt bekanntlich auch eine große Zahl sehr gehaltvoller Tragödien, von denen er offensichtlich die genannten unbedingt zuerst im Theater sehen wollte.
Wir erinnern uns – auch seine Mutter *„spielte und sang mit Fertigkeit und Anmut die Werke der verschiedensten Meister, welche ihre musikalische Bibliothek enthielt, die eine Tonne Goldes wert geschätzt wurde. König Friedrich Wilhelm I. machte später eine Auswahl aus derselben und gab sie in die königliche Bibliothek"*[18], erinnert Karl Eduard Vehse.[18]
Und *„der König ließ nicht ab, sich nach den Studien der Frau Tochter* (der Kronprinzessin – H.S.) *zu erkundigen. So, so, in Cicero, Marc Aurel, Antonius Philosophus und Epiktet sei sie besonders belesen? Alles, was er einst an Sohn und Tochter so verdammte, weil es für den ‚großen Hof' in London und in Feindschaft gegen ihn selbst geschah, nahm er an der Schwiegertochter nun mit Freuden wahr. Denn es geschah in Liebe zu seinem Sohn, in dem Gehorsam gegen ihn selbst und in der Vorbereitung auf das Amt der Königin von Preußen."*[6]
Das hat nichts mit später Einsicht zu tun. Der König hatte anfangs sein Land nicht einfach auf Trab zu bringen, sondern überhaupt umzugestalten, und dabei bekommt man die Prioritäten gesetzt. Das traf auch die Wissenschaften.
Herr von Loen[2] weist auf die Unterschiede hin, die der König machte:
„Die Gelehrten aber haben sich bey dem König am meisten verächtlich gemacht. Er hat einige dieser Leute um sich, weil er ihrer nicht entbehren kann; sie sind aber bey weitem nicht so geschliffen, wie seine Soldaten. Die Zucht macht Leute, die preußische ist herrlich. Die wenigsten Gelehrten haben eine edle Erziehung und eine gute Lebensart. Auf Universitäten schwermen sie in einer wilden Freyheit. Beydes geistliche als weltliche Aemter werden mit solchen Leuten besetzt, die gewohnt sind nach ihrem Eigensinn zu dencken, zu lehren und zu leben.
Nichts ist lächerlicher als ihr Hochmuth. Es ist eine Verehrung unter diesem lateinischen Volck, daß ein vernünftiger Mann darüber gar leicht in die Sünde der Spötterey verfallen kann. Man halte es demnach einem grossen König zugut, der gewohnt ist von Jugend auf die artigsten und belebtesten Leute um sich zu haben, wenn er die Gelehrten mit weniger Hochachtung betrachtet. Ich kenne unter den preußischen Soldaten verschiedene kluge Köpfe, welche den Wissenschafften mehr Ehre machen, als diejenigen, deren Handwerck eigentlich ist, Gelehrte zu seyn. Der König braucht sie zu den wichtigsten Geschäften und zu allerhand Verschickungen an andren Höfen. Er kann damit mehr ausrichten, als mit einem stolzen Pedanten, der sich auf seine weitläuftige Gelehrsamkeit verläßt und nicht zu leben weis."[2]
Der König brauchte alle Kraft für die Stärkung seines Landes – also Männer der Praxis. Und an *„den Hallenser Kliniker Friedrich Hoffmann"*[21] schreibt dieser aus *„Potsdam d. 6. Marty 1736"*[21] auch: *„Hochgelahrter Rath, lieber Getreuer. Da Mir versichert werden wollen, daß das Wasser aus einem gewißen Brunnen vor dem Schlosse und ambte Gültzow in Hinter-Pommern, nicht nur etwas mineralisches Bey sich führen, sondern auch die Krafft an sich haben soll, daß es corpulente Leuthe von der Fettigkeit liberire, und argil mache, so habe Ich davon ein paar Krucken voll kommen lassen, welche Ich Euch in beykommendem Kasten schicke, um solches Waßer gehörig zu examiniren, und Mir, wie Ihr solches gefunden und was Euer Sentiment davon ist, zu Berichten. Ich bin übrigens Euer wohlaffectionierter König Fr. Wilhelm"*[21]

Bei seinem Regierungsantritt, zitiert Manfred Stürzbecher[22] Carl Hinrichs[5], sei der einzige Mann des alten Hofstaates, dem er sein Vertrauen geschenkt habe, der Leibarzt Gundelsheimer gewesen. Und er fährt fort:
„Er war es, der 1713 gegen die Akademie auf besonderen Wunsch des Königs die Gründung des Anatomischen Theaters durchsetzte. Unter ihm wurden die Ansätze dafür geschaffen, daß die Akademie ihr Geld für die Ausbildung von Medizinern und Hebammen hergeben mußte. Dies nahmen ihm die Akademiker sehr übel. Gundelsheimer wurde prinzipiell als ein Feind der Akademie angesehen. Dieses Urteil bedarf der Korrektur", schreibt M. Stürzbecher, *„es war ein verschiedenes Bild der Wissenschaft, das den Gelehrten einerseits und Gundelsheimer andererseits vorschwebte."*[22]
Das Gleiche ist über den König zu sagen, meine ich, wenn die Professoren der Akademie von ihm mit am Biertisch geborenen Aufträgen verspottet wurden.[22] Was Herrn Hoffmann z.B. nicht passiert ist.
Manfred Stürzbecher bietet in seiner Schrift über Friedrich Wilhelm I. in Preußen und die Medizin auch noch weitere Belege dafür, *„daß der König nicht blind gegen die Wissenschaften wütete."*[22]
Ich selbst habe auch schon Mehreres angeführt. Daß bei ihm das Latein auf der Strecke blieb – er hatte es nicht erlegt.
Das alles aber, was ihm selbst noch und nach ihm seinem Sohn möglich wurde, haben wir zuerst einmal nur ihm zu verdanken.

[1] *http://de.wikipedia.org*

[2] *Des Herrn von Loen gesammlete Kleine Schrifften: Besorgt und heraus gegeben von J.C. Schneidern. Erster Theil. Franckfurt und Leipzig. 1750. www.books.google.de*

[3] *Manuskript: Vortrag Dr. Roland Busch „Nachricht/ Von dem ... erstaunens=würdigen/ Kehrbergischen/ Wunder=Kinde/“, gehalten auf der XIII. Tagung der Gesellschaft für Geschichte der Medizin in der DDR, Ende August 1984 in Schwerin*

[4] *Carl Hinrichs, Friedrich Wilhelm I. (1938), in: Carl Hinrichs, Preussen als historisches Problem, Gesammelte Abhandlungen, Herausgegeben von Gerhard Oestreich, Berlin 1964, Bd. 10 der Veröffentlichungen der Historischen Kommission zu Berlin beim Friedrich-Meinecke-Institut der Freien Universität Berlin*

[5] *Carl Hinrichs, Der Regierungsantritt Friedrich Wilhelms I. (1956), ebenda*

[6] *Jochen Klepper, Der Vater, Roman eines Königs, Stuttgart 1937, Ungekürzte Ausgabe München 1977, 12. Auflage 2005*

[7] *Hans-Joachim Neumann, Friedrich Wilhelm I., Leben und Leiden des Soldatenkönigs, Berlin 1993*

[8] *Carl Hinrichs, Friedrich Wilhelm I. König in Preußen, Eine Biographie, Jugend und Aufstieg, Hamburg 1941, 2. Auflage.*

[9] *GStA PK, II. HA Generaldirektorium, Abt. 14 Kurmark, Tit. CCCLI, Varia, Nr. 1b: Acta betr. den sogenannten Wunderknaben aus Kehrberg. 1734–1740*

[10] *Jochen Klepper, in tormentis pinxit, Bilder und Briefe des Soldatenkönigs, Stuttgart 1938, 2. Auflage 1959*

[11] *C. Hinrichs schreibt zu Kronprinz Friedrich: „Er ist ein Genie, das nicht imstande ist, sich andern und sich selbst zu erkennen zu geben, das nicht einfach in eine fertige Schöpfung, eine fertige Form hineinschlüpfen kann, sondern das einen eigenen Ansatz, einen eigenen Ausgangspunkt braucht, das Nahrung, Entwicklung, Spielraum für Irrtümer und Umwege haben will. Daß Friedrich dies alles in seiner Jugend nicht fand und nicht finden konnte, weil er trotz aller heimlichen Versuche aus dem Bannkreis des Vaters und der in ihm verkörperten Staatsraison herauskommen konnte, das machte die Kinderkrankheiten seines Genies so langwierig und schwer.* ***Der Vater konnte nur diese Kinderkrankheiten sehen, dieses vage Herumschweifen im Geistigen*** *und Sinnlichen, in das der Sohn mangels eines eigenen Ansatzpunktes, einer eigenen selbstgestellten Aufgabe hineingeriet, und in seiner furchtbaren Angst um den Staat will er den Thronfolger in seine Richtung zwingen. Friedrich Wilhelm I. beging in monumentalem Stile den uralten Väterirrtum, den Nachfolger auf ein fertiges, festes Gleis setzen zu wollen, auf dem er nur*

weiter zu rollen brauchte, während der Sohn sein eigenes Geleise suchen und finden will." In: C. Hinrichs, Der Konflikt zwischen Friedrich Wilhelm I. und Kronprinz Friedrich in: Preussen als historisches Problem (s.o.)

[12] *Der Blick des preußischen Prinzen war, im Ringen des Auslandes um Preußen, auf die Vermählung mit einer englischen Königstochter fixiert worden. Gegen seines Vaters Willen. Dazu siehe: C. Hinrichs, Der Konflikt zwischen Friedrich Wilhelm I. und Kronprinz Friedrich in: Preussen als historisches Problem (s.o.) und: Neun Bücher Preußischer Geschichte. Von Leopold von Ranke. Erster Band. Zweite Auflage. Berlin. 1848. www.books.google.de*

[13] *Ueber Friedrich Wilhelm I., Ein nachgelassenes Werk vom Hofrath und Professor Morgenstern, Mitglied des Tabaks-Kollegii Friedrich Wilhelm. I., 1793, www.books.google.de*

[14] *Eine preußische Königstochter, Glanz und Elend am Hofe des Soldatenkönigs in den Memoiren der Markgräfin Wilhelmine von Bayreuth, aus dem Französischen übersetzt und 1910 herausgegeben von Annette Kolb, Neu herausgegeben von Ingeborg Weber-Kellermann, Mit zahlreichen Illustrationen von Adolph Menzel und sieben zeitgenössischen Porträts, Erste Auflage, Frankfurt am Main 1981, Originalausgabe Braunschweig 1810*

[15] *David Fassmann, Leben und Thaten des Allerdurchlauchtigsten und Großmächtigsten Königs von Preußen Friederici Wilhelmi Biß auf gegenwärtige Zeit aufrichtig beschrieben, Bd. 1, Hamburg und Breßlau 1735, Digitalisat der Bayerischen StaatsBibliothek*

[16] *Vom Fischerdorf zur Weltstadt. Berlin seit 500 Jahren. Geschichte und Sage von Adolph Streckfuß. Zweiter Band. Berlin, 1864. www.books.google.de*

[17] *Leben der Königin von Preußen Sophie Charlotte. Von K. A. Varnhagen von Ense. Berlin, 1837. www.books.google.de*

[18] *Karl Eduard Vehse, Preussens Könige privat, Berliner Hofgeschichten, Hamburg 1851, Ausgabe Köln 2006*

[19] *Friedrich Wilhelm I. König von Preussen, von Dr. Friedrich Förster, Königlich Preußischem Hofrathe, des eisernen Kreuzes und St. Georgen-Ordens Ritter. Erster Band. Potsdam, 1834. www.books.google.de*

[20] *Hanns Eisler, Über die Dummheit in der Musik, Gespräch auf einer Probe 1958. In: Hanns Eisler, Materialien zu einer Dialektik der Musik, Leipzig 1976*

[21] *König Friedrich Wilhelm I., Briefe an den Hallenser Kliniker Friedrich Hoffmann, Von G. Mamlock, In: Deutsche Medizinische Wochenschrift, Begründet von Dr. P. Boerner, Herausgegeben von Prof. Dr. J. Schwalbe, Geh. San-Rat in Berlin 1911, XXXVII. Jahrgang, II. Halbjahr (No. 27–52) Leipzig 1911, Im Bestand der Bibliothek des Instituts für Geschichte der*

Medizin an der Charité-Berlin, Sign: 7C 187.

[22] *Manfred Stürzbecher, Ihr noch der Welt mehr Nutzen stiften könnet, Friedrich Wilhelm I. in Preußen und die Medizin, Sonderdruck aus „Der Bär von Berlin", Jahrbuch des Vereins für die Geschichte Berlins, 14. Folge, 1965, Bestand der Bibliothek des Instituts für Geschichte der Medizin an der Charité-Berlin, Sign: CXXVI-3*

Das Wunderkind

Dat is'n apattigen Keerl!

Prignitzer Platt

Schwätzt doch nicht. Was wollt ihr denn?
Wenn die Fixsterne nicht einmal fix sind,
wie könnt ihr denn sagen, das alles Wahre
wahr ist?

Georg Christoph Lichtenberg

Folgende Äußerungen gibt es über das Kind von Personen, die ihm selbst begegnet sind, außer denen des am 27. August 1734 nach Kehrberg gekommenen Studenten, die Sie bereits gelesen haben[1].

Otto Bernhard Verdion[1]:
„Dieses Kind war meinem Bedüncken nach, da ich selbiges gesehen, ein Knabe von ohngefehr 3 bis 4 Jahren, hatte einen langen Rock an, und weisse Haare, dabey ein liebreiches, freundliches und allezeit unveränderliches Gesicht. Ob dieses Kind nun gleich sehr vielfältig von denen aller Orten herkommenden Leuten, so gesund werden wolten, beunruhiget wurde, so bezeigte es sich dadurch keines weges ungedultig, oder veränderte sein ungemein freundlich Angesicht, sondern es war wohl ein recht unschuldiges Kind. "[1]

Extrakt aus einem andern Schreiben[1]:
„Das Kind ist allezeit in gleicher balance des Gemüths, nicht freudig, nicht betrübt, ungeachtet die Menge des Volcks ihn schrecklich zusezt. Dabey siehet dasselbe wohl aus, hat Schloßweisse Haare, nimmt kein Geld, auch die Eltern nicht, es sey denn mit vielen Aufdringen. "[1]

Dr. Adamus Spies[2]:
„Der kleine Jung sehr viel von ihr (Maria Dorothea Nielbocks – H.S.) *hielt [...] Von des Knaben Temperament und Education etwas zu gedencken, so ist derselbe ob schon ein gedruckter Zettel ihm das Praedicat eines stillen und frommen Kindes beyleget, doch nichts weniger als dieses, sondern vielmehr unruhig, wild und Ungehorsam, weil die Education so beschaffen, daß ihm in allen Stücken ein freyer Wille gelassen wird, sonsten zeiget so wohl seine Physiognomie als auch alle Actiones, daß das sangvinische Temperament dereinsten bey ihm praedominiren möchte, welches besonders aus einer heßlichen Historie wahr zu nehmen. Als er beym Streichen einer Wassersüchtigen seine eigene Speculationes und besondern Gefallen an einer besudelten Gegend gehabt. [...] Wenn es dem Kinde nicht gelegen war konte es weder Vater noch Mutter dazu* (zum Streichen – H.S.) *bringen. "*[2]

Inspector Carl Gerloff[2]:

„Das Kind heisset Ludewig Hohenstein, gehet ins vierte Jahr, weiß noch nicht, was recht oder linck ist; ich habe es bey der Hand gefasset und gefraget, ob es bethen könnte; aber es riß sich loß, gab mir keine Antwort, sondern lief nach seinen Spiel-Gesellen. Ich habe an demselben nichts wahrgenommen, welches es vor andern Kindern besonders hätte. Es ist von blasser Farbe, welches ich dessen vielen Fatigven zuschreibe; indem es vom frühen Morgen biß an den späthen Abend in dem kleinen, dunckeln, feuchten und mit vielen Krancken Menschen angefülleten Hause der Eltern fast beständig eingehalten wird und selten in die freye Luft kommt; daher es offt verdrießlich wird, und an statt, daß es die Leuthe bestreichen soll, sie schläget und stösset."[2]

Generalfiskal Gustav Friedrich Gerbett am 15. August 1734[3]:
„Die berichtete Umstände aber, daß das Kind zwar gegen die patienten sich sehr verständig anstelle, und gantz frey und indifferent mit ihnen umgehe, jedoch sich sobald davon loß mache als es möglich und selten zu den Wunderthaten gebracht werden können, sondern lieber den Kindern nachlauffe, und mit ihnen spiele, geben schon zu erkennen, daß es ein gezwungenes Werck seyn müßte [...]"[3]

Johann Gottlob Marggraff, Cape[3]:
„Acto ist zwar des Schmids Hohensteins aus Kehrberg Kind vorgelaßen worden, und hat man ihn allerhand gefraget, um zu sehen ob es möglich, daß man was aus ihn kriegen könte, weil es sich aber kindisch aufgeführet und angefangen zu spielen, hat man mit demselben nichts anfangen können, zumahl es keine Antwort von sich geben wollen."[3]

Generalfiskal Gustav Friedrich Gerbett, der in dem im Vorigen geschilderten Verhör vom 2. September 1734 der Befrager gewesen zu sein scheint, danach[3]:
„So habe jene (die Hohensteins – H.S.) *vernommen, und gefunden, daß das Kind, welches 4 Jahr alt seyn soll, noch weniger Menschliches an sich habe, als man von einem Bauren Kinde praetendiren kan, sondern es suchet auf der Erde, was es findet, und kan nichts vernehmliches antwortten, als daß es nach seiner Mutter verlanget [...]"*[3]

Emeritia Sabina Lieberkühn (Zu ihr kommen wir noch.)[3]:
„Vors zweyte auch dieses Kind in seiner kindlichen Einfalt dennoch einen aufgeweckten Geist spüren läßet [...]"[3]

Hier noch ein paar Legenden[1]:

Erwähnter Student[1]:
„Eines Rittmeisters Frau, die fast gantz krum zusammen gewachsen gewesen, hat ein grosses Verlangen, dieses Kind zu sehen, im guten Vertrauen, GOtt werde ihr dadurch Hilfe verschaffen. Ihr Herr aber will davon nichts hören, und ist deswegen unwillig über sie. Sie hält aber mit vielen Bitten und Flehen bey ihm an, daß er sich entschliesset, eine Reise mit ihr zu diesem Kinde zu thun. Als er nun ankommt, geht das Kind zu ihm, und ergötzet sich an seinem Degen, und denen daran hängenden Tröllichen, und spricht: Er solle ihm doch dasselbe schenken. Der Officier antwortet: Er wolle solches gerne thun, wenn er nur seiner Frau helffen könne, die sehr gebrechlich wäre. Als

dieselbe nun zum Kinde gebracht, und in ein besonder Gemach geführet wird, und sich entkleidet, streicht das Kind nach seiner Gewohnheit diejenigen Glieder, welche gebrechlich waren, wäschet sich darauf die Hände, und giebt derselben von dem Wasser zu trincken, welches sie anfangs nicht gerne, doch auf Zureden zu sich nimmt, und darauf auch in einen Schlaf gebracht wird. Nachdem sie durch das Streichen des Kindes eine besondere und angenehme Wärme verspüret. Da sie nun wieder aufwacht, springt sie mit Freuden aus ihrem Bette, und singt ein Dancklied, lobet und preiset GOtt, daß er ihr auf solche Weise Hülffe verschaffet.
Ein paar Eheleute, welche die fallende Sucht gehabt haben, kommen auch zu diesem Kinde, und lassen sich von ihm bestreichen; darauf sie denn zwar ihre Kranckheit in noch grössern Grad bekommen, daß auch andere Leute hinzugehen, und ihnen, wie sonst gewöhnlich, helffen wollen: Das Kind aber verbiethet ihnen solches, und spricht, es würde dieses das lezte mahl seyn, sie würden es nicht mehr bekommen, welches denn auch eingetroffen. [...]
Ein adlich Fräulein hat Sommer-Flecken im Gesicht, und vermeinet durch dieses Kind derselben loß zu werden. Da aber das Kind dieselbe fragt: Was sie wolle? Und sie ihm solches zu erkennen giebt, antwortet es: Dir helfe ich nicht, denn du bist doch schon hoffärtig genug. [...]" [1]

Von Dr. Spies erhielten wir bereits eine andere Version der letzten Geschichte [2]. Ihm sei mit dem Rest seiner Schilderung des „*Methodum medendi*" [2] das letzte *W*ort erteilt:
„Es naheten die miserable Persohnen zuerst zu den Eltern, und bathen, daß sie doch die Liebe für sie haben und das Kind zum Streichen bereden möchten, worauf die Eltern die Persohn ansahen, waren sie ein gutes Recompens vermuthen, wurde bald Anstalt dazu gemacht; allein war es ein Nothdürfftiger, wurde er mit der Hoffnung getröstet, und zur Gedult vermahnet. Einer von solchen miserablen Persohnen entblössete seinen schadhafften Ort, rieff dem Knaben ängstiglich zu; Mein liebes Söhnchen, Monsieur Ludwigken, Doctor Jüngchen, ich bitte euch um GOttes willen, kommt doch her, und streichet meinen Schaden, ich will euch auch einen blancken Groschen geben, worauf sich der Knabe endlich durch Zuredung der Eltern, in specie der Frau Mutter bereden ließ den Krancken zu streichen, welches aber nicht im blossen Streichen bestand, sondern es kratzete und schlug vielmehr den schadhafften Ort, wovon der Krancke, weil er zu solcher Zeit gleichsam entzücket war, wenig Empfindung oder Schmertzen vernahm.
Einem andern, welcher taub und stumm war, kitzelte und bließ er in die Ohren und in den Mund. Bey solcher Gelegenheit übete er das von einem losen Vocativo vorgeschlagene und nunmehr approbirte Mittel aus, und theilete auch diesem mit grossem Vergnügen einige derbe Ohrfeigen als Liebes-Schläge für Geld und gute Worte mit auf den Weg.
Andern, welche an hefftigen Kopff-Schmertzen laborirten, zausete er nicht wenig in den Haaren, welches nicht ohne Lachen mit anzusehen war. [...]
So bald dieser kleine Operateur von seinen wichtigen Geschäfften ermüdet, so retirirte er sich auf den Platz, allein er hatte wenig Raum übrig, seine Artigkeit im Spielen, gleich andern Kindern zu exerciren, so waren schon zu 50 Hinckende, Gichtbrüchige, Dickköpffigte Schwindsüchtige und andere elende Brüder um ihn herum. [...]
Als nun die Curen vorerwehnter Massen adhibiret und es an dem war, daß das Honorarium für gehabte Müh-Waltung erfolgen solte, so ließ sich der Herr Doctor Jüngchen mit blossen Caressen oder andern Spiel-Zeuge nicht begnügen, sondern die Krancken musten ihn, ehe sie noch besserung verspüreten, gleich andern Aertzten contentiren, von welchem es heißt:

Accipe dum dolet curatus reddere nolet. Nach dem nun der Patient beschaffen, darnach erfolgte auch das Gratial. Zuweilen 5, 10 und mehr Thaler, zuweilen Pistoletten, Ducaten harte Thaler, Guldens und auch weniger. Im Anfange ist der Verdienst nicht so reichlich gewesen, als anitzo, zumalen das kleine Glücks-Kind, die Herren Gutthäter encouragiret mit deutlichen Worten een praf grot Stück will ich hebben."[2]

[1] *Otto Bernhard Verdion (1719–1800), „Wunderbare Begebenheit welche sich mit einem Göttingischen Studenten auf dem alten Schloße Plesse vor einigen Jahren zugetragen hat; Indem Er bey einem entstandenen schweren Donner=Wetter in die Tiefen der Erde geführet, sich mit derselben Einwohnern von verschiedenen Dingen unterredet, daselbst gegessen und getruncken, auch endlich wieder glücklich, reichlich beschenckt, auf die Ober=Welt gebracht worden, von ihm selbst beschrieben und nebst einem Theil seiner übrigen merckwürdigen Lebens=Geschichte von dessen guten Freunde zum Druck befördert." 1748, Bd. 2, S.341ff. Staatsbibliothek Berlin Unter den Linden Preußischer Kulturbesitz, Yv 4181 R Marburg, Sonderbstand.*

[2] *Umständliche und wahrhaffte Nachricht Von dem So genanndten erstaunens-würdigen Kehrbergischen Wunder=Kinde Worinn so wohl Die wahre Untersuchung aller dabey vorgefallenen Umstände, was insonderheit die Einbildungs=Krafft, und das Streichen an sich vor Nutzen habe: Nebst dem Inhalt aller bißhero ergangenen Relationen, und hierauf allergnädigsten Königl. Veranlassung Als auch Die dabey betriebene Abgötterey, Aberglauben, Betrug und fälschlicher Weise ertichtete Fabeln, mit beygefügten remarquen kürtzlich abgefasset Von A. SPIES, Med. Doc. Königl. Preuß. Garnison- und Land= Medic. In der Prignitz. Berlin, zu finden bey AMBROSIUS HAUDE, 1734." Staatsbibl. zu Berlin – Preußischer Kulturbesitz, Sign: Na 3006.*

[3] *GStA PK, II. HA Generaldirektorium, Abt. 14 Kurmark, Tit. CCCLI, Varia, Nr. 1b: Acta betr. den sogenannten Wunderknaben aus Kehrberg. 1734–1740*

Schmerzensort

„Laßt euer Heulen und Weinen", sprach der heil. Petrus, „ich will den Mann wieder gesund machen", nahm eine Salbe aus der Tasche und heilte den Kranken augenblicklich, so daß er aufstehen konnte, und ganz gesund war. Sprachen Mann und Frau in großer Freude „wie können wir euch lohnen? Was sollen wir euch geben?" Der heil. Petrus aber wollte nichts nehmen, und je mehr ihn die Bauersleute baten, desto mehr weigerte er sich.

Brüder Grimm, Bruder Lustig

Schauen wir uns das an, was sich damals zugetragen hat!
„Man muß gewiß mit dem größesten Mitleyden ansehen u. darüber erstaunen wenn man die Anzahl Patienten; ja die Gebrechlichkeit und den höchst jämmerlichen Zustand dieser elenden (Kröpel-) Compagnie, betrachtet welche sich allhier zu Kehrberg eingefunden, worunter so wol Adliche, Bürgerliche als Leute vom Lande begriffen, wodurch man überzeuget wird, daß die Welt nichts anders als ein grosses Lazareth voller miserablen und ungesunden Menschen seyn müsse. Bald ließ sich jemand sehen, welcher an Händen und Füssen lahm war; bald erblickte man eine gantze Gesellschafft verwachsener klein und groß welche mehrentheils zu der Zeit, als die Untersuchung angestellet wurde, von Berlin waren, und ebenfalls bey ihrer ihnen anklebenden Maladie von dem ansteckenden Gerüchte des Saltzburgers sich mit Hoffen und Harren schmeichelten, die Cur würde wol gerathen. Eben darum, daß sie die Einfalt begiengen und vermeinten, daß das Wunder-Kind durch ein besonderes Bügel-Eisen die höckerigte Puckeln gantz gerade, und die verkürtzte Gliedmassen eben dadurch zur gehörigen Forme ausdähnen könte."[1]
Mehrere Berliner stehen in des Kindes Akte namentlich aufgeführt.
Am 16. August 1734 wird dem König von seinem Generalfiskal berichtet, *„der Materialist Felsner in der Friedrichs-Stadt giebt vor, daß auf Streichen des Kindes sein am Knie und Fuße gehabte Schmertzen, sich gemindert, und nach dem zweyten streichen gar verlohren; bekennet indes auf zureden, daß der Fluß nachgehends in den Arm und nunmehro wiederum in die Knie gekommen"*[2].
Am 23. August 1734 rapportiert von Viebahn, *„er selbst* (Gerbett – H.S.) *hätte des hiesigen Butterhändlers Böhmens Ehefrau, welche schlimme Augen, imgleichen den Fischer Malwitz, der 5. jahr lang ein krummes Bein gehabt, abgehöret, und blieben beyde zwar dabey, daß ihnen durch das Blasen und Streichen des Kindes geholffen, der Böhmin auch die Augen und dem Malwitz das Bein beßer geworden, des Holtzhackers Tauberts frau aber hätte ihm gesaget, daß ihrem Sohn, welcher nach den Pocken verschiedene Zufälle bekommen, das Kind nichts geholffen habe"*[2].
Und in der Beilage zum Bericht der Kurmärkischen Kriegs-Kammer vom 2. September 1734 finden wir unter Salzwedelern, Wittstockern, Stras- und Mecklenburgern auch *„des Schlächters Eckerts Tochter vorm Königs Thore in Berlin [...]"*[2], die *„[...] gantz contract gewesen, nun aber völlig restituiret"*[2] und *„Anna Maria Junckern, welche in der grünen Apothecke in Berlin in*

Diensten stehet,"[2] die *„hatt mit dem lincken Auge gar nicht sehen können, und ist den 27. ten Aug. in Kehrberg von dem Knaben gestrichen, und angehauchet worden, dadurch sie zu ihrem Gesichte wieder gelanget."*[2]
Das sind nur einige von ihnen.
Vielleicht findet ein Familienforscher im Nachlaß einer der genannten Personen oder in dem eines weiteren Berliners ja noch eine Notiz über des einen oder anderen Fahrt nach Kehrberg.
Wobei eventuell nützlich wäre, den Hinweis zu beachten, daß es, wohl nach dem „Durchbruch" Ludwigs dort, in Kehrberg so etwas wie „Berliner Tage" gegeben zu haben schien.
Auf den oben erwähnten Salzbuger, Ludwigs berühmtesten Patienten, geht Dr. Spies in seinem Buch noch einmal näher ein. Ihm wurde angeblich berichtet, daß dieser *„viele Jahre lahm gewesen, und innerhalb 3 Stunden, zu aller Anwesenden grösten Admiration frisch und gesund worden, ausser daß die Schmertzen im Knie noch continuirten"*[1]. Und daß sich dieser das bescheinigen ließ.
Vom Inspektor wird, was er zu ihm hörte, auch ausführlich wiedergegeben. Er erzählt, daß von dem Salzburger berichtet würde, *„daß er zwölff Jahre so contract gewesen, daß er auf Hand-Krücken oder Stühlchen kriechen müssen, und daß er vor wenig Wochen von Berlin aus, wo er sich lange Zeit aufgehalten, theils gekrochen, theils gefahren nach Kehrberg gekommen.*
Wie er nun seine contracte Knie von dem Knaben bestreichen lassen, hat er so gleich in denselben ungewöhnliche Schmertzen empfunden. Er ist darauf durch Hülffe seiner Frauen auf einer Leiter nach einen Heustall in Kehrberg heran gestiegen, um auf dem Heu zu schlaffen. Als er sich aber erinnert, daß er in des Schmidts Hause etwas von seinem Kleide vergessen: so will er, da seine Frau schon von ihm gegangen, wider herab steigen, solches zu holen.
Wie er die Leiter meist herunter ist, und sich allein nicht wol helffen kan: so fällt er von denen untersten Stuffen auf die Erde, aber auch zugleich in eine Ohnmacht, etwa vom hefftigen Schröck, oder von grossen Schmertzen. So bald er davon wider zu sich selbst kömmt, da findet er sich von seiner Contractur befreyet, kan gehen und stehen."[1]
Das liest sich, als wäre sich der Erzähler dessen, was den Salzburger wirklich von seinem Leiden erlöst habe, nicht ganz gewiß. Und er steht damit nicht allein.
Bereits am 11. August 1734 will König Friedrich Wilhelm I. schon *„citissime [...] von dem eigentlichen grund und der wahren Beschaffenheit dieser Sache und Umbstände gründlich benachrichtet seyn"*[2]. Woraufhin ihm am 14. August 1734 der Generalfiskal zwar nur mitteilen kann:
„Der Saltzburger Baumgartt, von welchem Ew-Königl.n-May.te allergnädigstes Rescript gestern eingelauffen, hatt vorhin die beine so krumm gehalten, daß Er bis mit den Knien in Kothe gegangen; es finden sich aber bereits zwey Zeugen, der Häcker Wiederkehr, und die Harsten, davon der Erste Ihn gesehen, daß er auf einen Stuhl stehend ein geschnitztes Bergwerck, welches so schwer als ein paar starcke Folianten seyn solle herunter gehoben, und die Knie so gut gehalten, als er anjetzo nach der angegebenen Cur zu thun pfleget; die andere hat gesehen, daß Er auf den Stuhl als ein Mensch, der nicht gebrechlich, geseßen, und daß Er die Treppe geschwinde auf und nieder kommen können."[2] Und so weiter.
„Den Baumgartten selber habe ich fordern laßen er ist aber im bette gefunden worden, hatt sich mit Kranckheit entschuldiget, und als er auffgestanden, hatt dem bothen deßen lincker Fuß gerade, der rechte aber krumm geschienen, und der Baumgartten hatt sich über große Schmertzen in den

Füßen beklaget.“[2] Er versichert aber, dranzubleiben, und schreibt auch schon am 16. August 1734 an von Viebahn:

„Der nunmehro abgehörte Saltzburger Frantz Anton Baumgartten, ist zwar unter verschiedenen veränderlichen Reden dabey geblieben, daß er ehe ihn das Kind zu Kehrberg gestrichen würcklich an beyden Knien Lahm und deren nicht mächtig gewesen.

Es haben aber bereits 6. Zeugen, und davon ein Saltzburger Mägdchen, denselben gar unter Augen gesagt, daß er ohne Krücke gehen, seine Frau und andere Leute schlagen, reiten, Kegelspielen, holtz-sägen, auf dem Stuhle stehen, und das Knie ziemlich steiff halten, nach seinen Kleidern an der Wand springen und selbige herunter reißen, auf treppen und Wagen auf und nieder springen können.

Wogegen er bis dato nur ein Landesmann, der ein Zimmer-Geselle ist, produciren können, welcher ausgesagt, daß er den Baumgartten, als er bey ihm gewohnet, niemahls ohne Krücke gesehen habe, dabey ihm aber sonsten Kein gut lob giebt.

Die Lähmung will er in Siebenbürgen in einem Schwefel-Bergwerck bekommen haben, giebt aber einmahl 12 Jahr, hernach Kaum halb so viel Zeit an, und entschuldiget sich endlich, daß Ihn der Schwefel auch leib, Kopff und geblüte verderbet habe.

Über die wunderlichen Umstände der angegebenen cur, habe ich so fort dem Hoff-Fiscal Schmieden, extractum Protocolli geschickt, und bestehen solche darinn, daß das Kind Ihn in 24 stunden zweymahl gestrichen und scharff gerieben habe. Nach dem Ersten streichen wäre ihm ein große Schmertz in die Füße gekommen, welcher bis jetzo continuire; die beine welche sonst eis Kalt gewesen, wären erwarmet, hätten auch geschwitzet und gerauchet, worüber er sich so gar auf Zeugen in loco beruffet, und nachdem er die Nacht probiret, die Füße zu strecken, hätte er des Morgends gehen können [...]

Übrigens des Baumgarttens Lebens arth betreffend, giebt er vor ein Bergman in Kärndten und Siebenbürgen gewesen zu seyn. Betteln will er nicht auf sich Kommen zu laßen, worüber doch auch bisher ein Zeuge vorhanden, sondern giebt vor, daß er sich Ehrl. von baumwollenen strümpffen ernehre, wobey ihn aber eine Spinnerin, daß er sie sehr vervortheilet, beschuldiget.“[2]

Wahrscheinlich war es auch wieder Vorheriger, der am 3. September den Schmied Johann Hohenstein beim zweiten Verhör fragte, *„wie es eigentlich mit des Saltzburgers Cur zugegangen?*

Dp. *Ohngefehr um Mittagaus sey derselbe von Depon. Sohn an den Beinen einmahl gestrichen worden, und nach 2 ½ Stunden habe derselbe beßer gehen können, da er vor der Schmiede hingekommen ohne Krüke und habe nur einen Stok in der Hand gehabt, jedoch habe er noch immer so von einer Seite zur andern geschwanket, alß wenn er umfallen wolte, weshalb Dep. noch zu ihm gesaget, daß er sich noch schonen und nicht so viel gehen müste; des andern Tages habe der Saltzburger Abschied von Dep. Genommen, da er denn schon wieder beßer gegangen da denn das Kind ihn noch einmahl streichen müßen, und sey denn selben Tages weiter fortgereist. [...]*

Quaeh. *Wer den Schein vor dem Saltzburger geschrieben und auf weßen Veranlaßung?*

Dp. *Alß der Saltzburger curiret gewesen, habe Depon. von demselben einen Schein gebethen, daß Er von dem Kinde curiret worden: weil die Herschafft ihm befohlen, dergl. von Leuten, die sogleich gesund würden zu fodern: weil aber der Saltzburger nicht schreiben können, so habe sich ein Fremder, welcher einen schwartzen Rock an gehabt, den Dep. aber nicht kenne gefunden, welcher einen Schein geschrieben da denn der Saltzburger auch einen Schein von Depon. verlanget, welchen der mit schwartzen Rock mit Depon. Einwilligung aufgeschrieben.“*[2]

Von wem Kreisarzt und Inspektor ihre Geschichten haben, geben beide leider nicht an. Otto Bernhard Verdion bezieht sich auf die Aussage eines Berliners, der den Saltzburger sogar selbst gesprochen hatte:

„Der Kupffer-Stich des Saltzburgers, so in Regenspurg gedruckt worden, ist wohl getroffen. Dieser ist auf einem Wagen hingefahren, das Kind hat ihn drey mahl gestrichen, und er läst seine Krücke daselbst, und kommt gehend auf seinen Füßen wieder zurück. Nur dieses ist dabey zu erinnern: Der eine sehr krumme Fuß, an welchem die Sennen zu kurtz und eingeschrumpffet, folglich geschwunden und dürre geworden, ist noch dürrer, aber vielleicht wächset auch wieder Fleisch darauf.

In Summa, er ist gerade, ich habe selbst mit ihm gesprochen. In unserer Stadt sind viele, welche Hülffe erfahren. Aber durch diesen, welcher gantz offenbahr vorher in der Stadt gekrochen, und nunmehro gerade und aufrecht gehet, ist alles in Allarm. Satan ist ergrimmet, ohnfehlbar darum, weil GOtt verherrlichet wird im Verborgenen; daher sucht er diese Sache zu unterdrücken, theils auf politische, theils auf gottlose und schändliche Weise. Ja man sagt, dieser arme Mann habe sich so verstellt, daher auch die Sache zur Inquisition kommen soll."[3]

Dem bereits wiederholt erwähnten Studenten verdanken wir noch die Aufzeichnung einer besonders schön ausgemalten Schilderung:

„Einer von den Saltzburgischen Emigranten, welcher sehr gebrechlich war, so, daß er sich eines Bänckgens bedienen mußte, wenn er fortkommen wolte, welches er in der rechten Hand hatte, und auf die Erde sezte, und durch Hülffe desselben von einem Ort zum andern mit grosser Mühe fortrutschte oder fortgieng, hat sich auch aufgemacht, und ist zu dem Kinde hingegangen. Als er nun an den Ort hinkömmt, wo sich das Kind aufhält, findet er das Kind mit andern Kindern spielen. Er legt sich wegen grosser Müdigkeit unter einen Baum nieder, schicket seine Frau hin, einen Trunck, ihm zur Erquickung zu holen. Unterdessen geht das Kind zu diesem Saltzburger, begiebt sich mit ihm in ein Gespräch, und fragt: Wo er hin wolle? Was das für ein Bänckgen wäre, welches er bey sich liegen hätte? Er solte ihm das Bänckgen geben.

Der Saltzburger antwortet auf die erste Frage, daß er zu dem Kinde hin wolle, welches so viel Leute von ihren Gebrechen heile und gesund mache. Auf die andre Frage, spricht er: Daß er das Bänckgen zu seiner höchsten Nothdurfft gebrauche, und ihm dasselbe gern geben wolte, wenn er nur ohne dasselbe fortkommen könnte.

Darauf sagt das Kind zu ihm, er solle sich die Schuh und Strümpfe ausziehen. Der Saltzburger versetzt hierauf, er könte solches allein nicht thun, wenn aber seine Frau kommen würde, solte sie solches thun. Da nun die Frau kommt, und ihn entkleidet, streicht das Kind mit seinen Händen an die schadhafften Theile des Leibes, und nachdem solches geschehen, muß des Saltzburgers Frau Wasser hohlen, worin sich das Kind die Hände wäschet, dem Patienten davon zu trincken giebt, und darauf zu ihm sagt: Er solle sich niederlegen und schlafen, welches er auch so fort thut, und unter dem Baum liegen bleibt. Da er nun wieder erwachet, empfindet er hefftige Schmertzen, und da mit diesen Schmertzen auch ein Knacken in allen Gliedern sich äussert, so weiß er nicht was ihm geschicht, springt derowegen auf von seinem Lager, und kan nun wieder gehen und stehen."[3]

In dieser wie in der ersten Geschichte wirkt der Salzburger durch seine Heilung eher überrumpelt als beglückt. Plötzlich steht – oder liegt - er mit geraden Beinen vor allen Leuten da, und jubelt nicht sofort los.

War er nun also lahm, oder war er es nicht – das ist die Frage.

Dr. Spies vermutet, daß er sich nur krank stellte, und sich von dem ihm entgegengebrachten Mitleid ernährt habe.[1]

Warum, stellt sich einem dann jedoch sofort die Frage, warum ist er dann nach Kehrberg gegangen und hat sich sein Geschäft kaputtmachen lassen?

Einen eigenen behördlichen Untersuchungsgang wie auch nähere Angaben zu seiner Person habe ich, genau wie seinen Verbleib, leider nicht in Erfahrung bringen können; ich konnte, ebenso wie bei Maria Dorothea Nielbocks, eine getrennte Akte nicht ermitteln.

Da wir aber mehr als Nichts haben, wollen wir zumindest versuchen, auf der Grundlage der überlieferten Dokumente ein paar Überlegungen anzustellen. So vielleicht Antworten zu finden.

Zunächst einmal sollten wir nichts für selbstverständlich hinnehmen.

Alle reden vom Salzburger. Aber, als sich Dr. Busch nach Salzburg wendet, erhält er die Antwort und den Nachweis, daß ein Franz Anton Baumgarten in der Liste der Emigranten nicht enthalten, und als Erklärung dafür die Information, daß im Salzburgischen *„nur ein Vornamen gebräuchlich“*[4] gewesen wäre.[4]

Im *„Stammbuch der ostpreußischen Salzburger“, bearbeitet von Hermann Gollub. Gumbinnen 1934, Nachdruck Bielefeld 2009*, stehen:

„Baumgartner, Paumbgartner

Christian 70 Ger. Rdst. - Zauch (geb. Wagr.), Marg. Steffner 53: Jakob 22, Hans 21 (s. d.), 2 T. - Eglenischken, Gelleßuhnen Ksp. Gaw.; Szugupchen Ksp. Walt.

Baumgartner

Hans 21 Ger. Wagr. - Kaßemecken Ksp. Gaw., Maria Reuter

Peter 23 Ger. Werf. - Kallpacken Ksp. Enz.

Wolf 22 Ger. Wagr. - ?“

Hat der sogenannte Salzburger sich Namen und Geschichte nur ausgedacht?

Mir wurde, da Franz Anton Baumgarten angegeben hatte, daß er sowohl in Kärnten als auch in Siebenbürgen gearbeitet habe[2], vom Salzburger Verein empfohlen, mich an das Siebenbürgen-Institut zu wenden. Wo mir gegenüber die Vermutung geäußert wurde, daß es sich bei ihm eventuell um einen Siebenbürger Landler handeln könnte. Wegen seines Namens.

Denn unter www.siebenbuerger.de erscheint der seine zwar nicht als Kärntener, sondern als Oberösterreichischer Name, aber immerhin als Baumgartinger in der Liste der Familiennamen der Landler. Jedoch die Deportation, nach der wir frühestens von der Gruppe der Siebenbürger Landler sprechen können, erfolgte erst 1734.[5] Nach dieser wäre ihm seine Zeit sehr knapp geworden. Er hätte vor Kehrberg nämlich noch Nürnberg anfahren müssen, wo man ihn betteln gesehen haben will[2], und sich dann noch einige Zeit in Berlin aufhalten[1]. Man spricht von ihm nämlich offensichtlich als vom Salzburger aus Berlin.[3]

Wie kam er aber unter die Salzburger? Und wo kam er wirklich her?

Die Antwort steht bei ihm.

Unter seinem Bild.

Dort redet er von sich selbst überhaupt nicht als einem Salzburger. Sondern als von einem Bergknappen aus dem Rastatter Gericht.

Also war er ein Bergmann aus einem Landkreis von Baden-Württemberg gewesen?

Oder nur dort geboren worden?

Von Herrn Martin Walter, Kreisarchivar des Kreisarchivs Rastatt, erhielt ich freundlicherweise die

Auskunft, daß bis in die Zeit zwischen 1827 und1832 im hinteren Sasbachtal und bei Bermersbach Erz zur Metallgewinnung, und schon während dem hohen Mittelalter im oberen, dem württembergischen, Murgtal in der Grube Königswart nördlich von Klosterreichenbach Silber und Kupfer abgebaut wurde.[6]

Die *„Erzgänge zur Metallgewinnung reichten* (aber) *nicht weit in die Tiefe und waren nicht von befriedigender Qualität. [...] Zudem wurde bis 1921 in Friedrichsthal bei Baiersbronn Stahl produziert.“*[6]

Vielleicht hat er seine Arbeit ja aber auch woanders gefunden.

Ab 1710 wuchs die Bevölkerung Südbadens so sehr an, daß Anfang 1749 einem mit Sicherheit bereits länger währenden kaiserlichen Werben und damit einer Auswanderung *„armer, liederlicher und kinderreicher“*[7] Untertanen, *„wenn sie weniger als 200 Gulden Vermögen hatten und nicht viel taugten“*[7], nach dem bedürftigen Siebenbürgen stattgegeben wurde.[7] *„Der Kaiser gewährte den Einwanderern in Siebenbürgen folgende Vergünstigungen: Jede Familie bekam soviel Land, wie sie bebauen konnte, Mithilfe beim Hausbau, Stellung von Saatgetreide, Anteil an Wald- und Weinbergen, Steuerfreiheit für die ersten fünf Jahre.“*[7]

Was, wenn dieses Land unserem Helden daher zunächst das Land der Milchbäche und des Honigregens geschienen? Bis der Berg ihn krank machte.

Seine Beschwerden allerdings weisen auf andere Ursachen hin als auf die für sie genannten. Sie weisen eher auf Arbeit in feuchter Kälte oder auf Bleibelastung hin, als auf Schädigungen durch Schwefelwasserstoff.[8]

Was er als Bergmann eigentlich wissen sollte.

Den Anlaß, aus Siebenbürgen fort und entweder jetzt nach Kärnten oder wieder zurück nach Deutschland zu gehen, könnten demnach zwar durchaus Beschwerden, ihm aber auch noch ganz andere Umstände oder Ereignisse gegeben haben. Z.B. eine Kündigung.

Der beschriebene Muskelschwund an seinen Beinen weist erst einmal nur darauf hin, daß er bereits eine gewisse Zeitlang über sein Arbeitsverhältnis hinaus von seinem Job als Bergmann zu leben versucht haben muß – egal, ob nun strümpfeverkaufend oder bettelnd – als der entdeckt wurde. Er ist kein Beweis dafür, daß er nicht gehen konnte.

Im August 1731 unterschrieb der Salzburger Erzbischof Leopold das sogenannte Emigrationspatent und verfügte die Ausweisung der Protestanten aus dem Salzburger Land.[9] *„In mehreren Zügen verliessen die ersten Salzburger Exulanten ihre Heimat und zogen nach Bayern und Württemberg.“*[9] Dort waren sie überhaupt nicht willkommen.[10] Doch das Einladungspatent des Preußischen Königs vom 2.2.1732 brachte ihnen Hilfe.[11]

Mit seinem runden Hut und dem langen geraden Stab sieht Franz Anton Baumgarten aus wie ein Siebenbürger.[5] Aber auch wie ein Salzburger.[11] So daß vielleicht sein Äußeres ihm den Namen Salzburger verpaßte.

Daß man mit den Salzburgern gut fuhr nach Preußen, erklärte, warum er sich ihnen angeschlossen haben könnte. Aber wie er das getan haben sollte, ist unklar.

Was haben wir übersehen?

Auf dem Flugblatt ist weder die Rede von der Arbeit in einem Schwefelbergwerk, noch von einem Aufenthalt im Ausland. Warum nicht?

Liegen uns mit diesem vielleicht endgültige Erkenntnisse über ihn, seine letzten Aussagen, eventuelle Prozeßergebnisse vor, mit denen das Blatt, und indem es den Inhaftierten als frommen Luthe-

raner zeichnet, möglicherweise Stimmung gegen den Calvinistischen König machte?
Ist er gar nicht aus Deutschland herausgekommen?
Aber woher hatte er dann das „i“ am Anton, Hut und Stock? Und wer, frage ich, verläßt ohne wirkliche Not seinen Hof?
Eine Anfrage im Historischen Bergwerk Neubulach brachte die Antwort.
Herr Uwe Meyerdirks aus Tübingen schrieb mir, daß *„es direkt bei Rastatt keinen nennenswerten Bergbau* (gab, er) *[...] würde daher eher vermuten, daß Radstatt im Land Salzburg in Österreich gemeint ist, auch die Formulierung „Rastatter Gerichts“ scheint [...]* (ihm) *dort besser zu passen.“*[12]
Und tatsächlich - lesen wir Radstatt, schiebt sich plötzlich alles ganz von selbst zusammen. Gleich der erste Baumgartner im *„Stammbuch der ostpreußischen Salzburger“* stammt auch von dort.
Und daß der Salzburger mit den zwei Vornamen nicht im Stammbuch steht, wird nur daran liegen, daß er niemals bis nach Ostpreußen gekommen sein wird. Offenbar, weil er, der, ob gesund oder nur noch arbeitsfähig zu nennen, des Broterwerbs und des Besitzes in der Heimat beraubt, in seiner existenziellen Not als Krüppel zu überleben versucht hatte, nur offiziell wieder gesund werden wollte, um auch Land erhalten zu können.[13] Was leider total schiefgegangen ist.
Damit aber wäre dieser mit Sicherheit vielmals Beneidete tatsächlich ein wirklich bedauernswerter Mensch gewesen.
Daß er nicht sehr liebenswert war, keine Solidarität kannte – wer kann es ihm vorwerfen, solange ein Mensch in seine Situation kommen kann?
Mehr ist, wie gesagt, leider nicht zu erfahren zu ihm.
Auch der Generalfiskal bringt am 22. September 1734 keine wirklichen Neuigkeiten, wenn er dem König aus Berlin meldet: *„Der in Preußen befindliche Saltzburger Thomas Rosbachers auch Berg-Leute Wolfgang Glöckners und Christian Meisners erfoderte und eingekommene Außagen über den Saltzburger Baumgarthen, welcher sich auf sie berufen, fallen diesem auch nicht favorable, aber, maßen sie ihn nicht eher alß in Berlin kennen lernen, alwo er dem leztern erzehlet habe, daß er in dem Cärnthesten Berg Werken durch einen gesprenkten Stein gelähmet sey, welches schnurstraks gegen des Baumgarthen Außage ad Protocollum streitet, darüber ich aber pro nunc in Ermangelung der eingesandten Acten nicht weiter procediren kan.“*[2]
Aber wir können uns unsere Gedanken machen.
Doch gehen wir weiter im Text von Dr. Spies!
„In einem andern Winckel seuffzeten einige, welche bereits 24 Stunden auf das streichen dieses berühmten Chirurgi gewartet, um dadurch von ihren Brüchen, Kröpffen und Geschwülsten befreyet zu werden.
In Summa:
Man mochte die Augen hinwenden, wohin man wolte, so war überall ein Echo von dem Winseln und lamentiren der elenden Leute wahrzunehmen. Aber es fuhren leyder die meisten in solchem betrübten Zustande wieder von dannen, ausser diejenigen, deren kräncklicher Zustand also beschaffen, daß, so wol durch die starcke Einbildung als durch das Streichen selbst einige Besserung könte verschaffet werden, so aber bey denen wenigsten Bestand gehabt.“[1]
In diesem Zusammenhang ist vielleicht folgender Bericht interessant.
Er liegt in Ludwigs Akte als, beidseitig beschriebenes, Blatt 104, verfertigt im Königsberger Rathaus vom Bürgermeister Cahseburg und seinen offensichtlich vier, ebenfalls namentlich

genannten, Stadträten. Den 19. Oktober 1734.
Sie schreiben:
„Gottfried Kupzo ein Sattlern Geselle 22 Jahr alt, Lutherischen Religion, aus Königsberg in Preußen gebürtig, deponiret, er sey auf seiner Wanderschaft in Franckfurt am Mayn so kranck geworden, daß er darüber die Sprache verlohren, und hätte er, ohnerachtet er sonst am Leibe wieder gesund worden, ein gantz Jahr die Sprache nicht gehabt. Von Franckfurt am Mayn sey er abgereiset und habe nach Hause gewolt, alß er medio Augusti dieses 1734n Jahres nach Magdeburg gekommen, habe er von einem Kinde gehöret, daß es alle Schaden curiren könnte, es hätten ihn auch die Meister zu Magdeburg einen Gesellen mitgegeben, ihn an den Ort zu bringen, wo das Kind wäre, und zwar in das Dorf Kehrberg, welches im Prignitzischen 12. Meilen von Berlin gelegen. Der mitgegebene Sattlern Geselle wäre an des Kindes Mutter gegangen, welche das Kind so ohngefehr 3 ½ Jahr alt ist, Ludwig heißet, und der 7de Sohn eines Grobschmiedes daselbst ist, zum deponenten gebracht. Es hätte Deponent hierauf Waßer aus einem Brunnen holen müßen, in demselben hätte das Kind seine Hände gewaschen, weiter dem Deponenten befohlen, den Mund aufzumachen, ihm in denselben gehauchet, dann seine Hand in das Waßer getauchet und dem Deponenten, mit diesem Waßer die Zunge gewaschen; Es hätte das Kind 3. Tage nacheinander also damit verfahren, Deponent hätte darauf in den ersten 24. Stunden verspühret, daß ihn die Zunge etwas leichter zu werden angefangen, wie er denn auch, ziemliche Schmertzen empfunden, als wenn die Zunge mit dem Waßer geschnitten gewesen. Deponent hätte allmählig zu lallen angefangen, in Acht Tagen aber hätte er die völlige Sprache wieder bekommen. Es hätte Deponent um die Zeit, alß er die 8. Tage im Dorfe gewesen, gegen 600 Menschen daselbst bemercket, welche sich curiren laßen. Vor die Curen forderte man nichts, er hätte aber aus freyen Stücken 5 ggl. des Kindes Mutter gegeben, welche sie angenommen."[2]
Der König hat gleich an den Rand der ersten Seite die Anweisung zu einem Schreiben an die Magdeburger Kriegs- und Domänen-Kammer geschrieben, das noch am selben Tage abging mit der Frage, *„ob es an dem sey, daß dieser Mensch um die Zeit, so Er angezeiget, zu Magdeburg gewesen sey und daselbst nicht reden können"*[2]. Am 18. November 1734.
Doch kann er am Ende aller Korrespondenz den Fall nur wie folgt an den General-Fiskal weitergeben lassen:
„Da nun gedachte Cammer hierauff referiret, daß Sie so wohl das Sattler Gewerck alß einen Gesellen Nahmens Christoph Kühnen welcher den Kupzo als stumm gekandt, auch da er wieder reden können, gesprochen, über die vom Königsbergischen Magistrat angezeigte Umbstände vernommen, selbige auch ausgesaget, daß gedachter Kupzo zur bemeldten Zeit in Magdeburg gewesen und nicht reden können; alß communiciren wir Euch solche Relation nebst gehaltenen Protocollis hiebey zu Eurer Nachricht"[2]. Aus Berlin, am 22. Dezember 1734. Wie das andere Schreiben gezeichnet von dem Direktor des Generaldirektoriums von Happe.
Die Angefragten, Domänen-Kammer und Magistrat Magdeburgs, erwähnten nur, daß er mit einem hitzigen Fieber in ein Hospital eingeliefert worden, schilderten umständlich, wie er von Magdeburg erst nicht und dann doch weggekommen wäre, brachten Zeugen auf, die berichteten, daß er in Ruppin aufgrund seiner Behinderung keine Arbeit bekommen hätte, und beschrieben, wie er sich mithilfe eines Schreibtäfelchens verständigt, jedoch, woran er erkrankt wäre, also, was ihn stumm hat werden lassen, erfahren wir leider nicht. Nur das Wo. Es passierte im Hospital. Was immer.[2]
Aber – ein neuer Terminus wird für Ludwig in den Schreiben aus Berlin verwandt: Zumindest

König Friedrich Wilhelm I. von Preußen spricht plötzlich von ihm nur noch als dem *„bekandten"*[2] Kind zu Kehrberg.[2]
Warum hört Friedrich Wilhelm I. gerade jetzt damit auf, dem Kind wie bisher das Attribut wundertätig beizugeben? Daß gelegentlich nur vom Kehrbergischen Kinde oder der Kehrbergischen Sache gesprochen wurde, ist nicht dasselbe wie das, was jetzt geschah. Was ist geschehen?
Ich erwähnte bereits des Königs Erkranken im August 1734. Sie erinnern sich. An dieser Stelle nun möchte ich näher darauf eingehen. Der Zusammenhang wird sich Ihnen sofort erschließen.
Das *„Wienerische Diarium"*[14] meldete in seiner *„Num. 75."*[14] vom *„18. Septembris Anno 1734"*[14] aus Wesel am 1. September:
„Den 26. Augusti reisete der König von Preussen zu wasser nach Arnheim, von wannen er sich des abends nach dem Land-Haus des Generals Baron von Ginkel erhub, und allda über nacht bliebe. Den 27. seynd Seine Majestät nach Cleve gegangen, haben daselbst bey dem Herrn Präsidenten von Bork zu mittag gespeiset, und zu Moyland übernachtet, alwo sie sich den 28. mit der jagd erlustiget. Weil sich der König bey dero auffenthalt alhier nicht gar wol befunden, so haben Seine Majestät den Professor Timmermann von Duysburg kommen lassen, welcher dieselbe auf dero reise begleitet."[14]
Und am 15. September trägt Baron von Seckendorff in sein *„Journal secret"*[15] ein:
„Le Kammermohr du roi vient de me dire que le roi est arrivé ce matin à trois heures à Potsdam."[15] Gleichzeitig mit ihm kamen zwei vom König aus Holland angeforderte Särge dort an.[16]
Am 15. Oktober fassen die ihn behandelnden Ärzte die *„Beschaffenheit Sr. Königl. Maytt itzigen Krankheit, samt einer kurtzen Erläuterung der Ursachen derselben"*[17] wie folgt zusammen:
„Nachdem Sr. Königl. Maytt zu Anfangs abgewichenen Monaths Augusti in der Armeé am Ober-Rhein mit einen starken Asthmate oder Oppression der Brust und unterlauffenden fieberhafften Bewegungen belästiget wurden, so geschahe nach Gebrauch einiger dienlichen zertheilenden und temperirenden Artzeneyen eine Crisis der podagrischen Materie am Corpo oder Vorder-Gelencke des rechten Armes und der Hand, mit Schmertzen und behöriger rothen Geschwulst. Dieses dissipirte sich in 3 à 4 Tagen also daß Sr Königl Maytt im stande waren die Reise nach dem Clevischen anzutreten.
Ohngefehr 14 Tage hernach, da Ihro Maytt von denen fatiguen der Reise und Revúen der dortigen Regimenter belästiget waren, stellet sich nach gerade eine neue und stärkere Oppression auf der Brust ein. Diese ging so weit, daß das stemmende Geblüthe nach der Brust und Haupt, nicht allein in Angesichte, eine schwartz rothe Couleur veruhrsachte, sondern auch eine stündlich zu vermuthende Suffocation befürchten machte.
Derohalben man damahlen auf Erfodern verschiedener Medicorum eine Ader am Arm, wegen der Phlegmone oder rosenartigen Geschwulst der Füße, zu eröffnen sich genöthiget funde. Das, aus der geöffneten Ader, sehr stark heraustreibende Geblüthe, zeigte, nachdem es erkaltet, wenig oder fast gar keinen wäßrigen Theil, indem fast alles in eine schöne volle massa zusammen gewachsen war. [...]
Sr. K. M. zeigen eine außerordentliche starke Röthe im Angesicht, welche zu weilen , nachdem Sie im Schlaffe sitzend durch Abhangung des Hauptes die Adern am Halse mehr comprimiren, oder auch bey vorfallender Leibes- oder Gemüthsbewegung, in eine Schwartz- oder Blau-Röthe verändert wird. [...]

Die Respiration ist veränderlich und unterschieden, offtmahlen ist sie gantz natürlich und frey, [...] zu anderer Zeit ist sie wiederum sehr beklommen, mit einen starken asthmate und Oppression der Brust vergesellschafftet, absonderl wen alsdan eine geringe Bewegung des Leibes soll intendirt werden, und zeiget sich alsdan das Angesicht mehr Blau-roth, wobey die Vena jugulares zu weilen stark auftreiben. [...]
Die Füße von denen Hüfften am bis auf die Zehen, seyn von denen stockenden und wenig circulirenden Feuchtigkeiten aufgetrieben, hart und geschwollen, jedoch mit diesen Unterschied, daß die Hüfften bis unter die Knie eine natürl Farbe der Haut zeigen, der Überrest der Füße aber von denen Knien an, seyn mit einen tumore phlegmonode oder Rosenhafften Geschwulst belästiget.“[17] Usw. Jeden Tag werden die Entwicklungen notiert.
Der Baron von Seckendorff führte sein eigenes Tagebuch.[15]
„Ein Kammer-Mohr, den er bestochen hatte, brachte ihm von allem, was in des Königs Krankenzimmer vorging, Nachricht.“[18]
Unterm 20. September zählt von Seckendorff auf:
„2°. Die Königin ist immer beym König und speiset mit den königlichen Kindern vor seinem Bett. [...]
5°. ist geschwollen bis an den Nabel und kann nicht auftreten. [...]
8°. schreibt nur die allerpressantesten Sachen auf dem Bett, da er die drey Kriegs-Räthe zu sich rufen läßt;
9°. hat von Doctoribus niemand, als Hoffmann gesprochen ; will keine Arzney einnehmen; wünscht sich lieber den Tod, als so zu leben.“[15]
Am 21. September schreibt der König an seinen Freund, den Fürsten Leopold zu Anhalt-Dessau:
„Indessen kann ich noch nicht berichten, daß es besser mit Mir geworden, sondern die Zufälle, insonderheit die Oppression auf der Brust und Mangel von Respiration dauret immer fort. Also glaube Ich nicht, daß es, wenn die Besserung nicht bald kommet, lange Bestand haben werde.“[19]
Zwar, unter dem 5. Oktober hält von Seckendorff fest,
„[...] sagt zum Mohren: „Bethe nur fleißig; ich sterbe nicht“[15],
doch auf der nächsten Seite, unter dem 21. Oktober, lesen wir schon wieder:
„In Potsdam stehts sehr schlecht. Das andere Bein ist nun auch aufgegangen und schon über eine Maaß Wasser herausgelaufen. [...] Sans un miracle le roi ne peut plus vivre. [...] und wenn man den König ein wenig geschwind mit dem Rollwagen fährt, so höret man das Wasser im Leib poltern. Der König ärgert sich über alles, hat den Pagen geprügelt, daß man geglaubt hat, es wird ihn der Schlag rühren“[15].
„Nach der Leydener Zeitung (bei Faßmann 1, 515) hatten die Aerzte am 23. October den König aufgegeben.“[19] Jedoch *„Friedrich Wilhelm* (schreibt) *an Prinz Leopold, 28. October: „mit meine gesundheit gehet es etwas beßer und hoffenung habe wieder in stande zu kommen wo so es continuiret.“*[19]
Welche Besserung sich im Kranken-Journal unter dem 18. November, und zwar dem Datum erwähnten Schreibens nach Magdeburg, allerdings so liest:
„Gestern Abend sind Ihro Königl. Mytt nach 8 uhr auf der rechten Seite eingeschlaffen, nur haben Sie kaum eine Virtel Stunde geruhet, als dann Sie von 9. uhr biß 1 uhr bestendig gewachet und gesprochen, nach 1-uhr haben Sie eine guthe Stunde im sitzen geschlaffen, nachgehends ist wiederum biß 5. uhr kein Schlaffen erfolget, biß nach 5. uhr wiederum eine Stunde Ruhe erfolget;

beym heutigen Verbande sind beyde füße etwas oedematös geschwollen, die Wunde aber in ziemlich gutten Stande befunden worden
Es ist also resolviret worden daß ein Extract [...] c. rhabarbar. in Ungerischen Wein solviret, mit denen pulveri [...] wechselweise zu alle 3. Stunden solle gegeben werden. Glockengießer" [17]
Die Namen der empfohlenen Arzneien konnte ich leider nicht vollständig entziffern, die Wunde aber erklärt sich wohl aus Vorhergehendem.
So wird es also ein – nur zu verständlicher – Überdruß sein, den der König in der von ihm verwandten Formulierung zum Ausdruck bringt. Nach Wochen ohne Schlaf, mit unerträglichen Schmerzen, wirkungslosen Medikamenten, jeden Abend Angst vor der endlosen Nacht, hat man irgendwann nicht allein genug von seinem Leben, sondern wird man des ganzen Treibens müde und leicht reizbar. Und wenn „wundertätig" schon so ein Reizwort ist, erfährt sein Träger jetzt grimmigen Spott. Versuchen Sie einmal, den Satz, daß der Kupzo, *„so nach seiner Außage auf der Wanderschaft kranck worden sey, und darüber die Sprache verlohren, durch die Cur des bekandten Kindes zu Kehrberg aber solche wieder erhalten haben soll"*, als der König mit unbeteiligtem Ernst zu diktieren! Es wird nicht funktionieren.
Über die Zubereitung des Wassers, das bei der Behandlung des Sattlergesellen verwandt wurde, notierte Dr. Spies, was den Leser schon allein den Kopf schütteln lassen mußte:
„Hatte er nicht lust zu streichen, so muste er sich die besudelte Hände in mehr denn 20 Eymern Wassers nach einander waschen, wodurch das Wasser auf eine verborgene Art in eine herrliche und incomparable Universal-Medicin metamorphosiret werden solte. Von dieser Tinctur, welche zu einer Zeit mehr als zur andern saturiret, soffen die einfältige Leute so viel, als ihnen immer möglich einzubringen; ja, sie waren damit nicht zu frieden, sondern fülleten sich gantze Flaschen und Bouteillen voll, um an der angenehmen Brunnen-Medicin sich unterwegens oder daheim ferner laben zu können.
Sonsten solte dieses aquainfortis auch herrlichen äusserlichen Effect haben, die Wunden, die verrenckten Gliedmassen, die mit dem Starr und anderen Schäden behafftete Augen damit auszuwaschen [...]" [1]
Derartige Nachrichten, wie auch die von Rat Gerbett aus Berlin vom 30. September, nerven. Er schreibt:
„Zu completirung der Acten wegen des Kehrbergischen Kindes habe allerunterthänigst zuberichten, daß
1) der angegebene Verwalter zu Rodduhn Wienicke sich nicht finden wollen, daß selbiger kranck gewesen, und von diesen Kinde hülffe erlanget habe;
2) Hingegen zwey Persohnen, an einem der Rose gleichen Zufalle, auch dieses Kind curiret zu seyn vorgegeben; auch
3) des Krügers zu Hertzsprung Kind von einen heßligen Außatze über den gantzen leib dergestalt wiederhergestellet sey, daß noch etwas auf den Kopffe übrig geblieben ist; welcher arth Kinder Kranckheiten, nebst, der Rose, sich sonsten von selbsten wohl zu verliehren pflegen." [2]
Dies ergänzt er am 10. Oktober 1734 mit nachstehender *„Fortsetzung der Nachrichten von dem Kinde aus Kehrberg"* [2] – ebenfalls aus Berlin:
„Von diesem Kinde", schreibt er, *„will der hiesige Nachtwächter Kirchhoff an Engbrüstigkeit; deßgleichen zu Horst, ein Mägdchen von 4 ½ Jahr am lincken Auge, welches Sie wegen großer Schmertzen gar nicht mehr gebrauchen könne; ferner ein 18. jähriger Pursche, an geschwollenen*

Füßen; Eines gärttners Frau am Ausschlage; und Ihrer Schwester Kind an Lähmung curiret seyn; des hiesigen Becker Heydens Kinde aber, und ein 19. jähriger Pursche zu Horst, haben an Ihren Schwulst und Lähmungen keine Hülffe erhalten.“[2]

Erfolg und Mißerfolg lösen bei Ludwigs Kuren einander unvorhersehbar ab, und die Erfolge sind zum Mindesten rätselhaft und wohl eher seinen Patienten zuzuschreiben.

Den allerdings, der genau daraus seine Hoffnung zog, endlich mit Sicherheit, schnell und komfortabel geheilt zu werden, hat ja auch nicht einmal die Form der Behandlung gestört.

Dr. Spies notiert:

„Bey allen, welche sich dieser Cur in meiner Gegenwart bedieneten, habe mit besonderer Attention die Verwandlung der Gesichter wol beobachtet.

Einige waren bey dem Streichen, Kitzeln und Blasen, so erblaßet, als wenn sie vom Blitz gerühret wären; Bald aber wurden sie so roth und feurig, als wenn sie voll süsses Weins, mit einem kleinen Rausch, oder gar einem schleunigen Paroxismo eines hitzigen Fiebers überfallen wären.

So sehr veränderte sich durch eine schleunige Alteration der Umlauf des Geblüts, bey einigen war die Freude so groß, daß es kein Wunder, wenn auch so gleich eine kräfftige Würckung erfolget wäre, wie ich dergleichen an einem meiner Gefährten wahr genommen; Andern lieffen die Thränen Stromweise hervor, theils aus Betrübnüß wegen ihres unglücklichen Zustandes, theils aus grosser Begierde und Verlangen geheilet zu werden.“[1]

Selbstverständlich ließ es der Generalfiskal nicht mit den erhaltenen Auskünften bewenden. Somit erhalten wir, unterzeichnet von jenem Beamten Cape, den ich leider sonst nirgens genannt fand, mit einem Protokoll des Verhörs von erwähntem Nachtwächter noch die persönliche Aussage eines Patienten Ludwigs, und darüber hinaus ein lebensvolles und beredtes Bild jener Tage:

„Actum Berlin d. 16. 8br 1734.

Auff Erfodern erscheinet Johann George Kirchhoff Nacht Wächter auff der Friedrichs-Stadt aetat: ohngefehr 48. Jahr saget auff Befrag: daß er seit 3 Jahren, es auff der Brust gehabt, daß er nicht recht Athem hohlen können, jedoch habe er noch dabey alß Tagelöhner arbeiten auch seinen Dienst verrichten können, aber um Michaelis vorigen Jahres sey es so schlimm geworden, daß er fast gar keine Luft mehr kriegen allso auch nicht arbeiten können, habe auch an 4 Wochen zu Bette liegen müßen, daß er auch seinen Dienst alß Nacht Wächter nicht verrichten können, dennoch abgewartet:

Er habe auch seit Ostern noch ein beständiges Reißen in den Armen gehabt, welches jedoch nicht allezeit einerley gewesen, sondern nach Beschaffenheit des Wetters starck oder geringer gewesen; Comp. habe einen Feldscheer vom Kalcksteinsch Reg von Dhl. Maj. v. [...] Rentwitz Compagnie gebraucht; wie er heiße wiße Comp: nicht, sey auch nicht mehr beym Reg: sondern in Kayserl: Dienst gegangen; dieser Feldscheer habe ihm zwar unterschiedenes eingegeben, auch zur Ader gelaßen, es habe aber alles nichts geholffen, und habe der Feldscheer gemeint es müßten Flüße seyn.

Da er nun von vielen Leuten gehört, wiße aber jetzt keine mehr zu nennen, weil er es vergeßen, daß viele in Kehrberg wären curiret worden, so sey Comp: auch hingereiset, (quaeh: Wann er nach Kehrberg gereiset K: Er wiße es soeben nicht mehr, es sey ohngefehr 3. Wochen vorher gewesen, ehe das Kind hergekommen) und mit dem Ruppinschen Bier Wagen biß Fehrbellin gefahren, weil es ihm unmögl. gewesen, so weit zu gehen, von Fehrbellin aber sey er nebst noch 5 Persohnen, so er aber nicht kenne noch zu nennen wiße, längsten nach Kehrberg zu Fuße gegangen, und 1 ½ tag

darauff zugebracht, und sey Comp: das gehen sehr sauer geworden.
Alß Comp. nach Kehrberg hingekommen, wären sehr viel Leute wohl an 200 und mehr da gewesen, und sey ein großes Gedränge nach das Kind gewesen, daß solches auch in der Scheune auff den Raft gekrochen, und ungeduldig gewesen auch keinen mehr streichen wollen, biß die Eltern es wieder besänftiget, da dann eine Leiter an den Raft gesetzet worden, und habe des Kindes Vater oben und der Schmiede Geselle unten an der Leiter stehn und die Leute abhalten müßen; da dann immer 2. und 2 herauffgelaßen worden; Comp: habe diesen tag nicht dazu kommen können, sondern sey erst des andern tages auff den Boden, im Hause da es eben so wie vorigen tages in der Scheune gehalten worden, zum Kinde gekommen, welches ihn auff Geheiß der Mutter, welcher Comp: erst gesagt, was ihm fehle, die Arme und Brust gestrichen;
Nach diesem sey er noch einen halben tag da geblieben in Hofnung, sich noch einmahl vom Kinde streichen zu laßen, welches aber wegen Menge der Leute nicht mögl. gewesen; den tag drauff habe er gleich gemercket, daß seine Brust beßer wäre [...] welches auch noch biß dato continuire und von seinen vorigen Zufällen nichts mehr empfinde."[2]
Daß es einen Schmiedegesellen auf dem Hof gegeben hätte, irritiert mich etwas.
Johann Hohenstein hat, nach eigener Aussage, in Kehrberg vorerst nicht als Schmied gearbeitet.
Am 2. September, dem ersten Tag nach der Einlieferung in die Untersuchungshaft, erklärt der Vater den Herren Marggraff und Cape bei der von ihnen geführten Befragung diesbezüglich, er *„hätte seine Profession allenthalben getrieben, wo er nach seiner Heyrath gewesen, ausgenommen in Vettin und in Kehrberg"*[2].
Wenn der Geheime Rat Gerbett am 2. September 1734 hingegen notiert, *„Sie bleiben beyderseits darauf, daß gleichwie der Vater sein Handwerk fortgesetzet und beständig getrieben, und wenn bemittelte Leute ihnen etliche Groschen, oder auch 1 Ducaten und eine Pistole, welches lezte nur einmahl geschehen, zum Theil auf Kleidung verwandt, theils zum vorhabenden Bau, da Sie sich in Kehrberg wieder etabliren wollen, nachdem Sie andernorts abgebrant gewesen [...]"*[2], und zwar in einem Schreiben an König Friedrich Wilhelm I., in dem er diesem *„zur höchsterleuchteten Recision anheim"*[2] stellt, *„ob die Eltern nach bisher ausgestandenen Arreste dimittiret und angewiesen werden sollen, sich ihrer Hände Arbeit redlich zu ernehren"*[2], dann könnte er während der von ihm durchgeführten Befragung den Eltern Hohenstein möglicherweise erklärt haben, daß es ihm unter gewissen Voraussetzungen gegeben wäre, sich dafür einzusetzen, daß sie begnadigt und wieder aus der Haft entlassen würden. Vielleicht sagte er, um sie etwas zu beruhigen:
„Wenn Ihr Euch sonst nichts weiter habt zuschulden kommen lassen, und versprechen wollt, Euch künftig von ehrlichem Handwerk zu ernähren, sollte eigentlich nichts dagegen stehen, daß Ihr Eure anderen Kinder bald wiedersehen könnt."
Da könnte es aus dem Schmied nur so herausgesprudelt sein.
Er behauptet das Gleiche noch einmal in einem Gnadengesuch.
Doch die Unterhaltung der Ambulanz dürfte ihn ziemlich beansprucht haben. Die Sage[20] macht einen nicht zu einem Schenk, wenn er nur *„bißweiln auch, wenn er Leuten was gehohlt, ein Bier Geld gekriegt"*[2].
Daß er dennoch Aufträge angenommen hat, ist belegt, und kein Widerspruch.
Und bei dem Gesellen könnte es sich um seinen Sohn Samuel gehandelt haben. Oder einen gewissen David Busse, von dem wir noch hören werden.
Auf die Capeschen Protokolle folgen in Ludwigs Akte welche, die Berlin vom Pritzwalker

Magistrat angefordert hatte. Die schenken uns, neben dem Auffrischen einer alten Bekanntschaft und einem anderen Blick auf Kehrberg, ein weiteres Zeitbild:

„Ex officis.

Auff Sr. Königl. Majestät in Preußen und Churfl: Durchl: zu Brandenburg hochbestalten Geheimbten Raths und General-Fiscals zugesandter hoher Verordnung, uns nach einen Mann in Dahlhausen zu erkundigen, welcher auff des Schmidts in Kehrberg Angeben von seinem Kinde curiret worden, welcher ein Freund von dem Verwalter Berend in Vettin sey, haben wir uns deßhalb bemühet denselben aus zufragen, und da wir keinen Hofwirth oder Einlieger ausfinden können, der mit dem Verwalter Berend befreundet sey, haben wir endlich erfahren, daß es Hanß Kentzler seyn soll, welcher citiret worden; da er aber nicht zu Hause gewesen, und man durch deßelben Erforschung erfahren, daß andere Leute mehr in diesen Gerichten fürhanden, welche an ihren Schäden durch die Gnade Gottes vermittelst des Schmidts zu Kehrbergs Kindes Bestreichung curiret worden: So hat man für guth befunden in Abwesenheit des Kentzlers auch dieselbe zu vernehmen; und sind befraget auf die übersandte Puncta:

Int: 1. Ob und waß derselbe vorhin für Kranckheit gehabt?

Referens 1. Christian Peltzer, Unterthan aus Dahlhausen, welcher berichtet, daß seine Tochter von 4 ½ Jahre alt einen Schaden an dem lincken Auge gehabt, und also vergangen daß sie gantz und gar abgefallen, und nichts mehr übrig, als daß sie für Schmertzen sterben müßen.

Ref: 2. et 3. Des hiesigen Gärtners Sesfins Ehefrau Dorothea Schaden und derselben Schwester Kind Andreas Kluth ins 5te Jahr alt: Sie hätte Ausschlag an den Händen gehabt, und das Kind sey an Händen und Füßen Contract gewesen, daß es in einem Jahr einher getragen werden müßen, und hätte es in der Brust gehabt, daß es keine Lufft bekommen können.

Ref: 4. Johann Riekert 18 Jahr alt; er sey an Händen und Füßen den gantzen Winter herdurch geschwollen gewesen, und hätte solche Schmertzen gehabt, daß er keines gebrauchen können, sondern getragen werden müßen.

Ref: 5. Hanß Kentzler ins 19te Jahr alt, er habe seit sieben Jahre her, wie sein Vater gestorben, alle Jahr gegen Weihnachten geschwollene Beine bekommen, und das sey auch alle Jahre auff gebrochen.

Interrog: 2. Wer davon Zeugniß geben könne?

Ref: 1. Das gantze Dorff, der Herr Ambtman und der Prediger.

Ref: 2. et 3. Diese sämmtliche Adeliche Bediente und Einwohner.

Ref: 4. Sein Herr der H. Ambtman und sämmtliche Haußgenoßen.

Ref: 5. Seine Mutter, sein Bruder, das ganze Dorff und die Hofediener, so h. v. eben in Hofedienst Mist aus tragen hüllfen.

Int: 3. Waß für Mittel er dagegen gebrauchet?

Ref: 1. Er habe so vielerley gebrauchet, daß ers selber nicht alles bedencken könne, zu erst habe er beym Apotheker in Pritzwalck Nahmens Ohrtman für 12 gl. Medicamenta gekaufft; Hernach habe er von dem Operateur aus Kyritz Hüttero, nachdem er ihm das Kind gezeiget, für 1. thlr Medicamenta mit genommen, welcher 3. thlr für die Cur haben, aber keine gewiße Hülfe versprechen wollen, hierauff habe er sich zu den Korbmacher in Havelberg verfüget, welchem er in dreymahlen, daß er mit dem Kinde bey ihm gewesen 30 gl. gegeben, welcher dem Kinde in die Augen geblasen und fürgegeben, es sollte der Fluß nicht weiter kommen; es habe aber alles nichts geholffen. Von Witstock habe er auch vielmahls etwas aus der Apotheke gehohlet, waß ihm guth zu

seyn gerathen worden, alß daß er über sechs Thaler ausgegeben und unnütz verbracht seit Ostern her habe er nichts gebraucht sondern sey mit dem Kinde nach Kerberg gereiset.
Ref: 2 et 3. Sie hätte für sich Blätter, als Riyckenblätter genandt darauff geleget, aber ihre Schwester hätte für das Kind den Apothecker Ohrtman gebrauchet, dem sie von ihrer Armuth 6. gl. Gegeben, und wie dieses nichts geholffen, hätte sie allerhand Hauß-Mittel gebrauchet.
Ref: 4. Allerhand Haußmittel.
Ref: 5. Diesen Kyritzschen Sommermarck ein Jahr her sey er zum Kyritzisch'en Scharff-Richter gefahren worden, bey welchen er einen gantzen Monath gelegen, welcher es mit einem Schwartzen Pflaster zugeheilet, vorhin habe er die große Hufflattig-Blätter gebrauchet, diesen vergangenen Weihnachten sey es wieder an einem Bein aufgebrochen, gegen Lichtmeßen aber wieder heil geworden, im Frühjahr habe ers am andern bekommen, um Marien aus sey es heil geworden, nachdem er vorhin 14 Tage auff dem Bette liegen müßen, mit den [...] schon gemeldten Hufflattig Blättern habe ers endlich wieder geheilet.
Interr: 4. Waß bey dem Kinde in Kerberg mit ihm vorgenommen worden?
Ref: 1. Das Kind in Kerberg habe sein Kind über die Augen gestrichen, und weil es mit der brust schon geröchelt, und es einem sterbenden gleich gewesen, habe es seinem Kinde acht Tage vor Jacobi auch die Brust überstreichen müßen, und weil es eben nur ein Kind wie seines alt, so habe die Mutter des Kindes deßen Hand nehmen müßen und damit überstreichen, wie solches seinem Kinde wehe gethan, und das Kerbergische Kind sich etwa darüber betrübet, daß sein Kind deßhalb geweinet, hätten sie beyde geweinet, wie er aber acht Tage vor Jacobi wieder dahin gekommen die Brust zu überstreichen, habe ers mit allen Willen gethan und mit seinem Kinde freundlich gespiehlet.
Ref: 2 et 3. Das Kerbergische Kind hätte Ihr im Früh-Jahr die Hände, und ihrem Schwester-Kinde die Hände, Beine und Brust überstrichen.
Ref: 4. Das Kind in Kerberg habe ihm Hände und Füße bestrichen.
Ref: 5. Das Kind habe ihn bestreichen sollen, habe aber nicht wollen, sondern sey so schüchtern gewesen, wen die Stuben-Thüre [...] worden, daß es sich in der Wiege unter die Kißen verkrochen, die Mutter des Kindes habe es auff sein Bitten vor sich auff den Schos nehmen müßen, und mit des Kindes Hand seine Beine bestreichen.
Interr: 5. Ob und worin er darauff Befreyung gefunden?
Ref: 1. Sein Kind habe gleich Linderung gefunden, daß es das Auge auffgethan welches er in einem Viertel Jahre nicht gesehen, sondern immer verbunden seyn müßen, wozu es noch die Hand darüber gehalten, nun könne es volkommen mit dem Auge sehen und habe keine Schmertzen mehr, das Kerbergische Kind sein Kind zum 2ten mahl über die Brust gestrichen, sey alles guth, und sey es wie andere Kinder.
Ref: 2. et 3. Sie habe so fort Linderung an den Händen gefunden, und den vierdten Tag wären die Hände gantz guth geworden ob sie es vor kurtzer Zeit gleich wieder an den Händen bekommen, sey es doch nun gantz wieder guth, und das Kind sey nach und nach genesen, nachdem Referentin ihre Schwester dazu beredet, daß sie fleissig beten und mit Gott nach Kerberg reisen solte.
Ref: 4. Ja, an Händen und an Füßen und von den Schmertzen befreyet.
Ref: 5. Er habe damahls keine Schmertzen, keinen Geschwulst noch Wunden an die Beine gehabt, habe also keine Veränderung gespühret, sey aber so lange her gesund gewesen, nun mercke er zwar, daß ihm gegen Abend die Beine geschwillen, jedoch nicht weiter als in den Knien.

Interr: 6. Ob solche annoch continuire?
Ref: 1. Ja, und es beßere sich von Tage zu Tage, daß es lebhaffter werde und wieder zunehme.
Ref: 2. et 3. Ja, wie es zu sehen, und hat ihre Hände und das Kind gesund vorgezeiget, daß es gehen und die Hände gebrauchen können, und von keiner Engbrüstigkeit wiße.
Ref: 4. Ja.
Ref: 5. uti ad praecedentem.
Interr: 7. Waß er zu Kerberg wegen der Cur bezahlet habe?
Ref: 1. Zum ersten mahl habe er denen Eltern eine Metze gebacken Obst mit genommen und dem Kinde 6. dn gegeben, zum 2ten mahl habe er ihm 2 gl. gegeben.
Ref: 2. et 3. Sie habe für sich 1 gl. und ihre Schwester für ihrem Kinde auch 1 gl. gegeben.
Ref: 4. Nichts.
Ref: 5. Sie hätten gar nichts genommen, er hätte aber dem Kinde 1 gl. gegeben, es liebe damit zu machen, daß es ihn streichen sollen.
Interr: 8. Ob ihm etwas abgefodert sey?
Ref: 1. Nichts.
Ref: 2. et 3. Nein gar nicht.
Ref: 4. Nein.
Ref: 5. uti ad praecedentem.
Nachdem Referenten ihre Aeußerungen auff ihr Christliches Gewißen gethan und die minderjährig gewesene Patienten gesund vorgezeiget, sind sie imposito silentio dimittiret, und ist dieses Protocollum unter der Gerichte Unterschrifft und Siegel darüber ausgefertiget: So geschehen Horst den 30ten Sept: und 1ten Octobr 1734
de Gülen M Haubtmann und Bevolmächtiger des H Geheimbten Raths v. Blumenthals
A Krusemarck p. t. Justitiarius et Director Pritzwalcensis."[2]
Das Schreiben trägt die Handschrift Arnold Krusemarcks.
Nach Herrn Krusemarck aber möchte ich, dieses Kapitel und seine Betrachtung der Patienten abzuschließen, wieder Dr. Spies das Wort erteilen.
Indem wir ihn damit aber zu den letzten beiden Fragen ebenfalls etwas sagen lassen, erfahren wir sogar von noch einem Septimus und Wunderheiler, zur selben Zeit und ganz in der Nähe; der in den Akten dieses Falles dann jedoch seltsamerweise überhaupt nicht mehr erwähnt wird. Ich nannte Ihnen bereits seines Vaters Namen. Und kann Ihnen wohl auch seinen Vornamen nennen.
Denn als letzten Jungen vor einem Mädchen (1728, Catharina Maria) fand ich in den Taufeinträgen unter dem Jahr 1724 *„Joachim des Schmidts Sohn gebohren d. 17 dec getaufft d 20 decemb"*[21] im *„Gesamtkirchenbuch Kunow, Kkr Havelb.–Wilsnack, 1685–1805"*[21], eingetragen.
Und wenn ich keinen übersehen habe, ist er gemeint, wenn Dr. Spies schreibt:
„Was nun aber die Uhrsach, daß nicht der Cunoische siebende Schmids-Sohn so wol, als dieser, gleiche vermeinte Wunder-Wercke praestiren könne, solches überlasse dem Kehrbergischen Schmidt zu entscheiden. Denn, obzwar viele Arme, an welchen die Reihe, wegen Uberlauff der bemittelten, öffters in einigen Tagen, (weil sie den Artzt nicht contentiren können,) nicht kommen kan, sich nach seinem Collegen nach Cuno begeben, um sich von diesem Blinden den Weg zur Gesundheit zeigen zu lassen, so wollen dennoch dessen Curen nicht in solche Renommé gerathen, ratio, weil der Kehrbergische nunmehro mit Recht zunennende Gold- und Silber-Schmidt ein wichtiges Argument anführet, wodurch er denen Leuten den Zweiffel deutlich benehmen will,

wenn er saget: Der Cunoische Knabe, ob er gleich der siebende, und kein Mägdlein dazwischen gebohren, könne dergleichen Miracula nicht praestiren, aus der hinlänglichen Uhrsache, weil seine 7 nacheinander gezeugete Söhne, nebst denen übrigen, noch allesamt am Leben, allein von des Cunoischen Schmids-Söhnen wären zwischen dem ersten und siebenden bereits einige gestorben, und dieses wäre die Haupt-Ursache, warum die Krafft bey seinem Glücks-Kinde so vollkommen"[1].

„Nun bot der König dem Bruder Lustig an was er haben wollte, er durfte aber nichts nehmen, doch brachte er es durch Anspielung und Listigkeit dahin, daß ihm der König seinen Ranzen mit Gold füllen ließ, und damit zog er ab."[22]

[1] *Umständliche und wahrhaffte Nachricht Von dem So genanndten erstaunens-würdigen Kehrbergischen Wunder=Kinde Worinn so wohl Die wahre Untersuchung aller dabey vorgefallenen Umstände, was insonderheit die Einbildungs=Krafft, und das Streichen an sich vor Nutzen habe: Nebst dem Inhalt aller bißhero ergangenen Relationen, und hierauf allergnädigsten Königl. Veranlassung Als auch Die dabey betriebene Abgötterey, Aberglauben, Betrug und fälschlicher Weise ertichtete Fabeln, mit beygefügten remarquen kürtzlich abgefasset Von A. SPIES, Med. Doc. Königl. Preuß. Garnison- und Land= Medic. In der Prignitz. Berlin, zu finden bey AMBROSIUS HAUDE, 1734." Staatsbibl. zu Berlin – Preußischer Kulturbesitz, Sign: Na 3006.*

[2] *GStA PK, II. HA Generaldirektorium, Abt. 14 Kurmark, Tit. CCCLI, Varia, Nr. 1b: Acta betr. den sogenannten Wunderknaben aus Kehrberg. 1734–1740*

[3] *Otto Bernhard Verdion (1719–1800), „Wunderbare Begebenheit welche sich mit einem Göttingischen Studenten auf dem alten Schloße Plesse vor einigen Jahren zugetragen hat; Indem Er bey einem entstandenen schweren Donner=Wetter in die Tiefen der Erde geführet, sich mit derselben Einwohnern von verschiedenen Dingen unterredet, daselbst gegessen und getruncken, auch endlich wieder glücklich, reichlich beschenckt, auf die Ober=Welt gebracht worden, von ihm selbst beschrieben und nebst einem Theil seiner übrigen merckwürdigen Lebens=Geschichte von dessen guten Freunde zum Druck befördert." 1748, Bd. 2, S.341ff. Staatsbibliothek Berlin Unter den Linden Preußischer Kulturbesitz, Yv 4181 R Marburg, Sonderbstand.*

[4] *Brandenburgisches Landes-Haupt-Archiv Potsdam, Rep. 16 E, Kl. Erwerbungen, Archiv Dr. Roland Busch, Rostock.*

[5] *Irmgard Sedler, Die „Landler" in Siebenbürgen unter: www.siebenbuerger-bw.de*

[6] *Email an Hans Serner am 20.03.2013*

[7] *Rolf Eilers, Die Auswanderung aus Südbaden nach Siebenbürgen, in: Siebenbürgische Familienforschung, Köln – Wien 1986, 3. Jahrg., Nr. 2, unter: www.genealogienetz.de*

[8] *Über die Krankheiten der Bergleute informierte ich mich grob in dem Artikel „Die Leiden der Kumpel" aus der Reihe „Quarks & Co." unter: www.wdr.de, in dem Artikel „Der Bergbau machte krank" unter: www.badische-zeitung.de sowie im Merkblatt zur BK Nr. 1202: Erkrankungen durch Schwefelwasserstoff unter: www.arbmed.med.uni-rostock.de. Schwefeloxide entstehen beim Verhütten des Erzes (s. Anm. 12).*

[9] *www.pfaenders.com*

[10] *Gerhard Huß, Die Emigration der evangelischen Salzburger, Eine Zusammenstellung, in: Heft 60 des Vereins für Familienforschung e.V. Lübeck, September 2010, www.familienforschung-luebeck.de: „Am 12. November bittet Firmian (der Erzbischof – H.S.) formell Bayern und Tirol um*

Durchzugserlaubnis für die Emigranten aus Salzburg und erhält eine Absage. Am 17. November sperren Bayern und Tirol die Grenzen zum Erzbistum Salzburg. Die vom Hofkanzler von Rall als „Aufwiegler, Rebellen und Ketzer“ beschriebenen Salzburger Exilanten wünsche man nicht im Lande! Fragen des Durchzugs, des Verbleibs sowie der Finanzierung von Unterbringung, Kost und Bewachung waren nicht geklärt.“

[11] *Helmut Süß, Der Empfang der Salzburger Emigranten in Velden und Hersbruck 1732, unter: www.frankenland.franconia.uni-wuerzburg.de*

[12] *Email an Hans Serner vom 21.03.2013. Darin schreibt mir Herr Meyerdirks zu den Schwefeldämpfen im Erzbergbau: „Zahlreiche Erze, darunter auch viele der im historischen Bergbau wichtigen, wie Fahlerze, Kupferkies, Bleiglanz u.a. sind Schwefelverbindungen. Beim Verhütten wird typischerweise ein Teil des Schwefels, oft auch der gesamte Schwefel abgeröstet, gewissermaßen verbrannt, wobei Schwefeloxide in die Luft entweichen, je nach Erzen, z.B. Fahlerz mit Arsen, können auch noch giftigere Substanzen entweichen.“*
Diese Informationen ergänzt eine Email von Herrn Elmar Zach aus dem Historischen Bergwerk Neubulach vom 03.04.2013 an mich, in welcher steht, „die von Ihnen beschriebene Lähmung dürfte nicht vom Schwefel herrühren. Durch Verbrennung von Schwefel entsteht SO2 was in der Lunge zu Verätzungen führen kann, eine Lähmung dadurch halte ich für unwahrscheinlich. Ich vermute hier eher eine Nervenschädigung durch die beim Rösten des Erzes frei werdenden Schwermetalle wie Quecksilber oder Blei oder aber auch das Freisetzen von Arsen.“
So könnte jener Franz Antoni aus Siebenbürgen zwar durchaus auch wegen einer Berufsunfähigkeit wieder heimgekehrt sein, seine Lähmung jedoch sollte eine andere Ursache als die angegebene gehabt haben.

[13] *Unter www.preussen-chronik.de lesen wir: „Von den 15.508 Asylanten , die in der Provinz Preußen angesiedelt werden, erhalten fast 12.000 eine Existenzgrundlage auf Kosten des Staates. Ackerland, Bauland, Bauholz, Vieh, Ackergeräte, Saatgut werden gestellt, dazu kommen drei Jahre Abgabenfreiheit, großzügige Kredite, Zuschüsse zu den Baukosten und langfristige Befreiung vom Militärdienst.“*
Der König wußte und sah, daß sein Land Menschen brauchte. Aber nicht um jeden Preis. Dem Edict vom 20. Dezember 1727, in welchem steht, „Seine Königl. Majestät in Preussen uc. Unser allergnädigster Herr, haben bereits zu verschiedenen mahlen, und ins besonder unterm 21. Junii 1725. so ernstlich als nachdrücklich befohlen und geordnet, daß keine Bettler und Vagabonden bey Straffe des Zuchthauses in Dero Landen sich aufhalten und betreten lassen, sondern selbige, und zwar die Fremden gäntzlich räumen, die Einheimischen aber an den Ort ihrer Heymat, wo sie gebohren, oder doch einige Jahre gewohnet, und sich sonsten genehret haben, begeben solten, zumahlen wegen deren Versorgung alle diensame Veranstaltung gemachet worden“, folgte am 25. Februar 1731 auch noch ein „Erneuertes und geschärfftes Edict, daß die fremden Bettler und Landstreicher von Stund an das Land räumen, die einheimischen Bettler aber nach denen angewiesenen Orten sich sofort begeben sollen.“ www.web-archiv.staatsbibliothek-berlin.de/alte_drucke.staatsbibliothek-berlin.de/Rechtsquellen/CCMT55

[14] *www.anno.onb.ac.at*

[15] *Journal secret du Baron de Seckendorff, Conseiller Aulique, Cavalier d'Ambassade auprès du Maréchal Comte de Seckendorff à Berlin. Depuis 1734 jusqu'a la Fin de l'Anne 1748. À Tubingue, 1811. www.books.google.de*

[16] *Hans-Joachim Neumann, Friedrich Wilhelm I., Leben und Leiden des Soldatenkönigs, Berlin 1993*

[17] *1734/ 35, Journal von Sr. Maj. (Friedrich Wilhelm I.) Krankheit, 14. Septbr. 1734–20. Jan. 1735, intus: Briefe betr. die Krankheit, Roteingebundenes Vol., GStA PK Kg. Friedrich Wilhelm I. Lebensumstände Rp XLVI K2*

[18] *David Fassmann, Leben und Thaten des Allerdurchlauchtigsten und Großmächtigsten Königs von Preußen Friederici Wilhelmi Biß auf gegenwärtige Zeit aufrichtig beschrieben, Bd. 1, Hamburg und Breßlau 1735, Digitalisat der Bayerischen StaatsBibliothek*

[19] *Die Briefe König Friedrich Wilhelms I. an den Fürsten Leopold zu Anhalt-Dessau. 1704–1740. Berlin 1905. Erg. Bd., Staatsbibliothek zu Berlin – Preußischer Kulturbesitz, Signatur: Gt 850 a*

[20] *Johann Georg Theodor Grässe, Sagenbuch des Preußischen Staates 1–2, Band 1, Glogau 1868, www.zeno.org.*

[21] *Domstiftsarchiv Brandenburg/ Havel.*

[22] *Kinder= und Hausmärchen gesammelt durch die Brüder Grimm. Jubiläumsausgabe mit Illustrationen von P. Grot Johann und R. Leinweber. Stuttgart und Leipzig Deutsche Verlags=Anstalt.*

Die andere Seite

„Ich sitze heute hier mit Euch zusammen, spendiere Euch einen Schnaps, wir können miteinander reden, ich gebe Euch sogar Recht, aber wenn ich morgen den Befehl erhalte, Euch zu töten, dann sind das für mich zwei völlig verschiedene Dinge. Dann werde ich das tun."

Ein Offizier der Staatssicherheit
beim Feierabend-Bier zu Mitgliedern
der Evangelischen Friedensbewegung in der DDR
im „Franken" in Berlin

„Es gibt eben Dinge, die sind nicht lukrativ,
die tue ich also nicht!"

Preßte ein Kaffeehaus-Gegenüber
abends im „Größenwahn" am Alex mir gegenüber
heraus, und betrank sich mit Sekt.

„Herr Doktor! Herr Doktor!"
„Was ist, Herr Zibulsky?"
„Ich höre Gelächter! Was kann das sein?"
„Was kann das sein?"

Edgar Hilsenrath, Zibulsky

Otto von Corvin erzählt folgende Begebenheit:
„Der Mönch Eiselin zog 1500 zu Aldingen in Württemberg umher mit einer Schwungfeder aus dem Flügel des Engels Gabriel. Wer diese küßte, sagte er, dem sollte die Pest nichts anhaben. Ein solcher Kuß wurde natürlich nicht umsonst gestattet. Diese kostbare Feder wurde dem Pfaffen gestohlen! Eiselin war indessen gar nicht verlegen. Im Beisein der Wirtin füllte er sein leeres Kästchen mit Heu, welches wahrscheinlich auf ihrer eigenen Wiese gewachsen war, und gab es aus für Heu aus der Krippe, in welcher Jesus in Bethlehem gelegen hatte; wer es küßte, sollte pestfrei sein. Alles drängte sich zum Kuß herzu, und selbst die Wirtin küßte, so daß Eiselin erstaunt flüsterte: ‚Und auch du, Schatz?'"[1]
Und er ergänzt: *„[...] die guten Katholiken waren von ihren Pfaffen so gut gezogen, daß sie lieber ihren eigenen Augen als einem Pater mißtrauten."*[1]
Diese Geschichte steht auch für den Glauben Catharina Elisabeth Hohensteins – sie legte die Curen fest, weil sie an sie glaubte. Zu ihrer Rolle gekommen, wie zum Kinde die Jungfrau, die bekanntlich auf die Frage: *„Sag mir mal, du, ihr habt wirklich noch nich'n mal, so abends, im*

Dustern eure Holzpantinen durch'nanderge ... geschoben, hm –?!" losschluchzte: *„Huch, aber hab' ich denn gewußt ... hab' ich, huch, denn gewußt [...] ... daß man von so was ... so was auch gleich'n ... 'n kleines Kind mitkriegt?!"*[2]
Daß sie sich sofort dreingefunden, wird wohl daran gelegen haben, daß Wunder damals noch nicht so außergewöhnlich waren wie heute.
Aaron J. Gurjewitsch schreibt dazu:
„Die Wechselbeziehungen des Menschen mit der Natur waren so stark und vielseitig, daß er bei ihrer Betrachtung nicht neben sie zu treten vermochte; vielmehr befand er sich in ihr. Damit die Zeit in gewohnter Weise ihren Kreislauf nahm, waren Bräuche und Feiern erforderlich [...] Desgleichen wurden das Großvieh und das Geflügel krank und unfruchtbar, wenn ihre Besitzerin keinen Zauber übte [...] Ein solches Verhalten zur Natur bildete kein ‚System von Aushilfen', die die natürlichen Ursachen ergänzen und den gewöhnlichen Lauf der Dinge fördern sollten. Statt dessen war die Magie nach der unausgesprochenen Überzeugung dieser Menschen ein unabdingbarer Teil des Weltenlaufs, indem sie das Natürliche und das Übernatürliche zu einem unauflösbaren Ganzen verband."[3]
Corvin und Gurjewitsch beschreiben zwar den Glauben des mittelalterlichen Menschen, der ist jedoch nichts anderes als die von F. Hempel beobachtete bäuerliche Kirchlichkeit.
Genanntes wird, wie bereits dargelegt, in ihr schließlich noch ergänzt durch das Nachahmen dessen, was einem durch den Pfarrer vorgemacht wurde. Wir haben aus deren eigenem Mund erfahren, wie die Kirche das Leben reglementierte, indem z.B. Krankheiten von ihr als Folge von Abweichungen vom vorgegebenen Pfad bezeichnet und behandelt wurden. Wobei zu den von den Klerikern dabei verwandten Mitteln, wie oben zu entnehmen, durchaus auch Magie gehörte. Und zwar bewußt. Und daß noch mehr dafür angesehen worden ist.
Pfarrer Richard Rudloff nennt das 18. Jahrhundert eine *„wundersüchtige, abergläubische Zeit"*[4].
Ich denke, daß die Menschen damals insgesamt einfach nur gläubiger waren.
Aber auch dennoch - *„dieses aber hat auf die Eltern nicht gebracht werden können, daß Sie den Ruff von ihrem Kinde vorsetzlich aus gebreitet, und daß Sie durch dergleichen Mittel Geld zu schneiden gesucht hätten"*[5].
Rat Gerbett kommt am 2. September 1734 zu dem Schluß, *„der Ruff von dem Kinde ist durch die Anverwandte ausgebreitet worden"*[5], was allerdings nicht weiter verfolgt worden zu sein scheint.
In der anderen Sache sind Ludwig und seine Eltern offenbar durch die Gerüchteküche in Verruf gebracht worden. Der Vater gab dazu nämlich am selben Tag zu Protokoll, *„einsten wären Leute zu ihm gekommen und gesagt, daß das Kind eine gantz Hand voll Geld hätte, alß aber Deponent zum Kinde gekommen wären es 12 Zahl Pfennig gewesen welche Deponent auch dem Herrn von Winterfeld gewiesen, inzwischen hatte es groß Maul zespärre gegeben."*[5]
Und wenn Johann Hohenstein am 25. Oktober 1734, immer noch in Berlin, unter Tränen beklagt, *„wie es ihn sehr schmertzte, daß Sr. Königl Majestät eine solche Ungnade auf ihn geworffen"*[5], und er versichert, *„Er habe wißend nichts böses begangen, oder einigen Betrug vorgehabt, weniger aus geübet. daß er aber Vornehmen und geringen preßhafften Leuthen, die geglaubt, es würde ihnen durch seinen Sohn geholfen werden, nicht abgewiesen, hätte theils in seinen Mächten nicht gestanden, weil er von einer gantzen Menge derselben überfallen worden, andern Theils habe er es nicht für etwas straffbares gehalten. Es sey auch die Sache denen Land- und Steuer Räthen etliche Monathe bekannt gewesen, und wenn von einem oder andern derßelben ein Verboth*

an ihn ergangen, die Leuthe abzuweisen, würde er nicht ermangelt haben, solchen gehorsame Folge zu leisten"[5], dann ist das ein Fakt, und, wie auch die Tatsache, daß Leuten geholfen wurde, die eine Seite des Falles, die von den Behörden zu beachten war, wie sie auf der anderen Seite z.B. am 18. August 1734 feststellen mußten, daß „*von andern praetendirten Krancken, [...] des Butter-Händlers Behmens Frau welche Schaden an Augen gehabt, nach ihrer Wiederkunfft von Kehrberg nunmehro gar blind*"[5] ist, nachdem sie, „*Butterhändler Böhmers Ehefrau*"[5], nur zwei Tage zuvor vorgegeben, „*daß sie verwichene Woche an bösen Augen durch Blasen und Streichen dieses Kindes soferne curirt worden, daß nach zwey Stunden die vorige starcke röthe in den Augen wieder vergangen sey*"[5]. „*Imgleichen wird erzehlet, daß, welches noch mehr zu bewundern, ein gewisser Müller aus Mecklenburg, welcher viele Jahre taub gewesen sein Gehör vollkommen wieder bekommen hätte. Ob man ihm gleich nach der Cur und vermeinten Genesung eben so starck zuruffen müssen als vorhin, wenn er eines andern Rede verstehen sollen, deßwegen auch derselbe sich nachher zum zweytenmahl verleiten lassen, bey dem kleinen Ohren-Bläser Hülffe zu suchen.*"[6]

Für Wunderheilungen bestand nach der Medizinalordnung von 1725 zwar eigentlich ein völlig unzweideutiges Verbot, doch erging am 10. August 1734 „*an die Priegnitzierische Land-Rähte u. den: Cramer, mit Zuziehung des Creyß physici*"[5] von „*Friedrich Wilhelm König in Preußen*"[5] die Ordre: „*Unseren: Weilen von dem so genandten Wunder Kinde in dem ohnweit Kyritz belegenen Dorfe Kehrberg und deßen verrichteten Curen zeither so viele Nachrichten eingelaufen, und wir dahero gründlich und zuverläßig zu wißen verlangen, was es damit für Bewandnüß habe.*

Alß befehlen Wir Euch hiermit in gnaden, Cito so gleich nach empfang dyser ordre [...] Euch nach Kehrberg zu verfügen, von dieser Sache genaue und gründliche Information einzuziehen, ob es an dem sey, daß dyses Kind so viele besondere Curen verrichtet, und von allen umbständlich citisime zu referiren, und des Creyß physici gutachten zugleich mit einzusenden.

Im fall Ihr auch findet, daß hierunter, wie mann durch gesande dafür hält, abusus und Betrügereyen vorgehen, so habt Ihr dem Wercke durch zulängliche Mittel alsofort Einhalt zu thun, und der Sachen ein Ende zu machen. Sequo. Berlin d. 10. Aug. 1734"[5] Unterzeichnet: „*Happe*"[5].

Die Ordre klingt viel moderater.

Das bedeutet jedoch keineswegs, daß König Friedrich Wilhelm I. keine 10 Jahre später von seiner Forderung schon wieder zurücktrat – die Ordre vom 10.8.1734 ist vielmehr als Präzisierung bzw. Durchführungsbestimmung zu sehen. Als Übersetzung ihres Wortlauts. Oder ihre Ergänzung. Dieses Beispiel für ihre Anwendung in der Praxis hilft hervorragend, die Medizinalordnung – oder den König – zu verstehen: Seine Vision, die er im Auge hat, ist die Heilung der Kranken.

Am 11. August 1734 erging „*an den Geheimbten Raht u. General Fiscal Gerbet*"[5] mit dem Hinweis „*Citissime*"[5] diese Ordre:

„*Friederich Wilhelm König in Preußen,*

Unsern: Weilen von dem so genandten Wunder Kinde in dem ohnweit Kyritz in der Priegnitz belegenen Dorffe Kehrberg und deßen seithero ~~verrichteten~~ vorgegebenen besonderen Curen, wie Euch Sollches nicht unbekandt sey kan, so viel Wesens gemachet wird, und so gar aus hiesigen Residenzien viele Leute dahin ~~verreyset~~ gewesen, und dem äusserlichen Schein oder Vorgeben nach geholffen zurück zu kommen, worunter auch insonderheit der vormahls contract gewesene Saltzburger Emigrante Frantz Antton Baumgarten ist, und das in originali hiebey gelegte attest mitgebracht.

~~Wir aber dafür halten daß~~ dabey aber ungewiß ist: ob nicht viel verstelltes und sepponirtes oder unrichtiges mit unterlauffe, u. daher itzo erwehnter Baumgarten so schlecht u. miserable, wie Er sich gestellet, in der That nicht gewesen seyn soll, solches auch schon von ein u. anderen [...] werden will, und wir dahero von dem eigentlichen grund und der wahren Beschaffenheit dieser Sache und Umbstände gründlich benachrichtet seyn wollen.
Alß befehlen euch hierdurch in gnaden diesen Baumgarten so wohl alß andere bey solchem großen ruf interessirende unverzüglich vor Euch zu fordern und sowohl selbst alß durch andere von dem officio alles auf das genaueste ~~und~~ umbstandligste und verläßigste zu examiniren, auch dabey die Leute, so ~~Ihn~~ den Baumgarten ~~vorhin~~ gekennet, in specio aber den Bruegner, welcher beym etablissement der Saltzburger gebrauchet ist, v. Euch verschiedenes suppeditiren kan, mit zu adhibiun, und auch derßelben über alle hierbey vorkommende umbstande zu vernehmen, umb auf den eigentl. Grund der gantzen Sachen zu Kommen, auch ob ~~nicht~~ und was darunter für Verstellungen und [...] Betrügereyen unterlauffen, ~~zu kennen~~, wie Ihr alles befunden, auf das umstandligste und [...] mit Eurem pflichtmäßigen Sentiment zu referiren und hierunter den äußersten Fleiß überall anzuwenden auch [...] vorläuffig zu berichten habt.“[5] Unterzeichnet: „*v Viebahn*“[5]. „*D 12.ten bek u. exped. D 13.ten insinuirt.*“[5]
Das Attest, das dem Salzburger ausgestellt worden war, und der Akte beigelegt gewesen sein soll, habe ich in ihr leider nicht mehr vorgefunden.
Die durchgestrichenen Worte sind auch im Original durchgestrichen, das hier Ausgesparte war nicht entbehrlich, sondern nicht zu entziffern.
Wenden wir uns aber, mit dem König, jetzt ebenfalls seinen Beamten zu!
Für den Prignitzer Landrat, Alexander Christoph von Platen (6.4.1698–8.8.1747[3]) aus Groß Pankow, Landrat seit 1726, ab 1739 auch Landesdirektor, könnte sein Besuch in Kehrberg heikel gewesen sein. Aber beginnen wir von vorn! „*In seiner Jugend hatte der [...] Herr einen großen Trieb zum studieren, daher er auch von seinen theuren Eltern nach Berlin ins Joachimsthalische Gymnasium gebracht wurde, woselbst er von 1714 bis 1716 verblieb. Darauf ging er nach Franckfurt a.d. Oder, seine Studien daselbst auf der Universität 2 Jahre lang fortzusetzen, welche er nachher auf der Friedrichs-Universität mit vielem Fleiß absolvierte.*“[7]
Leider wird nirgens gesagt, was er studierte. Selbst im Empfehlungsschreiben seines Schwagers, genauer, des Mannes seiner Frau Schwester, steht auch nur, daß er studiert hätte, und also „*im stande ist, einer Land Raths Bedienung vorzustehen*“[8].
Doch wir greifen schon wieder vor! „*Im Jahre 1722 resolvierete er, sich zu vermählen mit Magdalena Eleonore von Winterfeld [...] und der Hedwig, geborene von Alvensleben aus Calbe, [...] am 1. Februar 1723 erfolgte in Freyenstein die Priesterliche Einsegnung mit Magdalena Eleonora von Winterfeld, [...] Tochter des Joachim Dettlef von Winterfeld, gewesenen Erbherrn auf Freyenstein, Neuendorf, Neuhausen, Kehrberg, Karwe, Muggerkuhl, Fahrno, Rettin und Krams, [...] Hofdame Ihrer Königlichen Hoheit der Markgräfin Albrecht, Herzogin von Braunschweig*“[7] – und also verheiratet, besuchte er nämlich zuerst einmal einen weiteren Schwager, als er nach Kehrberg fuhr!
Im ihm erteilten Patent hatte der König klar formuliert, was er von seinem Landrat erwartete. Und zwar, „*daß Uns derselbe zuforderst getreu hold und gewärtig seyn, Unseren und des Creyses Nutzen und bestes überall suchen, und befordern, Schaden und Nachtheil aber, seinen äußersten Vermögen nach, verhüten, warnen, und abwenden helffen, denen Landes- und Creyses*

Zusammenkünfften, jedes mahl mit beywohnen, die im Creyse sowohl wegen der wüsten Höfe, alß wegen anderer Höfe, welche wegen der, Contribution streitig seyn, befindl. Unrichtigkeiten, in Richtigkeit und Ordnung zu bringen, mit befördern, bey denen Contributiones-Anlagen, Einqvartirungen, und Ausschreibung der Servies- und Cavallerie-Gelder, auch bey vorfallenden Marcken, eine gleiche durchgehende und gute proportion zwischen denen Mediat-Städten, Ambts- und Ritterschaffts-Unterthanen, halten, daß im Creyse die Anlagen, zu rechter Zeit ausgeschrieben, über Einnahme und Ausgabe richtige Rechnung geführet, auch zu rechter Zeit abgeleget und justificiret, der bestand in Cassa allemahl richtig gehalten, und allen Unseren ergangenen auch noch weiter ergehenden Verordnungen und rescripten genau und pflichtmäßig nach gelebet, und zur Execution gebracht werden, seiner Seits mit besorgen, bey Creyses Zusammenkünfften jederzeit einen zu Unseren und des Landes besten dienenden Schluß zu befordern, daß demselben gehörig nachgelebet, die aus geschriebene Monathl: Contribution und Cavallerie-Verpflegung imgleichen der Lehns-Canon und Schoß wenn solche fällig, jedesmahl richtig eingetrieben, und gehörigen Ohrts abgegeben werden mögen, fleißige Achthaben, bey vorfallenden Marcken so viel es möglich, zugegen seyn, denen Commandeurs, wo die Compagnien des folgenden Tages zustehen kommen, und Ihre, Verpflegung und Nachtlager finden werden, in Zeiten zu wißen thun, allen etwann vorkommenden Klagen so fort remediren, und daß denen beqvartirten, das Ihrige nach der Ordonnantz und des Creyses Verfaßung vergütet werde, besorgen, über die desfalß publicirte Ordonnantzien Reglements und Verfaßungen gebührend halten, auch Sich im übrigen allen dergestalt aufführen, und betragen solle, wie es einem getreuen Diener und geschickten Land-Rath eignet und gebühret, auch deßelben abzustattende Eydes-Pflicht es erfodern, und Unser allergnädigstes Vertrauen zu ihn überall gerichtet, gestalten derselbige vor dasjenige, was durch seine Versäumung zu Unseren Schaden aus schlagen möchte, in specie vor die Priegnitzirische Steuer-Casse, und die dazu bestelte rendanten allemahl responsabel ist.“[9]

Von Platen setzt seinen Namen unter zwei Schriftstücke. Unter das bereits erwähnte, sich neben dem des Kreisarztes völlig zurücknehmende Schreiben vom 30. August 1734, ausgefertigt in Wittstock, und unter das diesem beigefügte Protokoll vom 17. August 1734 in Kehrberg. In dem er neben dem Kriegsrat Cramer – als dem Fragesteller und Verfasser – selbst überhaupt nicht in Erscheinung tritt.

Möglicherweise, weil ihm die ganze Sache sehr unangenehm war.

Beide Schriftstücke sind wahrscheinlich bei Dr. Spies aufgesetzt worden, dessen Gutachten als Anlage B zum erstgenannten Brief an den König mit „eingetütet“ wurde. Es ist auch gut vorstellbar, daß sie dem Doktor die Initiative überlassen haben. Bevor Land- wie Kriegs- und Domänenrat *„in tiefster Submission verharren“*[5], bis der König etwas *„wegen dieser Sache ferner allergnädigst zuverfügen geruhen wollen.“*[5]

Die umfangreiche Materialsammlung zu seiner Familie, die Herr Hans-Hartwig von Platen in Streesow mir freundlicherweise überließ, enthält auch ein Bändchen sehr persönlicher Korrespondenz Alexander Christoph von Platens mit einem gewissen Pfarrer Heinrich Schubert, dem Inspektor von Zossen.

Der Briefwechsel ist zwar erst 1742 begonnen worden, nicht nur Ludwig, auch Friedrich Wilhelm I. war inzwischen gestorben, er berührt aber auch die Jahre, in denen beide noch lebten. Zwar ohne, daß sie je genannt würden, oder gemeint wären, aber dennoch ist er für diese Untersuchung von

großem Interesse.
Der im Titel des Bändchens genannte Pastor Crüger spricht in seinem Vorbericht offensichtlich von A.C. von Platens zweitem abgedruckten Brief an den Inspektor, als er schreibt:
„Dieser Herr erkante, daß Ihn GOtt bald in seiner Jugend angefasset, und Ihn, nach dem Reichthum seiner Barmhertzigkeit, zu sich ziehen wollen. Er erinnerte sich gar wohl, was in seiner Seele vorgegangen, da er zum heiligen Abendmahl zubereitet worden." [10]
Die Kommunion muß ihn tief beeindruckt haben und eine äußerst beglückende Erfahrung für ihn gewesen sein.
Er selbst fährt in dem erwähnten Brief fort:
„Nach der Zeit aber, wie ich in die Fremde gekommen, habe ich [...] die Lüste und Eitelkeiten der Welt lieb gewonnen, bin nach und nach, und ie länger ie ärger darin verwickelt, ja endlich, durch Betrug und List des Satans, auch anderer Verführung, dermassen darin bestricket worden, daß nicht das geringste Gute in meiner Seelen übrig geblieben. [...] In solchem elenden Zustande habe ich nun freylich die beste Zeit meines Lebens, nemlich, meine jungen Jahre zugebracht, bis es endlich [...] GOtt gefiel, vor ohngefehr 12 Jahren, diesen meinen Zustand ziemlicher massen zu verändern." [10]
Es wird nicht direkt gesagt, doch ich nehme an, daß ihn eine Erkrankung zur Besinnung gebracht hat. Denn Pastor Crüger schildert das Ereignis mit den Worten: *„Besonders war ihm das 1730ste Jahr ein gesegnetes Jahr. Denn zur selben Zeit ergriff ihn GOtt von neuen, und gab ihm ein lebendiges Erkentniß von seinem gantz verdammlichen Zustande, er ließ sichs auch einen Ernst seyn, seine Seele zu retten."* [10] Und von Platen schreibt: *„Ich fing an, mein grosses Elend und Verderben zu fühlen."* [10]
Und dann fährt er fort:
„Ich hatte, ob zwar ein schwaches, doch einiges wahres Mißfallen daran (von seiner Lebensführung, zu der er schreibt: *„ich war alsdenn schon sehr wohl mit mir selbst zufrieden, wann ich nur meinen Passionen nicht so gantz vollkommen, in allen Stücken [...] den Zügel schiessen ließ"* - H.S.), *(wiewol ich von einer schmertzlichen Reue und Leid über die begangene Sünden, auch von dem zerknirschten und zerschlagenen Hertzen nichts erfahren habe.)*
Ich wandte mich dennoch, so gut ich konte, mit meinem Hertzen zu Christo; ich lernte aus meinem eigenen Hertzen beten, um es nicht mehr bey auswendig gelernten Worten, oder Gebets-Formeln bewenden zu lassen. Ich vermerckte eine Hitze in der Andacht, und es äußerte sich wircklich eine mäßige Zufriedenheit in meiner Seelen." [10]
Gesundwerden ist das eine, wieder zu Kräften zu kommen, um auch gesund bleiben zu können, das andere.
Dieser Glaube, respektive, dieses Krankheitsverständnis, wird als Zweites ausschlaggebend für seine unentschiedene Haltung gegenüber Ludwig gewesen sein. [5]
Doch zurück zum Text!
„[...] als ich meinen Zustand für sehr gut hielte, und über alle Berge hinüber zu seyn vermeinte; so geschahe es, daß ich [...] von dem angefangenen Guten allgemach, und ehe ichs selbst merckte und inne ward, gantz und gar abgeführet wurde. Ich blieb in solchem Zustande, gleichsam als ein Träumender, eine gar lange Zeit. Endlich aber ward ich doch, vermittelst der Gnade GOttes, meiner grossen Untreue gewahr, wozu einige grobe Ausbrüche der Sünden, und so viel ich mich erinnere, insonderheit der Trunckenheit, mir Gelegenheit gaben, und mich von meinem Verderben

lebendig überzeugten.“[10]
Anders ausgedrückt – er ist offensichtlich abgestürzt. Denn das Trinken an sich ist gesellschaftsfähig. Getrunken wird überall. Ich habe sogar erlebt, daß Ehefrauen mit der Trinkfestigkeit ihres Gatten prahlten. Nein, er scheint den schmerzhaften Sturz eines Trinkers ins Leere gefallen sein, in die Einsamkeit, wo ihm dann klar geworden sein wird, daß er sich so alles zerstören würde. Er wird, wie jeder, aus keinem besonderen Grund heraus mehr zu trinken begonnen haben, aber man findet bald tausend Gründe dafür, nicht wieder aufzuhören. Daß man dabei so günstig fällt wie er, ist allerdings nicht die Regel.
Was ihn – sicher unter anderem – quälte, sagt er kurz und knapp:
„Mit einem Worte! Ich wolte der Sache gerne gewiß seyn, ob das rechtschaffne Wesen in Christo sich wol bey mir finde? oder, welches ich für eins halte; ob das grosse Werck der Wiedergeburt in meiner Seele vollbracht sey, oder nicht?
Es finden sich rationes, pro und contra, iedoch werden diejenigen Gründe, aus welchen ich einige Hoffnung schöpfen könte, durch andere, so dagegen sind, gar weit überwogen.“[10]
Er steht da, betrachtet seine beiden auseinandergerissenen Hälften, und vermag nicht, sie gegeneinander abzuwiegen. Schreibt das eine Mal:
„Was nun hienechst meinen ietzigen Seelen-Zustand betrift, so muß ich Ew. Hochehrwürden aufrichtig bekennen, daß ich eine Zeitlang her in meinem Christenthum leider! Mehr rück, als vorwerts gekommen bin, und eine grosse Schläfrigkeit und Trägheit zum Gebet sich bey mir eingeschlichen hat. Die Veranlassung und Gelegenheit hiezu haben meine bisherigen weltlichen Geschäfte und vorgefallene viele Reisen gegeben, indem ich mit verschiedenen Commissionen chargiret, und dadurch gar sehr distrahiret worden. Denn weil man bey solchen Umständen den Kopf von lauter weltlichen Händeln voll krigt, auch fast mit niemanden anders, als weltlich gesinneten Menschen umgehet; so geschiehet es mehr, als zu leichte“[10].
Und ein anderes Mal hinterfragt er diese Feststellungen:
„Oder ist es wol gar möglich, daß es eine der allersubtilesten und feinesten Erfindungen des Satans ist, wodurch er mich, unter einem ziemlichen Anschein des wahren Christenthums, nur immer mehr einzuschläfern suchet, damit er meine Seele, nicht eben auf dem ordinairen breiten Wege, sondern auf einem gleichsam listiger Weise ausgefundenen Neben-Wege der ewigen Verdamniß zuführen will.“[10]
Dabei bescheinigt ihm Pastor Crüger, daß er seine wichtigen Ämter *„mit aller Treue und rühmlichstem Fleisse verwaltet hat, wie Ihm iedermann unter Hohen und Niedrigen dieses unpartheyische Zeugniß gerne zugestehen wird.“*[10]
Im Geheimen Staatsarchiv in Berlin-Dahlem lagert eine 28 Blatt starke Akte, die dem interessierten Leser ausführlich Aufschluß darüber geben kann, wie der Landrat z.B. im Jahre 1735 mit 4 seiner Untertanen Ackerflächen tauschte – und zwar zu aller Zufriedenheit.[11]
„Im Jahr 1742. ging mit dem seligen Herrn Directore ein neuer Periodus an, wozu die Gelegenheit diese war. Es besuchte im selbigen Jahre der damals theure Herr Pastor Schubert zu Potsdam, und ietziger hochverdienter Inspector zu Zossen einige seiner guten Freunde in der Prignitz. Als ihm nun an einem Orte eine Predigt aufgetragen wurde, welche der selige Herr Director mit vieler Attention anhörete, wurde er nicht nur kräftiglich gerühret, und von seinem Seelen-Zustande überzeuget, sondern er gewann auch eine solche Liebe, Hochachtung und Zutrauen zu besagtem Herrn Pastor Schubert, daß er bald mit ihm in einen erbaulichen Briefwechsel gerieth, von

welchem er noch in seinem letzten bezeugte, daß ihn GOtt reichlich an seiner Seele gesegnet habe."[10]
Diese Bekanntschaft löste vielleicht ein Gefühl, das dem beim ersten Abendmahl empfundenen ähnlich war, in ihm aus.
„*Im vorigen Jahre* (1746 – H.S.) *im April gefiel es GOtt, den seligen Herrn mit einer harten Kranckheit zu belegen, welche endlich zur Wassersucht ausschlug. Je mehr nun seine Schmertzen zunahmen, und Er darunter seines Lebens herannahendes Ende vermerckte, ie mehr nahm bey Ihm die Sorge zu für seine Seele*"[10], berichtet Pastor Crüger weiter, und „*er habe sich gantz Verdammungswürdig gesehen.*"[10]
In diesem Gemütszustand und schwer erkrankt, konnte er jedoch, im Juli 1746 unterwegs zur Kur nach Berlin, „*um in etwas auszuruhen, sich einige Tage zu Neuendorf, bey des Herrn Amt-Hauptmanns von Winterfeld Hochwohlgebornen, seinem Herrn Schwager*"[10] aufhalten.
Der Verfasser der Vorrede zu dem Band, ein gewisser Pastor Meier, verwendet in dieser am 15. August 1748 den Begriff „Zufall" übrigens genau so, wie ich es auch sonst stets nur gefunden, als er schreibt: „*so wie ein Krancker Bedencken trägt, seine Kranckheit und deren Zufälle einem erfahrnen Medico zu entdecken: So, und noch viel weniger, solte ein geistlich Krancker anstehen, selbiges zu thun*"[10]. Und auch A.C. von Platen benutzt diesen Begriff so, da er seine Erkrankung bekanntlich woanders lokalisiert, wenn er am 12. April 1747 schreibt:
„*Nun wäre es dem Allmächtigen GOtt wol gar ein leichtes, mich von diesem beschwerlichen Zufall, wobey menschliche Hülfe nichts mehr auszurichten vermag, gäntzlich zu befreyen, und mir meine völlige Gesundheit wieder zu schencken; allein ich will mit völliger resignation meines Eigenwillens solches seinem allerheiligsten Willen lediglich anheim stellen, als der niemals anders wircket, als was uns armen elenden Menschen an Seele und Leib am allernützlichsten und ersprießlichsten ist*"[10].
Wie wir dem „*Wittstocker Häuserbuch*" von Wilhelm Polthier und Werner Vogel, gedruckt 1998 in Köln, im Bestand der Stadtbibliothek Perleberg, entnehmen können, wohnten von 1761–1785 „*Frau Landes-Direktorin v. Platen geb. v. Winterfeld (und) ihre Kinder Geschwister v. Platen*" in Wittstock, Kettenstraße 54.

Die nächsten Herren können auf einen Eintrag im Zedler verweisen.
„*Viebahn, (Frantz Moritz von) Königl. Preussischer Vice-Präsident in dem Königl. Ober-Finantz-Kriegs- und Domainen-Directorio. Er war von Cölln am Rhein gebürtig, und erstlich ein Advocate. Weil er aber viel herrliche Qualitäten besessen, und besonders ein angenehmes Wesen und Wohlanständigkeit im Reden an sich gehabt, auch eine sehr ansehnliche Person vorgestellt, hat er sich bey dem Könige in Preussen in solche Gunst und Hochachtung gesetzet, daß er zu den höchsten Chargen am Hofe befördert worden.*
Er befande sich anfangs auf einige Zeit als Königlicher Gesander am Pohlnischen und Chur-Sächsischen Hofe zu Dreßden; als aber im Jahr 1729 der Herr von Katsch mit Tode abgieng, hatte er das Glück, an dessen Stelle das fünffte Departement in dem gedachten Ober-Directorio, welches mit den sämmtlichen Justitz-Sachen zu thun hat, zu bekommen, wobey er zugleich zum General-Auditeur, wie auch zum Chef und Director des Frantzösischen Ober-Gerichts und des Armen-Wesens zu Berlin ernennet wurde. Im Jahr 1738 ward er von dem Könige nach Baruth geschicket, um daselbst mit dem Königlichen und Chur-Sächsischen Hofe in Kriegs-Sachen einen Vergleich zu

treffen, der aber nicht zu Stande gekommen. Er starb den 5 April 1739 [...] und hinterließ eine eintzige Tochter [...] erst 13 Jahr alt"[12].

Die Bemerkung zu seinem Ruhm, die ich im *„Neu eröffneten Historischen Bilder Saal" der Andreas Lazarus von Imhof und Conrad Schönleben, erschienen 1744 in Nürnberg*, bei Google fand, bietet eine Erklärung für die vielen Gesuche im Interesse der Hohensteins, die von seiner Hand unterschrieben:

„Der andre, Franz Moritz von Viebahn, starb am 8. April 1739. in einem Alter von 55. Jahren an einem hitzigen Fieber.

Se. Excellence waren Sr. Königl. Majest. in Preussen würklicher Geheimer Etaats- und Kriegs-Rath, Vice-Präsident und dirigirender Minister bey dem General-Ober-Finanz-Kriegs- und Domainen-Directorio, Director der Militär-Criminal-Sachen, des Französischen Ober-Gerichts, und des Armen-Wesens in Berlin, auch General-Auditeur. Man rühmet diesen grossem Staats-Minister nach, daß er das Intereße seines Souverains jederzeit auf das genaueste beobachtet, und nebst einer ausnehmenden Geschicklichkeit in den ihm anvertrauten Geschäften einen besondere Liebe vor die Armuth gehabt."

„Viereck [...], Adam Otto [...], stund anfangs in Hertzoglich-Wolffenbüttelischen Diensten, ward darauf im Jahr 1712 Königlich Preußischer Cammer-Juncker, hernach Clevischer geheimder Regierungs-Rath, Commissariats-Director und Envoye extraordinaire am Königlich Frantzösischen Hofe. Er wurde im Jahr 1717 baronisiret, nachdem der aus Franckreich von seiner Gesandschafft wieder zurücke gekommen war, und florirte noch im 1745ten Jahre als Königlich Preußischer würcklicher geheimder Staats und Kriegs-Minister, Vice-Präsident, und Dirigirender Minister beym General-Ober-Finantz-Kriegs- und Domainen-Directorio, Protector der Königlichen Societät der Wissenschafften, Director des Ober-Collegii Medici zu Berlin, Hauptmann zu Krottorf und Gattersleben, Dom-Herr zu Halberstadt und Probst des Stiffts U.L.F. Daselbst, wie auch Commandeur des Johanniter-Ordens, Erbherr auf Weitendorf, Buch, Caro und Birckholtz uc."[12] Er war zweimal verheiratet.[12]

Der Name des folgenden Herrn springt uns nicht nur aus des Kehrbergischen Wunderkindes Polizei-Akte heraus an.

An seinem Träger kommt man in Berlin eigentlich nicht vorbei. Auch wir sind ihm ziemlich gleich zu Anfang begegnet. Aber für gewöhnlich nennen ihn einem die Erzähler Berliner Sagen und Verfasser Berliner Geschichte zuerst. Den Wirklichen Geheimen Etats- und Kriegsrat, Vice-Präsident und Dirigierenden Minister beim General-Ober-Finanz-Kriegs- und Domänendirektorium Franz Wilhelm von Happe.

Hören wir zunächst ein *„Standardwerk der Berlin-Geschichtsschreibung"*[13], wie es im Klappentext genannt wird!

„[...] auch von düsteren Stunden, von den Verhängnissen des Menschenlebens, erzählt uns die Brüderstraße eindringlich! Dort liegt Nr. 10, die heutige Köllner Propstei! Einst hieß dies Haus das „Galgenhaus." Damals befand sich vor seiner Front ein Erdloch, welches als Kellerloch benutzt wurde, – mit welchem es indessen eine gar traurige Bewandtniß hatte.

Was wir nun erzählen, ist leider keine Sage.

Unter König Friedrich Wilhelm I. besaß der Minister von Happe das Grundstück Brüderstraße

Nr. 10. Es hatten dazumal die Hausdiebstähle in Berlin schier überhand genommen; der König hatte daher in seiner strengen Weise geboten, ‚kurzen Prozeß zu machen', und Hausdiebe ohne Untersuchung vor dem Grundstücke, in welchem sie gestohlen hatten, an einem Galgen aufzuhängen.
In jenem Hause nun verschwand in unenträthselbarer Weise einst ein silberner Löffel; der Verdacht, ihn entwendet zu haben, richtete sich endlich auf eine arme, aber durchaus ehrliche Spülmagd. Ungehört verklangen die Betheuerungen ihrer Unschuld: sie wurde in einem Sacke gehängt.
Kurze Zeit darauf schleppte die Hausziege den vermißten Löffel aus einem Verstecke hervor. Zu spät sah man's jetzt ein, daß man eine Unschuldige gemordet hatte.
Dem Minister von Happe war fortan das Haus verleidet; er bot dasselbe zum Verkauf aus. Allein es fand sich Niemand, der das verrufene Gebäude hätte erwerben wollen. Da mußte auf königlichen Befehl der Magistrat das Haus ankaufen; er richtete dasselbe nunmehr zur Köllnischen Propstei ein.
Solches geschah im Jahre 1737."[13] Es ist eine Sage.
Ein Heftchen der Berlin-Information aus dem Jahre 1990 mit Berliner Sagen erzählt die Geschichte völlig anders:
„Im Hause des Ministers von Happe wurde ein silberner Löffel vermißt. Ein junges Dienstmädchen, zu dessen Pflichten es gehörte, den Tisch zu decken und Besteck und Geschirr abzuwaschen, kam in den Verdacht, ihn gestohlen zu haben. Da niemand sonst mit dem Besteck zu tun gehabt hatte, und der Löffel, auf den der Minister großen Wert legte, sich nicht wieder anfand, wurde das Mädchen des Diebstahls beschuldigt und zum Tode durch Erhängen verurteilt. Der Minister bat noch, man möge den Galgen zur Abschreckung vor seinem Hause errichten, damit nicht noch andere Bedienstete auf die Idee kämen, zu stehlen. Und so geschah es. Obwohl das arme Mädchen seine Unschuld beschwor, wurde es gehängt.
Kurze Zeit nach der Urteilsvollstreckung fand man den Löffel im Stall. Eine Elster mochte ihn dorthin verschleppt haben. Von diesem Tage an umlagerte eine Schar von Nachbarn und Neugierigen das Haus. Man hatte bemerkt, daß das Loch, in das der Galgenpfahl eingerammt worden war, sich nicht zuschütten ließ. Der Minister befahl, die Stelle zu pflastern, aber jeden Morgen klaffte das Loch von neuem. Das Haus kam so sehr in Verruf – man nannte es nur noch das „Galgenhaus" –, daß es dem Minister dort nicht mehr gefiel. Er verkaufte es und zog woanders hin."[14]
Es handelt sich hierbei um eine wörtliche Abschrift bei Adolph Streckfuß.
Im Kommentar, ebenfalls dem *„Streckfuß"* entnommen, wird auf die Verordnung des Königs, Hausdiebereien betreffend, für die das Jahr 1755 genannt wird, hingelenkt, und geschrieben:
„[...] der Minister von Happe hatte nicht um den Galgen vor seiner Tür gebeten, hier kam nur die neue Strafordnung zum ersten Mal zur Anwendung. Und der Dieb war in seinem Fall kein Küchenmädchen, sondern ein Lakai, der dem Herrn von Happe eine nicht unbeträchtliche Summe gestohlen hatte.
Wenige Wochen später fand in der Brüderstraße die zweite Hinrichtung dieser Art statt. Ein Geheimrat von Truzettel hatte seine junge Magd wegen des Diebstahls von drei Talern und zwölf Groschen an den Galgen geliefert. Das Volk von Berlin hat diese beiden Geschehnisse zu einer Sage zusammengezogen."[14]

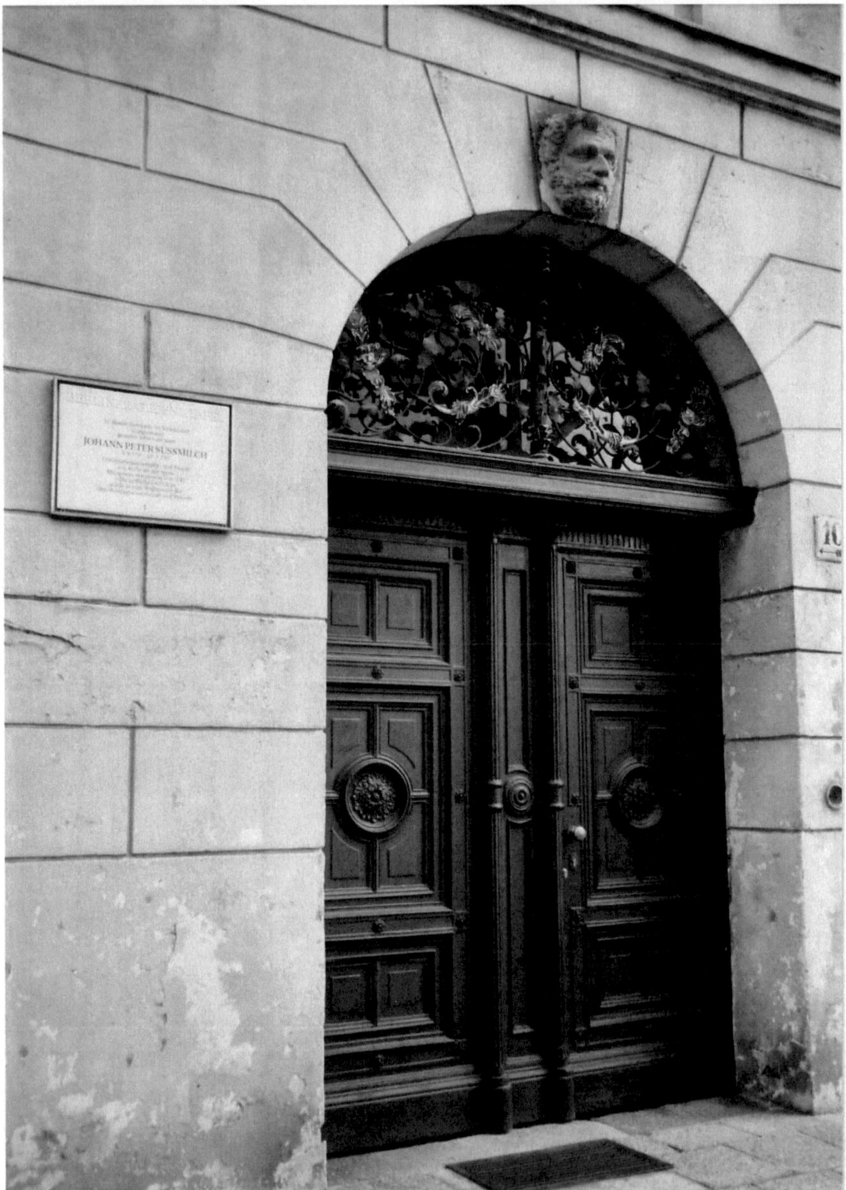

Eingang Brüderstraße 10, Berlin. Foto: Hans Serner 2008

In *„Sagenhaftes Berlin", Historien, Sagen und Anekdoten rund um die deutsche Hauptstadt, Gesammelt und herausgegeben von Siegfried Neumann, München 2000*, wird alles inhaltlich und zeitlich etwas gestreckt, man läßt den Hokuspokus weg, bringt aber nichts Neues. Und der Unsympathische ist auch wieder sofort der König.
Die Wikipedia packt das Geschehen ins Jahr 1735, das Haus Brüderstraße 10 gehörte Franz Wilhelm von Happe, lesen wir auf *www.gedenktafeln-in-berlin.de*, *„bis zum 30. April 1737 – als es Cöllnische Propstei wurde"*.
Ein Bekannter, Johann Peter Süßmilch, lebte, nachdem er 1742 Propst von St. Petri geworden [15], dort bis zu seinem Tod am 22.3.1767, wie auf einer am Galgenhaus angebrachten Tafel zu lesen ist. Und von Happe ließ sich *„1736 [...] ein Palais in der Leipziger Straße 5 bauen"*, wie wir auf *www.luise-berlin.de* lesen, das 1935 abgerissen wurde.
Auf *www.berlinintensiv.de* wird die Entstehungszeit des Palais auf 1735–1737 datiert, und angegeben, daß *„1746 nach seiner Entlassung als Kriegsminister [...] der weiterhin im General-direktorium für die Kurmark zuständige v. Happe wohl kurzfristig gezwungen* (war), *sein außerdordentlich großes Palais an der Leipziger Straße zu veräußern."* Außerdem erfahren wir ebendort, daß er 1737 *„auch das Privilegium zum Betreiben einer öffentlichen Barbierstube mit fünf Becken und Haltung von Gesellen sowie einer Brau- und Schankgerechtigkeit für Weiß- und Braunbier"* erhalten hatte.
Wer war er nun?
Auskunft gibt eine – ungewöhnlich lange – Leichenpredigt.
Geschrieben, am 18. Dezember 1760, von Pfarrer Cube aus Berlin. Der seinem Herrn dankt, daß er ihm *„die Wohltaht erwiesen hat, [...] bei dem Krankenbette des grossen Mannes, dessen exem-plarischen Ende diese Rede geheiligt ist, mehr lernen zu lassen, als man, entweder in manchen magern Collegiis, auf Universitäten, wo man es darauf anzufangen scheint, daß, unter dem rauhen und kalten Himmel der scholastischen Methode, Verstand und Herz erstarren soll, zu lernen pflegt, oder als sich, in zehn Jahren, auf der Studierstube, lernen läßt."* [16] Er schreibt über die Gedanken des Sterbenden an seine ihm gebliebenen drei Söhne: *„Ich bin Zeuge davon gewesen, wie bekümmert er um Ihre, nicht leibliche Wohlfahrt (denn dafür war ohnehin schon hinlänglich gesorgt) sondern um Ihre geistliche Wohlfahrt, gewesen ist; wie angelegentlich er Ihnen, unter der Hoffnung, und unter der Bedingung, daß Sie sich Gottes, und Jesu, und seines Evangelii, nicht schämen würden, seinen väterlichen Segen erteilt; wie inbrünstig er Ihnen, auf die ganze Laufbahn Ihres Lebens, die Leitungen der allmächtigen und bewahrenden Gnade, und eben die Glückseligkeit der innigsten Gemeinschaft mit Gott und Jesu, deren er sich selbst bewust war, angewünscht hat. [...] ein Mann von erhabenen Vorzügen, und, in seinen letzten Stunden, ein überzeugter und empfindungsvoller Christ"* [16]. Und der Pfarrer wollte seine Predigt gedruckt wissen *„zur Erweckung einer heiligen und gottseligen Nacheiferung, bei einigen Grossen, Edlen und Weisen dieser Welt"* [16].
Was war geschehen?
„Er erblickte das Licht der Welt, zu Berlin, den 4. Sept. 1687. Sein Vater war Herr Otto Wilhelm von Happe: seine Mutter aber Frau Elisabeth von Burgsdorf, eines angesehenen Patritii in Breßlau älteste Tochter. Sein Großvater war Herr Wilhelm Heinrich von Happe, welcher bei der Geheimen Staatscanzelei des grossen Churfürstens, Friedrich Wilhelms, gebraucht worden, und bei diesem ausserordentlichen und unsterblichen Fürsten, so wohl gelitten gewesen, daß er ihm, in

dem polnischen, schwedischen, und andern Kriegen, stets folgen müssen."[16] Sein Vater *„war ein Mann von Gelehrsamkeit, aber nicht von derjenigen pedantischen und wenig gemeinnützigen Gelehrsamkeit, die ihre Besitzer zur Welt unbrauchbar, und zu menschlichen Händeln unbehülflich macht. So wol seine Geschicklichkeit in denjenigen Studien, welche einen zu Staatsangelegenheiten tüchtigen Mann bilden, als auch seine ungemeine Redlichkeit, wurden, in kurzer Zeit, so rühmlich bekannt, daß der Hof ihn, zu gar vielen wichtigen auswärtigen Verrichtungen, gebrauchte."*[16] Und von König Friedrich Wilhelm I. *„wurde er in das [...] neuerrichtete Collegium des Generalcommissariats aufgenommen"*[16].

Seine Eltern hätten der Welt einen Sohn hinterlassen, schreibt Pfr. Cube, *„welcher, mit dem fruchtbarsten, aus seinem eigenen Grunde schöpfenden, Genie; mit dem glücklichsten Fleis; mit einer, unter den deutschen Edelleuten dieses Jahrhunderts, etwas seltenen Geschicklichkeit; mit einem Herzen voll natürlicher, und durch göttliche Gnade geheiligten, Rechtschaffenheit; mit der edelmüthigsten Nacheiferung, die Bahn seines verdienstvollen Vaters zu betreten, dem Happenschen Hause Ruhm und Ehre machte."*[16] *„An der christlichen Bildung des Herzens ihres Sohns vorzüglich gearbeitet"*[16] hatte seine Mutter.

„Er genos den ersten Unterricht in der Schule zu Utrecht, und bezog 1705. da er noch nicht völlig 18. Jahre alt war, die Universität zu Halle; alwo er, drei Jahre, den Studien, mit solchem Fleis, oblag, der mit dem academischen Fleis seines würdigen Herrn Vaters in Vergleichung gestellt zu werden verdiente. Von Halle kehrte er wieder nach Cölln am Rhein, zurück; stellt aber noch, in eben demselben Jahre, eine Reise nach Holland und Engelland an. [...] Es fehlte nicht viel, so hätte der Soldatenstand, unsern Liebling der Wissenschaften, der Staatskunst entzogen."[16] In beidem erprobte, und bewährte, er sich. *„Im Jahre 1713 unternahm er, um sich, zu den Geschicklichkeiten, die ein Mann, der für die grosse Welt gebohren ist, besitzen muß, immer mehr und mehr zu bilden, eine Reise nach Paris"*[16]. 1714 begab er sich nach Berlin, wurde Landrat, Kammerherr, und *„1716. da er noch nicht älter als 29. Jahre war, verschickte ihn Friedrich Wilhelm, der ihm das Gnadencreuz erteilte, unter dem Charakter eines Preußischen Envoyé, nach Dännemark."*[16] Das war der Beginn seiner Karriere. *„Im August 1718. riefen ihn einige häusliche Angelegenheiten nach Berlin; er ersuchte demnach den Hof, um die Erlaubnis, dahin zurückkehren zu dürfen. [...] Als Friedrich Wilhelm 1722. aus dem Generalcommissariat und dem Generaldirectorio Ein Collegium machte, und zu Berlin ein neues Provincialcommissariat errichtete, auch dieses letztere, wenig Wochen nach der Errichtung, mit der Amtscammer vereinigte; so wurde der Herr von Happe, da, in diesem neuerrichteten Collegio der Krieges- und Domainencammer, besonders geschickte Leute nöthig waren, darein gesetzt, und bald hernach zum Director derselben ernannt."*[16] Nach drei Jahren brauchte der König einen Mann von seinem Format am Schwedischen Hof. Am 1. Mai 1726 reiste von Happe dorthin ab. Wie er dort die ihm angetragenen Aufträge erledigte, *„brachten ihm, bei dem König, seinem Herrn, eine so vollkommne Wehrtschätzung zu Wege, daß dieser, um seiner Gerechtigkeit gegen Verdienste willen, so berühmte Fürst, ihn, im Verlauf eines Jahres, zur Belohnung, für die Dienste seiner Gesandschaft, zum Staatsminister, und Präsident von der Krieges- und Domainencammer zu Berlin, ernannte."*[16] 1731 setzte ihn der König ins Generaldirectorium, *„in welchem er die Aufsicht, über wichtige Provinzen des Staats, erhielt, und, bis an sein Ende, mit einem seltenen Eifer, mit einer edelmühtigen, und eine wahrhaftig grosse Seele verrahtenden Uneigennützigkeit, mit einer Rechtschaffenheit, die über alle Versuchungen erhaben war, mit einer, auf das Interesse des*

Fürsten so wol, als auf den Wohlstand des Landes gerichteten, zärtlichen Zuneigung, die wenig ihres gleichen hat, dem Königlichen Preußischen Hause, die wichtigsten und unvergeßlichsten Dienste geleistet.“ [16] Ihm sei neben andern Verdiensten um das Gemeinwohl *„die eigentliche und völlige Einrichtung des Policeiwesens, besonders in der Königlichen Residenz Berlin, zu verdanken.“* [16]

„Der Wolselige Herr Minister vermählte sich 1714. zu Cölln am Rhein, in seines Herrn Vaters Hause, [...] mit der Baronesse Mariana von Wrede, eines Churcöllnischen Cämmerers, und adelichen Rahts im Fürstentum Westphalen, auch Erbherrn auf Melchede, ältesten Tochter. Mit dieser wehrten Gemahlin, die 43. Jahre vor ihm, zu ihrer Ruhe eingegangen, und mit der er nur eine dreijährige, aber glückliche und vergnügte, Ehe geführt, hat er drei Söhne gezeugt“ [16].

Er selbst starb am 1. Juli 1760. *„Er hat, in dieser Welt der Zubereitung, erreicht, 72. Jahre, 9. Monate, 3. Wochen, und 6. Tage.“* [16]

Nachgesagt wird ihm: *„In allen seinen Geschäften und Verrichtungen war er sich beständig gleich: Geschicklichkeit, kluge Wahl, unermüdeter fleis, edelmühtige Absichten, und eine Redlichkeit, die grosse Männer noch grösser macht, setzten alles, was er in dem Dienst des Königs taht, in das vorteilhafteste und schönste Licht von der Welt: [...] er taht immer, auf der Bahn der Pflicht, kühne und sichere Schritte: er glaubte, Gerechtigkeit sei der veste Boden, der keinen versinken läßt, [...] er war, in allerlei Umständen, eben derselbe Mann: in allen seinen Anschlägen, seinen Geschäften, seinen Befehlen, seinen Belohnungen, seinen Strafen, erblickte man den rechtschaffenen Mann: in allen erblickte man den Diener des Königs; in allen erblickte man den Freund der Untertahnen; in allen erblickte man den Herrn von Happe. [...] Die glücklichsten Fähigkeiten eines reichen und fruchtbaren Naturells; eine seltene, unschätzbare Gabe, das, worauf es, bei einer jeden Sache, in Beurteilung und Wahl derselben, hauptsächlich ankommt, geschwinde und richtig zu treffen; eine Fertigkeit, sich deutlich, richtig, lebhaft, kurz, und bündig auszudrucken; ein wolgemäßigtes Feuer des Geistes, welches den Tugenden des bürgerlichen Lebens eine unglaubliche Anmuht erteilt; eine gewisse natürliche Edelmühtigkeit des Herzens, die über alle kleine, kriechende Künste, die Urteile der Welt gefangen zu nehmen, erhaben war; ein äusseres Betragen, das dazu gemacht zu sein schien, menschliche Herzen zu gewinnen, und ungezwungen sich solche Menschen verbindlich zu machen, an deren Urteil am meisten gelegen ist; eine gelehrte Erziehung, und eine Bekanntschaft mit solchen Wissenschaften, die über das gesellschaftliche Leben, Nutzen und Vergnügen ausbreiten; [...] mit einem Wort, Natur und Fleiß, Erziehung und Glück, vereinigten sich [...] Er war ein gerührter, öffentlicher, erklärter Freund der Menschen, ein Beschützer von Verdiensten, eine Zuflucht der Unglücklichen: es durfte niemand, in seinen Vorzimmern, zittern [...] Er war ein schröcklicher Feind aller Unredlichkeit , und ein leuchtendes Vorbild einer wahrhaft heldenmühtigen Uneigennützigkeit, und unverletzlichen Liebe zur Gerechtigkeit : er war gerecht gegen die Verdienste der Menschen, gerecht gegen ihr Elend, gerecht gegen ihre Urteile, gerecht gegen ihre Irrtümer, gerecht gegen ihre Fehler [...] allen Schwätzern fürchterlich [...] Er war ein treuer Freund, ein aufrichtiger Rahtgeber, ein grosmühtiger Beschützer, ein rechtschaffener Vater, ein zärtlicher Patriot, vortrefflich als Minister, liebenswürdig als Privatmann.“* [16]

Nicht davon aber sprach der Verfasser seiner Leichenpredigt eingangs. Nicht dies erhob den Verstorbenen so sehr in seinen Augen, *„die letzte Periode seines Lebens zog die letzten vollkommenmachenden Striche, über das Gemälde Sr. Excellenz. Sie zeigt uns, an ihm, eine ganz*

andre Gattung von erhabenern Tugenden, als die sind, deren wir bisher gedacht haben: - Tugenden, die auf dem Boden der evangelischen Gnade gewachsen waren; die ihn diese Welt mit Gleichgültigkeit ansehn liessen; die ihm die angenehmste Aussichten in die Ewigkeit eröfneten; die ihn, in seiner traurigen Krankheit, unterstützten, und ihn im Tode getrost machten.
Nicht allein dem Staat, sondern auch der Kirche Jesu, würde sein längeres Leben sehr angenehm gewesen sein. Er hatte, auf den Fall seiner Wiedergenesung, die besten Entwürfe, zur gottseligen Anlegung der Tage seines Alters, gemacht; [...] Wir können den grossen und theuren Mann, dessen Andenken diese Gedächtnißrede geheiligt ist, uns als einen Mann vorstellen, der, in seinen gesunden Tagen, in der erhabenen Stelle, darein ihn Gottes Vorsehung gesetzt hatte, aus einem feinen und starken Gefühl der allgemeinen Güte gegen die Menschen, seine Hand nach denenjenigen ausstreckte, über deren Wohlfahrt zu wachen, er, von seinem König, verordnet war. Wir können uns ihn aber auch zugleich, als einen Mann, vorstellen, gegen den die Religion, hinwiederum auf ihrer Seite, in seiner Krankheit, bekümmert, die Hand ausgestreckt hat, welche er auch, mit Dank und Demut, angenommen. [...] Er taht Gott die Ehre, zu bekennen [...] daß ein Mann von liebenswürdigen Eigenschaften [...] doch des Himmelreichs verlustig gehen könne, wenn er nicht das Verdienst des versöhnenden Jesu ergreift, und bußfertig von ihm den Himmel, umsonst, erwartet. [...] Seine Krankheit schien anfänglich unverdächtig zu sein; sie wurde aber gar bald, durch Hinzutretung eines schlagartigen Zufalls, ernstlicher. Hierauf folgten viel andre schmerzhafte Zufälle des Cörpers, nebst einer, nach und nach, zunehmenden Kraftlosigkeit; bis es Gott gefiel, seinem Leben, den 1. Jul. dieses 1760. Jahres, ein seliges Ende zu bewilligen.“[16]
Schrieb Pfarrer Cube.
In all das Licht fällt aber immer noch der Schatten, den die Sage auf ihn wirft. Nun war es zwar kein Taschengeld gewesen, was sich der Lakai aus der Kasse gegriffen, dennoch – warum tut sie das? Schaut man hin, wird man finden, daß sie wohl eher auf den Gesetzgeber zielt. Aber daher eben auch gegen den Königstreuen, der die Strafe womöglich nur als gerecht empfunden, schießt. Wobei der König in dem Fall bloß ein Gesetz seines Vaters erneuert hatte.
„Im Jahre 1700 wurde öffentlich durch Trommelschlag verkündet, daß alle Diebstähle, auch wenn sie den Werth von 10 Thalern nicht erreichten, mit dem Strang bestraft werden sollten und im Jahre 1705 wurde das Gesetz mit dem Zusatz erneuert, daß Diebe und Diebshehler vor dem Hause, in welchem der Diebstahl geschehen, aufgehenkt werden sollten, ohne Rücksicht auf den Betrag des Diebstahls.“[17] Friedrich I. versuchte verzweifelt, einer hohen Kriminalität entgegenzuwirken. Genauso, wie sein Sohn. *„Eine Masse von Bettlern und liederlichem Gesindel hatte sich in die mehr und mehr sich vergrößernde Stadt gezogen und fand in derselben gastliche Aufnahme und Gelegenheit zur Verübung von Verbrechen. Es war ein Wagestück, Nachts allein die Straßen der Residenz zu durchwandern und wer dies in den Vorstädten versuchen wollte, durfte fest darauf rechnen, ausgeplündert zu werden.“*[18]
Daher konnte auf Gnade nicht zu rechnen sein.
„In ao 1736 ist, die Verfügung in Berlin gemachet daß ein Domestique so seinen Herren es mag Knecht oder Magd Laquais oder Cammerdiener seyn 5 Rthlr in nattura oder in Wehrt stiehlet vor deß Brod Herrn Thüre soll auffgehencket werden, und d. 15 Jan 1736. an dH. von Happe So würcklich Geh. Etats minister ist, Seinem tafel decker welcher 200 Rthlr gestohlen vor Seiner H-thür auffgehenckett und im May 1737 dH. Geheimbten Raths von Truttzeltel Köchin ebenfals auffgehencket weil 5 Rthlr 16 Groschen gestohlen wie dH. Geheimbte Rath vorbitten volte Hatt ihn

der König dergestalt geschlagen und in die Grugel gegriffen daß er bald seyn Leben dabey ein gebüßet.“[19]
Auf eine bisher ungenannte Seite des Ministers wird noch im „*Bach-Jahrbuch*“ des Jahres 1934 hingewiesen.
Herr Heinrich Miesner, Hannover, veröffentlichte darin den Aufsatz „*Graf v. Keyserlingk und Minister v. Happe, zwei Gönner der Familie Bach*“, worin er schreibt:
„Nehmen wir nun an, daß Graf v. Keyserlingk im Jahre 1747 für Sebastian Bach im amtlichen Wege vermittelte, so müssen wir bei Verfolgung der Instanzen auf einen preußischen Minister treffen. Rödenbecks Tagebuch über die Regierungszeit Friedrichs des Großen notiert, daß es der (Kabinetts-) Minister von Podewils war, der am 3. März 1747 den Gesandten ‚Kayserling‘ zur Audienz zum König nach Potsdam begleitete. Der Minister aber, der die Angelegenheit Bachs dienstlich in die Hand genommen hat, muß ein anderer gewesen sein, wenn wir Friedemanns Verhalten richtig deuten. Dessen Es-dur-Sonate nämlich, die wahrscheinlich der Dresdener Reihe angehörte, von der Nr. 1 dem Hofrat Stahl zugeeignet ist, trug den Titel: ‚Sonate pour le Clavecin dédiée à Son Excellence Monseigneur de Happe etc. etc.‘ Folgende Widmung war angefügt:

‚Hochzuverehrender gnädigster Herr!

Das Wohlgefallen, das Ew. Excellenz für die Musik bekunden, und die Zeichen der Güte, deren ich teilhaftig geworden bin, lassen mich hoffen, daß Hochdieselben diesen kleinen Versuch mit den gleichen Gefühlen geruhen entgegenzunehmen, mit denen ich mir erlaube, ihn darzubringen. Es ist mein Bestreben, Ew. Excellenz zu erkennen zu geben, daß es mich drängt, so schnell wie möglich mich einer heiligsten Pflicht zu entledigen und meine Dankbarkeit zum Ausdruck zu bringen, die verbunden ist mit tiefer Ehrerbietung, mit der ich zeitlebens mich rühme zu sein, Hochzuverehrender gnädigster Herr, Ew. Excellenz egebenster und gehorsamster Diener

Friedemann Bach.
Halle, den 8. Jan. 1748.‘

Friedemann hatte im Jahre 1747 seinen Vater nach Berlin begleitet und sandte nun als Zeichen des Dankes diese Sonate an Minister v. Happe. Dessen Namen finden wir außerdem neben dem des Grafen v. Keyserlingk noch in demselben Jahre eingetragen als Taufpaten zu Emanuels jüngstem Sohn [...] Das Zusammentreffen der Namen v. Happe und v. Keyserlingk läßt sogar, wenn nicht alles täuscht, auf ein freundschaftliches Verhältnis beider Männer schließen [...] Auch Friedemann ließ es sich nicht nehmen, die Ehre der Patenschaft für seinen Erstgeborenen Wilhelm Adolph von dem Herrn Minister zu erbitten. [...] Auf Anregung König Friedrich Wilhelms I. hatte er 1737 den später gräfl. Reußischen Palast und Garten an der Leipziger Straße erbaut, wo der König sich häufig bei ihm zu Gaste lud, eine Gewohnheit, die auch Friedrich der Große fortsetzte. v. Happe scheint in gewisser Hinsicht einsam gewesen zu sein. 1714 hatte er sich mit der Baronesse Marie von Wrede verheiratet, mit der ihm aber nur eine dreijährige Ehe beschieden war. Die Musik mag ihm dann eine besondere Trösterin gewesen sein, und nicht ausgeschlossen erscheint es, daß Sebastian und Friedemann in seinem Hause als Gäste geweilt haben. Von seinen drei Söhnen hatte er den zweiten und dritten, Ludwig Wilhelm und Ernst Wilhelm, die von dem

französischen Prediger Cube in der lutherischen Religion erzogen waren, 1735 auf die Universität Frankfurt a. d. Oder geschickt, wo beide in dem verhältnismäßig kleinen Kreis der Studierenden Emanuel Bach begegnen mußten. So dürfen wir also schon in dieser Zeit die ersten Verbindungsfäden zwischen v. Happe und den Bachs suchen. –"[20]
Eine Beobachtung möchte ich, abschließend, noch anfügen.
Sie betrifft sein Verhältnis zum Tod.
Der Tod gehört für ihn offensichtlich nicht zum Leben dazu. Sätze wie „Jedes Leben hat seinen Tod" oder „Man sollte so leben, daß man jeden Tag gehen könnte" denkt er nicht. Als der Tod ihn anfaßt, ändert er sofort sein Leben, nur, um dieses loslassen zu können. Man denkt bei ihm, wie bei von Platen, sofort an die Ars moriendi aus vorlutherischer Zeit.
Jedoch darauf, daß der Minister v. Happe ein Erkranken auch wie Rat v. Platen aufgefaßt hätte, gibt es keinen Hinweis.

Zum nächsten Herrn! Herrn Johann Gottlob Marggraff. Herr Johann Gottlob Marggraff ist am 20. Februar 1731 *„zum Hoff-Rath und Hoff-Fiscal"*[21] bestallt worden, *„welcher in specie dem General-Fiscal in seinen functionen attistieren soll,"*[21] und ist *„bei der hiesigen Peters-Kirche"*[21] als *„Königl. Preußischer Hoffonts und Camer Gerichts Fiscal alhier im Jahre Christi Ein tausend Sieben Hundert und Sieben und Siebenzig dem dritten Julii in einem Alter von ein und achtzig Jahr, an Alter und entkräftung hieselbst verstorben, und den fünften Julii den Christlichen Gebrauche gemäß auf dem hiesigen sogenannten Coepenicker-Kirch-Hoff beerdiget worden."*[21]
Welche Aufgaben auf ihn als Fiscal gewartet haben, können wir seiner Bestallungsurkunde entnehmen. König Friedrich Wilhem I. verlangte von ihm, *„daß Uns und Unserem Königl. Hause, derselbe allerunterthänigst, geträu, hold, gehorsam und [...] seyn, Unserm Nutzen, Interesse, Besten und Frommen, seinem äußersten Vermögen und Verstande nach, suchen und befodern, Schaden, Schimpff, Nachtheil und Gefahr, so viel an ihm ist, verhüten, warnen und abwenden helffen, in specie auch als Hoff-Fiscal verbunden pflichtig und schuldig seyn soll, allenthalben in Unseren Landen auff alle und jede straffbahre Unterthan, so wieder Göttlich auch Gemeine Beschriebene Rechte, Land-Frieden und Reichs-Abschiede.*
[...] und nach seinem Besten Verstande und Wißen verrichten, auch mit sonderbahrem Fleiß darob seyn, und gute Obacht halten, daß die Pfarrer kein ärgerliches Leben, wodurch die Zuhörer geärgert und zu groben Sünden verleitet werden können, führen, und dann auch Kirchen und Schulen bei ihren Einkünfften erhalten, denenselben von eigennützigen Leüten nichts entzogen, oder zur Ungebühr entwendet, [...]
Vor allen dingen aber, soll er auff alle eingerißenen und fast übermäßig in Schwange gehende, wieder das Sechste und Siebende Geboth Gottes lauffende Laster, fleißige Auffsicht haben, [...] Also soll und will er auch in alle Wege in den [...] und Criminal-Sachen sich gebrauchen laßen, und derselbe ebenermaßen allenthalben mit bestem Fleiß in Acht haben, und selbst darob seyn, daß in zutragenden Fällen die Verbrecher und Übelthäter zur Hafft gebracht, wohl verwahrlich gehalten, auff erlangte Urtheil durch die Tortur oder sonsten die rechte Wahrheit von ihnen erkundiget, die Rechtsfragen darauff fleißig gestellet, und folgende die bösen nach Urthel und Recht gestraffet, die Unschuldigen aber ihrer Unschuld genießen, und also allenthalben Unseren und Unseren Rähte Verordnungen und Befehlen nach, insonderheit Unserer Criminal-Ordnung zu Folge, damit richtig und vorsichtig umbgegangen werden möge."[21]

Sein Amt ist also nicht dem des Fiskus gleichzusetzen.
Und also begründet sich auch der Befehl des Königs zum Einsatz des Generalfiskals in der Kehrbergischen Sache in dessen Aufgabengebiet.
Am 8. Juni 1733 tut König Friedrich Wilhelm I. kund, *„nachdem die Nohtdurfft erfordert, daß an des jüngsthin abgegangenen General-Fiscal Wageners Stelle, diese wichtige Charge mit einem tüchtigen Subjecto hinwieder besetzet werde, Wir deshalb Unser allergdigstes Vertrauen auff Unsern Gerbett gerichtet und ihn zu Unserm General-Fiscal, in Unserer Chur-Marck Brandenburg so wohl, als sämbtlichen übrigen Provintzien allergdgst declariret und bestellet haben"*[22].
Und am 12. Juni unterzeichnet Gustav Friedrich Gerbett in der Königlichen Geheimen Ratsstube folgenden Eid:
„Als der Allerdurchlauchtigste Großmächtigste Fürst und Herr, Herr Friedrich Wilhelm, König in Preußen, Marggraff zu Brandenburg, des Heil Romi. Reichs ertz-Cämmerer und Churfürst, Souveräner Printz von Oranien, Neuschatel [...] Graff zu Hohenzollern, Ruppin [...] Hohenstein, [...] p.p. Mich Gustav Friedrich Gerbett zu Dero General Fiscal allergnädigst bestellet: So gelobe und schwore ich Seiner Königl. Mayt. getreü, gehorsam und gewärtig zu seyn, Deroselben frommen nach besten Wißen zu befoderen, vor Schaden zu warnen und solchen zu verhüten, das Königliche Interesse überall getreülich zu beobachten und alles das, was in der Königl. Instruction de dato des 1ten Februarii 1731. anbefohlen worden, nach allen Kräfften abzuwarten, auch davon, weder durch Furcht dräuen, Gewalt, Neidt und andere Sachen mich nicht abwendig machen zu laßen, die vorkommende Heimlichkeiten in Fiscalischen Sachen, so mir anvertrauet oder sonst an mich gelangen, bis in meine Grube, ich sey so lange Diener oder nicht, zu verschweigen, und der Königl. Herrschafft zum Nachtheil nicht zu vermelden, auch Seiner Königl. Mayt. und der Gerechtigkeit zum Schaden, Verkürtzung oder Praejuditz, kein Geschenck, Gift noch Gaben zu nehmen, hingegen alles das thun wolle, was einem getreüen General-Fiscal, nach dem Inhalt vorerwahnter Instruction oder sonsten, zustehet und gebühret. So wahr mir Gott helffe, durch seinen Sohn, Jesum Christum."[22]
Die Instruktion enthält 20 Punkte. Der erste stellt ihn unmittelbar und allein unter den Befehl des Königs:
„Ins besondere muß derselbe sich an Niemanden, es sey Printz, General, Soldate, Raht, oder von was Stand und Würden er seyn möge, attackiren, sondern sich lediglich und allein an Seine König. Maytt. allerhöchsten Persohn halten, und ohne Neben Absichten und Menschen Furcht blos darauff sehen, daß Seiner Königl. Maytt. höchste und wahre autorität conserviret, Dero Interesse beobachtet und Ihren Edictis und befehlen ein schuldiges Genüge geleistet werde."[23]
Der zweite Punkt der Instruktion nennt ihm sein Aufgabengebiet.
„Soll derselbe darauff Acht haben, daß so wohl in dem König Reich Preußen, als der Chur-Marck, Pommern, Magdeburg, Cleve, Halberstadt, Minden und allen übrigen Seiner Königl. Maytt. behörigen Provintzien, so wohl die Krieges- und Domainen- als Regierungs und Consistoriat Rähte fleißig in die Collegia gehen [...] ihr devoir fleißig thun und ihrer Instruction ein Genüge leisten.
3. Hatt derselbe, so viel möglich, darauff zu sehen, daß das Jenige, so denen Beambten in ihren Contracten versprochen worden, unverbrüchlich gehalten und diese darwieder nicht chicaniret werden"[23].

Zum Vierten wird er beauftragt, darauf zu achten, daß Königliche Gelder von den Empfängern nicht veruntreut würden, weshalb er über alle Verwendungen stets genaue Auskunft geben können sollte.
Aber auch in juristischen Fragen sollte er sich auskennen. Bei allen Verträgen, die im Namen des Königs geschlossen würden, *„muß der General Fiscal sich unter der Hand wohl erkundigen, ob Seine Königl. Maytt. auch dabey laediret oder betrogen worden.“*[23]
Wer sich gegen den König, die Verfassung, Edicte usw. äußert, hat sich vor ihm zu verantworten. Um überprüfen zu können, ob die Edicte befolgt werden, muß er sie natürlich studieren. Und es *„lieget ihm sonderlich ob, dahin zu sehen, daß in denen Justitz Collegiis Recht und Gerechtigkeit gehandthabet, alle unnöhtige Weitläuffigkeit vermieden und denen streitenden Theilen kurtze, solide und ohnpartheyische Justitz administriret werde“*[23].
Besonders bei Kriminal- und Inquisitionsprozesse soll er darauf achten. *„Er soll auch darauff sehen, damit so wohl in Berlin, als denen übrigen Städten und Provintzien den liederlichen Huren Gesindel gewehret, ins besondere aber die seit einiger Zeit eingerißene Sodomiterey und unmenschliche Sünden bestraffet werden mögen, als worauff er fleißig vigitiren muß. [...]*
10. Soll er dahin sehen, daß das Wechsel Recht in seine riqueur nach denen ergangenen Edictis gehalten werde.
11. Und gleichwie ihn und allen übrigen Fiscalen oblieget, alle und Jede Jura Sr. Königl. Mayt. auff das genaueste wahrzunehmen.“[23] Daß ihm kein Nachteil entstehe.
„12. Es muß derselbe auch wohl darauff Acht haben, daß die Edel Leute nach denen Edictis, die Schon- Sätz- und Brut Zeit halten, nochweniger einiges Wild schießen, wozu Sie nicht berechtiget seyndt.“[23]
Es hat sich auch niemand von Adel ohne *„Dero Special Permission“*[23] sich im Ausland aufzuhalten, noch sich in fremde Dienste zu begeben.
Darauf hat er Obacht zu geben, und darauf, daß Deserteure wie befohlen verfolgt werden.
„Er muß sich auch fleißig erkundigen, ob die Canonii bey denen Stiffteren, welche kein besonderes Beneficium a latere haben, die anbefohlene Residentz richtig halten.“[23] Also, ob die Stiftsherren sich in ihren Stiften aufhalten.
„Auff die Prediger muß er wohl Achtung geben, ob dieselbe ihr devoir thun, ihren Gemeinden erbaulich vorstehen, oder ob Selbige ein liederliches Leben führen. [...] Des gleichen lieget ihm ob, auff die Academien ein wachsahmes Auge zu haben, und darauff zu sehen, ob auch die Professores ihrem Ambte ein Genüge leisten und fleißig lesen so wohl publice als privatim und ob sie mit gehöriger application und Arbeit die Jugend zu allen guten Wißenschafften anführen“[23].
Selbstverständlich hat er auch die Aufsicht über alle anderen Fiskalischen Beamten.
Unter Punkt 19 schließlich wird von ihm gefordert, daß er auch selbst schauen solle, worauf er als Fiskal eigentlich achten müßte, da in dieser Instruktion unmöglich alles aufgezählt werden könne.
„In summa“[23], heißt es im letzten Punkt, *„alles das Jenige thun und verrichten, was einen Verpflichteten redtlichen und gewißenhafften General Fiscal zu thun eignet und gebühret.“*[23]
Bei dem vom Generalfiskal Gerbett im Fall des Kehrbergischen Wunderkindes sofort aufs Tablett gebrachten Eifer, und nachdem andere Autoren ihn sogar als übereifrig beschrieben, verwundert es allerdings, anschließend die folgenden Aktennotizen lesen zu müssen. Erstens:

„Sr. Königlichen Majestät in Preüßen, Unser allergnädigster Herr, haben zeithero mißfällig

angemerket, daß der Geheime Rath und General Fiscal Gerbett sein Amt nicht mit gehörigem Eyfer und vigilantz betreiben, indem die vorgefallene Excesse und Verbrechen nicht gehörig gerüget, die angefangenen Fiscalischen Processe aber schläfrig betrieben und nicht zu Ende gebracht werden, wie solches das Exzempel wegen der zwischen dem p Derenthal und den p von Huß vorgewesenen Händel, zu theil zeiget: Wannenhero Sie gedachten dero p Gerbet hierdurch allergnädigst anbefehlen, sein Amt und Schuldigkeit beßer wahr zu nehmen, Potsdam, den 7.ten Octobr: 1734

FWilhelm"[23]

Und zweitens:

Aus Berlin, am 23.Oktober 1737, *„ergehet hiedurch Unser allergdgstr und zugleich [...] Befehl an Euch, auff sämtliche- hiesige- so wohl als Provincial-Criminal-Collegio beßere Achtung zu geben und fleißigere information einzuziehen, ob man die Criminal-Sachen und Inquisitionen nach Unseren Edictis, binnen der gesetzten Zeit, abthun, insonderheit aber Euch, bey hiesigem Criminal-Collegio, aus denen eingesandten Monahtl.n-Listen zu ersehen, ob, in allen Stücken, die Criminal-Urthe. Unseren Allerhöchsten Landes-Vätter.n-Intention genü., bescheiniget werden, wie Ihr denn allenfalls gegen die Säumige die Nohtdurfft beobachten, oder mit Leib und Leben dafür repondiren müßet."*[23]

Es folgt:

„21. Oct. 1739 Nachmittag der Geheimte Rath und General-Fiscal Gerbett, in die Hauß Vogtey in Arrest gebracht worden"[23]

Ein paar Jahre später nur sitzt er dann also in der Hausvoigtei auf der anderen Seite und muß dem (Herrn) Mondschein vielleicht auch noch Rede und Antwort stehen:

„1739 Mondschein – Behandlung fiscalischer Briefe während Gerbets Arrest"[23]

Dabei nannte der Generalfiskal Gerbett von Viebahn in seinem Schreiben vom 17. August 1734 noch als Erster das, was er, kaum gehört, für den Schlüssel zu dem Geschehen in Kehrberg hielt, weshalb er damit regelrecht aufgetrumpft, daß der Salzburger ihm im Verhör *„zugleich unwißend das gantze Geheimnus heraus gesagt, daß nemlich die Leute der Mutter Ihren Zustand entdecken müßten, und sodan sage Sie dem Kinde, ob daßelbe in die Augen, Ohren oder Mund, nachdem sie daran Mangel haben, blasen oder was es thun solle, immaßen es auch also mit ihm selber geschehen sey, daß außer den streichen da er sich über Zahn-schmertzen beschweret, die Mutter dem Kinde befohlen ihn im Mund zublasen, so auch geschehen."*[5]
Etwas später wird der Generalfiskal dann aber auch eingesehen haben, daß er sich wohl zu früh gefreut hatte.
Er verrottet jedoch keinesfalls im Gefängnis. Über seine Entlassung kursiert sogar eine richtig romantische Geschichte. Da ich für diese jedoch keine Bestätigung gefunden habe, halte ich mich

in diesem Fall mit meinem Wissen lieber zurück. Soviel sei hier aber noch erwähnt, daß aus dem Jahre 1752 ein Buch von seiner Hand vorliegt:
„Ost-Indische Natur-Geschichte Sitten und Alterthümer, Insonderheit bey den Malabaren, so aus den Berichten Der Königl. Dänischen Mißion zusammen getragen von Gustav Friderich Gerbett. Halle im Magdeburgischen, 1752. Zu finden in der Rengerischen Buchhandlung.“ Oder Google.
Am 16. August 1734 gingen des Gerbetts erster, am 14. August geschriebener, vorläufiger Bericht bei von Viebahn ein sowie jenes zweites Schreiben vom 15. August, in welchem er berichtet, daß er *„dem Glockengiesser und Cunit aufgegeben“*[5], des Malwitzen und der Böhmerschen *„Zustand ein wenig zu untersuch.“*[5] Am 16. August schreibt er wieder, der Brief geht am 17. bei von Viebahn ein. Und am 17. August macht er den Vorschlag, *„daß dieserwegen und damit nicht, wie bisher eine so ungeheure Menge unnützer, alberner und anstößiger Piecen gedruckt werde* (über das Kehrbergische Wunderkind – H.S.) *die Königl. Societaet der Wissenschafften sich mit Censur der alhier in Druck kommenden und aufzulegenden Sachen wohl chargiren laßen würde“*[5]. Der ging am 18. ein. Am 23. August faßt von Viebahn alles zusammen in einem Schreiben *„Ad Regem“*[5]. Und berichtet:
„So ist dem General-Fiscal Gerbet weil Umbstände vorgekommen, so die Sache (mit dem Salzburger – H.S.) *verdächtig machen, und man nicht unbillig [...], daß hiebey ein Betrug passire und der Saltzburger sich nur krumm gestellet, auffgegeben worden, so wohl denselben alß auch andere vermeyntlich curirte patienten auff das genaueste zu examiniren und davon pflichtmäßig zuberichten.*
Es hat hierauff der Gerbet vorläuffig angezeiget, daß er die Fiscäle in dortiger Gegend instruirt, sich nach allen Umbständen genau zu informiren, auch einen Medicum dahin ab ‚und zu‘ gehen zu laßen.“[5]
In den Berichten werden wir Zeuge der Suche nach einer Anklage. Für die Eltern des Kindes. Es wird anfangs noch Betrug vermutet. Einen feststellen zu können, müßte man jedoch einen Vorsatz finden.
Am 15. September fassen von Viebahn und von Happe in einem Schreiben an den König ihre gewonnene Erkenntnis in folgenden Vorschlag:
„Allenfalß konte auch, wann E K. M. es befehlen, darüber ein Bedencken von der geistligkeit u. von dem Ober Collegio Medico gefordert werden“[5]. Da es sich hier wohl eher um Abergläubigkeit handele. Etwas, gegen das man nicht so einfach würde vorgehen können. Und das allein schwerlich zu strafen wäre.
Es mußte aber ein Weg gefunden werden, den Strom nach Kehrberg zu stoppen.

Bereits am 19. August 1734 hatte König Friedrich Wilhelm I. in Wesel *„den General: Directorio hierdurch in Gnaden“*[5] die Ordre erteilt, *„alsofort jemanden nach Kehrberg in der Priegnitz zu schicken, um daselbst den sogenanndten Wunderthätigen Knaben, nebst seinen Vater in arrest nehmen zu laßen, und sollen Beyde nach Berlin in die Hausvoigtey gebracht, und die gantze Sache daselbst gründtlich examiniret auch dabey inquiriret werden ob und was vor Leute wegen dieser vorgeblichen WunderCuren um ihr Geld durch den Vater betrogen worden. [...] Cito“*[5].
Man spürt seine Ungeduld dahinter.
War ihm das Procedere zu umständlich, zog es sich zu sehr hin – wahrscheinlich.
Seine Ordre wurde sofort nach ihrem Eingang am 25. August durch von Viebahn an die Churmär-

kische Kriegs- und Domänenkammer weitergegeben, mit der Ergänzung, daß auch die Mutter nach Berlin gebracht werden solle. Mitunterzeichner war u.a. von Viereck. Das Haupt-und Kriminalgericht, damals noch in der Hausvoigtei, erhielt, ebenfalls sofort, die Anweisung, die Familie aufzunehmen und, bis auf weiteres, in leidlicher Verwahrung zu behalten, und Rat Gerbett bekam den Befehl, die Familie zu verhören.

Vielleicht wollte König Friedrich Wilhelm I. aber auch nur wissen, von wem er eine Auskunft erhielt. Um dieser vertrauen zu können.

[1] *Otto von Corvin, Pfaffenspiegel, Historische Denkmale des kirchlichen Fanatismus, 1. Auflage 1845, Gänzlich neu durchgesehen, Uhlenhorst-Verlag Curt Brenner, Hamburg*

[2] *Guy de Maupassant, Die Holzpantinen, in: Von der Liebe, Geschichten, übers. von Helmut Bartuschek, Leipzig 1974*

[3] *Aaron J. Gurjewitsch, Mittelalterliche Volkskultur, Probleme zur Foschung, übers. von Matthias Springer, Fundusbücher 101/ 102, Dresden 1986*

[4] *Richard Rudloff, Pfarrer in Kletzke, „Johann Ludwig Hohenstein, der Wunderknabe von Kehrberg", Ein Beitrag zur Kulturgeschichte der Prignitz in der ersten Hälfte des 18. Jahrhunderts, Pritzwalk 1927*

[5] *GStA PK, II. HA Generaldirektorium, Abt. 14 Kurmark, Tit. CCCLI, Varia, Nr. 1b: Acta betr. den sogenannten Wunderknaben aus Kehrberg. 1734–1740*

[6] *Umständliche und wahrhaffte Nachricht Von dem So genanndten erstaunens-würdigen Kehrbergischen Wunder=Kinde Worinn so wohl Die wahre Untersuchung aller dabey vorgefallenen Umstände, was insonderheit die Einbildungs=Krafft, und das Streichen an sich vor Nutzen habe: Nebst dem Inhalt aller bißhero ergangenen Relationen, und hierauf allergnädigsten Königl. Veranlassung Als auch Die dabey betriebene Abgötterey, Aberglauben, Betrug und fälschlicher Weise ertichtete Fabeln, mit beygefügten remarquen kürtzlich abgefasset Von A. SPIES, Med. Doc. Königl. Preuß. Garnison- und Land= Medic. In der Prignitz. Berlin, zu finden bey AMBROSIUS HAUDE, 1734." Staatsbibl. zu Berlin – Preußischer Kulturbesitz, Sign: Na 3006.*

[7] *Die Angaben zum Herrn Alexander Christoph von Platen aus der Familiengeschichte derer von Platen, mit einem Auszug aus Kurtzgefaßte Lebensbeschreibung nebst dem fröhlichen und seeligen Ende des weiland Hoch-Wohlgeborenem Herrn: Herrn Alexander Christoph von Platen, Königl. Preußischen Hochbestallten Lands-Raths und Directoris des Prignitzschen Kreises, wie auch Erbherr auf Pankow und Retzien, Waisenhausverlag 1749, sowie diese selbst, erhielt ich freundlicherweise von Herrn Hans-Hartwig von Platen, Streesow. Der Ehe A.C. v.Platen's entstammten 12 Kinder – 7 Töchter und 5 Söhne.*

[8] *Schreiben aus Potsdam vom 20. Februar 1726 in: GStA PK, HA II Kurmark Tit. VII Landräthe Nr. 3 Bd 1*

[9] *„d. 28. febr. 1726. Patent vor Alexander Christoph von Platen zum Land-Raht in der Priegnitz." In: GStA PK, HA II Kurmark Tit. VII Landräthe Nr. 3 Bd 1*

[10] *Kurtzgefaßte Lebens-Beschreibung nebst dem seligen und frölichen Ende Des weiland Hoch-Wohlgebornen Herrn, HERRN Alexander Christoph von Platen, Königl. Preussischen Hochbestallten Land-Raths und Directoris des Prignitzischen Kreises, wie auch Erb-Herrn auf*

Pancko und Retzien, welche, Nebst einem erbaulichen Brief-Wechsel zwischen dem Wohlseligen Herrn Director, und Sr. Hochehrwürden dem Herrn Inspector zu Zossen Herrn Heinrich Schubert, Auf Verlangen der Hoch-Adelichen Frauen Witwe, Angehörigen und anderer Freunde des Wohlseligen Herrn, Nebst einer Vorrede des Herrn Past. Meiers aus Gaartz, dem Druck übergeben worden von Petrus Daniel Crügern, Pastor zu Krampfer uc. HALLE, im Verlag des Waysenhauses, 1749.

[11] *GStA PK, HA II, Kurmark, Acta betr. die Confirmation des zwischen dem Landrath von Platen und seinen Unterthanen Andreas Reickeback, Joachim Grabow, Mathias Baatz und Eva Becker zu Panckow, wegen Vertauschung einiger Aecker getroffenen Vergleiche. 1735. Tit. CCXXXVI. Kreis-Sachen, Priegnitz, No. 2.*

[12] *www.zedler-lexikon.de*

[13] *Aus Alt-Berlin. Stille Ecken und Winkel der Reichshauptstadt in kulturhistorischen Schilderungen von Oskar Schwebel. Berlin. 1891. Reprint Berlin 2001*

[14] *Berliner Sagen, Nacherzählt und kommentiert von Inge Kiessig, Berlin-Information, 3. Auflage Berlin 1990*

[15] *www.berliner-historische-mitte.de*

[16] *Leichenpredigt auf S. Excellenz, den Hochwohlgebohrnen Herrn, Herrn Franz Wilhelm von Happe, Sr. Königlichen Majestät von Preussen weiland hochbestallten wirklichen Geheimen Etats- und Kriegesraht, Vice-Präsident, und dirigirender Minister, bei dem General-Ober-Finanz-Krieges- und Domainendirectorio, Erbherrn auf Lanke, Prenden, Uetzdorf, und Sophienstädt, gehalten, in Lanke, den 13. Jul. 1760. von Johann David Cube, drittem evangelischlutherischen Prediger, an der Jerusalems- und Neuen Kirche zu Berlin. Berlin, gedruckt bei George Ludwig Winter. 1760, Staatsbibliothek zu Berlin – Preußischer Kulturbesitz, Sign: 18 in: Ee 513.*

[17] *Vom Fischerdorf zur Weltstadt. Berlin seit 500 Jahren. Geschichte und Sage von Adolph Streckfuß. Zweiter Band. Berlin, 1864. www.books.google.de*

[18] *Vom Fischerdorf zur Weltstadt. Berlin seit 500 Jahren. Geschichte und Sage von Adolph Streckfuß. Dritter Band. Berlin, 1864. www.books.google.de*

[19] *GStA PK, Königl. Haus-Archiv, Kö Friedrich Wilhelm I., Rep. XLVI, L1, Varia zur Charakteristik König Friedrich Wilhelm I. und seiner Minister, 1735/ 39. Von wem diese Notizen stammen, ist der Akte leider nicht zu entnehmen. Auf www.berlinintensiv.de wird von 2000 Thlr. gesprochen.*

[20] *Bach-Jahrbuch, Im Auftrage der Neuen Bachgesellschaft herausgegeben von Arnold Schering, 31. Jahrgang 1934, Leipzig*

[21] *GStA PK, I. HA Geheimer Rat, Rep. 9, Kh, Fasc. 35 u. 36 Hoffiskale und Fiskale, 1689–1740*

[22] *GStA PK, I. HA Geheimer Rat, Rep. 9 , Kh Fasc 1 Bestallung der Generalfiskale Dutzram, Wagner und Gerbet 1704–33*

[23] *GStA PK, I. HA Geheimer Rat, Rep. 9 K lit h Fasc 2 Verschiedene Angelegenheiten des Generalfiskalats 1707–1804*

Berlin 1734–1736

Die Verhaftung

Nietzsche wollte sagen, dass es keine Natur, kein Wesen, keine universellen Bedingungen der Erkenntnis gibt, sondern dass sie stets das punktuelle geschichtliche Ergebnis von Bedingungen ist, die nicht selbst in den Bereich der Erkenntnis gehören.

Michel Foucault,
Die Wahrheit und die juristischen Formen

Die einen suchen die Wahrheit, die anderen das eigene Spiegelbild in der Geschichte.
Seine Herrschaft in ihrer Uneinheitlichkeit im Verhältnis zu ihnen charakterisiert Johann Hohenstein kurz und gut am 3. September auf die Frage, *„ob Deponent denn Patienten ein Attest zur Genesung ertheilet.*
Dp. Nein keinen Menschen außer den Saltzburger hätte er Depon. eines schreiben laßen, und darinnen attestiret, daß er bey Dep. gewesen und durch deßen Kind curiret worden, nach diesen wäre der Bürge Meister Krusemarck aus Pritzwalck zu Depon. gekommen und hätte ihm gerathen, daß wenn Leute sogleich gesund würden er sich von selbigen einen Schein geben laßen solte, Depon. aber habe darauf geantwortet daß es sehr selten geschehen, daß Leute so gleich gesund werden, sondern solches geschehe immer nach und nach, und kriegte er es nicht allezeit zu erfahren.
Quaeh. Wozu denn die Atteste gesollt, die ihm die Leute geben sollen?
Dp. Dazu daß er beweisen könte, daß es Leuten geholfen, wenn darnach gefragt würde. Es hätte auch seine Obrigkeit der H. von Winterfeld ihm befohlen, daß wenn Leute gleich gesund würden, Depon. selbige zu ihn schiken solte, damit Sie aufgeschrieben werden könnte: Er habe aber darauf geantwortet, daß es ja denen Leuten sogleich nicht hülfe, sondern die Hülfe sich erst hernach spüren ließe: Es haben ihn auch solches der Kuhstorfische Prediger H. König gerathen." [1]
„Der Anfang des August war kalt und unfreundlich mit Regen und kalten Winden, wonach es bald wärmer wurde mit einem feinen Sonnentag, es folgten drauf einige schwüle Tage mit öfterem sanften Donner, Strichregen, Wolken und Sonnenblicken vermengt, hernach war es bis zum Mittel des Monats fast alle Tage Strichregen mit Wolken und Sonnenblicken abwechselnd.
Die andere Hälfte des Monats war trockener und hat mehrenteils gut Wetter gehabt, doch aber hat es auch einige trübe Tage und Strichregen mitunter gegeben. Gegen Ende und zu Ende des Monats haben wir recht gutes Wetter gehabt. Überhaupt ist dieser Monat in der Wärme temperiert gewesen und sind Gottlob vor schweren Ungewittern bewahrt worden. [...] Wolken und feiner Sonnenschein mit temperierter Luft" [2] am 28. August 1734. In Berlin.
Was sich diesen Tag in Kehrberg, vielleicht bei ähnlichem Wetter, ereignete, ist in der Burgstraße 67 in Wittstock niedergeschrieben worden. *„Ursprünglich stand auf dem Grundstück die Offizialei, der Sitz des bischöflichen Geschäftsträgers. Seit der Reformation war das Haus von der*

Landesherrschaft an Privatpersonen, zuerst durchweg solchen in amtlicher Stellung, übergegangen. In seiner jetzigen Gestalt geht das Haus auf einen Bau (oder Ausbau) zurück, den Amtmann Schultzer um 1750, vielleicht schon etwa 1730 errichtete. Es war damals wohl das einzige massive Privathaus in der Stadt. Zu dem Gebäude gehörten mindestens schon damals einige Hintergebäude."[3] *„Seit 1715 war Amtspächter der Amtmann Johann Christian Schultzer, dem später der Titel Oberamtmann und schließlich Amtsrat verliehen wurde."*[4] Von 1730 bis vielleicht 1766 war das Haus in seinem und seiner Frau Besitz. Bis 1784 hatten es seine Kinder. Aber im Besitz der Familie Schultzer war das Haus bis in das Jahr 1801.[3] *„Auf der Großen Ziegelbreite stand die Amtsziegelei, die 1738 abgebrochen wurde. Von ihren Baumaterialien ließ Amtmann Schultzer zwei Tagelöhnerhäuser auf dem Mühlendamm errichten."*[4]

Anfang Oktober 1756 jedoch war seine Frau bereits *„verwitwete Amtsrätin Schultzer, geb. Sophie Kober. [...]"*[4]

Die *„Beylage zu der Chur Märck. Krieges-Cammer Bericht vom 2. Septembr. 1734."*[1], der von Viebahn die Erledigung des Befehles meldete, war das am 30. August vom untertänigen gehorsamen Knecht Schultzer, wie er sich selbst nennt,[1] in Wittstock verfaßte Schriftstück folgenden Inhalts:

„Euer hochl. Krieges und Dom. Cammer Verordnung vom 25. Aug. c. sambt deren Anschlüßen ist mir d. 27. Aug. morgends umb 10 Uhr durch einen reitenden Boten insinniret, welches bey meiner Zu Hause Kunft vom Felde umb 17 Uhr mit Respect erbrochen, und den Gehalt daraus mit mehreren ersehen.

Ich habe deme zu gehorsahmer Folge zuforderst die Ordre an den Land Reuther Petzholtz zu Perleberg, per Expressum abgeschicket. Weil ich aber nach deßen Ankunft nicht warten mögen, auch ohne dem nicht rathsahm erachtet, mich mit demselben allein dahin zu begeben; So habe dem hiesigen Hn. Commandeur die Königl. Cabinets-Ordre communiciret, und umb ein Commando angesuchet, mit welchem ich den 28. Aug. frühe morgens mich nach Kehrberg mit 2 Wagen verfüget, und da ich auff dem Hinwege viele [...] Personen angetroffen, so hin und zurück gereiset, und dahero in Kehrberg noch mehr dergl. vermuthet, hatt das Commando, so aus 8 Mann, und einem Wacht-Meister bestanden, eine Viertel Meile vom Dorfe das Gewehr geladen, und sofort das Hauß, worin der Knabe, und deßen Eltern befindlich, besetzet"[1].

Wie aus dem weiteren Text noch eindeutig hervorgehen wird, ist der Amtmann ohne den Landreiter nach Kehrberg gefahren.

Im Haus der Hohensteins aber war, als die Soldaten es besetzen, gerade der Gutsherr anwesend. Leider ist nicht mit Bestimmtheit zu sagen, warum. In dem Schreiben wird überhaupt nicht darauf eingegangen, und die Familie von Winterfeld hat in ihren Archiven auch keinerlei Aufzeichnungen darüber.

Ich denke, daß eventuell die Unordnung im Dorfe der Anlaß gewesen sein könnte. Ob er nun wissen wollte, wer in den letzten Tagen tatsächlich geheilt worden wäre, ob er die geleerten Brunnen im Dorf zur Sprache bringen wollte, oder die Hand- und Spanndienste anmahnen, zu denen vielleicht nicht nur die Hohensteins, sondern auch andere Höfe wegen der Einmietungen möglicherweise nicht in der Lage waren, sie pflichtgemäß zu leisten. Es war Erntezeit. Und jedes könnte der Grund für seine Anwesenheit gewesen sein. Die Reaktion des Herrn von Winterfeld auf die Königliche Ordre läßt es einen zumindest vermuten.

„Dem Hn. von Winterfeld, soeben im Hause gegenwertig war, habe die Ordre zugestellet, welcher

dann in des Kindes Abfolgung sofort, ohne daß ich selbem die Cabinets-Ordre, noch sonsten das geringste, weder schrift- noch mündlich communiciret, verwilliget, ja dem nach mit vielen Umständen das Kind heraus bekommen, indem ich kaum vermögend war, durch das Commando, die allda an die 400 anwesende Leuthe zu steuern, und vom Wagen abzuhalten"[1].

Er scheint demnach dem Jungen selbst nachgelaufen zu sein. Wobei der nicht auf ihn gewartet haben wird. Und die Versammlung der Kranken, der er vielleicht die letzte Hoffnung zu stehlen im Begriff war, wird dem auch ganz und gar nicht tatenlos zugesehen haben. Daß dennoch kein Schuß fiel, geschah wahrscheinlich aus reinem Selbsterhaltungstrieb der Soldaten.

Da die Wagen, in denen die Gegriffenen davongefahren wurden, in dem Bericht nicht näher beschrieben werden, wandte ich mich an die Polizeibibliothek in Berlin mit der Frage, ob es damals bereits so etwas wie eine „Grüne Minna" gegeben habe. Das wurde mit Bestimmtheit verneint. Ich dachte mir aber schon, daß es geschlossene Vehikel gewesen sein müßten und sah den Amtmann immer in eine Kutsche steigen. Bis ich – im Jahre 2008 – endlich erfuhr, worin die Verhafteten in Berlin einrollten:

„Dieses Kind ist jetzo im September auf einem Post-Wagen samt den Eltern unter einer Soldaten-Wache nach B. in Verwahrung gebracht worden, alda es in einem grossen Hause, worinnen viele Gefangen sitzen, mit den Eltern in honetten Arrest ist, und doppelte Wachen hat, die niemanden zu denselben läst, sonst aber werden sie wohl unterhalten. Das Kind soll besonders schön vom Angesicht, und auf Heyducken Art gekleidet seyn."[5]

Am 1. November erfolgte die Rechnungslegung aller in den Vorgang eingespannt Gewesenen für die gehabten Aufwendungen. Ihr ist zu entnehmen, daß beide Wagen von je 6 Pferden gezogen worden sind – was wohl der Beschaffenheit der Wege geschuldet gewesen – und daß man die Festgenommenen in Fehrbellin dem Amtsrat Neumann übergeben hatte.

Zunächst aber ging es nach Wittstock ins Amtshaus. Während der Herr von Winterfeld wohl seinen Rock wechseln mußte. Und über diese Etappe schreibt der Amtmann:

„Ich bin sobald in Wittstock nicht angelangt, als mir der ganze Schwarm von denen zu Kehrberg gefundenen Patienten an hohen und niedrigen Nambe gefolget, da dann das Ambts Hauß und der gantze Platz so voller Leuthe war, daß ich am Sonnabend und Sonntage Wache vor dem Hause halten müßen."[1]

Eine Begebenheit, die sich in Wittstock zugetragen, erzählt vielleicht mehr über Ludwig, als ein ganzes Kapitel:

„Alß Sie jezt nach Wittstock wären zu dem Amts Raht gehohlt worden, wären viele Patienten auf der Stube bey dem Amts Rath gewesen, und wäre das Kind aus freyen Stüken zu einen Mann, welcher an einer Krüke gegangen, heran gelaufen und gesagt den elenden Menschen will ich erst streichen, und sey derselbe Mann auch gesund worden, wie der Amts Rath Dep. solches selbst gesagt."[1]

Herr Schultzer berichtet weiter:

„Und da der Landreuther Petzholtz bey meiner Zurückkunft von Kehrberge d. 28. Aug. gegen Abend noch nicht angelanget war, sondern allererst den 29., gegen 10 Uhr eingetroffen, der Hr. Hoff Fiscal Schmidt auch gestern die Sache wegen des Wunder Kindes, auff Ordre des Hn. Gen. Fiscals im Ambte gründlich untersuchet, und sowohl den Vater als Mutter verhört; So habe nach geendeter Untersuchung einen Wagen nebst 4 Ambts Unterthanen nach Fehrbellin beordert, daß also das Kind allererst heute als d. 30. Aug. von hier abgehen können"[1].

Die Verhafteten sind also *„durch den Prignitzirischen Land Reuther Petzoldt bis Fehrbellin gesandt, von da ab aber durch den Land Reuther Spaldeholtz, anhero gebracht, und zur Hauß Voigthey abgeliefert worden"*[1].

Wenn man den Bericht des Amtmanns bis dorthin liest, formt sich einem von seinem Verfasser schemenhaft das Bild eines übereifrigen Beamten vor Augen, dem mehr daran gelegen, sich hervor zu tun, als seine Arbeit, eines Mannes, dem man höchstens 8 Soldaten bewilligt – und dann auch nur mit Wachtmeister – damit er nicht über das Ziel hinaus schießt, kurz, eines von der Kette gelassenen Hundes, der erst losrennt, und dann guckt.

Allein sein Ansinnen, dem dreijährigen Ludwig die Ordre vorzulesen, ist grotesk. Was auch Anlaß für den Gutsherrn gewesen sein könnte, die Initiative zu übernehmen.

Aber genau dieser Amtmann Schultzer war auch der Wittstocker Amtmann, der aus dem Baumaterial der ehemaligen Amtsziegelei zwei Tagelöhnerhäuser hatte errichten lassen, und derjenige, der, ehe sie nach Fehrbellin geschafft wurden, den Hohensteins persönlich von der Heilung des Mannes, den Ludwig in seiner Stube gestrichen hatte, berichtet.

Und der am Ende seines Berichtes schreibt:

„Sonsten melde zugleich unterth. daß ich die Ehre gehabt, des Hn. Obristen von Bredow Hochwohlgeb. und deßen Frau Gemahlin, einen Rittmeister und einen Lieutenant la Rosche genanndt, vom ermeldten löb. Bredowschen Regiment zu Kehrberg zusprechen, welche mir einhellig referiret, daß bey ihrem Regiment 3 Personen völlig durch den Wunder-Knaben curiret worden, so auch von dem Hn. Hoff Fiscal Schmidt unter andern Exempeln in seinem Untersuchungs Protocollo mit angeführet, als nemlich:

(1. Ein Reuther, Nahmens Hille, von der Leib-Compagnie des Hoch. Bredowschen Regiments, so contrait gewesen und restituiret.

(2. des Hn. Rittmeister von Kallwin Frau Gemahlin, so gantz contrait gewesen, ist durch diesen Knaben restituiret.

(3. der Herr Bohm Herr von Kallwin, so übersichtig gewesen, und nunmehro restituiret.

Und wird hochged. Herr Obriste von Bredow auf der Ankunft Sr. Königl. May. in Tangermünde, völligen Rapport, wie Er es allda gefunden, an Höchstderoselben abstatten."[1]

Das ist eines Einzelnen Brief!

Man glaubt, seinen Augen nicht trauen zu können. Und fragt sich bloß, wann er wohl gegen seine Überzeugung gehandelt hätte. Aber – so schizophren einem das auf den ersten Blick auch erscheinen mag er bleibt sich scheinbar doch immer treu. Oder haben die Tagelöhnerhäuser länger was getaugt? Dann hätte ich mich in dem Fall geirrt.

„Auf dem Hausvoigteyplatze stehen lauter ansehnliche Häuser, und zwischen der Nieder- und Oberwallstraße: Die Königl. Hausvoigtey, oder das Hofgericht.

In den ältesten Zeiten wohnte der Hofrichter auf dem Königl. Schlosse. Bey dem Bau des neuen Schlosses, im Anfange dieses Jahrhunderts, ward die Hausvoigtey auf dem Werder in die Unterwasserstraße neben der Münze verlegt. (1738 war der Vorschlag, für das Hofgericht ein Haus und Gefängnisse zu bauen, wozu Stolze einen Abriß und Anschlag (der 12906 Rthl. betrug) machte. Aber der König schob es damals auf.)

Bey Erweiterung der Münze 1750 ward sie hieher, wo bis dahin die Stallung des Jägerhofes befindlich war, und über derselben einige Jagdbediente wohnten, gesetzt.

Vorn ist in einem Gebäude zwei Geschoß hoch, die Gerichtsstube, die Wohnung des Hofrichters,

und ein Saal zur Kirche. Hinten sind, auf zwey Höfen, Gefängnisse für Gefangene erimirter Kondition; und deshalb auf dem ersten Hofe eine militärische Wache.“ [6]
Am 2. September 1734 berichteten die *„zu Dero Krieges- Hoff- und Criminal-Gericht verordnete Director, Vice-Director und Räthe Mylius, von Farriges, Michaelis“* [1] und noch zwei weitere dem König *„allerunterthänigst, daß das so genannte Wunder Kind aus Kehrberg, Johann Ludewig Hohenstein samt seinem Vater und Mutter, einem saugenden Kinde und Dienst Magd, Namens Maria Nihlbocken, aus Wittstock gebürtig, [...] gestern Abend durch den Land-Reuther Spallholtz an das Hoff-Gericht abgelieffert worden.“* [1] Catharina Elisabeth Hohenstein war auch schon wieder schwanger.[1] Die Räte schließen: *„Wir haben nicht ermangelt, dem Geheimten Rath und General Fiscal Gerbett davon Nachricht zu geben, um wegen der ihm anbefohlenen Untersuchung das nöthige veranstalten zu können, und bitten Ew. Königl. Majestät uns allergnädigst zu bescheiden, was diesen Leuten zu ihrer alimentation täglich gereichet, auch woher solche genomen werden soll!“* [1]
Sie saßen also in der Unterwasserstraße ein. In Sichtweite des Schlosses. Und wurden noch am selben Abend, bzw. in der Nacht ihrer Ankunft, dort verhört.
Als zweite Beilage zum Bericht der Kurmärkischen Kriegs- und Domänenkammer vom 2. September wurde dem Generaldirektorium noch eine Liste vorgelegt, darin *„einige glaubwürdige Exempel solcher Personen, welchen durch Gottes Gnade von dem Kehrbergschen Knaben ist geholfen worden“* [1], verzeichnet worden waren.
Diese Liste verdeutlicht einmal mehr das Problem, vor dem die Königlichen Beamten saßen. Nämlich dem, daß man auf sie schaute. Ihre Entscheidung mußte glaubwürdig sein. Länder waren wieder zu beruhigen. Deswegen wurden die „Kuren“ des dreijährigen Knaben genaust untersucht. Aber auch die vorgeblich Geheilten.[1]
Der Generalfiskal meldet am 2. September dem König, daß *„die Untersuchung wegen des Schmidts Hohensteins vermeintlich wunderthätigen Söhnleins von 4 Jahren nunmehro vollkömlich geschehen“* [1].
Er berichtet, daß *„über 30 Persohnen ausgesagt, daß ihnen entweder gar keine Hülffe wiederfahren oder Sie doch die vorigen schlimmen Zufälle und zum Theil stärker alß vorhin wieder bekommen“* [1], zählt 8 Personen auf, *„welche vorgegeben, daß ihnen von dem Kinde geholffen wäre“* [1], und 17, die aussagen, *„daß Sie zwar nicht völlig und aus dem Grunde jedoch zum Theil und in etwas curiret wären.“* [1]
„Von den übrigen,“ [1] schreibt er, *„welche so wohl der Krieges und Domainen Fiscal Schmidt zu Pritzwalck alß der Beamte zu Wittstock Schultzer Specificiret haben, daß selbige curiret wären, kan ich in Ermangelung des nicht beygefügten Beriches, und da man weder vollkommene Umstände davon hat, noch mit einem Medico über abwesende Leute conferiren kan, gar nichts sagen. [...] Und harmoniret gewiß schlecht daß besage Fo. 114t. dieses Kindes Bruder selber einen starken Ausschlag in Gesichte gehabt, und folglich von dem Kinde, welches doch Frembden geholfen haben soll, an dergleichen äußerlichen Schaden nicht geheilet werden können.“* [1]
Gleich darauf, im nächsten Satz, weist er aber auf den zusammen mit dem Bericht geschickten *„Extract Paulini Philosophischen FeyerAbends Cap. 51.“* [1] hin, in welchem steht, *„daß gegen der Mitte des vorigen Seculi ein Edelmann Nahmens Geadtrack in Engelland mit bloßen Anrühren der Hand zuwegen bringen können, daß die Schmertzen so fort gewichen; daß Er Augen und Ohren Wehen, die fallende Sucht, Kröpfe-Geschwülste, alte Geschwüre und Wunden in wenig Minuten*

heilen können"[1], und was in diesem Artikel auch ausführlich beschrieben wird, *„ob aber diese Sache damahls so untersucht worden, alß mit der gegenwärtigen anjetzo geschehen, stehet dahin, und würden solchenfalls die Umstände mit den Curen, welche von diesem Kinde vorgegeben, sehr überein kommen; Es soll auch zu Storckow des BürgerMeisters Clarens Sohn von 7 Jahren ebensolche Krafft bewiesen haben, worüber ich anjetzo, der ich es allererst erfahren, um zuverläßige Nachricht geschrieben."*[1]
Als Ergebnis der von ihm geführten Verhöre muß er, im Weiteren, den Eltern zugestehen, daß ihnen der Vorwurf nicht gemacht werden könne, *„daß Sie den Ruff von ihrem Kinde vorsetzlich aus gebreitet, und daß Sie durch dergleichen Mittel Geld zu schneiden gesucht hätten, [...] Also hätten Sie auch Niemanden Gelegenheit gegeben dahin zu kommen, gestalt auch keinem ein Attest außer dem Saltzburger auf Verlangen ertheilet wäre, und hätte nur der Vater auf Befehl seiner Obrigkeit, des von Winterfeldts, demselben jedesmahl die Leute, welche gesund worden, melden und anzeigen müßen. Beyde Eltern sagen ferner, daß Sie ferner denen, welche sich eingefunden nichts abgefodert, [...] Und folglich scheinet auf die Eltern nichts mehr zu redundiren, alß da sie gewußt, daß die Cur unter der ungeheuren Menge dahin gekommener Kranken sogar wenige, und nicht auf frischer That, sondern wie Sie erst nachgehends erfahren, geholfen haben soll, Sie dieses ungereimte Spiel demnach fortgesezet, die Leute in ihrer irrigen Meinung gestärket, und Geld, welches weder Sie noch ihr Kind verdienet gehabt, von den betrogenen Leuten angenommen haben."*[1]
Eine schwache Anklage, die in der abschließenden Empfehlung ihre Entsprechung findet:
„Ew. Königl. Majestät stelle ich demnach zur höchsterleuchteten Recision anheim:
Ob die Eltern nach bisher ausgestandenen Arreste dimittiret und angewiesen werden sollen, sich ihrer Hände Arbeit redlich zu ernehren."[1]
Um darin sicher zu gehen, daß sie dies tun würden, schlägt er allerdings vor, sich zu überlegen, *„Dagegen das Kind zu Vermeidung fernerer Suiten in dem Potsdamschen Waysen Hause oder an einen andern publiquen orthe, wo es etwas erlernen kan, erzogen werden und ob das zu sammen gebrachte Geld, welches die Eltern vor ihrer Erlaßung eydlich würcklich specificiren müsten, dem Kinde oder Eltern zu laßen, oder wohin es verwandt werden solle."*[1]
Dieser Vorschlag ist grausam.
Am 13. Dezember 1734 versprach Catharina Elisabeth Hohenstein in einem Gnadengesuch dem König, daß das *„Kind, nach etwann ergehenden Königl. allergndgst. Befehl, niemand angreiffen"*[1] werde, und das hat sie sicherlich auch vorher schon getan. Aber da wurde offenbar auch nicht auf sie gehört. Man machte es sich bequem.
Am 3. September meldet der Generalfiskal, daß er endlich die Untersuchung des Hoffiskales Schmidt erhalten habe, führt den Tag bekanntlich noch ein Verhör durch, und sendet sein Schreiben mit den Protokollen der Hausvoigtei-Verhöre am 4. September an das Generaldirektorium ab. Wohl auch noch zusammen mit einer Zusammenfassung der ersten Verhöre, die er ebenfalls am 2.9. geschrieben. Minister von Happe schickt das Paket weiter an den König am 7. September. Mit einem Schreiben, daß das Gerbettsche zusammenfaßt[1]. Und in welchem das Generaldirektorium dem König noch einen anderen Vorschlag unterbreitet:
„Wo die imagination, das bisherige guthe warme Wetter, oder die vorhin gebrauchte medicin das meißte mögen gethan haben: bey denen Eltern aber kein eigentlicher boshaffter Vorsatz sich hervor thut. sondern bloß der aberglaube So verbreitet, So trägt derßelbe (der Generalfiskal –

H.S.) *daher an*
Ob nicht die Eltern ihres bisherigen arrestes dimittirt, das Kind aber in ein Waisenhaus gebracht werden solle
Wir finden hirbey nichts zu bedenken und sein Wir der festen meinung daß alles in einem bloßen aberglauben bestehe – Weil aber so sehr viele Leuthe und aus denen benachbarten orthen sich hie eingefunden und von diesen curen eingenommen sein so stellen Ew. K. M. Wir allerunterthänigst anheim
Ob nicht zu völliger überzeugung der allhie sich ansthellenden fremden kranken einige rechte gebrechliche Leuthe aus der charité dem Kind sollen vorgestelt und der ungrund [...] Wunder Cur durch die that solle erken [...]"[1] (Hier ist das Blatt, wie gesagt, beschädigt.)
Generalfiskal Gerbett schrieb am 2. September im „*Verfolg der Untersuchung wegen des Kindes von Kehrberg"*[1], also, in erwähnter Zusammenfassung, noch zu dem mit den Kuren verdienten Geld:
„Den Verdienst haben Sie bißher noch nicht zuverläßig specificiret, sondern erzehlet, daß vornehme Leute zu 16 g. bis ein Species Ducaten gegeben, und der Vater solches in einer grossen Zucker-Schachtel verwahret hätte, unwißend, ob es hundert Thaler oder mehr wäre, weshalb ich so wohl an den Kriegs- und Domainen Fiscal Schmidt, um gleichmäßige genaue Erkundigung geschrieben, als auch auff anhalten zugleich ersucht habe, dahin zu sehen, daß an der Wirthschafft und Ernde kein schade geschehen möge."[1]
Wir werden noch sehen, was der Hoffiskal bezüglich der letzten Anordnung unternommen hat. Von der Erregung des Pritzwalker Bürgermeisters darüber, wie er das Geld konfisziert, wurden wir bereits Zeuge.
Am 15. September verlangte der König *„citissime"*[1] Rechenschaft dafür, *„warum [...] dieses Geld nicht in jemandes Gegenwarth gezählet und versiegelt"*[1] wurde, und *„wieviel Gold und in was für Müntz Sorten"*[1] sonst noch Geld gefunden wäre zu wissen. Als ihm der Generalfiskal daraufhin am gleichen Tag nur die Gesamtsumme nannte, indem er schrieb: *„Alldieweil Ew. Königl: May: allergnädigster Befehl dahin gegangen, daß der Schmide zu Kehrberg die Leute, von welchen er wegen seines Kindes angegebener Curen Geld bekommen, hinwieder befriedigen solle, so habe ich durch den Hoff-Fiscal Schmidt vorgemeldter Maaßen in loco visitiren laßen, welcher 641. r. 16. g. an Gold und Silber-Gelde gefunden und versiegelt hat"*[1], befahl der König, das Geld *„ohnverzögerlich"*[1] an das Generaldirektorium zu senden. Am 22. September. Unterzeichnet hat das Schreiben von Viebahn.
Die verlangte Auskunft aber erhielt König Friedrich Wilhelm I. erst am 5. Oktober von Fiskal Schmidt zugesandt.

Doch es geht hier nicht um Geld. Es geht um ein Kind.
Drückt sich etwa eine Wertschätzung von Rat Gerbett für Ludwig darin aus, daß er vorschlägt, ihn in eine Einrichtung einweisen zu lassen, in der er etwas lernen könne? Oder eher keine?
Und was sind ihre Kinder für Ludwigs Eltern, wenn wir im Verhör-Protokoll vom 3. September lesen:
„Nach geschloßenen Protocoll bittet Deponent daß ihm doch mögte erlaubet werden daß Er und seine Frau wechselweise ausgehen dürfften, so daß allezeit einer von ihnen mit dem Kinde auf der Haus Vogtey bliebe, den andern aber Freystunde ein wenig herumzugehen, weil es ihnen sehr

ängstlich würde.“[1]
Warum bittet Johann Hohenstein nicht auch um Freigänge für die Kinder? Wenigstens Ludwig wird das alles nicht weniger bedrückt haben.
Müssen wir bei Ludwigs Eltern etwa auch die Gleichgültigkeit gegenüber den eigenen Kindern, die die einen meinen, im 18. Jahrhundert allgemein feststellen zu können, was sie mit der hohen Kindersterblichkeit begründen, und die die anderen für die Ursache eben dieser halten, wobei sie die Gleichgültigkeit auf allgemeine Armut und Not zurückführen, notieren?[7] Die Einstellung, die angeblich andauerte, bis das Kind mitarbeiten konnte, und die die Mutter in jedem Fall wichtiger machte als das Kind, da sie immer wieder ein neues bekommen konnte? In Todeseinträgen tauche immer wieder der Eintrag „von der Amme erdrückt auf“, heißt es – der Fresser, der zuviel war, sei einfach der Amme übergeben worden – und man könne die Stellung des Kindes damals auch von den Gemälden aus dieser Zeit ablesen – die Kinder hätten immer zu große Sachen an und sähen aus wie kleine Erwachsene.
Tatsächlich beklagt die Unicef 2012 zugleich mit einer erneuten Kinderarmut in Deutschland, daß 4,9 % von ihnen (eines von 20 Kindern) keine tägliche warme Mahlzeit erhalten würde, 3,7 % höchstens ein Paar Schuhe besitzen würden und 3,1 % der unter 16-Jährigen nie neue Kleidung erhielten, sondern die der älteren Geschwister abtragen müßten, was schon auf ein – wenn auch keinesfalls alleiniges – Zusammenhängen von Armut und Entfremdung (von sich selbst und voneinander) schließen läßt[8].
Viele Puppenspieler bemühen sich vergeblich, nachvollziehbar zu zeigen, wie Hänsel und Gretel im Grimmschen Märchen von ihren Eltern ausgesetzt werden konnten, aber im März 2008 wird im Kreistag Havelland die Einrichtung von Babyklappen beantragt, da es zu häufig zu Aussetzungen und Tötungen von Neugeborenen käme[9] – vielleicht sollten Hänsel und Gretel eher stammeln, als in Sätzen reden, die Brotkrumen als Wegmarkierung gleich streuen, sommers wie winters dieselben Sachen tragen und keinen Arzt kennen. Und weder die Eltern noch die Kinder je auf die Idee kommen, daß ihnen etwas Grundlegendes fehlen könnte.
Doch, wenn Velázquez die kleine Infantin wie eine kleine Infantin gemalt hat, dann aber nur deshalb, weil sie die zukünftige Herrscherin war, und nicht irgendein Kind. Sie wird gewöhlich sehr wohl passende Kinderkleider – gute oder Spielkleidung – getragen haben.
Prinzessin Wilhelmine z.B. erhielt erst mit 11 Jahren – und zwar nur auf ihren Wunsch hin so früh schon – Kleider, wie sie die Erwachsenen trugen, wie sie in ihren Memoiren berichtet[10]. Wir sollten uns nicht daran klammern, wie Pesne sie 1714, als Fünfjährige, malte. Kleider sind ein Statussymbol.
Und den Bauernkinder auf den Bildern jener Zeit passen ihre Sachen sehr wohl. Wenn Ludwig einen Rock trägt, der nicht für ihn gemacht worden scheint, so war der wohl einfach noch gut.
„Diese These von der freundlichen bis sadistischen Gleichgültigkeit traditioneller Eltern gegenüber ihren Kindern wird kritisiert von David Hunt, der seine Argumente ebenfalls auf der Basis subjektiver Äußerungen in zeitgenössischen Dokumenten und demographischer Daten führt. Hunt kommt zu dem Ergebnis, daß die Einstellung der Eltern gegenüber ihren Kindern im 17. und frühen 18. Jahrhundert nicht durch Gleichgültigkeit geprägt war, sondern durch Resignation. Die Eltern mußten resignieren, denn sie bemühten sich um das Leben ihrer Kinder ohne Erfolg. Bei dem Stand des medizinischen Wissens starben die Kinder, ohne daß die Eltern viel daran ändern konnten.“[7]

Schreiben Frau Irene Hardach-Pinke und Gerd Hardach.
Daß Johann Hohenstein gar nicht erst versucht hat, um Freigang auch für Ludwig zu bitten, wird an den Kranken, die vor der Hausvoigtei auf das Kind lauerten, gelegen haben. Und heißt nicht, daß das Befinden des Jungen oder er überhaupt seinen Eltern je egal gewesen sei. Es gibt keinen Hinweis darauf, daß die ihre Kinder nicht liebten. Die Resignation kam bei ihnen auch erst viel später.
Zuletzt zitierte Autoren schreiben auch: *„Eine Quelle aus dem frühen 18. Jahrhundert bringt eine der vielfältigen Erwartungen, die sich an Kinder richten konnten und richteten, sehr schön zum Ausdruck. 1720 richtete eine Gruppe von Pfälzern, die nach Amerika ausgewandert waren, eine Petition an die englische Regierung, in der u.a. beklagt wurde, daß den Eltern gegen ihren Willen Kinder weggenommen worden waren; [...] dadurch wurden sie der Freude der Gesellschaft und Erziehung ihrer Kinder ebenso beraubt, wie der Hilfe und Unterstützung, die sie später vernünftigerweise von ihnen erwarten durften'."*[7]
Man kann jedoch weder die eine noch die andere Haltung zum Kind verallgemeinern.
Die Mutter von Hänsel und Gretel war durchaus real gezeichnet worden. Während der Vater des Geschwisterpaares wahrscheinlich für die Haltung der Grimms steht.
Und Catharina Elisabeth Hohenstein war ein Lehrerkind.

Am 15. September 1734 sandten von Viebahn und von Happe ein Schreiben an den König, daß das, das sie ihm am 7. September geschrieben hatten, eigentlich nur wiederholte. So, als wollten sie den König daran erinnern, daß sie auf eine Entscheidung von ihm warteten.
Er hatte sie offensichtlich verwöhnt.

[1] *GStA PK, II. HA Generaldirektorium, Abt. 14 Kurmark, Tit. CCCLI, Varia, Nr. 1b: Acta betr. den sogenannten Wunderknaben aus Kehrberg. 1734–1740*

[2] *Familie Kirch, Kirch'sche Reihe, Beobachtungen Berlin, teilweise Gewitterbeobachtungen, 1697–1774.*

[3] *Wittstocker Häuserbuch" von Wilhelm Polthier und Werner Vogel, gedruckt 1998 in Köln, Stadtbibliothek Perleberg. Dort erfahren wir auch die Adressen von den Wittstocker Mitgliedern der Familie Hohenstein, wie auch die der Familie Nielbock, die sich bis ins 19. Jahrhundert hinein in Wittstock nachweisen läßt.*

[4] *Wilhelm Polthier, Geschichte der Stadt Wittstock, Berlin 1933.*

[5] *Otto Bernhard Verdion (1719–1800), „Wunderbare Begebenheit welche sich mit einem Göttingischen Studenten auf dem alten Schloße Plesse vor einigen Jahren zugetragen hat; Indem Er bey einem entstandenen schweren Donner=Wetter in die Tiefen der Erde geführet, sich mit derselben Einwohnern von verschiedenen Dingen unterredet, daselbst gegessen und getruncken, auch endlich wieder glücklich, reichlich beschenckt, auf die Ober=Welt gebracht worden, von ihm selbst beschrieben und nebst einem Theil seiner übrigen merckwürdigen Lebens=Geschichte von dessen guten Freunde zum Druck befördert." 1748, Bd. 2, Staatsbibliothek Berlin Unter den Linden Preußischer Kulturbesitz, Yv 4181 R Marburg, Sonderbstand.*

[6] *Beschreibung der Königlichen Residenzstädte Berlin und Potsdam, aller daselbst befindlicher Merkwürdigkeiten, und der umliegenden Gegend. Dritte völlig umgearbeitete Auflage; mit genauen Grundrissen der Städte Berlin und Potsdam, einem Grundrisse des neuen Schlosses bey Sanssouci, und einer neuen Karte der Gegend um Berlin. Mit Königlich Preußischer Kurbrandenburgischer Freyheit. Erster Band. Berlin, 1786, bey Friedrich Nicolai. www.books.google.de*

[7] *Irene Hardach-Pinke, Gerd Hardach (Hg.), Kinderalltag, Deutsche Kindheiten in Selbstzeugnissen, 1700–1900, Reinbek bei Hamburg 1981, erschienen unter „Deutsche Kindheiten 1700 – 1900. Autobiographische Zeugnisse" in Kronberg 1978.*

[8] *Spiegel Online, Internationale Vergleichsstudie: Unicef beklagt deutsche Kinderarmut, www.spiegel.de/panorama/gesellschaft/unicef-studie-beklagt-kinderarmut-in-deutschland*

[9] *Havelland (mel): Babyklappen gefordert, Artikel in: Der PreußenSpiegel, Ausgabe Rathenow, www.preussenspiegel-online.de*

[10] *Eine preußische Königstochter – Glanz und Elend am Hofe des Soldatenkönigs in den Memoiren der Markgräfin Wilhelmine von Bayreuth, Aus dem Französischen übersetzt und 1910 herausgegeben von Annette Kolb, Neu herausgegeben von Ingeborg Weber-Kellermann, Frankfurt am Main 1981*

Intermezzo

Lesen lernen hat überhaupt keinen Zweck, wenn Fleisch auch so eine Werst weit zu riechen ist.

Michail Bulgakow, Hundeherz

Wie gesagt, der König war schwer erkrankt, und erst am 14. September ins Potsdamer Stadtschloß gebracht worden.
Daß er nicht sofort reagieren kann, gibt uns die Gelegenheit, uns noch ein drittes Mal in Ruhe und aller erforderlichen Breite dem König zuzuwenden.
Seiner Tragödie.
Der Einsamkeit des Feldherrn.
Napoleon wird sie ebenfalls erleiden. Als er bei Waterloo nur einmal kurz die Augen schließt – krankheitsbedingt – kann er gehen, als er wieder aufwacht.
Ein Schicksal, das Theodoros Prodromos 1494 auch den Königssohn in seinem *„Katzenmäusekrieg“*[1] erleiden ließ.
Nachdem dieser, wie auch sein Heer, die Vernichtung zweier Generäle und vieler Soldaten mit ansehen müssen, brüllt er auf und stürmt gegen den Feind los. Aber völlig allein. Man sieht die Soldaten direkt, wie sie dastehen und abwarten. Und der Feind ist übermächtig:
„Als Krumendieb nun die mächtigen Generale schon gefallen sah und daß sie mit ihrem Heere nur eine beklagenswerte Mahlzeit für die Allesverschlingerin waren, geriet er in Zorn und in die allerheftigste Kampfeswut – denn es gibt ja nichts anderes, was heftiger ist als Zorn, wenn nicht das aufwallen des Blutes zum Herzen hin. Er ergriff mit seinen Händen eine spitze Lanze und stürzte auf sie los, weil sie schon so viele getötet hatte. Als sie ihn so gerüstet sah, wie er dastand, um sie aus unmittelbarer Nähe niederzumachen, und voll höchster Tapferkeit mit dem Speere nach ihr zielte, da stürzte sie auf ihn los, um ihn sofort zu ergreifen. Und dann hielt sie ihn grausam in ihren Krallen, und schnell fraß sie den Jüngling auf.“[1]
Als Friedrich Wilhelm I., noch vor der Amtsübernahme, in Wusterhausen seinen Regierungsplan aufstellte, hatte er zur Seite als Rechenmeister seinen Sekretär *„Ehrenreich Bogislaus von Creutz* (1670–1733[2]), *einen Amtmannssohn [...] der König* (Friedrich I. - H.S.) *adelte ihn 1708 auf die Empfehlung seines Sohnes“*[3]. Was sie vorlegten, war einzigartig. *„Der Regierungsplan schien ein einziges Rechenexempel. Die Schulden waren endlich samt und sonders aufgerechnet.“*[4] Der Plan war Grundlage der folgenden Reformen. Nach der Krönung machte König Friedrich Wilhelm I. ihn zu einem *„Minister; er wurde einer der Präsidenten des General-Finanz-Directoriums.“*[3]
Man mußte aber bald feststellen:
„Der König hatte ihm, dem Mann der Gasse, das Amt der Ziffern und Zahlen übergeben, die allein nicht trogen – ein immer noch geringes Amt, aber Creutz war es, als umschlösse es all die anderen, höheren mit eisernem Ringe. Er wußte, was ein Groschen war; und darum hatte ihn der Herr ans Rechenpult gesetzt; oh, er wollte rechnen – rechnen und abrechnen mit denen, die seine Jugend ins Elend bannten.“[4] Doch *„er wollte nicht [...] die Hohen, Reichen, Edlen herabziehen zu seiner Herkunft. Er wollte aufsteigen zu ihrem Glanz. [...] Es hatte allgemeines Aufsehen erregt,*

als der aufstrebende junge Geheimrat, der Günstling des Königs, sich mit einem jungen Mädchen aus ärmstem Adel verlobte und darauf verzichtete, sich durch eine reiche Ehe ein Vermögen zu schaffen. Aber ihm brauchte nur noch daran zu liegen, in den ererbten Adel einzudringen [...] Wie er es konnte – das war ein Rätsel. Aber nichts, was nicht in Redlichkeit geschah, wenn er von Monat zu Monat seine Einnahmen steigerte. Er brachte, außerhalb des Handels, fremdes Geld ins Land und war am ausländischen Gewinn zu Recht beteiligt. Alle machten ihren Profit dabei: der König, die Fremden und er.“[4]
Ein anderes Beispiel:
Der König *„und der Adel mußten mit der neuen Not untereinander fertig werden; das Volk war zu schonen. [...] „Möchte doch“, schloß er, „jeder Herrensitz ein Königreich im kleinen werden: an festem Gefüge der Administration, im klaren Abwägen der Kalkulationen, im Freimachen von fremden Lasten, in der Wahrung des Überkommenen, in der fürstlichen Erfüllung aller Verpflichtungen, in der Fürsorge für alles Anvertraute.“*[4] Aber statt dessen wird der sächsische Gesandte dem König plötzlich *„mehrere Adlige, die ihre Güter zu verkaufen, ihr Vermögen durch seine Vermittlung in Sachsen anzulegen und dahin auszuwandern beabsichtigten“*[4], nennen.
Und ich möchte noch ein drittes anbringen.
„Immer, wenn König Friedrich Wilhelm auf Reisen war, belebte sich die Geselligkeit in der alten Residenz Berlin. Die Königin selbst begann eine Reihe heimlicher Festlichkeiten. Obwohl sie schon das Winterschloß bezogen hatte, ließ sie Monbijou noch einmal herrichten. Der Herbst war mild. Und die Kamine reichten noch aus. Abend für Abend hielt die Königin jetzt Appartement mit Kartenspiel, Konzert und Tanz, öffnete sie ihre Räume für die vornehme Welt von Berlin. Es war wie eine stillschweigende Übereinkunft unter ihnen allen, das Personal mit eingeschlossen, daß niemand Seiner Majestät etwas verraten würde; sonst hätte man sich ja bei aller künftigen Abwesenheit des Königs um jegliches Vergnügen gebracht.“[4]
Weitere Beispiele sind in diesem Text bereits an anderer Stelle angeführt worden für das Land, das ihn nicht verstand.
Daß er sich nicht erklärt hätte, kann man ihm nicht vorwerfen.
Aber die Königlichen Segnungen zerliefen wie Wasser auf trockenem Boden oder wurden gar nicht erst ins Land getragen.
Es ist ein Wunder, daß der König trotzdem noch so viel erreicht hat.
Dennoch – jenes war nicht gut!

[1] *Pseudo-Homer, Der Froschmäusekrieg, Theodoros Prodromos, Der Katzenmäusekrieg, Griechisch und Deutsch von Helmut Ahlborn, 4., durchgesehene Auflage, in: Schriften und Quellen der Alten Welt, Herausgegeben vom Zentralinstitut für Alte Geschichte und Archäologie der Akademie der Wissenschaften der DDR, Band 22, Akademie-Verlag Berlin 1988, Erste Ausgabe Berlin 1968*

[2] *http://de.wikipedia.org*

[3] *Geschichte der deutschen Höfe seit der Reformation. Von Dr. Eduard Vehse. 2.r Band. Erste Abtheilung: Preußen. Zweiter Theil. Hamburg. 1851. www.books.google.de*

[4] *Jochen Klepper, Der Vater, Roman eines Königs, Stuttgart 1937, Ungekürzte Ausgabe München 1977, 12. Auflage 2005*

Die Kollision

An der Tür wandte er sich noch einmal um.

Walter Serner,
Das Loch in der Weste

Die Antwort des Königs ging am 21.9.1734 aus Potsdam ab. Ihr Wortlaut:
„Sr. Königl. Majestät in Preußen, haben den, von Dero General Obr. Finanz Krieges u. Domainen Directorio, wegen des vermeintlich wunderthätigen Knaben auß Kehrberg, abgestatteten allerunterthänigsten Bericht erhalten, und ertheiln darauß die Resolution, daß Besagter Knabe, nebst dem eingesammelten Geld in die charité oder das Waysenhauß gebracht, und braf gepeitschet werden soll, damit es die bißherige Einbildung verliehre; der Vater aber soll biß auff weitere Ordre nach Spandau zur Vestung-arbeit und die Mutter in das Spinnhauß gebracht werden." [1]
Von König Friedrich Wilhelm I. eigenhändig unterschrieben.
Diktieren Sie diesen Text einem Sekretär wie eine Gehaltsanweisung – es kommt kein Leben hinein. Brüllen Sie ihn, und die Szene König und Sekretär stimmt.
Schauen wir, was passiert sein könnte, nachdem wir versucht haben, uns ein Bild davon zu machen, was der Befehl im Einzelnen bedeutete.
Bei der Betrachtung dessen, das sei gleich vorweg gesagt, habe ich gefunden, daß in dem Fall Hohenstein offenbar zu jedem Zeitpunkt nach geltendem, schriftlichen Recht vorgegangen wurde, und sie niemals Opfer persönlicher Willkür wurden.
Eine Auffassung, die sicherlich mehrerer Erläuterung bedarf. Denn schon im Medizinal-Edikt von 1725 wie auch in der Kriminal-Ordnung von 1717 wird man vergeblich nach obigen Anweisungen suchen, wie auch nach speziellen Erlässen gegen das Kurpfuschen in den Gesetzes-Sammlungen. Doch schon die Tatsache, daß sich der Herr von Winterfeld zum Zeitpunkt der Verhaftung auf dem Hof der Hohensteins aufgehalten, könnte auch darauf zurückzuführen sein, daß er womöglich dazu verpflichtet gewesen. [2] Es finden sich nur keinerlei Ankündigungsschreiben an ihn.
Und wenn Amtmann Schultzers Gedankenlosigkeit [3] auch amüsiert – oder Rat Gerbetts Bequemlichkeit [4] abstößt – man hält sich, behaupte ich, immer ans Gesetz. Ebenso wie der König [5] – auch, wenn bei ihm noch eine unnachgiebige Härte überraschen wird. Aber da die Gesetze aus seinen Träumen geflossen waren, hatte er auch überhaupt kein Interesse daran, sich über sie zu erheben.
Was Michel Foucault im Frankreich des ausgehenden 18. Jahrhunderts vorfand, kennzeichnete wahrscheinlich bereits das Preußen Friedrich Wilhelms I. Foucault schreibt:
„Auf jeden Fall läßt sich sagen, daß man am Ende des 18. Jahrhunderts vor drei Möglichkeiten der Organisation der Strafgewalt steht. Die erste ist diejenige, die auf dem Monarchenrecht beruhte und noch immer Bedeutung hatte. Die beiden anderen berufen sich auf eine präventive, utilitaristische, korrektive Konzeption eines Rechts zum Strafen, das der gesamten Gesellschaft eignen soll; [...] Vereinfachend könnte man sagen, daß im monarchischen Recht die Bestrafung ein Zeremoniell der Souveränität ist; sie brandmarkt den Körper des Verurteilten mit den Malen der Rache; und sie entfaltet vor den Augen der Zuschauer einen Terroreffekt, [...] Für die Reform-Juristen ist die Bestrafung eine Maßnahme, durch welche die Individuen wieder zu Rechtssubjekten gemacht werden sollen [...] Und im Projekt der Kerkerinstitution ist die

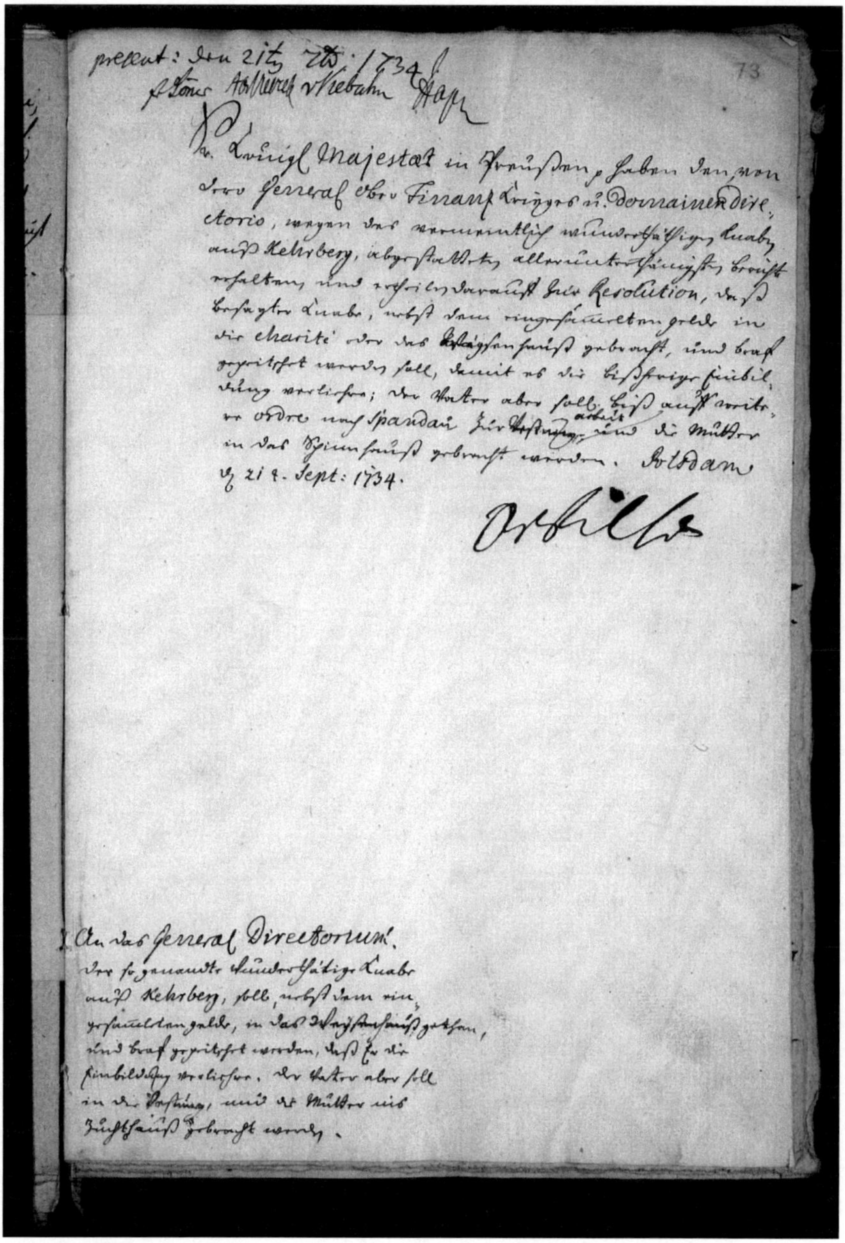

praesent: den 21ten 7br 1734

Se. Königl. Majestät in Preußen, haben den, von dero General Ober Finantz Kriegs u. Domainen Directorio, wegen des vermeintlich wunderthätigen Knaben aus Kehrberg, abgestatteten allerunterthänigsten bericht erhalten und ertheilen darauff hier Resolution, daß besagter Knabe, nebst dem eingesammleten gelde in die Charité oder das Waysenhauß gebracht, und brav gepeitschet werden soll, damit er die bisherige Einbildung verliehre; der Vater aber soll, biß auff weitere Ordre nach Spandau zur arbeit, und die Mutter in das Spinnhauß gebracht werden. Potsdam d. 21t. Sept: 1734.

An das General Directorium.
Der so genandte Wunderthätige Knabe aus Kehrberg, soll, nebst dem eingesammleten gelde, in das Waysenhauß gethan, und brav gepeitschet werden, daß er die Einbildungen verliehre. Der Vater aber soll in die Vestung, und die Mutter ins Zuchthauß gebracht werden.

Schreiben vom 21.9.1734[1]

Bestrafung eine Technik des Einzwängens der Individuen; sie arbeitet mit Dressurmethoden, die am Körper nicht Zeichen, sondern Spuren hinterlassen: [...] Gewalt des Souveräns, Gesellschaftskörper, Verwaltungsapparat; Mal, Zeichen, Spur; Zeremonie, Vorstellung, Übung; besiegter Feind, wiedereingebürgertes Rechtssubjekt, unmittelbarem Zwang unterworfenes Individuum; gemarterter Körper, manipulierte Vorstellungen der Seele, dressierter Körper: diese drei Serien von Elementen charakterisieren die drei konkurrierenden Strafsysteme der zweiten Hälfte des 18. Jahrhunderts. Man kann sie nicht auf Rechtstheorien reduzieren (obwohl sie sich damit decken), man kann sie nicht mit Apparaten oder Institutionen identifizieren (obwohl sie sich darauf stützen) und man kann sie nicht von moralischen Wertungen herleiten (obwohl sie darin ihre Rechtfertigung finden). Es handelt sich um Modalitäten der Ausübung von Strafgewalt, um drei Technologien der Macht. [...] Man muß aufhören, die Wirkungen der Macht immer negativ zu beschreiben, als ob sie nur ‚ausschließen', ‚unterdrücken', ‚verdrängen', ‚zensieren', ‚abstrahieren', ‚maskieren', ‚verschleiern' würde. In Wirklichkeit ist die Macht produktiv; und sie produziert Wirkliches. Sie produziert Gegenstandsbereiche und Wahrheitsrituale: Das Individuum und seine Erkenntnis sind Ergebnisse dieser Produktion. [...] Der Pest als zugleich wirklicher und erträumter Unordnung steht als medizinische und politische Antwort die Disziplin gegenüber. Hinter den Disziplinarmaßnahmen steckt die Angst vor den ‚Ansteckungen', vor der Pest, vor den Aufständen, vor den Verbrechen, vor der Landstreicherei, vor den Desertionen, vor den Leuten, die ungeordnet auftauchen und verschwinden, leben und sterben.
Wenn es wahr ist, daß die Ausschließungsrituale, mit denen man auf die Lepra antwortete, bis zu einem gewissen Grad das Modell für die große Einsperrung im 17. Jahrhundert abgegeben haben, so hat die Pest das Modell der Disziplinierungen herbeigerufen. [...] Die hartnäckige Grenzziehung zwischen dem Normalen und dem Anormalen, der jedes Individuum unterworfen ist, verewigt und verallgemeinert die zweiteilende Stigmatisierung und die Aussetzung des Aussätzigen. Die Existenz zahlreicher Techniken und Institutionen, die der Messung, Kontrolle und Besserung der Anormalen dienen, hält die Disziplinierungsverfahren am Leben, die einst von der Furcht vor der Pest herbeigerufen worden sind. Alle Machtmechanismen, die heute das Anormale umstellen, um es zu identifizieren und modifizieren, setzen sich aus jenen beiden Formen zusammen, von denen sie sich herleiten."[6]
In Friedrich Wilhelm I. finden wir den brandmarkenden Souverän und den Reform-Juristen in einer Person. Man nehme nur das Martyrium der armen Doris Ritter[7] und ihre anschließende Einweisung ins Spinnhaus. Da fällt beides zusammen. Und wenn er befahl, Johann Hohenstein zur Festungs-Arbeit nach Spandau zu schicken, so geschah dies zum einen, ihn wieder an ehrliche Arbeit heranzuführen[8], zum anderen, ihn, und die, die ihn mit seiner Kette sahen, vor einer Wiederholung seines Fehlers abzuschrecken , drittens, weil der 1626[9] begonnene Ausbau Spandaus zur Festungsstadt noch nicht beendet war und ihm Arbeiter fehlten, und zum letzten, weil der Schmied mit seiner Verfehlung „*auch dem Souverän, dem Gesetz, der Macht ein Unrecht angetan*"[10], und das wiedergutzumachen hatte, wie Foucault darlegt.[10]
Der Grund liegt auf der Hand: „*Neben der Wiedergutmachung des dem Einzelnen zugefügten Unrechts verlangt man vom Schuldigen auch Sühne für das dem Herrscher, dem Staat, dem Gesetz zugefügte Unrecht. Zusammen mit dem System der Geldbuße entsteht so der große Mechanismus der Einziehung von Gütern, der für die gerade entstehenden großen Monarchien eine der wichtigesten Möglichkeiten darstellte, sich zu bereichern und ihren Besitz zu vergrößern. [...]*

Um zu klären, ob jemand schuldig ist oder nicht," [10] kam, wie Foucault schreibt[10], mit dem 12. Jahrhundert zur Probe (Gottesurteil, Wasserprobe) die Untersuchung. Die sich als Methode nicht auf den Bereich des Gerichtes beschränkte. *„Dank der Erhebungen zum Bevölkerungsstand, zur Vermögenslage, zur Geldmenge oder zur Menge der vorhandenen Rohstoffe konnten die Vertreter des Königs die königliche Macht festigen und vergrößern. Gegen Ende des Mittelalters sowie im 16. und 17. Jahrhundert sammelten die Staaten auf diese Weise ein beträchtliches Wissen auf dem Gebiet der Wirtschaft und der Wirtschaftsverwaltung an. [...] Die Untersuchung ist eine politische Form, eine Form der Verwaltung, eine Form der Machtausübung, die in der abendländischen Kultur über das Gerichtswesen zu einer Form geworden ist, mit der man Wahrheit ermittelt, prüft und weitergibt. [...] Es wäre falsch, wenn wir sie für das natürliche Ergebnis einer Vernunft hielten, die auf sich selbst einwirkt"* [10].
Ein gewisser Johann Hübner, Lehrer und Autor, der von 1668–1731 lebte[9], beschreibt die Örtlichkeiten in Spandau, wie er sie zu seiner Zeit vorfand.
„SPANDAU liegt in der Gegend, wo die Havel und die Spree zusammen fliessen. Die Stadt ernähret sich von Schiffahrt, Handel und Manufacturen. Es ist eine Colonie von Frantzosen daselbst gepflantzet worden. Harte dabey lieget die nette Festung SPANDAU, mit einem festen Thurme. Sie ist zwar nicht groß, und hat nur vier Bollwercke; es würde aber eine harte Nuß vor den seyn, der sie aufbeissen wolte; zumahl da rings umher Gewässer und Moräste sind. Es ist daselbst erstlich ein schönes Zeug-Haus in unterirrdischen Gewölbern. Darnach allerhand Gemächer für grosse Staats-Gefangene, die nicht leichte leer gestanden haben. Imgleichen ein Bau- oder Raspel-Haus für Leute, die nicht gut thun wollen; dergleichen aus Berlin bisweilen gantze Wagen voll dahin gebracht werden. Und endlich ist auch ein Spinn-Haus in der Stadt, welches allezeit mit Frauenzimmer besetzt ist, das allzu galant gelebt hat. Man kan dieses Spandau in Berlin liegen sehen, ob es gleich 2. Meilen davon liegt; Und zu Charlottenburg ist der Wald deswegen durchgehauen worden." [11]
Die Arbeiten in Spandau beschreibt er nicht. Doch 1682 wurde im Turmknauf der Spandauer Nikolaikirche eine Nachricht aus dem Jahre 1640 gefunden, die zitiert wird bei *Daniel Friedrich Schulze, Zur Beschreibung und Geschichte von Spandow, Hrsg. v. Otto Recke, Bd. 2, Spandau 1913*, was steht in: *Technik, Arbeit und Umwelt in der Geschichte: Günter Bayerl zum 60. Geburtstag, Hrsg. Thosten L. Meyer, Marcus Popplow, Münster 2006,* [12] und welche lautet:
„Diese Stadt, die vormahls ein Paradieß gewesen [...], außerhalb derselben die Kirchen [...] als der Festung gefährlich, herabgerissen, [...] die Äcker und Gärten zu unfruchtbaren Wällen und Gräben gemacht, Thore und Türme rasirt und wie Hölen anderswo angelegt" [12]
Die Unterkunft für die Festungsarbeiter war wohl die Zitadelle. Im *„Geographischen Statistisch-Topographischen Lexikon von Obersachsen und der Ober- und Nieder-Lausitz"* [13] steht:
„Bei der Stadt [...] ist die bekannte Citadelle und Festung, in welcher durch Urtheil und Recht verurtheilte Gefangene theils zum Festungsbau, theils zum Arrest aufgenommen werden." [13]
Zum Spinn- und Zuchthaus hatte Kurfürst Friedrich Wilhelm, der Großvater König Friedrich Wilhelms I., ab 1686 das Schloß des Hauptbaumeisters der Zitadelle umwandeln lassen, wie wir wieder in der Wikipedia erfahren. An der Jüdenstraße.[9]
Heinrich Balthasar Wagnitz (1755–1838), Gefängnispfarrer[9], schildert in seinem Werk[14], in welchem er über den Strafvollzug nachdenkt und Vorschläge zu seiner Verbesserung macht, das Spinnhaus in Spandau kenntnisreich:

„Das Zuchthaus zu Spandau könnte man wol die Mutter mehrerer ähnlicher Anstalten nennen. Wenigstens scheinen Magdeburg, Brieg und andere Zuchthäuser nach demselben bey ihrem Entstehen geformt zu seyn. Es bekam, nachdem es schon seit 1687. existirt hatte, 1721. seine eigentliche Consistenz; und nachdem der König Friedrich Wilhelm 1724. das Zucht- und Spinnhaus zu Berlin (die nachmalige Charité – H.S.) *aufgehoben, die Revenüen davon Spandau überlassen und diese beiden Zuchthäuser miteinander combinirt hatte, seine itzige Extension. – Es liegt mitten in der Stadt. Die Behältnisse, worin die Gefangenen sind, sind theils grosse Säle, worin einige 40 zusammen arbeiten, theils sind es Stuben, worin 8, 12 bis 14 Personen sich aufhalten. Die Schlafbehälter sind wieder besonders, worin eben soviel als in den Sälen, je 2 und 3 zusammen, schlafen. Sie liegen in Bettstellen auf Stroh, und haben Friesdecken über dem Stroh und zum zudecken. [...] Sie werden hieher aus den Districten der Chur-, Alt- und Neumark, Priegnitz, auch wol aus dem Magdeburgschen und Halberstädtschen gebracht, gemeiniglich verübter Diebereyen und Betrügereyen wegen. [...] Die Gefangenen müssen Baumwolle spinnen, und wer nicht krank ist, muss wöchentlich 8 Stück, als ein festgesetztes, 6 Stück aus dem Pfunde, liefern. Sie sind zur Arbeit in ihren Behältnissen eingeschlossen, ausser dass sie täglich 3 Freystunden zu ihrer Erholung haben, nemlich des Morgens, Mittags und gegen Abend. [...] Die Kost bestehet darin, dass sie wöchentlich des Mittags 3mal Erbsen, 1mal Graupen, 1mal Grütze und 2mal Mehlbrey, aus Wasser und Salz gekocht, bekommen, und zwar ein jeder eine sogenannte Nössel-Kelle voll. Ausserdem erhält jeder des Sonntags ½ Pfund gekochtes Fleisch, und täglich 44 Loth Brodt und 2 Quart Speisebier. [...] Bekleidet werden nur diejenigen, die lange zu sitzen haben, oder auch wenn sie nackend und bloss sind, und aus ihren Mitteln sich nichts anschaffen können. [...] Für die moralische Besserung wird wie fast auf allen Zuchthäusern gesorgt! – – Die Strafen bestehen theils in Peitschenhieben, theils im Einsperren in Keller und dergleichen, welche nach Beschaffenheit der Umstände, und nachdem der Gefangene mehr Bösewicht oder faul ist, von dem Commissarius oder Justitiarius des Hauses erkannt werden. Bey der Dimission wird jeder seinem Schicksale überlassen, und von Seiten der Anstalt für ihn weiter nichts gethan!*
Ausser 5 Zuchtmeistern sind 6 Officianten beym Zuchthause angestellt, deren Geschäfft überhaupt die ganze Oeconomie des Hauses, Gottesdienst, die Krankenpflege und übrige gute Ordnung, auch besorgung der Wollarbeit ist. Der Zuchtmeister Geschäffte bestehen vorzüglich darin, dass ein jeder die ihm zur Aufsicht gegebenen Reviere in Ordnung hält, richtig verschliesst, und auf alles, was zur Ordnung gehört, Acht hat, auch die erkannten Strafen vollziehet.“ [14]
Obwohl, wie er schreibt, Zuchthäuser zu den Besserungs- bzw. Erziehungsanstalten gerechnet werden, kann er ganz allgemein nur feststellen:
„Moralische Verbesserung sieht man höchstens als Wunsch des Staats, fast nirgends als Zweck an. Will sich der Verbrecher für die Zukunft bessern, und sich die Strafe dazu eine Ermunterung seyn lassen, nun so ists gut; aber wie man auch noch auf andere Art auf Zuchthäusern dazu mitwirken könne – die Untersuchung dieser Frage fällt dem Directorium nicht einmal ein.
Thut man viel, so bestellt man den Gefangenen, um ihnen das Besserwerden zu erleichtern, ex gratia principis, einen eigenen Zuchthausprediger, vergönnt ihnen, den Sonntagspredigten desselben beyzuwohnen, ordnet auch wol Früh- und Abendbetstunden für sie an, giebt ihnen den Sonntag ganz frey, und erlaubts, diesen, wenn sie wollen, mit Beten und Singen zuzubringen.“ [15]
Zumindest zwischen 1799–1816 waren im Arbeitshaus aber auch Küster, Schulhalter und Organist angestellt, wie ich im Landesarchiv Berlin in Rep. 03 Armendirektion, herausfinden konnte.

Wer saß im Armen-Direktorium? Diese Information gibt uns wieder Friedrich Nicolai.
„Dem Stiftungsbriefe zufolge soll der Direktor jederzeit ein wirklicher Geheimerrath seyn, und das Kollegium aus einer gleichen Anzahl lutherischer und reformirter Mitglieder bestehen. Im J. 1739 wurde das Präsidium dem geistlichen Departemente aufgetragen; daher solches auch jetzt von dessen Chef (jetzt des Freyherrn von Zedlitz Exzellenz), und dem Oberkonsistorialpräsidenten (jetzt dem Herrn von der Hagen), geführt wird. Ausserdem hat es noch einen besondern Direktor. Der Stadtpräsident als Polizeydirektor, der erste Königl. Leibarzt als Aufseher der Hofapothek; ferner: die beiden Pröpste zu Nikolai und Petri, ein reformirter Hofprediger, ein Prediger an der Parochialkirche, nebst noch einigen Räthen und Assessoren sind Mitglieder dieses Kollegium. Sie werden sämmtlich vom Könige ernennet. Ueberdem ist dabey ein Oberinspektor über sämmtliche Anstalten bestellet, imgleichen ein expedirender Sekretär und ein Registraturassistent.
Diesem Kollegium ist die Verpflegung der Armen, Kranken und Waisen aufgetragen. Es ist zu diesem Behufe in sieben Departements eingetheilt, nämlich: 1) das Justizdepartement. 2) Das Rechnungsdepartement. 3) Das Departement der Charité, 4) des Waisenhauses, 5) des Irrenhauses, 6) der Armenkasse, 7) des Arbeitshauses. Es versammlet sich zu seinen menschenfreundlichen Geschäften, welche von dem Chef, dem Präsidenten und allen Räthen unentgeldlich verwaltet werden, auf dem berlinischen Rathhause in dem Konferenzzimmer des Armendirektorium; und zwar, (wenn nicht außerordentliche Fälle eine öftere Zusammenkunft erheischen) den Mittwoch nach dem 15ten jedes Monats, oder, wenn dies ein Mittwoch ist, an dem Tage selbst, Morgens um 9 Uhr.“[16]
1734 ist unter den Mitgliedern des Direktoriums: Johann Gustav Reinbeck, seit 1717 Probst von St. Petri, und *„der Minister v. Viebahn hat die specielle Direction des Armenwesens geführt bis 1736.“*[17]
Handverlesenes Personal. Aber es ist, wie es ist. Züchtigung und Strafe sind letztlich selbst von Pfarrer Wagnitz gebilligte Erziehungsmethoden, wie er darlegt:
„Mögen doch also immerhin körperliche Züchtigungen stattfinden, wenn denn diese nur menschlich sind, und die Gesundheit nicht verletzen, und nicht der Willkühr eines Despoten überlassen, oder einem Unmenschen, der sich von roher Schadenfreude oder Zorn hinreissen lässt, zur Ausführung übertragen werden, so ists schon gut! [...]
Was zuerst die Strafarten und Strafmittel betrifft, so sind folgende die gewöhnlichsten. 1) Das Admoniren, sowol in der Stille, als vor der Versammlung der Officianten und Gefangenen. 2) Das Versetzen aus der Classe der bessern, wenn nemlich der Gefangene, der gesündigt hat, sich in dieser befindet, in die Classe der schlechtern. 3) Das zur Beschämung dienende Klotztragen oder Festschnallen auf dem sogenannten Tollstuhl. 4) Das Cariren oder Hungerleiden. 5) Das Verweisen in ein besonderes einsames Behälter oder Strafcarcer. 6) Das Hauen mit Ruthen auf den s.v. Hintern, oder mit der Karbatsche oder dem Ochsenziemer auf den Rücken. Auch gehört in die Reihe der Strafmittel und Strafen die bey keiner verspürten Verbesserung und Frucht und bey zunehmender Verschlimmerung angedrohete und zuletzt erfolgende Ueberlieferung des Züchtlings in härtere Anstalten oder in die casemattirten Behälter der Vestung, wo er dann auf immer seine Thorheit, wenn er will, bereuen kann. – Nach meinen Erfahrungen habe ich fast kein Strafmittel – im Ganzen oder Allgemeinen – wirksamer gefunden, als das – Einsperren und Absondern von den Uebrigen.“[15]
Und diese Methoden sind keinesfalls nur Hausmittel der Strafvollzugs-Beamten gewesen. Der war

keine Welt für sich. Sondern ist wohl eher immer als ein Konzentrat der großen anzusehen. Also – Prügeln und Lieben sind eins. (Statt Prügeln nimm auch das Bedrohen uneinsichtiger Sünder mit Krankheit und Verdammnis!) Pfarrer Wagnitz ist das Züchtigen nur zu wenig. Aber, wen man prügelt, den gibt man nicht auf; Milde, Wohltätigkeit und Gnade [18] scheinen nicht zuletzt dadurch christlich geprägt: *„Die christliche Vorstellung vom Geborenwerden in Sünden und davon, daß auch zu große elterliche Liebe Sünde sei, durchwirkt die Geschichte der Kindererziehung und scheint die Moralisten zu harten Methoden und häufigem Gebrauch der Rute ermutigt zu haben. Eine absolute Anpassung an die Lebensnormen der Erwachsenen galt als hervorragendes Erziehungsziel. Was konnte in diesem Verhaltenssystem ein besseres Vorbild abgeben als die Lebensläufe der Heiligen! Kindheitslegenden der Heiligen gehörten deshalb zur frühen Lektüre und malten Idealbilder von Kindern, die wie kleine Erwachsene mit einer weitgehend unkindlichen Entscheidungsfähigkeit ihre eigene Bestrafung als wünschenswert schätzten."* [19] Frau Ingeborg Weber-Kellermann führt zum Beleg dieser ihrer Lesart historischer Quellen folgendes Zitat eines ehemaligen Opfers an, einen Auszug aus einem Brief der Liselotte von der Pfalz, Herzogin von Orléans (1652–1722[9]):

„Ich finde, daß es eine rechte Liebe ist, wenn man Kinder scharf hält. Wenn man räsonnabel wird, erkennt man, aus welcher Ursache es geschehen, und weiß denen am meisten Dank, so mit solcher Affektion uns zum Besten vor uns gesorgt haben. Denn von Natur sind alle Kinder zum Bösen geneigt, drum muß man sie kurz halten." [19]

Ludwigs Erzieher. [20]

Und – war Heinrich Balthasar Wagnitz auch ein Reformator gewesen – als Schüler wird man noch im Deutschland des 20. Jahrhunderts den Rohrstock des Lehrers mit Zwiebeln einreiben – damit der auf den hinzuhaltenden Händen zerbricht. Sehen wir uns aber genau an, was auf Ludwig wartete! Und folgen wir Herrn Nicolai in die Stralauerstraße!

Dort stand *„das große Friedrichshospital oder Waisenhaus, am Ende dieser Straße. Ein weitläuftiges vierecktes Gebäude, welches einen Hof umschließt; drey Geschoß hoch, wovon das oberste ein Halbgeschoß ist. Kurf. Friedrich III. ließ 1697 den Bau desselben nach Grünbergs Angabe anfangen. 1702 war schon die Seite an der Stralauerstraße und ein Flügel im Hofe gebauet. Nach Grünbergs Tode 1709 wurde der Bau Gerlachen aufgetragen, der den hintersten Flügel, und nach dem Wasser zu die Kirche bauete, welche 1716 fertig ward. Darauf bauete er nach eigenen Rissen den Thurm, in den Jahren 1726 und 1727. Dieser Thurm steht auch an der Wasserseite, und war 258 Fuß hoch. Der obere hölzerne Theil ward 1782 abgetragen."* [21]

An dieser Stelle übergibt er uns Herrn Pfarrer Weitling, der uns hineinführt, vorher aber noch stolz den Umfang beziffert.

„Das ganze Gebäude bestand und besteht noch in einem Viereck, durchaus von 3 Etagen und massiv, die Front nach der Stralauer-Straße mißt 164 Fuß, desgleichen die Front nach der Neuen Friedrichs-Straße mit Einschluß der bis an die Waisenbrücke reichenden Kirche. Die Tiefe ist in den drei Haupttheilen gleich, nemlich 45 Fuß, in dem rechten Seitenflügel beträgt sie nur 20 Fuß; es hat zwei Höfe, liegt am Wasser an zwei ziemlich breiten, heiteren Straßen, die Treppen sind bequem, die Corridore waren mehrentheils hell und breit, sind aber heute zum Theil verbaut und finster; die Zimmer im oberen Stockwerke sind niedrig und theilweise düster, dagegen die nach der Spree hinaus gelegenen hell, freundlich und gesund.

Die Kirche ist 69 Fuß lang, 37 Fuß breit 26 Fuß hoch, hat zwei 11 Fuß breite Gallerien und eine 8

Fuß breite Vorhalle, sie erhält ihr Licht durch 11 Fenster von 19 Fuß Höhe. Der Thurm war bis zur Stange 235 Fuß hoch, die Stange selbst aber 23 Fuß, zusammen 258 Fuß hoch. Er besteht unterhalb aus einem 9 bis 14 Fuß dicken Gemäuer, innerhalb welches zur Rechten und Linken zwei Oval-Treppen hinaufführen. In der zweiten Abtheilung von dem Glockenstuhl bis zur Uhrkammer durch zwei Balkenlagen hindurch sind die 4 Umfassungsmauern 6 Fuß stark, der innere Lichtraum mißt 12 Fuß im Quadrat. Das ursprüngliche Mauerwerk war höher, als der Thurm jetzt ist, darüber erhob sich eine Kuppel, und darauf stand noch ein kleiner hölzerner Thurm mit einem Knopf, einer Sonne und großen Windfahne. Man kann über die Zweckmäßigkeit der Bauart und der äußeren Einrichtung des Hauses freilich nichts Vortheilhafteres beibringen, als das Zeugniß des berühmten Howard, der es 1781 in dieser Hinsicht für das erste erklärte, welches es je gesehn. […]
Es ist diese Anstalt der Mittelpunkt des ganzen Armenwesens, bestimmt nicht allein die Nothleidenden jeglicher Art, jeglichen Alters und jeden Geschlechts aufzunehmen, sondern auch Kranke, Arbeitslose, liederliche und muthwillige Bettler; ja selbst irre und blödsinnige Personen wurden darin verwahrt, letztere jedoch nur bis 1711, wo sie nach dem Dorotheen-Hospital vor dem Königs-Thor verlegt wurden und blieben, bis sie 1728 in das Irren- und Arbeitshaus auf der Friedrichsstadt in der Krausen-Straße gebracht werden konnten."[17]
Der Inspektor *„muß nebst Controlleur und Gesinde im Sommer um 5, im Winter um 6 Uhr aufstehen, und der Thorwärter mit der Glocke das Zeichen geben; Hausknechte und Weiber heizen sofort ein, damit die Kinder, welche nach 6 Uhr aufstehen, erwärmte Zimmer finden. Ein Hausknecht visitirt, ob auch die Kinder aufgestanden, dann werden sie von zweien Präceptoren und einem Hausknecht zum Waschen und Reinigen heruntergeführt. […]*
Die Knaben hatten eine Bekleidung von Tuch mit gelbem Schilde auf dem rechten Arme, worauf der Namenszug des Königs befindlich war, lederne kurze Hosen, blaue Strümpfe und Schuhe mit Schnallen, im Sommer ist die Hauskleidung von Zwillich; die Mädchen trugen gleichfalls Rock und Kamisol von Tuch, Mützen, Hauben, Halstücher, leinene Schürzen, Strümpfe und Schuhe; […]
Jedes Kind soll 4 Hemden haben, und alle Sonntage ein weißes von seiner Wartsfrau bekommen. […] Kleider und Weißzeug wird von den Mädchen, die nähen können, ausgebessert und unterhalten, die Kleidung wird durch die Deputirten veranstaltet. […]
Von 7–8 ist die öffentliche Betstunde in der Kirche, oder wenn die Jahreszeit es nicht leidet, im Eßsaal. Der Betstunde wohnen alle bei, außer denen, welche Confusion anrichten könnten. Ein Morgenlied wird gesungen, ein Capitel aus der Bibel gelesen, und von einem der Präceptoren kurze Lehren herausgezogen und zur Erbauung angewendet, nachgehens ein Gebet gethan und mit Gesang geschlossen.
Von 8–9 Uhr wird Frühstück ausgetheilt, während den Kindern ein Spruch oder Lied so lange vorgebetet wird, bis sie ihn auswendig können. Von 9–11 Uhr wird Schule gehalten nach einer vorgeschriebenen Methode, und dazu von dem Thorwärter alle Stunde geläutet."[17]
„Sämmtliche Waisenkinder empfangen den nöthigen Unterricht im Lesen, Schreiben, Rechnen und Christenthum."[16]
„Von 11–12 Uhr ist eine Frei- und Reinigungsstunde. Die Kinder ergehen sich auf dem Hofe, machen eine Motion mit Holzsägen, theils werden sie zum Knütten, die Mädchen zum Nähen und Spinnen angehalten, sowie in allen Freistunden. […]
Gegen ¾ 12 werden die Kinder mit der Glocke in den Eßsaal gerufen zu den ihnen angewiesenen

Tischen. Die vier größesten vom Tische holen das Essen. Dann wird von 12 bis ¾ 1 Uhr gespeist, unterdessen ein Kapitel aus der Bibel gelesen, und mit einem Danklied geschlossen; zwei Präceptoren halten jederzeit bei Tische gute Ordnung, inspiciren auch das Essen und Kofent, und zeigen Mängel mit aller Freundlichkeit dem Inspector an. "[17] Es „*wurde Mittags gesunde Vorkost, an gewissen Tagen auch Fleisch gereicht, und Abends warme Suppen und Butterbrot gegeben. [...] Von 4–6 Uhr ist wieder Freistunde, [...] um 6 Uhr ist Abendbrotstunde für Alle; bei den Kindern kann der reformirte Informator Aufsicht haben, und eine biblische Historie erklären, auch kann der Hausknecht zugegen sein. Gegen ½ 8 Uhr ist die allgemeine Betstunde; [...] Nach 8 Uhr im Winter, nach 9 Uhr im Sommer werden die Kinder wie früh Morgens zur Reinigung und dann zu Bett gebracht, [...] Auf jedem Schlafsaal der Knaben schläft ein Hausknecht, auf jedem Schlafsaal der Mädchen einen von den Weibern, denen die Aufsicht anvertraut ist. Die Informatoren schlafen in einer Nebenkammer, so daß sie durch ein Fenster den Schlafsaal der Knaben beaufsichtigen können. Die heranwachsenden Mädchen müssen von Jugend auf, und zu allen Zeiten zum Spinnen, Kochen, Waschen und zu anderen Arbeiten fleißig angeführt werden. [...] Sobald Knaben und Mädchen tüchtig befunden werden, sollen erstere zu Gewerksmeistern in die Lehre, letztere bei Frauen vermiethet werden.* "[17]
Das waren verordneter Tagesablauf und Lebensweg der Waisenkinder.
Aber betrafen diese Regelungen Ludwig überhaupt?
Oder wurde er als deren jüngster zu den Zuchthäuslern im Hospital gegeben? Darüber schweigen sich die Unterlagen leider aus.
Daher möchte ich an dieser Stelle lieber noch einmal auf die eingangs geäußerte Behauptung eingehen. Es gab, wie gesagt, keine für den Verstoß gegen das Verbot der Pfuscherei festgesetzten Strafen. Was aber dann nicht nötig ist, wenn man es auch anders sehen kann – nämlich, daß ein Kurpfuscher auch bloß leere Versprechungen machen und damit also ebenfalls nur ein Betrüger sein würde und, wenn er sich diese bezahlen ließ, also Geld für Nichts nahm, auch ein Bettler. So reicht es nämlich, wenn das Vorgehen gegen diese genau vorgeschrieben ist.
Erst das „*Allgemeine Landrecht für die Preußischen Staaten*" aus dem Jahre 1794 schaffte dieses Verfahren ab – und verbot es sogar.[9]
Wir können aus den Urteilen für die Familie aber noch – und genau – die Praxis des Analogieschlusses herauslesen, sowie, was Michel Foucault in „*Die Wahrheit und die juristischen Formen*"[10] vorgetragen: Die Untersuchung des Falles, die Erkenntnis seiner wurde nur soweit vorangetrieben, bis das Geschehen ins Schema paßte. Bzw. zur geforderten Lösung.
Wir haben also keine willkürlich entscheidenden Beamten vor uns.
Und die Wahrheit ist kein Kind der Vernunft.
Es könnte Rat Gerbett bei den Verhören den Hohensteins auch genau das deutlich gemacht haben, daß sie, wenn sie leere Versprechungen verkauften, nichts mehr als Bettler seien, und daher eine solchen angemessene Behandlung zu erwarten hätten, weshalb der Schmied, nachdem er es anders angegeben, plötzlich doch in Kehrberg in seinem Beruf gearbeitet haben wollte.
Doch zurück zu der Ordre vom 21. September 1734!
Sie bleibt trotz allem ein Zeichen rauchender Wut.
Am „*25ten 7ber*"[1] „*wolte man dan noch ein Mahl von der Sache sprechen*"[1], und am „*30. Sept.*"[1] klang die Ordre nämlich schon so:
„*Demnach Wir allergnädigst resolviret, daß der in der Hauß Vogtey sitzende so genandte*

wunderthätige Knabe aus Kehrberg nebst dem von seinen Eltern eingesamleten gelde in das hießige Waysenhauß ~~oder Charité~~ gebracht, auch daselbst gezüchtiget werden solle, damit Er die bißherige Einbildung verliehre.
Alß befehlen Wir Euch hiemit in gnaden, Euch hienach zu achten, und wegen Annehmung des Kindes das nöthige zu verfügen."[1]
Eine Ausfertigung ging an den „*Director des hiesigen ~~Zuchthauses~~ Armenwesens*"[1].
Wenn sich für Ludwig auch nichts geändert haben mag durch die zweite Ordre (wobei die betonte Gnade kein Zynismus ist, wie wir gelernt haben) – klingt sie drohend und ist sie scharf gehalten, dann nur gegenüber dem Adressaten. Der Ludwig betreffende Teil wurde schon wieder viel ruhiger diktiert.
Was also war geschehen?

[1] *GStA PK, II. HA Generaldirektorium, Abt. 14 Kurmark, Tit. CCCLI, Varia, Nr. 1b: Acta betr. den sogenannten Wunderknaben aus Kehrberg. 1734–1740*

[2] *Wenn es auch um eine Arretierung ging, so wurde diese doch auch zum Zwecke der Untersuchung vorgenommen, und daher könnte man folgende Anordnung als ebenso für den Herrn von Winterfeld (den Erb- und Gerichtsherrn, Herrn Joachim Detloff von Winterfeld (1710 – 1789), damals 22, vom 4. Juni 1743 an Vice-Stiftshauptmann vom Klosterstift zu Heiligengrabe , vom 16. September 1746 an unter Friedrich II. der Stiftshauptmann bis 1787, er „starb am 19. Dezember 1789 im Alter von 79 Jahren auf dem von ihm neu erbauten Vorwerk Seefeld bei Pritzwalk", wie Werner von Kieckebusch in der „Chronik des Klosters zum Heiligengrabe, Potsdam 1949" schreibt) verbindlich ansehen:*
„Und obwohl an denen Orten, da bey den Gerichten ein gewisser Actuarius bestellet ist, zu desto besserer Besetzung eines Peinlichen Gerichts, selbiger zu Führung des Protocolli, als worauf er ins besondere verpflichtet ist, mit adhibiret werden muß; so lassen Wir dennoch geschehen, daß an denen Orten, es sey auf Unseren Aemtern, oder sonst auf dem Lande, wo kein gewisser Gerichts-Schreiber angenommen ist, zu Erspahrung der Kosten, der Justitiarius das Inquisitions-Protocollum führe. Damit aber dieser Mangel einiger massen ersetzet werde, wollen Wir, daß ausser dem Justitiario, welcher sodann auf das Protocoll mit zu verpflichten ist, und denen Gerichts-Schöppen, auf Unsern Aemtern der Amtmann, auf dem Lande aber die Gerichts-Obrigkeit, oder da diese abwesend, oder auch ihres Alters oder Geschlechts wegen im Gericht nicht sitzen könne, ein oder der ander von denen Vormündern oder Curatoren, allenfalls der Verwalter oder Arrendator des Orts, bey Untersuchung der Criminal-Sachen zugegen seyn, auch das Protocollum zu mehrer desselben Beglaubigung nebst denen Gerichts-Schöppen, wann selbige schreiben können, mit unterschreiben sollen." In der „Criminal-Ordnung vor die Chur- und Neumarck, vom 8ten Julii 1717. [...] Gegeben Berlin, den 1. Martii, 1717. Friedrich Wilhelm. L.O.E.v.Plotho."
Was dagegen spricht, daß er mit seiner Anwesenheit am Tag der Verhaftung der Hohensteins nur eine Vorschrift befolgte, ist nicht mehr – aber auch nicht weniger – als die Tatsache, daß seine Unterschrift auf dem Protokoll fehlt.
Die gleiche Anordnung finden wir auch noch ein zweites Mal erteilt:
„Eine jede Obrigkeit, so wohl von der Ritterschafft, als Beamter und Arrendator, muß an dem Tage der Visitation einheimisch seyn, damit sie selbst die nöthige Untersuchung verrichten, oder wenigstens zu dem Ende verständige Gerichts-Halter, die doch von der gantzen Sache, bis am Tage der Visitation nichts wissen sollen, bey der Hand halten." In der „Instruction, wie die Visitation und Aufhebung der Diebes-Rotten, Bettler und Zigeuner, oder andern liederlichen Gesindels in Städten und auf dem Lande anzustellen. Berlin, den 9. Januarii 1725. Königl. Preußische Chur-Märckische Krieges- und Domainen-Cammer." Beides in: Corpus Constitutionum Marchiacarum, Oder Königl. Preußis. und Churfürstl. Brandenburgische in der Chur- und Marck Brandenburg, auch incorporirten Landen publicirte und ergangene Ordnungen, Edicta, Mandata, Rescripta c. : Von Zeiten Friedrichs I. Churfürstens zu Brandenburg, c. biß ietzo unter der Regierung Friderich Wilhelms, Königs in Preußen c. ad annum 1736. inclusive / [...] colligiret und ans Licht gegeben von Christian Otto Mylius. - Berlin und Halle, Zu finden im Buchladen des Waysenhauses, 1737–1755. - 2° (CCM) unter www.web-archiv.staatsbibliothek-

berlin.de
Und, dieser Ordre nachkommen zu können, hätte er nun über die geplante Visite informiert sein müssen. Wie der Beginn der Instruktion nahelegt:
„Es soll eine jede Obrigkeit, jeder Beamter und Arrendator auf dem Lande, in denen Dörffern, so sie besitzen, administriren, arrendiret, oder worüber sie sonst die Aufsicht haben, die Schultzen und Schöppen einen oder zwey Tage für der zur Visitation bestimmten Zeit zu sich fordern, ihnen Seiner Königlichen Majestät Willens-Meynung und Ordre bekandt machen, wie nemlich dieselbe die Diebes-Rotten, Bettler, Zigeuner, und dergleichen Gesindel aufgehoben wissen wollen, damit das Land davon gesäubert und befreyet werden möge".
Daß vom Schulzen nichts bei Schultzer steht, sagt leider überhaupt nichts.

[3] *Daß dem Festzunehmenden der Haftbefehl vorzulesen war, kann ich allerdings nicht belegen. Ich habe keine Anweisung gefunden, die dies vorschriebe. Aber den Amtmann verlangt es so selbstverständlich danach, daß es wenigstens ein ungeschriebenes Gesetz gewesen sein müßte.*

[4] *Im „Edict, wie die wahren Armen versorget und verpfleget, die muthwilligen Bettler bestraffet und zur Arbeit angehalten, auch überhaupt keine Bettler gesehen noch geduldet werden sollen. De dato Berlin, den 21ten Junii 1725. [...] Fr. Wilhelm. F.W.v.Grumbkow. E.B.v.Creutz. C.v.Katsch. F.v.Görne. J.H.v.Fuchs.", ebenfalls zu finden im CCM, steht:*
„Diejenigen Kinder, welche annoch Vater oder Mutter haben, aber auf dem Betteln betroffen werden, sind sofort aufzugreiffen, ihre Eltern auszuforschen, und selbige deßhalb, daß sie die Kinder zum betteln auslauffen lassen, scharff zu bestraffen, auch die Kinder nach befundenen Umständen zu züchtigen. Wann aber ein geringer Mann oder Frau mit einer solchen Anzahl unerzogener Kinder versehen seyn solte, die sie etwa mit ihrer Hand-Arbeit unmöglich zu ernehren vermöchten, auch wohl Vater oder Mutter durch langwierige Kranckheit oder andern Unfall etwas zu verdienen und dadurch ihre Familie zu erhalten behindert würden; Solchenfals [...] auch wohl die Kinder in die Armen- und Waysen-Häuser oder Hospitäler genommen werden sollen; massen denenselben eben so wenig als erwachsenen Leuten unter einigerley Vorwand zu betteln erlaubet ist." Dieser Edict scheint mit unserem Fall zwar überhaupt nichts zu tun zu haben, doch darauf wird in diesem Kapitel noch eingegangen werden.

[5] *Er könnte sich zum Beispiel ebenso auf das in vorheriger Anmerkung zitierte Edict berufen haben. Wieso, dazu im Kapitel. Hier die betreffende Stelle:*
„Die einheimischen gesunden und starcken Bettler hingegen müssen alsofort durch ihrer Hände Arbeit sich Unterhalt zu schaffen suchen und vom Betteln ablassen, widrigenfals unfehlbar gewärtigen, daß sie auf unangenehme Art fortgebracht, und entweder in die Festungen oder in die Zucht- und Spinn-Häuser zu Arbeit geschicket werden sollen."

[6] *Michel Foucault, Überwachen und Strafen: Die Geburt des Gefängnisses, Übersetzt von Walter Seitter, 8. Aufl., Frankfurt am Main 1989*

[7] *Eine bedauernswerte Person aus dem Leben Friedrichs II.*

[8] *„[...] sonsten aber der Bettler als ein Ungehorsamer sofort nach gehaltenem Verhör bey Befindung seines muthwilligen Bettelns zu Festungs- oder Spinnhauß-Arbeit angehalten, und dergestalt anderen zum Exempel in Ordnung gebracht werden." „Edict, wie die wahren Armen versorget und verpfleget, die muthwilligen Bettler bestraffet und zur Arbeit angehalten, auch überhaupt keine Bettler gesehen noch geduldet werden sollen. De dato Berlin, den 21ten Junii 1725." CCM.*

[9] *http://de.wikipedia.org*

[10] *Michel Foucault, Die Wahrheit und die juristischen Formen, Aus dem Französischen von Michael Bischoff, 1. Auflage, Frankfurt am Main 2003*

[11] *Johann Hübners, J. U. L. Vollständige Geographie, Dritter Theil, Von Böhmen, Oesterreich, Bayern. Francken, Schwaben, Ober-Rhein, Nieder-Rhein, Westphalen, Nieder-Sachsen und Ober-Sachsen. Vierdte und vermehrte Auflage. Mit Röm. Käyserl. Majestät, auch Königl. Poln. und Chur-Sächsischen allergnädigsten PRIVILEGIIS. Hamburg, 1743. www.books.google.de*

[12] *www.books.google.de*

[13] *Geographisches Statistisch-Topographisches Lexikon von Obersachsen und der Ober- und Nieder-Lausitz, oder vollständige alphabetische Beschreibung aller im Obersächsischen Kreise und der Lausitz befindlichen Städte, Schlösser, Dörfer, Flecken, Höfe, Berge, Thäler, Flüsse, Seen, merkwürdiger Gegenden u. s. w. mit genauer Anzeige von deren Ursprung, ehemaligen und jezigen Besizern, Lage, Anzahl und Nahrung der Einwohner, Manufakturen, Fabriken, Viehstand, merkwürdigen Gebäuden, neuen Anstalten, vornehmsten Merkwürdigkeiten uc. uc. Siebenter Band. Ulm, 1805. www.books.google.de*

[14] *Historische Nachrichten und Bemerkungen über die merkwürdigsten Zuchthäuser in Deutschland. Nebst einem Anhange über die zweckmässigste Einrichtung der Gefängnisse und Irrenanstalten. Von H. B. Wagnitz. Zweyten Bandes erste Hälfte. HALLE, 1792. www.books.google.de*

[15] *Historische Nachrichten und Bemerkungen über die merkwürdigsten Zuchthäuser in Deutschland. Nebst einem Anhange über die zweckmässigste Einrichtung der Gefängnisse und Irrenanstalten. Von H. B. Wagnitz. Erster Band. HALLE, 1791. www.books.google.de*

[16] *Beschreibung der Königlichen Residenzstädte Berlin und Potsdam, aller daselbst befindlicher Merkwürdigkeiten, und der umliegenden Gegend. Dritte völlig umgearbeitete Auflage; mit genauen Grundrissen der Städte Berlin und Potsdam, einem Grundrisse des neuen Schlosses bey Sanssouci, und einer neuen Karte der Gegend um Berlin. Mit Königlich Preußischer Kurbrandenburgischer Freyheit. Zweiter Band. Berlin, 1786. bey Friedrich Nicolai. www.books.google.de*

[17] *Geschichte des Großen Friedrichs-Hospitals und Waisenhauses zu Berlin, herausgegeben von*

J.C.F. Weitling, Erstem evangelischen Prediger dieser Anstalt. Erste Lieferung, umfassend den Zeitraum von 1697 bis 1729, nebst einer Einleitung, in welcher die Geschichte der Armenpflege Berlins bis 1697 dargestellt ist. Mit einer Abbildung. Berlin, 1852. www.books.google.de. Leider scheint keine zweite Lieferung mehr zustande gekommen zu sein.

[18] *„Mit E. K. M. [...] Erlaubnis müssen wir nun dieserhalb [...] anzeigen, daß nach E. K. M. vormaligen Ordre nur die Bauren, Cölmer oder auch die geringen Bürger mit keinen Geld- sondern nach Proportion ihrer Verbrechen mit Leibesstrafen beleget werden sollen; wegen der Kaufleute und anderer, die mit denselben von gleicher oder noch besserer Condition und Charakter sind, haben E. K. M. unterm 21. December 1724 ausdrücklich befohlen, daß dieselben mit Gelde gestrafet werden sollen." In: „Schriftwechsel über Geld und Leibesstrafen in Preußen. 13. November bis 22. December 1727". In: Acta borussica. Denkmäler der Preußischen Staatsverwaltung im 18. Jahrhundert. Herausgegeben von der Königlichen Akademie der wissenschaften. Behördenorganisation und allgemeine Staatsverwaltung. Vierter Band. Berlin. 1908. http://archive.org.*

[19] *Die Kindheit – Eine Kulturgeschichte von Ingeborg Weber-Kellermann. Mit zahlreichen Abbildungen. Frankfurt am Main/ Leipzig 1979*

[20] *Hieß es in dem Gedenkblatt, das 1727 zur Fertigstellung des Großen Friedrichshospitals verfaßt wurde: „Er schenke treue Aufseher und Lehrer, die Seine Lämmer weiden, und lasse Alle insgesammt in seiner Furcht wandeln.", so lesen wir in der „Ordnung bei den Waisenkindern": „wenn ein's oder das andere sich übel verhalten sollte, haben sie (die Aufsichtspersonen bei der Arbeit – H.S.) solches den Herren Präceptoren anzuzeigen, daß sie entweder mit Ruten gestrichen, oder des Essens beraubt werden." Weitling, Geschichte des Großen Friedrichs-Hospitals*

[21] *Beschreibung der Königlichen Residenzstädte Berlin und Potsdam, aller daselbst befindlicher Merkwürdigkeiten, und der umliegenden Gegend. Dritte völlig umgearbeitete Auflage; mit genauen Grundrissen der Städte Berlin und Potsdam, einem Grundrisse des neuen Schlosses bey Sanssouci, und einer neuen Karte der Gegend um Berlin. Mit Königlich Preußischer Kurbrandenburgischer Freyheit. Erster Band. Berlin, 1786. bey Friedrich Nicolai. www.books.google.de*

„Berliner, rettet das arme Kind! Rettet das arme Kind, das weder verrückt, noch eine Betrügerin ist! Rettet ein Kind, das aller Wahrscheinlichkeit nach das Opfer eines blinden Fanatismus werden würde, wenn sich nicht Menschenfreunde finden ließen, welche das Kind ihrem nachtheiligen Einflusse zu entziehen im Stande wären."

Dr. A. Mielay,
Das Berliner Wunderkind

Ich sage Ihnen, es ist etwas passiert!
Als – unter anderen – von Viebahn und von Happe am 30. September 1734 ihren Vorschlag noch einmal vortragen, als sie schreiben:
„Nach Euer Königl. Majt. allergnädigsten Cabinet Ordre ist bereits das Nöthige verfüget, daß der so genannte wunderthätige Knabe aus Kehrberg mit dem ihm von ein und andern Leuten geschenckten Gelde in das hiesige Waysenhaus gebracht und daselbst gezüchtiget werden solle, damit er die bisherige Einbildung verliehre.
Was deßen Eltern anlanget, müßen Euer Königl. Majt. wir allerunterthänigst berichten: daß dieselbe nun schon über 6 Wochen in der Hauß Vogtey Arrest halten, und währender Zeit in ihrer Haußhaltung alles versäumen müßen, überdem 8. lebendige noch kleine und unerzogene Kinder haben, so, daß wann Sie nunmehro nicht wieder zu denenselben kommen, alle zusammen zu Betler werden, und die 8. unerzogene Kinder dem Publico zur Last fallen.
Euer Königl. Majt. stellen wir bey solchen Umbständen allerunterthänigst anheim, ob wann der Knabe in das Waysenhaus gebracht wird, und daselbst befohlener maßen mit demselben verfahren wird, ob höchst dieselbe in Ansehung des langen Arrests welchen die Eltern schon gehalten, selbige nunmehro zu ihren 8. unerzogenen Kindern, mit einer scharfen censur und Correction durch den Probst Reinbeck allergnädigst dimittiren zu laßen geruhen wollen?
Worüber Euer Königl. Majt. allergnädigste Resolution wir in tiefster Unterthänigkeit erwarten."[1], bleibt Friedrich Wilhelm I. unerbittlich. Seine Antwort an das Hof- und Kriminalgericht, umgehend erteilt am 13. Oktober 1734, lautet:
„Wir haben Euch bereits unterm 30ten des abgewichenen Monaths Septbris bekant gemachet, daß der in der Hauß Voigthey sitzende Knabe aus Kehrberg in das hiesige große Friederichs Hospital gebracht werden solle.
Ihr habt nun solches ohnverzügl. zu bewerckstelligen, den Vater aber nach Spandow zu schicken und an dasiges Zucht-Hauß abliefern zu laßen, und ist wegen deßen Annehmung das nöthige an die Directores des Spandowschen Zucht und Arbeits Hauses bereits rescribiret worden."[1]
Dieses Schreiben trägt zwar ebenfalls die Unterschriften von von Viebahn und von Happe – womit sie also die Möglichkeit hatten, sich selbst zu antworten – doch die Randbemerkung von des Königs Hand, die dieser nach Lektüre der Anfrage gleich auf ihr Papier geschrieben, belegt, daß er

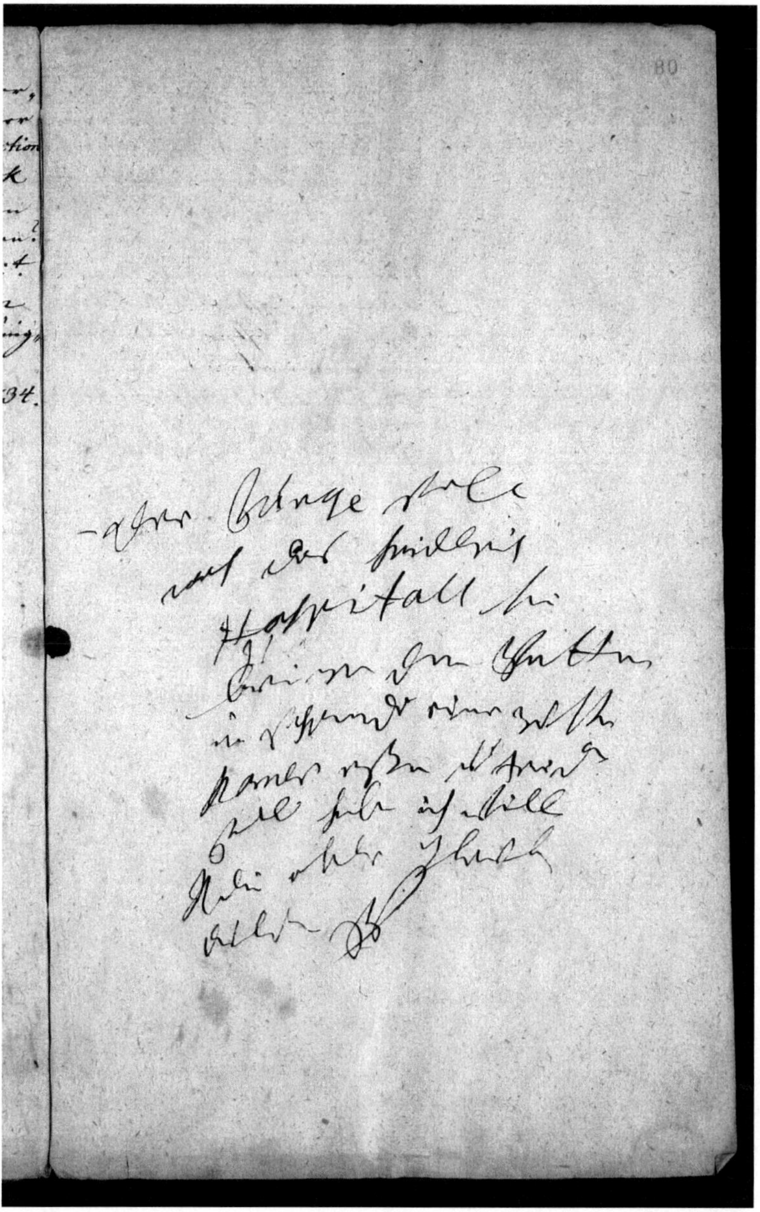

Marginale des Königs auf dem Schreiben des Hof- und Kriminalgerichts vom 30. September 1734[1]

sich, trotz Krankheit, und obwohl sein Sohn dies auch hätte machen können, weiterhin persönlich um den Fall kümmerte und ihn nicht aus der Hand gab.
Warum?
Die Königliche Antwort erstaunt zunächst einmal, weil Johann Gustav Reinbeck, der offensichtlich ebenfalls hinter dem Gnadengesuch steht, ansonsten des Königs uneingeschränktes Vertrauen genießt und für gewöhnlich keine Bitte abgeschlagen bekommt.
1716 hatte Friedrich Wilhelm I. ihn als einen vorzüglichen Prediger persönlich kennengelernt, wie Anton Friedrich Büsching schreibt[2], und noch im selben Jahr zum Propst von St. Petri ernannt. Auf das Dankschreiben Reinbecks antwortete der König:
„Ehrwürdiger, besonders lieber Getreuer! Daß ihr euch wegen der euch conferirten Probst-Stelle bedanket, solches habe ich aus eurem Schreiben vom 11ten dieses mit mehrerm ersehen. Ihr könnet glauben, daß Ich solches aus eigener Bewegung gethan, und dabey versichert seyn, daß Ich mir allezeit ein Plaisir machen werde, euch in der That zu zeigen, daß Ich bin Ew. Wohlaffectionirter König Friedrich Wilhelm Berlin, den 16 Dec, 1716.“[2]
Einen Beweis davon und von seinem wirklich einmaligen Vertrauen ihm gegenüber lieferte er 12 Jahre später mit diesem Brief:
„Würdiger, besonders lieber Getreuer! Ich habe aus eurem Schreiben vom 24sten dieses ersehen, was ihr wegen des abgeschickten böhmischen Bauers berichtet, und vorgestellet. Es ist mir aber die Sache zu hoch, einen Bauer, der nicht Theologiam studiret hat, zum Priesteramt zu ordiniren. Jedoch weil es eine Gewissenssache wäre, wenn diese armen Leute ohne Hirten bleiben sollten: so habet ihr mit einander die Sache nochmals wohl zu überlegen, auch diesen Mann zu examiniren, wie er in seinem Christenthum beschaffen? und hernach darüber einen Schluß zu fassen, ob er ordiniret werden könne? da Ich alsdenn der Sache nicht entgegen seyn will, wenn ihr es thunlich findet. Ich bin Ew. wohl affectionirter König F. W. Potsdam den 27 April 1728“[2]
Herr Büsching erzählt auch noch eine Geschichte, die sich 1738 an der Königin Tafel zugetragen, und die die Achtung des Königs für seinen Propst bezeugt:
„Als der König die sich nähernden Theologen erblickte, empfing er sie sehr gnädig, stund auf, nahm seinen Hut ab, und sprach eine gute halbe Stunde lang mit ihnen, wobey er beständig stund, und den Hut in der Hand behielt. Die gegenwärtigen Generäle, Officirs und Hofleute erstauneten über die Ehre [...] und als er sie verließ, [...], beugte man sich auf allen Seiten tief vor ihnen.“[2]
Aber im September 1734 richtet der Cölnische Propst nichts aus!
Was als zweites an der Antwort stutzig macht, ist, daß Catharina Elisabeth Hohenstein nicht erwähnt wird.
Denn am *„14. 8ber 1734“*[1] erbittet ihr Mann in seinem ersten Gnadengesuch sehr wohl auch für sie die Entlassung in die Heimat. Daß er die Magd nicht erwähnt, könnte daran liegen, daß diese von ihnen getrennt worden ist. Das Schreiben hat er wohl diktiert:
„Die Noth, worin meine zu Kehrberg zurückgebliebene sechs unerzogene Kinder sich befinden, als die von allen Menschen verlaßen sind, auch ohne Lebens-Mittel in der Irre herumb gehen; und da nicht weniger meine Haußhaltung und Ackerbau fast in eine gäntzliche ruine gerathen ist, nachdem ich davon nun 2 gantze Monathe entfernet leben müßen, nöthigen mich Ew. Königl. Majt. allerunterthänigst anzuflehen, aus allerhöchster Elemenie mich nunmehro mit meiner Frau und denen beyden übrigen anhero gebrachten Kindern allergnädigst zu dimittiren, und zu erlauben, daß wir uns wieder nach unserer Heimat verfügen können. Ich beharre in allertiefster Erniedri-

gung Eurer Königlichen Majestät allergehorsamster Johann Hohenstein Schmidt und Ackersmann in Kehrberg"[1]
Offensichtlich war Besuch von Zuhause dagewesen, fehlten den Kindern, trotz Familie in Kehrberg und Vettin, die Eltern mehr, als gut für sie war, und war Fiskal Schmidt wohl seiner zweiten Aufgabe, nämlich, darauf zu sehen, daß die Hohensteins nicht ins Elend abglitten, nicht nachgekommen. Aber wo war die Mutter?
Eine Antwort auf dieses Schreiben ist nicht erhalten. Und scheinbar erst gar nicht erteilt worden. Ging es unter?
Und wenn! Daraufhin kommt ein ganzer Packen an Gnadengesuchen beim König an. Mit der Antwort auf unsere Frage. Am 25. Oktober 1734 schreiben Direktor, Vice-Direktor und Räte des Hof- und Kriminalgerichtes, darunter die Herren Mylius, von Farriges und Michaelis:
„Allerdurchlauchtigster Großmächtigster König
Allergnädigster König und Herr

Ew. Königl. Majestät allergnädigste Ordre vom 13.ten hujus, betreffend den Schmidt aus Kehrberg, Johann Hohenstein, ist den 22.ten Ej. bey uns eingereichet. Und als solche demselben am heutigen dato publiciret worden, hat er dabey eine wehmüthige Vorstellung gethan, wie anliegendes Protocoll mit mehrern besaget. Uns ist nun zwar in dieser Sache ein mehres nicht, als Custodia dieses Mannes, seiner Frau und Kindes, und nunmehro publicatio et Executio Ew. Königl. Majestät ordre aufgetragen worden, und dahero unbekannt, wie weit Acta instruiret, und die vorgekommene Facta untersuchet worden; können aber dennoch nicht umbhin, anzuführen, daß währender Zeit, da acta dem Verlaut nach, eingesandt gewesen, sich viele Leute auf dem Hoffgericht gemeldet, die theils von sich selbst angegeben, theils von anderen Leuthen attestiret, daß ihnen geholffen worden, wie denn noch vor wenig Tagen einige Attestata aus Anclam und der Orthen eingelauffen, welche zwar samt der Liste von obigen Leuthen dem General Fiscal zugesandt worden. Weil aber derselbe dem Vernehmen nach anjetzo beschäfftiget ist, des halb gehörige Untersuchung anzustellen; So haben Ew. Königl. Majestät dieselben noch nicht vorgetragen werden mögen.
Wir stellen demnach Ew. Königl. Majestät allerunterthänigst anheim, ob dieselben aus denen von Arrestato angeführten beweglichen und zum Theil trifftigen Ursachen, denenselben die cietirte Straffe zu erlaßen, oder wenigstens wegen deßen Hauß Baues und starcker aus vielen unerzogenen Kindern bestehender Familie, welcher seine Frau, da sie mit dem 9.ten Kinde schwanger gehet, nicht vorstehen kan, die Execution sothaner Straffe zu suspendiren, und ihn inzwischen zur juratorischen Caution zu admittiren; auf allen Fall aber denselben gebethenermaaßen mit seiner Notdurfft zu hören, allergnädigst geruhen wollen, welches doch gewiß ein beneficium ist, so dem größesten Mißethäter nicht versaget werden kan, mithin, und da insonderheit das bey ihm gefundene Geld nicht alles ex remuneratione herrühret, wie das Protocoll besaget, die Billichkeit erfordert, daß hierin wenigstens ein Unterscheid gemachet, und er desfals gnügl. gehöret werde, damit er im Stande bleibe, sich und die seinigen, auch den aufgebaueten wüsten Platz zu conserviren."[1]
Es folgen ihre Unterschriften.
In erwähntem Protokoll steht, *„als dato dem Schmidt aus Kehrberg, Johann Hohenstein Seiner Königl. Majestät allergnädigste Ordre von 13.ten huj. Publiciret worden, sagte derselbe mit*

weinenden Augen, wie es ihn sehr schmertzte, daß Sr. Königl. Majestät eine solche Ungnade auf ihn geworffen. Er habe wißendl. nichts böses begangen, oder einigen Betrug vorgehabt, weniger aus geübet. Daß er aber Vornehmen und geringen preßhafften Leuthen, die geglaubt, es würde ihnen durch seinen Sohn geholffen werden, nicht abgewiesen, hätte theils in seinen Mächten nicht gestanden, weil er von einer gantzen Menge derselben überfallen worden, andern Theils habe er es nicht für etwas straffbares gehalten. Es sey auch die Sache denen Land- und Steuer Räthen etliche Monathe bekannt gewesen, und wenn von einem oder andern derselben ein Verboth an ihn ergangen, die Leuthe abzuweisen, würde er nicht ermangelt haben, solchen gehorsame Folge zu leisten.

Zu dem wiße er auch nicht anders, alß daß vielen elenden Leuten geholffen worden, wie denn während seinen Arrest verschiedene aus Berlin bey ihm gewesen, und solches zu gestanden.

Er müße dahero glauben, daß entweder die Sache noch nicht hinlänglich untersuchet, oder auch Sr. Königl. Majest. nicht gehörig vorgestellet worden sey. Er habe nun über 8. Wochen alhier samt seiner Frau und beyden jüngsten Kindern Arrest gehalten, inzwischen hätten seine übrige 6. Söhne von 5. bis 14. Jahren zu Hause darben müßen, die Wirthschafft wäre versäumet, die Saat Zeit nicht gehörig abgewartet, und alles in den großesten ruin gerathen. Er habe eine wüste Stelle angenommen, und darauf zu bauen angefangen, in diesem Jahre habe er einen Vieh-Stall gemacht, welchen er diesen Herbst decken wollen, nun aber könne das Vieh nicht unter Dach gebracht werden und müße crepiren. Seine Frau sey mit dem 9.ten Kinde schwanger, und daher nicht in Stande viel zu arbeiten, und der Wirthschafft allein gehörig vorzustehen. Das Geld, so einige Leute aus guten Willen dem Kinde geschencket, wären samt dem, was er und seine Frau dabey verdienet, neml. für 100 Tonnen Bier, welche sie verschencket, auch was sonst vor Brodt, Toback und Pfeiffe, eingenommen, was die Schmiede getragen, incl. 6. tal. so er vor Pfingsten von des Schultzen in Kleinen Woltersdorf Schwieger Sohn, deßen Namen er sich nicht besinnen könne, zu Erkauffung eines Ochsen geborget, aber nicht aus gegeben, weil er wegen des Zulauffs der Leuthe nicht zu Marckte kommen können und welches wenigstens über 100 tal. aus mache, alles zu sammen weg genommen, und sie also außer Stand gesetzet, sich auf einige Weise zu helffen, und die nackend zurück gelaßene Kinder zu kleiden und ihnen Unterhalt zu verschaffen. Wann er nun dazu solte nach Spandau geschicket werden, würde er vollends um alle das seinige kommen, seine Frau und Kinder betteln gehen und sein Hoff wieder wüste werden müßen Denn so kräncke ihn am meisten, daß ihm sein Kind solle genommen und er von demselben getrennet werden. Er wolle hertzl. gerne, da er höre, daß Seine Königl. Majt. ein Mißfallen an demjenigen hätten, was bishero von demselben geschehen, sich samt seiner Frauen mit einem körperl. Eyde anheischig machen, daß sie nicht ferner dergleichen verstatten wollten, und sey er gemeynet, den Knaben nach Pritzwalck in die Schule zu thun und ihn was lernen zu laßen.

Er wolle dahero gebethen haben, dahin bey Sr. Königl. Majestät allerunterthänigst Vorstellung zu thun, daß Dieselbe allergnädigst geruhen mögten.

(1. Ihm die dictirte Straffe zu erlaßen und zu den seinigen nach hause zu dimittiren,

***(2. Ihm und seiner Frauen nach geleisteten Eyde, wozu sie sich erbothen, ihren Sohn zur** Erziehung zu laßen, auch ihnen das Geld wiederum aus zu antworten, wenigstens aber ihnen ihren Verdienst davon heraus zahlen zu laßen,*

(3. Auf allen Fall aber die gantze Sache weiter untersuchen zu laßen, und ihn mit seiner Notdurfft zu hören, welches doch sonst dem größesten Übelthäter nicht abgeschlagen werde, Inzwischen

aber ihn mit der Execution nicht zu übereilen.

Michaelis"[1]

Catharina Elisabeth Hohenstein war also zu diesem Zeitpunkt bereits wieder in Kehrberg, wurde daher im letzten Befehl des Königs nicht mehr bedacht. Wie dieser auch das Schreiben vom 14. Oktober für erledigt angesehen haben wird, das offensichtlich etwas eher diktiert worden ist, als daß es ins Reine geschrieben und abgesendet werden konnte.
Hingewiesen sei aber vor allem auf die Information, daß der Strafkatalog durchaus noch anderes anzubieten gehabt hätte, und niemand die königliche Entscheidung in ihrer Gesamtheit verstand, als weiteres Indiz für ein außerordentliches Ereignis.
Mit den Schreiben war das Paket aber noch nicht gepackt. Dem Gesuch vom 25.10.1734 lag neben dem Protokoll noch ein *„Allerunterthänigstes Post Scriptum"*[1] bei:
„Da auch nach bereits abgefaßeten allerunterthänigsten Bericht des Hoff Juviliers Lieberkühns Wittib mit der Beylage eingekommen und auf ihre Kosten die Education des Kindes übernehmen will, haben wir uns schuldigst erachtet, solche mit einzusenden, weil solcher Vorschlag viele Querelen derer Eltern abhelffen mögte."[1]
Bitte lesen Sie!
„Allerdurchlauchtigster Großmächtigster König, Allergnädigster Herr!

Nach geschehener Untersuchung wegen des Schmidts Hohensteins Kinde aus Kehrberg, und deßen vorgegebener maaßen verrichteten Curen haben Ew. Königl. Mayt. dem Vernehmen nach allergnädigst resolviret, daß das Kind allhier verbleiben solle, allso selbiges vermuthlich in das große Friederichs-Hospital gebracht werden wird. Weil aber Allergnädigster König und Herr, dieses Kind allererst 3 ½ Jahre alt ist, folglich noch vieler Wartung bedarff, dergleichen solchen jungen Kindern im Waysen-Hause nicht gar füglich geschehen kann; Vors zweyte auch dieses Kind in seiner Kindlichen Einfalt dennoch einen aufgeweckten Geist spüren läßet, so daß selbiges, wann es rechte Auferziehung hätte, dermaleinst wohl capable werden könnte, Ew. Königl. Mayt. und dem Vaterlande nützliche Dienste zu leisten. So wollte aus Christlicher Liebe dieses Kind wohl zu mir nehmen, Christlich erziehen, auch bey anwachsenden Jahren nach seiner sich äußernden Capacitaet entweder zum studieren, oder eine andere Profession zu erlernen anhalten, ohne von deßen Eltern von ihren Vermögen, oder von dem so sie durch die von dem Kinde vermeintlich verrichteten Curen erworben, das geringste zu verlangen, wann Ew. Königl. Mayt. sol. nur allergnädigst erlauben wollten: Ew. Königl. Mayt. bitte dannenhero allerunterthänigst, dieses mein Vorhaben, welches aus keinen andern Ursprung, alß aus Christlicher Liebe herrühret allergnädigst zu approbiren, und in Betracht, daß hiedurch der bisherige Ruff von diesem Kinde desto eher sich legen, und selbiges zu Gottes Ehren eben so wohl, zu Ew. Königl. Mayt. und des Vaterlandes Dienst aber beßer bey mir alß in einem Waysen-Hause erzogen werden kann, allergnädigst zu erlauben, daß ich dieses des Schmidts aus Kehrberg Kind zu mir nehmen und erziehen möge, da ich dann gewiß dahin sehen werde, daß niemand das vordem gewöhnliche Streichen des Kindes in Hofnung dadurch curiret zu werden , sich bedienen solle, die ich in tiefster Submission ersterbe Ew. Königl Mayt. allerdemüthigste Wittwe Lieberkühnin

Berlin den 27.ten Octobr. 1734.
vidit
Johann Michael Bötticher
Trib. Et Cam. Advoc."[1]

Von des Advocaten Hand scheint die Zusammenfassung auf einem extra Blatt (dem Umschlag?) zu sein:

„*Die Wittwe Lieberkühnin bittet allerdemüthigst, ihr zu erlauben, daß sie aus angeführten Ursachen, des Schmidt Hohensteins Kind aus Kehrberg zu sich nehmen und erziehen möge, weil selbiges durch ihre Erziehung zu Ew. Königl. Mayt. und des Vaterlandes Dienst beßer alß in einem Waysen Hause geschickt gemacht werden könne*"[1]

Wer ist diese Frau? Wie kommt sie zu ihrem Angebot?

Wie wir bei Frau Regina Woesner[3] lesen, hieß sie Emeritia Sabina Rau, als sie der 31-jährige Johann Christian Lieberkühn 1701 in Berlin heiratete, und hatte mit ihm vierzehn Kinder – sieben Töchter und sieben Söhne; von ihrem Mann stammt z.B. das aus Silbermünzen zusammengeschmiedete Bierfaß im Raum des Tabaks-Collegiums in Schloß Königs Wusterhausen, wie man dort erfährt, ihr Sohn Nathanael, wie wir wissen, Schulfreund und später auch ein Schwager von Johann Peter Süßmilch, hat die nach ihm benannten Lieberkühnschen Drüsen entdeckt, und die im Deutschen Historischen Museum in Berlin Unter den Linden zu sehende Froschplatte entwickelt, eine der Töchter Süßmilchs wurde sogar Hofdame der nächsten Königin, der Gemahlin von Friedrich II., wie ich außerdem von Prof. Dr. Jürgen Wilke erfuhr.

Sie wohnten im Haus Heiliggeiststr. 38, dem Haus mit dem – heute im Märkischen Museum hängenden – Neidkopf, haben durch diesen ihre eigene Sage in den Berliner Sagensammlungen erhalten, und hatten ein Exemplar des Spies-Buches in ihrer Bibliothek.

Jochen Klepper läßt sie in seinem Roman[4] auch für einen kurzen Moment lebendig werden: „*Im Goldschmiedsladen an der Kavaliersbrücke [...] trat aus der Nebenstube von ihrem Schreibspinde mit all den feinen Waagen und optischen Gläsern, in hoher Perücke, Madame Lieberkühn, die Frau des Juweliers, die er nicht zu seinen kostbaren Besitztümern zählte. Sie pflegte gern ein letztes Urteil abzugeben.*"[4]

In ihrem Gnadengesuch erleben wir sie als Berliner Mutter, die die Geschichte sehr berührt zu haben scheint. Und man hat den Eindruck, daß sie sich nicht nur genau über das Kind informiert, sondern es auch selbst erlebt hätte.

Ihr Angebot als solches scheint erst einmal gar nicht so sehr ungewöhnlich.

In der Interims-Armen-Ordnung aus dem Jahre 1703 steht als § 18:

„*Die Waisen werden in gedachtem Hospital mit Essen und Trinken, nöthiger Kleidung und freier Information von zwei aus beiden evangelischen Confessionen dazu bestellten praeceptoribus versehen: die Findlinge und Waisen, so noch ganz klein sind, werden bei Leuten verdungen und gleich anderen mit Kost und Kleidung versehen.*"[5]

Prof. Dr. Helga Schultz schreibt[6], daß anfangs, also bis 1754, Kinder ab einem Alter von 4 Jahren ins Waisenhaus aufgenommen und Säuglinge und Kleinkinder bis zu diesem Alter in Kost gegeben wurden. Wobei noch zu unterscheiden war zwischen Kostkindern (außer Haus), Kindern, die bei ihren Müttern blieben und dennoch versorgt wurden (Mutterkindern) und Pflegekindern (bei Pflegeeltern untergebrachten).[7]

Dies widerspricht auch überhaupt nicht dem § 4 von „*Reglement und Ordnungen des Großen*

Friedrichs-Hospitals"[5] aus dem Jahr 1702, der da lautet:
„In das Haus sollen aufgenommen werden: Waisenkinder, Kranke, Irre oder gar Unsinnige, item andere Arme, soviel der Platz leidet, jedoch diese alle nur, insoweit sie hier zu Hause gehören, und loses Gesindel, das sich vom Betteln oder bösem Leben nähren will."[5],
noch folgender Regelung über die *„Aufnahme der Kinder in die Waisenanstalt"*[7]:
„Zur Aufnahme in das Waisenhaus selbst oder zur Theilnahme an den Wohlthaten desselben außer dem Hause sind als berechtigt und geeignet erklärt: [...] arme Kinder, deren Eltern zwar noch am Leben, die aber entweder wegen längerer und gefährlicher, vorzüglich ansteckender Krankheit, oder wegen Versunkenheit in grobe Laster, oder als Verhaftete ganz ungeeignet sind, den Zweck der Erziehung ihrer Kinder zu erreichen, in welchen beiden letzten Fällen jedoch die Aufnahme nur auf Requisition der betreffenden vormundschaftlichen oder polizeilichen und gerichtlichen Behörde, und auf die Dauer des angegebenen Zustandes der Eltern bewirkt wird."[7]
Bei der in zuletzt zitiertem Werk nur erwähnten Schwierigkeit, genügend geeignete Pflegeeltern zu finden, dürfte es aber auf solch ein Angebot wie das der Witwe Lieberkühn hin eigentlich kein Zögern gegeben haben. Doch es kam keine Reaktion vom König. Auf keines der Schreiben.
So ging am 13. November 1734 ein weiteres Schreiben, unterzeichnet von A. von Viereck, von Viebahn und von Happe an ihn.
Die Unterzeichner wiederholen ihr Ersuchen, *„da nunmehro durch das bringen des Kindes in hiesige Waysen Hauß Ew. Königl. Majt. Haupt-intention zu Benehmung der Gelegenheit zu Aberglauben gehoben sey"*[1] und weil der Winter in Kehrberg vor der Tür steht.
Am 8. Dezember 1734 erfolgt die Antwort des Königs an das Hof- und Kriminalgericht. Er habe sich alles vortragen lassen, sagt er gereizt, daß er auf den Bericht darüber, daß das Kind in die Hausvoigtei gebracht worden sei, warte, und da *„Wir aber besagten Schmidt fernerhin in Unseren Landen nicht dulden wollen; Alß habt Ihr demselben solches anzudeuten, und zu veranstalten, daß Er unsere Lande räume"*[1].
Im Landesarchiv Berlin fand ich in Rep. 03 Armendirektion – Arbeitshaus – eine Akte über *„Die Deportation der incorrigiblen Bösewichte nach Sibirien"* aus dem Jahr 1801 – bei Johann Hohenstein genügte glücklicherweise das benachbarte Mecklenburg, wie wir noch lesen werden.
Immerhin hatte der König am 13.10.34 den Direktor des Waisenhauses, Ludwig betreffend, angewiesen, den Knaben anzunehmen *„und Ihn wohl verpflegen, auch im Christenthum gut erziehen zu laßen"*[1].
Das folgende Schreiben ist am *„13.ten Decbr. 1734"*[1] zwar in Berlin und bei einem Advokaten – Ernst Christian Alberti – aber offensichtlich von Catharina Elisabeth Hohenstein selbst niedergeschrieben worden. Komplett.
Es berührt einen nicht nur mit seinem Wortlaut. Das ganze Schriftbild fleht. Und am Ende bringt sie gar Mädchen- und Familiennamen durcheinander. Es ist ein Aufschrei, wie Sie auf den nächsten Seiten selbst sehen können.
„Ewe. Königl.e Majestt habe als eine höchst unglückseel. in tieffster Wehmuth um alleigerechtesten Hüllfe, fusfälligst anflehen sollen, da vor einiger Zeit mein gantz-unschuldiges Kind und in der Ordnung der. 7te Sohn auf Ewe. Königl.e Majestt allergnädigsten Befehl nach Berlin in der Haus-Voigthey, nebst meinen Mann gefängl. eingesetzet, und bis jetzo verwahret worden; und aber, weder uns Eltern, noch diesen armen Kinde, das geringste mag überführet werden, daß wir solchen harten und langwierigen Areste solten verschuldet haben; indem vielmehr

das Geld, so wir unsers Kindes wegen empfangen freywillig und meistens von denen ausländischen und insonderheit Mecklenb. Edelleuten dem Kind ist geschencket worden, dagegen von uns niemahlen das geringste Geld von jemanden ist abgefodert worden.
Bey solchen fort dauernden Arest aber meines Mannes wir armen Leute gäntzlich werden ruiniret werden, indem in Abwesenheit meines Mannes zu unsern großen Schaden alles in unserer Schmiede verabsäumet wird, zu geschweigen, was durch solches Abseyens meines Mannes in unsen Cohsäten Güthgen zu Grunde gehet.
Als ergehet an Ewe. Königl.e Majestt. mein allerdehmütigstes Bitten, Dieselben wollen aller gnädigst geruhen, meinen Mann, und Sohne ihres Arests zu befreyen, damit in wiedrigen Fall wir armen Leute nebst unsern 8. zum theil unerzogenen Kindern nicht unschuldiger Weise verarmen, und an den Bettelstabe gebracht werden mögen. So wolle auch Ewe. Königl.e Majestt allergnädigst befehlen, daß uns das bey unser Arretirung weggenommene Geld wieder gegeben werden möge. Solten dagegen Ewe. Königl.e Majestt allergnädigst befehlen,: daß mein Mann mit seiner Profession alhier in Berlin sitzen solle, will letzterer solches in Allerunterthanigkeit gehorsamen, und cum juramento angeloben,: daß (1) unser Kind, nach etwann ergehenden Königl. allergndgst. Befehl, niemand angreiffen (2) auch Mein Mann allezeit, wenn solches verlanget wir, sich zustellen, und nicht außer Landes weichen solle.
Ewe. Königl.e Majestt wolle also mein und meinen armen Kindern zum Trost und großer Freude meinen Mann, und Sohn ihres Arests allergnädigst dimittiren; Die ich in Getröstung allergnädigster Deferirung, ersterbe, Ewe. Königl.e Majestt, allerdehmütigste Magt, Catharina Hohensteinin, gebohrne Hahnen.

Supplicantin bittet allerdehmütigst um allergnädigster Dimittirung ihres Mannes und Sohnes aus ihren Arest auff der Hauß-Voygtey. Ut intus p.p.

Catharina Hahnin, gebohrne Hohensteinen"[1]
Auf dieses Schreiben antwortet der König Am 22. Dezember. Allerdings nicht der Bittstellerin persönlich. Dem Gericht schreibt er, daß er es auch nach diesem Vortrag bei seiner erteilten Resolution zu belassen gedenke, weshalb jenes sich „*darnach zu achten und solches zur Execution zu bringen.*"[1] Gezeichnet: Von Viebahn.
Und Ludwig kommt ins Große Friedrichshospital.
Was machte den König nur so unerbittlich?
Seine älteste Tochter schreibt von ihm, er hätte „*alle Eigenschaften, die einen großen Menschen kennzeichnen. Sein Geist ist edel und befähigt ihn zu den größten Taten; seine Auffassungsgabe ist leicht, er besitzt viel Urteilskraft und Fleiß und natürliche Güte [...] Sein Temperament ist lebhaft und aufbrausend und hat ihn oft zu Gewalttätigkeiten hingerissen, die ihm später die heftigste Reue verursachten*"[8], und ergänzt: „*Er neigte mehr zur Gerechtigkeit als zur Milde.*"[8]
Doch damit ist die Härte in diesem Fall noch nicht erklärt.
Sie liegt in der Luft, Johann Hohenstein vermeidet es tunlichst, von Wunderheilungen zu sprechen, als ob er erfahren, wie der König zu solchen steht. Doch dann kommt es zur Katastrophe. Im September prallen die beiden Tragödien plötzlich aufeinander. Und die eine hat keine Chance.
Die dünne Bildung, die hinter diesem Fall steckte, ging der König bekanntlich längst auf breiter Front an.

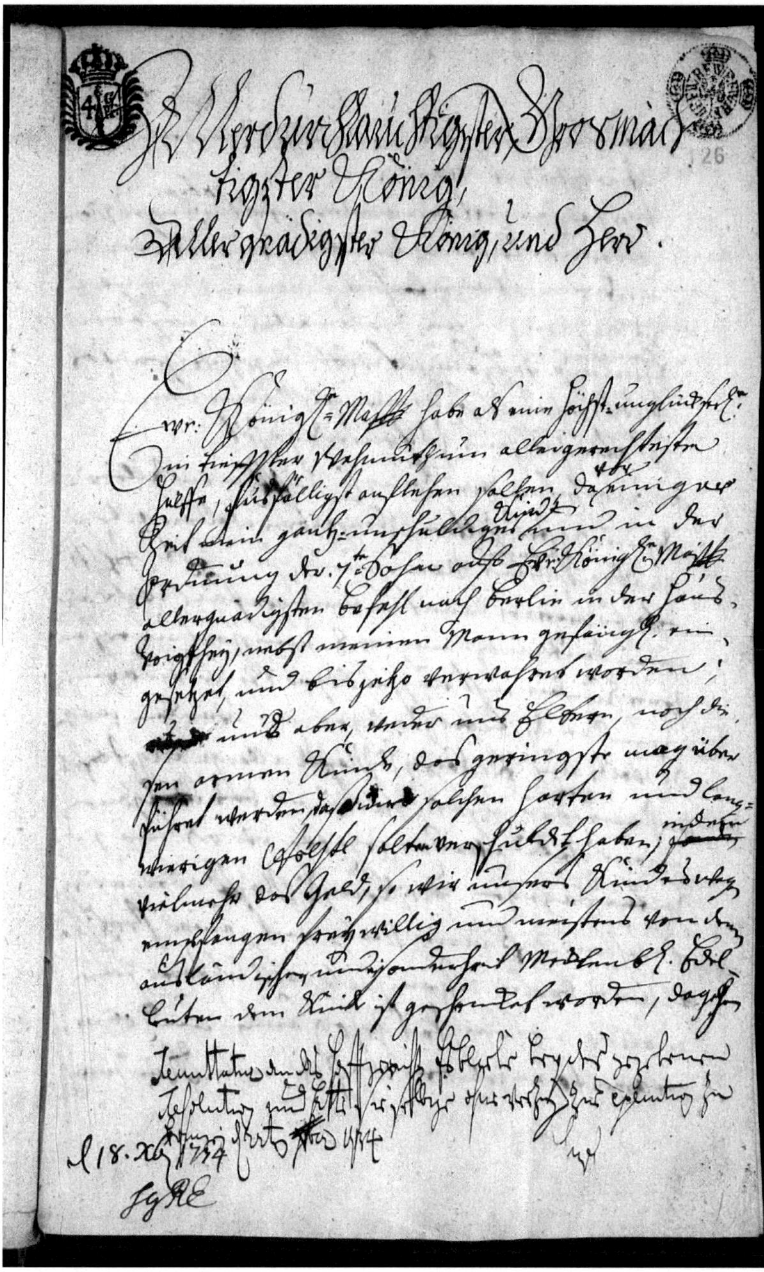

Allerdurchlauchtigster, Großmächtigster König,
Allergnädigster König und Herr.

Ewr. Königl. Majt. habe ich mein höchst unglückliches
[illegible] in tiefster Wehmuth [illegible] allergnädigsten
Hülffe, fußfälligst anzuflehen [illegible] da ich einige
Zeit [illegible] gantz unschuldiger Weise in der
[illegible] der 7. Dohse auf Ewr. Königl. Majt.
allergnädigsten befehl nach Berlin in der Haus-
vogtey, nebst meinem Mann gefänglich ein-
gesetzet, und bis jetzo arrestiret worden;
[illegible] und aber, armen und kleinen, noch drei
armen Kinder, das geringste mag über-
führet werden, daß [illegible] solchen harten und lang-
wierigen Arrest hätte verschuldet haben; indessen
[illegible] das Geld, so wir [illegible] Kinder [illegible]
empfangen freywillig und meistens von den
ausländischen und sonderlich Mecklenb. Edel-
leuten dem [illegible] ist geschenket worden, dage-

Remittatur an das [illegible] [illegible] [illegible]
Resolution und [illegible] [illegible] zur Execution zu
[illegible] [illegible] 1734

d. 18. Xbr. 1734
[illegible]

von [und] Einnahme des geringsten Geld von Jemande
ist abgefodert worden.
Bey solchem fortdauernden Arrest [aber] meines Man-
nes werden wir Leute gäntzlich dadurch ruiniret werden,
indem in Abwesenheit meines Mannes
zu unseren großen Schaden alles in unserer
Schäferey versäumet wird, zu geschweigen daß
durch solche Abwesenheit meines Mannes in unser
Cossäten Güthgen zu Grunde gehet.
Als ergehet an Ew. Königl. Majestät mein aller-
demüthigstes bitten, Dieselben wollen aller-
gnädigst [gefangenen] meinen Mann, und dessen Arrest
zu befreyen, damit in [illegible] wir ar-
men Leute nebst unseren 8. zum theil uner-zo-
genen Kindern auf unschuldige Weise verarmen,
und an den Bettelstab gebracht werden mag.
So wolle auch Ew. Königl. Majestät allergnädigst befeh-
len, daß [uns] bey unserer Erlösung das ~~[illegible]~~ [illegible] genom-
mene Geld wieder gegeben werden möge.
Solten dagegen Ew. Königl. Majestät allergnädigst
befehlen: daß mein Mann mit seinem Prozeß
alhier in Berlin sitzen solle, will letzterer solches
in allerunterthänigkeit gehorsamen, und cum
juramento angeloben; daß (1) unser Kündschaft

127

ertheilen ergehenden Königl. allergnädigst. befehl,
niemand angreiffen (2) auch Mein Mann
allezeit ~~unserer~~ solcher prolongiret, sich
zu stellen und nicht außer Landes fortreisen solle.
Ew. Königl. Mayst. wollen also mich und meine
kleinen Kinder zum Trost und genießen und
meinen Mann und Sohn ihres Arrestes aller-
gnädigst dimittiren, Die ich in Getröstung
allergnädigster Deferirung ersterbe,

Ew. Königl. Mayst.

allerunterthänigste Magd,

Berlin, d. 13ten Decbr. 1734.

Catharina Hohensteinin,
gebohrene Hahnen.

Ernst Christian Alberti,
Advoc. Ord. [illegible]

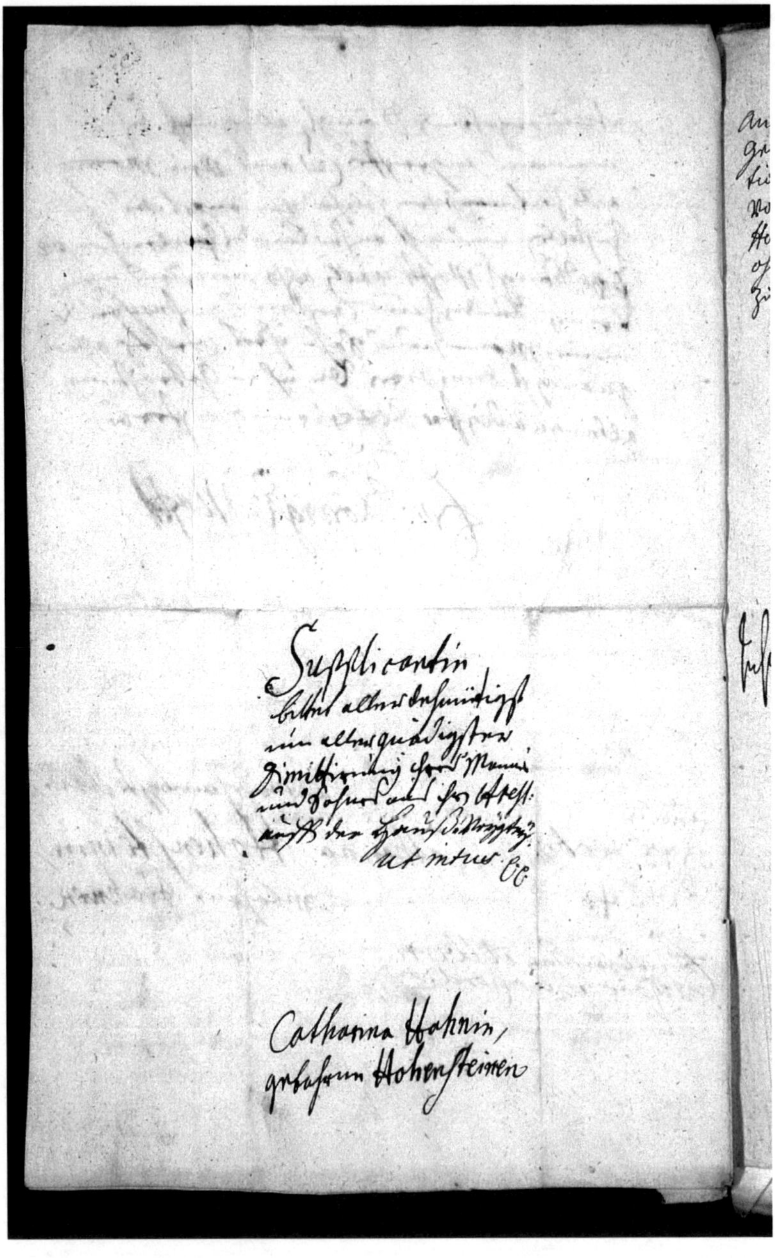

Supplicantin
bittet allerunterthänigst
um allergnädigste
Dimittirung ihres Manns
und Sohns aus ihr Arrest:
[illegible]
ut intus etc.

Catharina Hahnin,
gebohrne Hohensteinen

Erstes Gnadengesuch der Mutter[1]

Doch statt gegen üble Riesen, ritt er immer wieder gegen Windmühlen, wie er erfahren mußte. Und dann bebte die Erde.
Hatte jemand dem Kehrberger Schmied einen Tip gegeben für seine Wortwahl, hatte er ihm einen guten Rat gegeben.
Bei Jochen Klepper finden wir die Erklärung dafür, wieso Friedrich Wilhelm I. auf Wunderheiler gar nicht zu sprechen war.
„Bis der König, der unablässig rechnete, reiste, ritt und exerzierte, wieder nach den Kindern fragte, haben sie es ihm verheimlicht, daß das Mädchen Charlotte Albertine im Hinschwinden war, verzehrt von skurrilen und geheimen Kuren, die ohne Wissen des Königs angewendet wurden, das kurze rechte Bein des Kindes zu strecken. Der König hatte von solchem Gebrechen gar nichts gewußt.
Niemand durfte dann Charlotte Albertines Leiche sehen."[4]
Der König, schreibt Klepper, klagte nur sich selbst schwerer Versäumnis an.
Und dann kam der September 1734, in dem er in Potsdam mit dem Tode rang.
Was genau passiert ist, läßt sich nicht rekonstruieren.
Aber das ist auch nicht nötig.
Den entscheidenden Hinweis auf das Geschehen erhalten wir in Johann Christoph Colerus' *„Acta Historico Ecclesiastica"*[9]. Diese Stelle hatte ich Ihnen aus dramaturgischen Gründen bei der Besprechung jenes Werkes vorenthalten – hier ist sie nun:
„Nachricht von dem so genannten Wunder-Kinde zu Kehrberg hinter Wistock in Pommern.
1. Auszug eines Schreibens aus Halberstadt, vom 23. Septemb. 1734. an J.C.C.
Vorjetzo kan ich noch erinnern, daß in der Mittel-Marck bey Kyritz, eines Schmiedes Söhnlein, angefangen durch Anhauchen, und Berühren, Kranckheiten, und sonst unheilbare Schäden zu heilen: das Kind ist dadurch so bekant worden, daß man davon in den Zeitungen gehandelt, und unsre Allergn. Königin dasselbe zu sich holen lassen."[9]
Den Rest haben Sie bereits gelesen.
Als ihr Mann in Potsdam festlag, und Ludwig in der Hausvoigtei einsaß, hat also Königin Sophie Dorothea sich den Jungen – warum, bleibt dunkel, aber höchstwahrscheinlich ins Schloß Monbijou – bringen lassen. Sollte sie dabei versucht haben, es nicht nach außen dringen zu lassen, so ist ihr das aber offensichtlich richtig mißlungen. Und daß Emeritia Sabina Lieberkühn den Knaben in Ihrem Gnadengesuch beschreibt, wie jemand, der ihn selbst erlebt hat, läßt mich sie in einem ausgewählten Kreis von Damen und Herren sehen, der offenbar dabei sein durfte, und macht das Lieberkühnsche Schreiben für mich damit zur Bestätigung der Nachricht.
Eine weitere habe ich leider nicht mehr gefunden.
Aus der Korrespondenz der Königin mit ihrem Gatten und ihrem Sohn aus dieser Zeit spricht nur Sorge um die Gesundheit des Königs, den letzten Brief an ihn schrieb sie in Potsdam, am 20. September 1734[10], kein Wort vom Kind.
Der Empfang des Kehrbergischen Schmiedssohnes könnte also auf die Sorge um ihren Mann zurückzuführen sein.
Wie der König in Potsdam davon erfahren hat, ist egal, die Ordre vom 21.9. spricht jedoch dafür, daß. Und auch die Ausweisung Johann Hohensteins ist wie eine Tracht Prügel. Man hört den König direkt brüllen: „Ihr sollt machen, was ich sage!"
Und ist erinnert an die von Prinzessin Wilhelmine geschilderte Szene, in der er sie im Rollstuhl

durch das Schloß verfolgt, um sie mit seiner Krücke zu schlagen.[8]
Das ist nicht nur Erregung über ein Mäkeln bei Tisch, nicht allein seine Krankheit, seine Beschwerden machen ihn so unleidlich, das ist der Schmerz eines ganzen Lebens.
Wir sollten vielleicht statt von Härte von Empfindlichkeit sprechen.
Oder anders, und ganz allgemein, ausgedrückt – wäre man anders mit ihm umgegangen, hätte auch unsere Geschichte vielleicht ein anderes Ende erhalten.
Wofür auch spricht, wie er 1735 der Königin, dem Hof und aller Welt ein zweites Kind vorführte. Und zwar diesmal als das, was er als ein Wunderkind bezeichnen würde. Dieses Kind wurde hofiert, daß Ludwig Geiger sich veranlaßt sah, in seinem Werk über das geistige Leben Berlins[11] zu schreiben:
„Zu dieser Lust, das Absonderliche zu pflegen, die sich mit Erkenntniß und Schätzung des wahrhaft Gediegenen schwer verträgt, gehört auch die übertriebene Neigung, welche man von Seiten des Hofes und der Stadt einem Wunderkinde zuwendete, das damals auftrat. Als der junge Joh. Friedr. Baratier am 14. März 1735 nach Berlin kam, wurde er sofort vom König empfangen und war in den 5 bis 6 Wochen seines Berliner Aufenthalts täglich beim König, wurde für die Königin gemalt, empfing überall Einladungen, Ehren und Geld.
Es war ein ungemein frühreifes Talent, das auch jäh zu Grunde ging (geb. 19. Januar 1721 in Schwabach, gest. 5. Oct. 1740 in Halle, wohin er von Berlin aus gegangen war). In den nicht ganz zwanzig Jahren seines Lebens hatte er so viel gelernt, wie manche Andere nicht während eines langen Lebens. Er besaß eine ungewöhnliche Kenntniß der neuen und alten Sprachen, besonders des Hebräischen. Er hatte Neigung zur Theologie, unterrichtete, um sich zum theologischen Berufe vorzubereiten, schon zu elf Jahren als Gehilfe seines Vaters die Kinder in der Religion und schrieb Untersuchungen über die Kirchenväter.
Daneben war er Astronom, machte sich astronomische Tafeln mannigfacher Art und schickte sie an die Akademieen von London und Berlin, wurde von der ersteren zu weiterem Briefwechsel aufgefordert, von der letzteren zum Mitgliede ernannt (als vierzehnjähriger Knabe). Eine Magnetnadel, die er construirt hatte – denn auch physikalische Studien lagen ihm nicht fern – schickte er an die Pariser Akademie.
Er trieb antiquarische Studien z. B. über ägyptische Alterthümer und beschäftigte sich mit Kriegs- und Kunstgeschichte. Und als wenn all dieses nicht genug wäre, um eines Menschen Geist zu füllen, begann er in Halle, wohin der König ihn geschickt hatte, auf der Universität, von welcher der Knabe bei seiner Durchreise durch Berlin gratis zum Magister ernannt worden war, Jurisprudenz zu studiren.“[11]
Ich denke, dieser Baratier gehört zu unserer Geschichte dazu.

[1] *GStA PK, II. HA Generaldirektorium, Abt. 14 Kurmark, Tit. CCCLI, Varia, Nr. 1b: Acta betr. den sogenannten Wunderknaben aus Kehrberg. 1734–1740*

[2] *Beyträge zu der Lebensgeschichte denkwürdiger Personen, insonderheit gelehrter Männer, von D. Anton Friederich Büsching, königl. preußisch. Oberkonsistorialrath, Director des vereinigten berlinischen und cölnischen Gymnasiums und der beyden Schulen desselben, Erster Theil. Halle, 1783. Staatsbibliothek Berlin PK, Sign: Bibl. Diez Oct. 10537*

[3] *Regina Woesner, Prunkvolles Gerät für den König – die Goldschmiede Lieberkühn, Edition Luisenstadt 1999, In: Probleme/ Projekte/ Prozesse Unter: www.luise-berlin.de*

[4] *Jochen Klepper, Der Vater, Roman eines Königs, Stuttgart 1937, Ungekürzte Ausgabe München 1977, 12. Auflage 2005*

[5] *Geschichte des Großen Friedrichs-Hospitals und Waisenhauses zu Berlin, herausgegeben von J.C.F. Weitling, Erstem evangelischen Prediger dieser Anstalt. Erste Lieferung, umfassend den Zeitraum von 1697 bis 1729, nebst einer Einleitung, in welcher die Geschichte der Armenpflege Berlins bis 1697 dargestellt ist. Mit einer Abbildung. Berlin, 1852. www.books.google.de.*

[6] *Helga Schultz, Aus der Geschichte des Berliner Waisenhauses (der Großen Friedrich-Hospitals) im 18. Jahrhundert, In: Berliner Geschichte – Dokumente, Beiträge, Informationen, Heft 5, Stadtarchiv der Hauptstadt der DDR, Berlin 1984*

[7] *Die öffentliche Armenpflege in Berlin. Mit besonderer Beziehung auf die vier Verwaltungs-Jahre 1822 bis 1825 dargestellt von der Armen-Direction. Berlin, 1828. www.books.google.de*

[8] *Eine preußische Königstochter – Glanz und Elend am Hofe des Soldatenkönigs in den Memoiren der Markgräfin Wilhelmine von Bayreuth, Aus dem Französischen übersetzt und 1910 herausgegeben von Annette Kolb, Neu herausgegeben von Ingeborg Weber-Kellermann, Mit zahlreichen Illustrationen von Adolph Menzel und sieben zeitgenössischen Porträts, Frankfurt am Main 1981*

[9] *Johann Christoph Colerus, Acta Historico Ecclesiastica Oder Gesammlete Nachrichten Von den neuesten Kirchen-Geschichten. Erster Band. Dritter Theil, die andere Auflage. Weimar 1736. Staatsbibliothek Berlin Preußischer Kulturbesitz, Sign. Cc 5210/4-1*

[10] *GStA PK, Rep 46 T 11; T 25 Bd. 27; T27*

[11] *Berlin 1688–1840. Geschichte des geistigen Lebens der preußischen Hauptstadt. Von Ludwig Geiger. Erster Band. Berlin. 1893.*

Kapitel für Romanleser

das andauernde Alpenglühen des Wortes AUSGANG

John Lennon,
Zwei Jungfrauen oder
Wahnsinnig in Dänemark

Am 24. Dezember wird aus dem Hof- und Kriminalgericht Bericht erstattet darüber, daß Ludwig ins Waisenhaus gebracht und dem Schmied die Ordre vom 8. sofort bei Eingang am 18. Dezember bekanntgemacht worden wäre, sowie, daß dieser darum bäte, ihm diese Strafe zu erlassen; die Unterzeichnenden selbst erbitten wenigstens Zeit für die Familie, ihr Hab und Gut zu verkaufen. Der Bitte, von dem konfiszierten Geld den ehrlich erworbenen Teil der Familie in Kehrberg auszuzahlen, war der König bereits am 8. Dezember insofern nachgekommen, als er angeordnet hatte, daß man sich darum kümmern solle, nachdem man das eine vom anderen geschieden.
Das Gericht verweist ihn auf seine am 1. Dezember *„abgestattete Relation"*[1].
In ihr erfuhr er:
„Ew. Königl. Majestät allergnädigsten Intention gemäß ist des Schmidts aus Kehrberg, Johann Hohensteins Ehefrau bereits vor einigen Wochen nach Hause dimittiret worden. Anstatt aber daß dieselbe die während ihren und ihres Mannes noch fort dauernden Arrests verfallene Wirthschafft wieder in Ordnung bringen und ihren unerzogenen Kindern Brodt schaffen sollte, ist dieselbe so gleich nach ihrer Zu Hause Kunfft mit Kranckheit befallen, und hat ihr Elend, daß sie samt ihren Kindern nichts zu leben habe, und crepiren müße, münd. und schrifftl. anhero wissen laßen, auch durch ihren Mann wehmüthigst gebethen, ihr von demjenigen Gelde, so in der Schmiede gefunden und worunter ein großer Theil von dem ihrigen, zu assistiren.
Wir haben sie zwar darauf nicht bescheiden können, sehen uns aber Pflichten halber genöthiget, Ew. Königl. Majestät alleruntertränigst anzuzeigen, daß unter dem Gelde, so in des Schmidts Hause gefunden worden,
(1. Geliehen Geld sey, und unter andern 6. tal., so der Schmidt von Kleinen Wolterstorf erborget, einen Ochsen zu kauffen, welche er aber nicht aus gegeben, und soll dieses Geld in einen besondern Tuch gewickelt in der Lade liegen blieben und mit dem übrigen weggenommen seyn
(2. Was die Schmiede von Pfingsten dieses Jahres bis zu der Zeit, da die Leuthe aufgehoben worden, getragen, weil alles, was an Gelde einkommen, in eine Lade geworffen worden, ohngefehr 10. tal.
(3. Der Verdienst von 100. Tonnen Bier, welche in der Zeit, da die Schmiede von so vielen Leuten besuchet worden, ausgeschencket, den profit von der Tonne nur zu 8. g. gerechnet, und so sich wenigstens auf 33. tal. beträgt.
(4. Ingleichen der Profit von der Consumtion an Toback und Pfeiffen, und anderen Consumptibilien, ohngefehr 30. tal. und endlich
(5. Was der Schmidt und seine Frau für ihre Mühe, da sie Tag und Nacht denen andringenden Leuthen mit Hindansetzung ihrer eigenen Hauß Geschäffte aufwarten müßen, und ihnen zu Dienste zu seyn, gleichsam forciret worden.

Und da dieses billig in Consideration kommen und ein gewißer Quantum aus gemachet werden sollte, welches von dem Gelde, so für den Knaben, als ein Peculium aufgehoben werden soll, zufördemst abzuziehen; So stellen Ew. Königl. Majestät wir allerunterthänigst anheim, ob Dieselben diesen armen Leuthen zu Vermeydung ihres gäntzlichen ruins, da sie durch den Arrest um alle das ihrige kommen, nicht wenigstens 100 tal. von dem Gelde, so bey ihnen gefunden worden, wieder aus zahlen zu laßen allergnädigst geruhen wollen.
Auch erbitten wir uns auf vorigen allerunterthänigsten Bericht vom 25.ten Oct. C. eine allergnädigste resolution aus, so wohl wegen des Kindes, als wegen des Vaters.
Überlaßen jedoch alles Ew. Königl. Majestät allergnädigsten Gutfinden und ersterben Ew. Königl. Majestät allerunterthänigste Zu Dero Krieges- Hoff- und Criminal-Gericht Verordnete Director, Vice-Director und Räthe Mylius v.Farriges Michaelis Haag". [1] Und 3 weitere.
Am Rand des Blattes mit der Aufzählung der einzelnen Posten finden wir eine schriftliche Addition der genannten Beträge. Und als deren Summe 79 notiert.
Wonach der Schmied in Kehrberg wohl doch hin und wieder in seinem Beruf gearbeitet haben müßte. Und er also seine diesbezüglichen Angaben je nach dem, was er einen gerade glauben lassen wollte, gemacht haben wird.
In seiner Antwort vom 12. Januar gibt König Friedrich Wilhelm I. dem Gericht jedoch zu verstehen, *„daß es wegen des Schmidts Hohenstein bey der Ordre vom 8. Dec. a. p. verbleibe und solche ohne ferneres Einwenden zur Execution gebracht werden solle."* [1]
Und er verlangt von ihm, *„zu berichten wie viel von denen beym Armen Directorio in Deposito liegenden und dem Kehrbergschen Kinde zuständigen 629 tal. 8 g. dem Vater des Kindes eigentlich gebühre."* [1]
Das Armendirektorium aber habe bis auf Weiteres die *„629 tal. 8 g. so dem Kehrbergischen Kinde zuständig, von hiesiger Post zu heben und biß auff weitere Ordre in Verwahrung zu behalten [...] dem Kinde zum besten rentbahr zu machen, und das notige davon zu des Kindes Erziehung zu nehmen und zu beziehen, das übrige aber demselben hernach zu gute kommen zu laßen."* [1]
Drei Schreiben, alle von von Viebahn gezeichnet.
Am 21. Januar 1735 fährt der König in geschlossener Kutsche nach Berlin zurück – *„zwar nicht gesund, aber doch soweit wieder hergestellt, daß er seinen amtlichen Obliegenheiten in vollem Umfang nachkam, wie auch seinen abendlichen Entspannungen im Kreise der Getreuen. Selbst die beschwerlichen Visitationen wurden wieder aufgenommen"* [2], wie Hans-Joachim Neumann[2] schreibt. Er scheint zwar geheilt, doch der Tod steht schon in seinem Schatten.
Statt der geforderten Rechnung trägt das Gericht dem König jedoch wieder nur Gedanken vor und setzt es auf sein Mitleid:
„So können wir darüber unsern Gedancken nicht anders eröffnen" [1], schreibt es, *„alß daß nach denen Rechten dasjenige, was denen Eltern bey dieser Begebenheit geschencket worden, ihnen auch, als ihr Eigenthum zu laßen, und dem Kinde alß ein Peculium nichts weiter zugeeignet werden könne, als höchstens, was dem Kinde selbst geschencket worden.*
Weil aber nicht leicht aus zu mitteln seyn wird, was dem Kinde, und was denen Eltern geschencket worden, zumahl wir die Untersuchungs Acta nicht haben, woraus einigermaaßen zu ersehen seyn würde, ob denen Eltern, oder dem Kinde die Verehrung geschehen, auch der gemeinen Sage dach des Kindes Attention auf das Geld nicht gerichtet gewesen; als sind wir der Meynung, daß am rechtlichsten und sichersten die Sache dergestalt abzumachen seyn würde, daß man nach abzüg

deßen, so dem Vater theils eigenthüml. Zugestanden, und theils geliehen gewesen, theils aus der Schmiede Arbeit und Bierschanck oder Bewirthung derer Leuthe hergefloßen, und so wir ex aquo et bono im vorigen Bericht auf 100. tal. geschätzet, den Rest in zwey gleiche Theile setze, und dem Kind die eine Helffte die andere denen Eltern zutheile."[1] Da die Familie zu ihrer *„Etablierung in frembden Landen des Geldes nöthig bedarff, und die Landes Räumung ihn bereits sehr drücket, auch Seine und der seinigen alimentation alhier in Arrest ein ziemliches gekostet, auch die Eltern ratione successionis, wenn der Knabe sterben sollte, ein vieles verlieren."*[1] Daraufhin fragt das Gericht wieder, wieviel Zeit dem Schmied zum Verkauf von Hab und Gut zugestanden würde, wobei es noch anführt, daß die Frau hochschwanger wäre oder sich bereits im Kindbette befinden würde. Dies tut es am 25. Januar 1735.
Versuchen Sie einmal, von einer Behörde damit das Geld zu bekommen!
Für Friedrich Wilhelm I. jedenfalls ist solche Laxheit inakzeptabel. Aber er will niemandem sein Geld vorenthalten.
Die Retourkutsche füs Gericht kommt am 2. Februar. Es hätte *„den Schmidt Hohenstein ohnverzüglich aus dem Lande zu schaffen und ein Liquidum, was demselben eigenthümlich zukomme zu konstituiren und cito einzusenden."*[1]
Die Bemerkung des Gerichts, daß das Kind sterben könnte, sollten wir nur als Hinweis auf die damalige Kindersterblichkeit sehen. Prof. Dr. Helga Schultz schreibt zu der allgemeinen mittleren Lebensdauer:
„Über die Lebensdauer der Berliner zur Zeit des Soldatenkönigs entschieden [...] in erster Linie das im Vergleich zur heutigen [...] Gesellschaft niedrige Niveau der Produktivkräfte, die unzulänglichen Nahrungs-, Wohnungs- und Hygienebedingungen und der niedrige Stand des Gesundheitswesens. Innerhalb dieses Rahmens wurde die Lebensdauer aber erheblich durch die Zugehörigkeit zu sozialen Klassen und Schichten bestimmt."[3] Lebensbedingungen und medizinische Versorgung der Kinder im Friedrichshospital waren dabei jedoch noch besser als die der Kostkinder. *„Das zeigt die Sterblichkeit. In den Jahren 1763 bis 1783 starben 14 Prozent aller Kinder im Waisenhaus, von den Kostkindern aber starben mehr als 42 Prozent"*[4], schreibt Frau Prof. Dr. Schultz dazu.
Am 23. Februar 1735 bedauert das Gericht, dem König die gewünschten Angaben nicht machen zu können, da die Familie über ihr Vermögen nicht Buch geführt hätte, und wiederholt seinen Vorschlag.
Daraufhin erhält der Generalfiskal Gerbett am 9. März den Auftrag, *„die im Bericht angeführte Umbstände wohl zu erwegen, und darüber sein rechtliches u. grundliches gutachten zu erstatten"*[1], worüber das Hof- und Kriminalgericht noch gleichen Tags informiert wird.
Es vergeht einige Zeit, bis am 12. Mai 1735 im Departement des Ministers von Viebahn wieder ein Schreiben aus dem Gericht eingeht, da Johann Hohenstein sich aus Parchim *„mit anliegender wehmüthiger Vorstellung samt beygefügtem Attest, daß er sich [...] in Mecklenburgischen aufhalte und sein Etablissement zwar suche, aber nicht finden könne, gemeldet"*[1]. Es unterstützt sein im Folgenden vorgelegtes Anliegen, und fragt nach, was diesem nun von dem eingesammelten Geld ausgezahlt werden solle.
Der Schmied erklärt, daß, weil er, außer mit Ludwig, *„noch mit 6. bey dem Corps derer Gens d' Armes enrollirten Söhnen, und einer Tochter gesegnet bin, welche alle, nebst meiner mit dem 9ten Kinde schwangeren Frau, ohne meiner Arbeit ihr Leben nicht fort zu bringen wißen; ich auch*

sonst mich ruhig, stille, fleißig und ehrlich in Ew. Königl. Majt Landen jederzeit verhalte. Und endlich nach einem vor 3 Jahren erlittenem Brande, durch einen neuen Anbau mich zu Kehrberg meistentheils wieder in den Stand gesetzet, daß ich mich und die Meinigen bisher nothdürfftig ernehren können:
Alß bitte Ew. Königl. Majt. allerunterthänigst Gnade für Recht ergehen zu laßen, und mir allergnädigst zu erlauben, daß ich wieder in Dero Lande kommen, und mein Handwerck nebst dem Ackerbau zu Kehrberg fortsetzen dürfte. "[1]
Damit, daß er ihm sagt, daß seine Knaben enrolliert worden wären, weist Johann Hohenstein Friedrich Wilhelm I. nun darauf hin, daß ganze 6 Soldaten für diesen mit auf dem Spiel stünden, die er nicht mehr zu werben bräuchte. Also, daß es hierbei um noch mehr ginge als allein um ein Kind. Und erzielt Wirkung damit. Das „*Justitz-Departement*"[1] greift am 2. Juni 1735 eine Anregung von Viebahns auf, und bittet in einem Schreiben, das das des Schmiedes auch noch einmal wiederholt, abschließend, den Schmied in Ansehung dessen, daß er allein ganze 6 in die Regimentslisten eingetragene Söhne hätte, wieder zurückzulassen.[1]
Die Nachricht, daß Johann Hohensteins zweite Tochter, Catharina Elisabeth mit Namen – wie die Mutter – bereits am 20. Mai 1735 zur Welt gekommen war, wird noch nicht bis zum Vater gedrungen gewesen sein.
Daß er immer noch auf der Brandlüge herumreitet, beweist für mich wieder deren Wichtigkeit! Daß er dabei aber das Jahr 1732 , oder 1731, als das Unglücksjahr angibt, ist nachlässig. Anzunehmen, daß er nicht rechnen könne, bloß, weil er weder des Lesens noch Schreibens mächtig, wie er angegeben – obwohl sein Gnadengesuch ganz offensichtlich nicht von einem Advokaten geschrieben worden ist – wäre ein leichtfertiger Trugschluß.
Am 2. September 1734 zumindest gibt er den ihn verhörenden Beamten in seiner Aufregung glatt eine Rechenaufgabe auf als Antwort auf die Frage nach seinem Alter.
„*Auf Befragen wie alt er sey, saget Er, alß Er geheyrathet hätte sey er 28 Jahr alt gewesen, und nunmehro habe er 18 Jahr, und genau 9 Jahr in Döllen, 6 Jahr in Schrepkow und hierauf in Vettin bey seinen Schwieger Vater den dasigen Küster Hahnen 1 Jahr und hernach in Kehrberg gewohnet, welches diesen Michaelis 2 Jahr wären*"[1].
Eine Antwort auf das Schreiben vom 2.6. erfolgt am 22. Juni 1735. Des Schmiedes Antrag sei gänzlich abzuweisen.[1]
An den Rand des Schreibens vom 2. hatte König Friedrich Wilhelm I. jedoch schon am 14. Juni „*Sol Euch bleiben*"[1] geschrieben.

Und der Fall scheint für eine längere Zeit abgeschlossen.
Am 24. Januar 1736 jedoch wendet sich, über den Advokaten Beichou, Catharina Elisabeth Hohenstein aus Berlin wieder an den König.
Über ihr Anschreiben wird sofort (am 1. Februar 1736) geschrieben, Rat Gerbett solle „*sein rechtl. Gutachten Cito erstatten, damit die Supplicantin befriediget und Sr. KM. nicht weiter behelliget werden mögen.* "[1]
Doch das Schreiben ist nur der Anfang.
Es ist diesmal äußerlich ansprechend. Vom Erscheinungsbild her kein Vergleich zum ersten. Vom Inhalt her schon. C.E. Hohenstein ersucht, fleht, bittet noch einmal „*allerunthst ihrem Manne Johann Hohnstein Grob Schmidt zu Kehrberg die allergdste Erlaubniß zu ertheilen sich in Ihro*

Königl. Mayt. Landen aus welchen er bey einem Jahre entfernet leben müßen wiederum aufzuhalten, und seine Profession zu treiben, auch dem Armen Directorio allergdst anzubefehlen ihr weniges Eigenthumb so sie ad depositum genommen ihr auszuzahlen" [1].

Daraufhin geht noch am 1. Februar 1736 ein Schreiben an Rat Gerbett ab, *„das geforderte rechtl. Gutachten wegen der bey dem Schmidt Hohenstein zu Kehrberg gefundenen und zu verabfolgen gebethener Gelder zu beschleunigen"* [1].

Die Antwort Gerbetts erfolgt am 29. Mai 1736.

Er schreibt:

„So ist meines allerunterthänigsten Ermeßens, dieses Capital oder Substantz dem Kinde verblieben, solte es anders geordnet seyn, so finde ich eben nichts dagegen, wann man billig erachten wolte, deßen Eltern 1) für die Versäumniß und Schäden, welche sie, da ein anders nicht klärlich erwiesen worden, vielmehr aus einem vermeinten Wunder glauben, darinnen sie zu mahl von Leuthen, denen sie ein mehrers Erkänntniß zugetrauet, bestärcket worden, erlitten, als aus nachdencken und Vorsatz sich selbst zugezogen haben, 2) für die überdem sie seith geraumer Zeit, und wohl ein paar Jahr, ehe die Sache an Tag gekommen, auff diese wunderliche anstalten und auf die frembden gewandte Kosten; Etwa den Vierdten theil, so hoch Ihr verlust sich leicht erstrecken können, davon zu accordiren.

Wäre aber das Capital dem Kinde gantz und gar erlassen und verwahret worden; so hätte ich noch weniger bedencken, seine Eltern, die daßelbe überlebet haben, für die wahren und alleinigen Erben, seines Nachlaßes zu erkennen, und zwar umb so viel mehr, weil das Kind nicht aus Noth in das Friederichs Hospital gebracht worden, mithin deßen Nachlaß jupta Edicta de juis Corporibus zufallen könnte, sondern andere ins besondere die Wittbe Lieberkühnin resolvirt gewesen, daßelbe an sich zu nehmen und zuerziehen. Und da nunmehro sich CronPrintzliche Soldaten als resp: Creditores des Hohensteins und Mandatarii Sie die Erbschafft verlangenden Eltern angeben" [1].

Sie haben es gelesen.

In des Königs Umgebung, ja, sogar in Kehrberg – denn einer der Soldaten wird sich als Ludwigs Bruder Samuel entpuppen – scheint man längst von der völlig veränderten Situation informiert zu sein, doch den König ebenfalls davon zu unterrichten, das scheint bis zu diesem Tag niemand für nötig gehalten zu haben. Und wenn Rat Gerbett sogar die Witwe Lieberkühn in die Begründungskette seines Vorschlags mit einknüpft, mit einem irgendwie konstruiert wirkenden Zusammenhang – hatten sich die Zurückgewiesenen etwa zusammengeschlossen und im Rücken des Königs ein Komplott geschmiedet?

Denn, nicht nur, daß der König von einem Ableben des Wunderknaben bis dahin dem Augenschein nach überhaupt nicht unterrichtet worden ist, einen Sterbeeintrag für Ludwig sucht man in den betreffenden Listen des Großen Friedrichshospitals auch vergeblich.

„Verstorben bei der Kirche des großen Friedr. Waisen-Hauses" [5] finden wir unter dem Jahr 1736 auf Seite 244 eingetragen *„1 mägdn genant Krügermannin, 2. ein mägdn genant Funckin 3) Ein Knabe maj der jüngste"* [5]. Auf Seite 118 steht für den letzten Eintrag *„Ein Knabe, Namens Maj der jüngste"* [5]. Mit *„Maj"* [5] ist also nicht der Sterbemonat, sondern sein Name gemeint. Da aus seiner Biographie heraus der Mai eigentlich nicht Ludwigs Spitzname gewesen sein dürfte, und er mit Sicherheit auch nicht das jüngste Kind gewesen ist, wird er dies also nicht sein.

Aber mehr Todesfälle lassen sich in dem Band mit den Sterbelisten vom Waisenhaus für das Jahr 1736 nicht finden. Statt dessen steht auf Seite 244: *„aus dem Friedr. Hospital, werden die todten*

Listen alle Woche vom Küster [...] aufs raths haus gebracht, weshalb hie nicht continuirt worden."[5]

Meine Nachfrage im Rathaus bzw. im Landesarchiv Berlin ergab auch nichts.

Auf seine diesbezügliche Anfrage ans Evangelische Zentral-Archiv in Berlin hin erhielt Dr. Busch von dort statt dessen aber einen sehr interessanten Taufeintrag aus dem *„Tauff-Register oder Verzeichniß derer Jenigen Kinder, welche in Hiesiger Kirche zum großen Friederichs Hospital, oder im Königlichen großen Waysen Hause zu Bärlin getaufet sind, Evangelisch Lutherischer Seiten. Von diesem jetzt gegenwärtigen Jahr: 1728 anzurechnen."*[6] zugeschickt.

„Getauffet im Jahr 1735

1) Am Mittwoch nach Ostern, den 13. Aprilis 1735 ist ein Findling getauffet, (welcher an Osterdienstage den 12. Aprilis Abendes gegen 9 Uhr in der Stralauer Straße, in der Wittwe Funcken Hause gefunden worden, der Findling wurde genennet: Johann Ludwig Ostertag.

Tauff Paten waren:

1. Mstr. Bartholomäus Schirmer. Schneyder im Ways. Hause.

2. Mstr. Johann Werner. Schuhmacher im Ways. Hause.

3. Ludwig Knabe. Becker im Ways. Hause.

4. Jürgen Pohlander und

5. Joachim Weber. sind 2 Soldaten vom Kleistischen Regiment.

6. Frau Anna Weißborn

7. Frau: Anna Elisabeth Kunradin.

8. Frau: Anna Elisabeth Lindemann."[6]

Hat Catharina Elisabeth Hohenstein sich also daher in ihrem zweiten Gnadengesuch mehr oder weniger nur wiederholt, und es tunlichst vermieden, Ludwig zu erwähnen, weil sie etwas zu verbergen hatte?

Wurde Ludwig aus dem Waisenhaus geschmuggelt, mit einem neuen Namen versehen, und also neugeboren in ein neues Leben geschickt? Mit dem Geld von Mutter Lieberkühn?

Unter Rep. 03 Armendirektion wird man im Berliner Landesarchiv auch eine Akte finden über *„Taufen und Trauungen von Personen, die außerhalb der Anstalt wohnen, von Predigern des Waisenhauses [...]"*. Diese Taufe wäre also nichts unübliches gewesen.

Und bis ins Jahr 1800 sind weder ein Johann Ludwig Hohenstein noch ein Johann Ludwig Ostertag in den Sterbelisten des Waisenhauses zu finden.

Auch, wenn die Witwe Maria Magdalena Funken am 27. März 1777 mit 79 als *„eine ledige Person"*[7] starb , so heißt das nicht mehr, als daß das Kind nicht bei ihr geblieben sein wird.

Es hätte schließlich für Ludwig trotz neuen Namens immer die Gefahr bestanden, erkannt zu werden, wenn er bei ihr geblieben wäre.

Wir finden in den Kirchenbüchern der Berliner Jerusalems-, Georgen-, Dreifaltigkeits-, Charité- und noch anderer Gemeinden auch einige Ostertags; doch leider läßt sich keiner von ihnen auf den einen zurückführen.

Auf der Internetseite des Bibliotheksverbundes Bayern entdeckte ich in einer Liste mit *„Stipendisten"*[8] dann aber einen Johann Ludwig Ostertag, der 1789 nach einem Studium an der Universität Halle der Stadt Regensburg eine juristische Arbeit vorgelegt hatte.[8]

War das Ludwig?

Wie kam er dahin? Wie kam er dazu? Hatte sich dort ein ruheloses Leben, geprägt von einer nicht unproblematischen Kindheit, Flucht und Entwurzelung, im Alter doch noch vollenden können? Mit einer ganz und gar nicht zufälligen Wahl des Berufes?
Kaum.

[1] *GStA PK, II. HA Generaldirektorium, Abt. 14 Kurmark, Tit. CCCLI, Varia, Nr. 1b: Acta betr. den sogenannten Wunderknaben aus Kehrberg. 1734–1740*

[2] *Hans-Joachim Neumann, Friedrich Wilhelm I., Leben und Leiden des Soldatenkönigs, Berlin 1993*

[3] *Helga Schultz, Berlin 1650–1800, Sozialgeschichte einer Residenz, Mit einem Beitrag von Jürgen Wilke, Berlin 1987*

[4] *Helga Schultz, Aus der Geschichte des Berliner Waisenhauses (der Großen Friedrich-Hospitals) im 18. Jahrhundert, In: Berliner Geschichte – Dokumente, Beiträge, Informationen, Heft 5, Stadtarchiv der Hauptstadt der DDR, Berlin 1984*

[5] *EZA-Berlin, Bethaniendamm, Waisenhaus Rummelsburg, Bd. 43/ 11*

[6] *EZA-Berlin, Bethaniendamm, Waisenhaus Rummelsburg, Bd. 43/ 2*

[7] *EZA-Berlin, Bethaniendamm, Kirchenbücher St. Nikolai Berlin-Mitte, 1777–1802*

[8] *www.bib-bvb.de*

Das Ende

„Schweig," erwiederte der Tod, „habe ich dir nicht einen Boten über den andern geschickt?"

Brüder Grimm,
Die Boten des Todes

Ich denke, daß das Findelkind Ostertag in das Große Friedrichs-Hospital aufgenommen worden ist. Seine Vornamen könnte es auch von seinen Paten erhalten haben. Und daß kein weiterer Eintrag von ihm zu finden ist, wäre damit zu erklären, daß die Kinder für gewöhnlich mit 14 Jahren aus dem Waisenhaus wieder entlassen wurden.[1]

Rat Gerbett erwähnte, wie Sie sich erinnern werden, in seinem Schreiben, daß sich nunmehr sogar „*CronPrintzliche Soldaten als resp: Creditores des Hohensteins und Mandatarii*" angeben würden. Im April 2010 fand Dr. Frank Althoff vom Geheimen Staatsarchiv in Berlin Dahlem eine Akte, die sowohl das Zweite bestätigte, wie auch Ludwigs Tod. Dies ist der Wortlaut des betreffenden Schreibens:

„Allerdurchlauchtigster, Großmächtigster, König, allergnädigster Herr,

Auf Ew. Königl. Majestät allergnädigsten Special Befehl ist der Schmidt zu Kehrberg Mstr Johann Hohenstein, deßen Ehefrau, und deren einer Sohn Ludwig vor 2 Jahren nach Berlin gebracht, und endl. der letztere in das hiesige große Friederich Waysenhauß zur Verpflegung gethan worden, in welchen abgewichenen Winter dieser Ludewig Hohenstein mit Todte abgegangen, und wie vernommen bey nahe 700 rl. am Gelde hinterlaßen. Da nun, allergnädigster König und Herr, des defuncti Vater seine Frau mit 8 unerzogenen Kinder zu besagten Kehrberg in der grösten miserie sitzen laßen, und auf diese Weise da der resp Mann und Vater seiner Frau und armen Kindern den nöthigen Unterhalt nicht reichet, die von dem verstorbenen Ludewig nachgelaßene Erbschafft auf Mutter und deßen Gebrüdern gefallen, ich auch als nächster Anverwante und Geschwister Kind dieser armen vaterlosen Waysen Ew. Königl. Majestät fußfallichst um Erbarmung derselben anzuflehen bewogen worden; Alß ersuche Ew. Königl. Majestät allergnädigst zu verfügen, damit des Verstorbenen Mutter und Kindern die Verlaßenschafft nunmehro verabfolget werden möge. Für allergnädigster Erhörung ersterbe Ew. Königl. Majestät allerunterthänigster Knecht Samuel Hohenstein bey des Cron Printzen Königl. Hoheit Regiment des Capitain von Grävenitz Compagnie Musquetier.

Berlin den 22ten Maj 1736."[2]

Geht man nun von dieser, der einzigen genaueren Erwähnung seines Todes und den Schreiben bis dahin aus, so kann die Angabe Pfarrer Königs, daß Ludwig noch 1735 gestorben wäre, allerdings nicht mehr stimmen. In den Sterbelisten des Großen Friedrichs-Hospitals im Evangelischen Zentralarchiv in Berlin habe ich auch keinerlei Bestätigung für des Pfarrers Erinnerung gefunden. Wir sollten also vielmehr davon ausgehen, daß Ludwig noch 5 Jahre alt geworden ist.

Der Winter kann lang sein.

Über den Grund für seinen plötzlichen Tod läßt sich nur spekulieren.

Wie ich dem Artikel von Prof. Dr. Helga Schultz[3] entnehme, waren die Waisenkinder in der oben

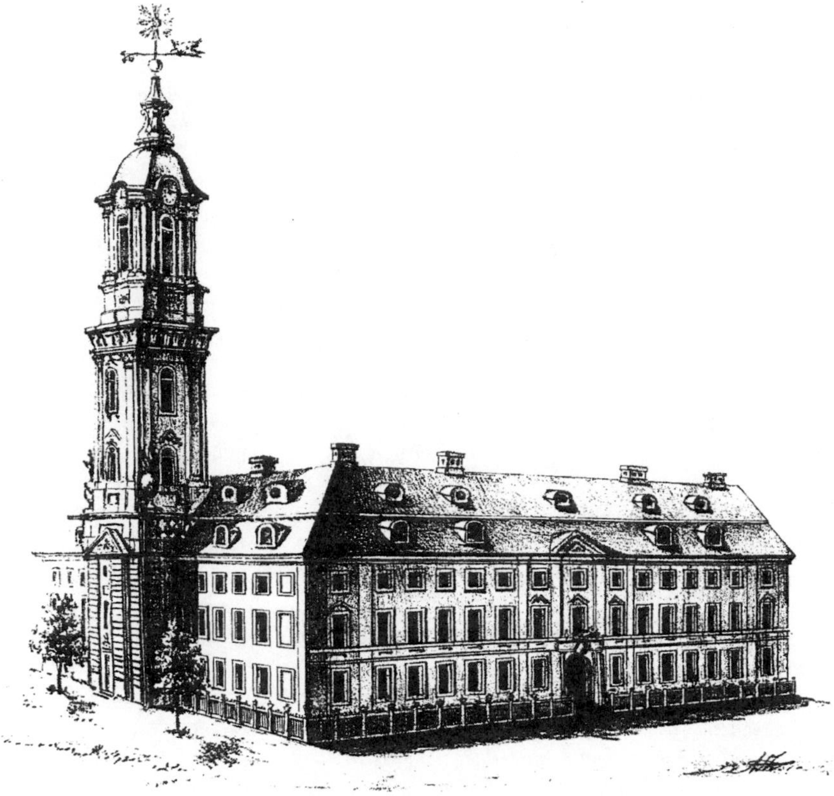

Ansicht des Grossen Friedrichs-Hospitals u. Waisenhauses
nebst dem Anno 1727 erbauten Thurm.

Dieses Bild wurde entnommen dem Digitalisat der Zentral- und Landesbibliothek Berlin von: Weitling, Johann Carl Friedrich: Geschichte des Grossen Friedrichs-Hospitals […], http://opus.kobv.de/zlb/volltexte/2011/10863/

beschriebenen dritten Etage des Hospitals untergebracht. Zusammen mit den Informatoren. Gleich neben dem Knabenschlafsaal lag die medizinische Kammer. Die *„Interims-Armen-Ordnung“*[1] aus dem Jahre 1703 bestimmt: *„Die Kranken werden in die Krankenstube des Großen Friedrichs-Hospitals gebracht, allda gepflegt, wozu die Medicamente aus der Königlichen Hof-Apotheke frei gereicht werden sollen.“*[1] Und *„Reglement und Ordnungen des Großen Friedrichs-Hospitals“*[1] aus dem Jahr 1702 enthalten die Anweisungen, daß, *„erkrankt ein Kind, soll es sofort auf die Krankenstube gebracht werden, und bei der Armen-Kasse Meldung geschehen, daß zum wöchentlichen Kostgelde zur besseren Verpflegung etwas zugelegt werden könne. Auch soll es dem medico und chirurgo sofort zur ärztlichen Behandlung überwiesen werden“*[1].
Weiterhin erfahren wir von J.C.F. Weitling, daß die Stadtphysici die Kranken betreuten, und *„ihnen zur Seite standen die seit uralter Zeit privilegirten Chirurgen, die in großem Ruf gewesen sind. Sie hatten später eine geschlossene Zahl, mußten Tentamen und Examen bestehen, wie auch ihren Cursus auf dem Collegio medico-chirurgico seit 1724 machen, bald konnte auch Niemand ein Amtschirurgus werden, er habe denn als Compagnie-Feldscherer unter einem Regiment gedient.“*[1]
Den Gesundheitszustand der Insassen des Hospitals bezeichnet er dennoch als keinen erfreulichen.[1]
Was er vor allem auf dessen Überbelegung zurückführt, die allen Bemühungen, sie zu meistern – durch Verlegung von Kranken in die Charité z.B. – wie zum Trotz in der ersten Zeit nur anstieg.[1]
Prof. Dr. med. habil. Volker Hesse schreibt in der von ihm herausgegebenen Festschrift zu *„300 Jahren stationärer Kinderheilkunde“*[4]: *„Bis 1737 stieg die Zahl der Hauskinder auf den höchsten Stand von 523.“*[4] Und Waisenhaus-Prediger Weitling schreibt 1852, daß es bereits ca. 500 Kinder gewesen wären, *„die das Haus in den Jahren 1727 und 1728 zu verpflegen hatte, während heute bei erweiterten Räumlichkeiten höchstens 300 Kinder das Haus bewohnen dürfen. Dazu kommt, daß sämmtliche Präceptoren im Hause wohnten, und eigene Zimmer hatten, desgleichen Inspector, Controlleur, Hausvater, Handwerks-Personal nebst dem Gesinde gleichfalls im Hause wohnte. Man muß sagen, das Haus war jetzt schon mehr denn überfüllt.“*[1] Dies *„hat dem Gesundheitszustande gewiß sehr nachtheilig sein müssen. Auch ist ausgemacht, daß je 2 Kinder in einem Bette noch zusammen schlafen mußten, daher man sich nicht wundern kann, daß die Krätze schon in dieser ersten Periode im Waisenhause heimisch war, die erst in neuerer Zeit so gut wie ganz weggeschafft ist. Es muß ein chaotisches buntes Treiben im Hause um diese Zeit gewesen sein, Männer und Weiber, Knaben und Mädchen durch einander und bis auf 600 Menschen im Hause zusammengedrängt. Entlausungen sind um diese Zeit ganz gewöhnlich. Zwar suchte man Platz zu schaffen, und der Ansteckung vorzubeugen [...] aber dafür mußten auch täglich neue Ankömmlinge aufgenommen werden [...] Wie wenig bei solchem Durcheinanderleben und solcher Überfüllung des Raumes die ärztliche Praxis ausrichten konnte, läßt sich leicht denken, daher nimmt denn auch die Zahl der Kranken auf eine erschreckliche Weise zu, auch ohne daß solche von außen hineingebracht werden, in dem Verhältniß, daß immer jeder 6. bis 7. Mensch krank ist.“*[1] Wie gesagt, das war bereits 1727 so. In den Sommermonaten hätte die Zahl der Kranken abgenommen, schreibt er.
Dennoch stellt sich – falls Ludwig erkrankte – die Frage, wieso. Und wieso so schwer. Hatten die 3 bewußten Monate oder die Trennung von der Familie samt den Schlägen, die angeordnet worden waren, ihm die Einbildung auszutreiben, etwas Besonderes zu sein, seine Widerstandskraft

geschwächt? Wobei das Austreiben schwieriger gewesen sein könnte, da er, wie berichtet, angeblich des Öfteren zu zahlenden Berlinern gebracht worden war, sie zu streichen.[5] Hatte er sich bei den Besuchen angesteckt? Oder bei anderen Kindern? Oder hatte sein Tod gar nichts mit ihm zu tun? Ludwig Geiger berichtet, *„daß im Berliner Friedrichs-Hospital, das zugleich ein Zuchthaus für lüderliche Dirnen war, drei Frauenzimmer ohne jeden Grund ein unschuldiges Kind ermordeten, und bei dem Verhör angaben, ‚sie hätten es bloß darum gethan, weil sie ihres Lebens satt und müde wären'. Natürlich erhielten sie durch den Henker ihre verdiente Strafe"*[6], schreibt er. Bei diesem Kind handelte es sich zwar nicht um Ludwig, aber vielleicht ist ihm ja etwas Ähnliches widerfahren.

Wo Ludwig begraben wurde, läßt sich hingegen mit Bestimmtheit sagen.

„Die im Großen Friedrichs-Hospital und den andern Armenhäusern verstorbenen Armen wurden bis zu Jahre 1705 auf dem der St. Georgen-Kirche gehörigen , sogenannten Jacobs-Kirchhof, oder auch auf dem, derselben Kirche gehörigen Begräbnißplatz unentgeltlich beerdigt. Am 16. April ejsd. a. that der damalige Oberkirchenvorsteher Schilling bei der Georgen-Kirche einspruch, verlangte fortan 4 Gr. für jede Leiche aus der Armen-Kasse [...] Da faßte Koppe (der damalige Stadt-Hauptmann – H.S.) *den Entschluß, dem Armenwesen ein in der Spandauer-Vorstadt ihm eigenthümlich zugehöriges Stück Land zum Begräbnißplatz für die Armen und Waisen zu schenken. Dieser Platz wurde denn auch 1705 durch königliche Bestätigung zum Begräbnißplatz eingerichtet und mit einem Plankzaun umgeben [...] Zu diesen [...] Kirchhof umgebenden Gebäuden gehört auch das 1708 erbaute Koppensche Armenhaus in der ehemaligen Hospital-, jetzt August-Straße, in welchem der Todtengräber, der zugleich der Hausvater des Armenhauses war, eine Wohnung erhielt."*[1]

Der Kirchhof lag *„vor dem Spandauer Thore, zwischen dem jetzigen Hamburger und Rosenthaler Thore"*[7], umfaßte also eine Fläche, die größer war als der heutige Koppenplatz, und jetzt größtenteils mit Wohnhäusern bebaut steht. Auf ihm wurden unentgeltlich beerdigt *„die Leichen des Arbeitshauses, des neuen Hospitals, des Waisenhauses, der 3 kleinen Hospitäler, des Klinikums der Universität, der Selbstmörder, der Verunglückten, der in den Gefängnissen Verstorbenen und Stadtarmen.*

Alle diese Leichen wurden ehemals in flachen, ungehobelten und nicht gefärbten Särgen, beerdigt. [...] In die Stelle des abgegangenen Todtengräbers ist ein ehemaliger Bote der Armen-Direktion im April 1823 eingerückt. Er bezieht ein Gehalt von 60 Rthl. jährlich, und neben freier Wohnung, Holz und Oel, verschiedene Emolumente, unter welchen die Erlaubniß, auf dem Kirchhofe Wäsche trocknen zu lassen, das bedeutendste ist, und ihm etwa im Durchschnitt monatlich 10 Rthl. einbringen kann."[7]

Ein Berliner beschrieb im Jahre 1852, wie ein Freund und er als Knaben den Friedhof besuchten:

„Ein Spielgenosse lockte einst den Knaben, als er schon zur Schule und mit ihm etwas in's „Bubenhafte" ging, zum Rosenthalerthor hinauszuwandern. Beide kommen zuerst in die Gegend, wo sich einer ausmündenden Straße gegenüber ein niedriges altes Haus mit einem Thürmchen erhebt. Dies Haus selbst, das Thürmchen genannt, stand in jener geheimnißvollen Wechselbeziehung mit dem westlichen Quadratflügel der Akademie. Zwischen dem Thürmchen und der Anatomie ging in stillem Abenddunkel regelmäßig ein polternder, dumpfhallender Karren hin und her. Da bringen sie schon wieder Einen! sagte der Vater, wenn unterm Fenster um die neunte Stunde das Rollen des schauerlichen Karrens erklang. [...] Wohl dem müden Leichnam, wenn die

Prosektoren und der alte Knape aus der Charlottenstraße gemeldet hatten, sie hätten noch Material genug!"[8]
Dies könnte ein Grund dafür gewesen sein, daß Ludwig nicht im Anatomischen Theater obduziert wurde, aber auch die Anordnung, daß im Friedrichs-Hospital, *„falls sectiones oder Untersuchungen des todten Körpers vorzunehmen wären, soll solches mit Consens des medici geschehen, und die Wärterin alle benöthigte Sachen willigst anschaffen, hernach Alles in seine Reinlichkeit setzen, und den Körper wohlbekleidet einsargen."*[1]
Der Kirchhof war ein großer grüner Anger, *„der sich sogleich hinter einer halboffenen Thür frei und breit darbot. Hier auf dem baum- und blüthenlosen Kirchhof hing allerlei Wäsche, wurde Linnen gebleicht. Zur Rechten lagen aber die Gräber. Sie waren wohl hie und da mit dünnem verbranntem Rasen bedeckt, aber namenlos alle, ohne Kreuze, ohne den Schatten eines Baumes, ohne den Schmuck einer Blume. [...] Eine offne Grube erwartete einen neuen Ankömmling"*[8].
Vom Friedrichs-Hospital bis dorthin muß Ludwig ein gutes Stück durch Berlin gefahren werden. *„Die Waisenknaben gehen mit ihren praeceptoribus vor der Leiche her und singen."*[1]
Danach geht es nur noch um das Geld.
Am 25. Februar 1737 kann der Schmied immerhin wieder aus Kehrberg schreiben. Und wenn er schreibt, *„nach meiner und meiner Frauen Erlaßung ist geraume Zeit darauf mein Sohn in großen Friedrichs Hospital verstorben"*[9], wird er von ihrer Entlassung aus der Hausvoigtei sprechen. Es sei, er wäre noch im Winter 1736, bald nach dem 1. Februar, begnadigt worden.
Zwar war es am 2. Juni 1736, als der Berliner Magistrat dem König mitteilte, daß sich *„der Hohenstein selber allhier nunmehro eingefunden"*[9], doch kann das ebenso heißen, daß er aus Parchim zurückbeordert worden war, wie, daß man ihn aus Kehrberg hinbefohlen. Die vorliegende Akte enthält leider keine weiteren Schriftstücke dazu.
Es hatte sich aber noch ein zweiter Soldat zu Wort gemeldet. *„Von des Cron-Printzen Königl. Hoheit Regiment Namens David Busse [...] per memoriale [...] und 30 tal. fordert, welche er, als Schmiede-Gesell, theils zu Unterhaltung der Schmiede, und des Hohensteins Kinder, während der Eltern Arrest, vorgeschoßen, theils an Lohn verdienet haben will."*[9] Und da der Schmied dem Magistrat gegenüber die Schuld zugibt, wie dieser berichtet, können wir uns die Fragen, ob der Schmied in Kehrberg nun gearbeitet habe oder nicht, und wer der einmal erwähnte Knecht gewesen wäre, nun annähernd beantworten. Und auch die, wieso sein Sohn in Pritzwalk gelernt hat. Da Johann Hohenstein zum Ausbilden die Zeit dann wohl doch nicht gehabt zu haben scheint. Eingezogen wurden die Jungen, die wahrscheinlich zusammen gelernt hatten, dann wohl auch gemeinsam. Zumindest dienten sie im gleichen Regiment. David Ludwig Buße stirbt laut Kirchenbuch, Pritzwalk, St. Nikolai, 1701-1800, im Jahre 1781 in Pritzwalk.[10]
Den König, der Ludwigs Hinterlassenschaft dem Waisenhaus in Gänze lassen will – nach dem Edict vom 18. September 1726 – fleht Johann Hohenstein aus Kehrberg noch einmal an, das aus jener ihnen gehörende Geld ihnen gnädig auszahlen zu lassen, da er sich wegen des Hauses verschuldet, und ihn die Gläubiger mit Rauswurf bedrohten. Der König lenkt ein, wohl, da ihn der Magistrat darauf hinweist, daß das Edict hier nicht greifen würde. Das Waisenhaus könne den Jungen nicht beerben, da er keine Almosen empfangen. Woraufhin das Waisenhaus ihm für Ludwigs Versorgung eine Rechnung aufmacht, die den Hohensteins nichts übrigläßt. Gegen die und für eine Teilung des Geldes zieht nun wieder das Gericht auf den Plan, und überzeugt den König davon, daß die Hinterlassenschaft zwischen den Parteien zu teilen wäre. Auf Grund des

Edictes. Der König gibt diesem am 6. Juli 1737 nach, am 24. Juli aber will er plötzlich wieder, daß alles Geld dem Friedrichs-Hospital verbleiben solle. Und das scheint wieder die andere Tragödie zu sein.

Am 4. Juli 1740 wendet sich das Armendirektorium in der Sache noch einmal an den König; diesmal aber an seinen Sohn, Friedrich II., am 21. Juli nochmals, und am 3. August 1740 erhalten die Hohensteins 300 Taler zugesprochen.[9]

Das sei der Vollständigkeit halber noch angeführt.

Auf dem Grundstück, das ehemals ihnen gehörte, steht heute anstelle des Brunnens, aus dem soviel Gutes geflossen, ein Apfelbaum. Angepflanzt vom vorletzten Besitzer. Was dieser sicherlich mit dem Bewußtsein getan hat, daß er dies auch für die kommenden Generationen auf dem Hof tun würde.

Und mit diesem Bild möchte ich Sie entlassen.

[1] *Geschichte des Großen Friedrichs-Hospitals und Waisenhauses zu Berlin, herausgegeben von J.C.F. Weitling, Erstem evangelischen Prediger dieser Anstalt. Erste Lieferung, umfassend den Zeitraum von 1697 bis 1729, nebst einer Einleitung, in welcher die Geschichte der Armenpflege Berlins bis 1697 dargestellt ist. Mit einer Abbildung. Berlin, 1852. www.books.google.de.*

[2] *GStA PK, I. HA Geheimer Rat, Rep. 9 allgemeine Verwaltung, CCC Testamente und Schenkungen, Paket 1735–1744. Akte Musketier Hohenstein vom Infanterie-Regiment Garde (IR 15) wegen der Erbschaft des verstorbenen Ludwig Hohenstein, Berlin 24.5.1736.*

[3] *Helga Schultz, Aus der Geschichte des Berliner Waisenhauses (der Großen Friedrich-Hospitals) im 18. Jahrhundert, In: Berliner Geschichte – Dokumente, Beiträge, Informationen, Heft 5, Stadtarchiv der Hauptstadt der DDR, Berlin 1984*

[4] *300 Jahre stationäre Kinderheilkunde, Festschrift, Hrsg: Prof. Dr. med. V. Hesse, Berlin 2002. Diese Festschrift hat mir Prof. Dr. Hesse nebst weiterem Material freundlicherweise zur Verfügung gestellt.*

[5] *Denkwürdigkeiten und Tagesgeschichten der Mark Brandenburg und der Herzogthümer Magdeburg und Pommern, Band 6, Berlin 1798, Herausgegeben von Johann Wilhelm Andreas Kosmann und Theodor Heinsius. Der früher zitierte Ausschnitt wurde, wie gesagt, entnommen einem in den „Denkwürdigkeiten" enthaltenen Artikel über das Wunderkind von Blüthen, den Herr Seier aus Perleberg an Dr. Busch sandte. Bestand: Brandenburgisches Landes-Haupt-Archiv Potsdam, Rep. 16 E, Kl. Erwerbungen, Archiv Dr. Roland Busch, Rostock.*

[6] *Berlin 1688–1840. Geschichte des geistigen Lebens der preußischen Hauptstadt. Von Ludwig Geiger. Erster Band. Berlin. 1893.*

[7] *Die öffentliche Armenpflege in Berlin. Mit besonderer Beziehung auf die vier Verwaltungs-Jahre 1822 bis 1825 dargestellt von der Armen-Direction. Berlin, 1828. www.books.google.de*

[8] *Aus der Knabenzeit. Von Karl Gutzkow. Frankfurt am Main. 1852. www.books.google.de*

[9] *GStA PK, II. HA Generaldirektorium, Abt. 14 Kurmark, Tit. CCCLI, Varia, Nr. 1b: Acta betr. den sogenannten Wunderknaben aus Kehrberg. 1734–1740*

[10] *EZA Berlin, Bethaniendamm*

Die letzte Frage

You will never know unless you ask.

Jack Stack

Hat Ludwig denn nun geheilt, oder nicht?
Das wird immer wieder zuerst gefragt, wenn ich seine Geschichte erzählt habe.
Ich bin offensichtlich der Einzige, für den dies die letzte Frage ist.

Hans Serner, 17. August 2014, Lindenberg